Manual Prático de **Ultrassonografia** ***Point-of-Care***

Manual Prático de **Ultrassonografia *Point-of-Care***

O Quinto Pilar na Propedêutica Médica

EDITORES

Reiby Caetano Mustafá

Fernando Sabia Tallo

COEDITORES

Luciano Moura de Assunção

Gabrielle Turnes Pereira Demetrio

manole

editora

Produção editorial: Rosana Arruda da Silva
Projeto gráfico: Departamento de arte da Editora Manole
Editoração eletrônica e ilustrações: HIDESIGN ESTUDIO e Estúdio Castellani
Capa: Ricardo Yoshiaki Nitta Rodrigues
Imagem da capa: www.freepik.com

CIP-BRASIL. CATALOGAÇÃO NA PUBLICAÇÃO
SINDICATO NACIONAL DOS EDITORES DE LIVROS, RJ

M251

Manual prático de ultrassonografia point-of-care (POCUS) / editores Reiby Caetano Mustafá, Fernando Sabia Tallo ; co-editores Luciano Moura de Assunção, Gabrielle Turnes Pereira Demetrio. - 1. ed. - Barueri [SP] : Manole, 2025.

ISBN 9786555769074

1. Diagnóstico por ultrassom. 2. Ultrassonografia. I. Mustafá, Reiby Caetano. II. Tallo, Fernando Sabia. III. Assunção, Luciano Moura de. IV. Demetrio, Gabrielle Turnes Pereira.

25-98335.1 CDD: 616.07543
CDU: 616-073

Gabriela Faray Ferreira Lopes - Bibliotecária - CRB-7/6643

Editora Manole Ltda.
Alameda Rio Negro, 967, cj. 717
06454-000 – Barueri – SP – Brasil
Tel.: (11) 4196-6000
www.manole.com.br
https://atendimento.manole.com.br

Impresso no Brasil
Printed in Brazil

Dedicatória

Dedicamos este livro a todos os profissionais da Saúde que acreditam no ultrassom como extensão do exame físico.

Vocês salvam vidas com as próprias mãos e agora também com os olhos guiados pelo som.

Aos profissionais que não esperam, mas agem; que não apenas olham, mas realmente enxergam; que não apenas atendem, mas priorizam o cuidar com excelência. A vocês colegas, que usam o ultrassom não apenas como uma ferramenta diagnóstica, mas como extensão do cuidado humano. E, sobretudo, aos nossos pacientes — razão e propósito de cada imagem capturada, de cada batimento registrado, de cada vida salva.

Este manual prático é para vocês.

Agradecimentos

Este *Manual prático* de *Ultrassonografia Point-of-Care* (POCUS) é fruto de uma jornada construída com dedicação, aprendizado contínuo e, principalmente, colaboração. Então gostaria de iniciar agradecendo primeiramente a Deus, pela saúde, toda sabedoria e propósito, para que pudéssemos, por meio deste manual, impactar positivamente a vida de colegas com este conhecimento específico e, consequentemente, de seus pacientes.

Aos meus familiares, especialmente à minha esposa e aos meus filhos, pela paciência, pelo amor e pela compreensão nas horas abdicadas para produção deste manual.

Ao Dr. Fernando Sabia Tallo, mestre e fonte de inspiração que sempre auxiliou para que este projeto fosse concluído com sucesso.

Aos colegas autores que compartilharam seu tempo, sua experiência prática e sua paixão pelo ensino da POCUS. Cada capítulo que vocês produziram reflete não apenas o conhecimento técnico, mas a vivência clínica real de cada um de vocês nos atendimentos à beira-leito.

Agradeço também aos coeditores que aceitaram o convite para contribuir com este projeto. Vocês foram mais do que colaboradores — foram construtores de um conteúdo extremamente útil para muitos profissionais em formação e em atuação. Foi uma honra caminhar ao lado de vocês nesta jornada.

Por fim, quero agradecer de maneira especial a cada paciente que encontrei ao longo da minha trajetória. Vocês foram, e continuam sendo, meus maiores mestres. A cada extensão do exame físico à beira-leito utilizando a POCUS, aprendi muito mais do que qualquer livro poderia me ensinar. Foi no contato com vocês, nos momentos de urgência e vulnerabilidade, que pude compreender o verdadeiro valor da Ultrassonografia *Point-of-Care*. Meu muito obrigado.

Que este manual não seja apenas uma referência técnica, mas que faça a diferença na prática clínica de cada profissional que acredita que a POCUS é o quinto pilar da propedêutica e vem revolucionando o conceito de exame físico.

Dr. Reiby Caetano Mustafá
Editor-chefe

Editores

REIBY CAETANO MUSTAFÁ

Formado pela Universidade do Vale do Itajaí. Especialista em Cardiologia Clínica pela Real e Benemérita Associação Portuguesa de Beneficência e pelo Instituto Dante Pazzanese de Cardiologia (São Paulo/SP). Título de especialista em Cardiologia pela Sociedade Brasileira de Cardiologia (SBC). Pós-graduação em Ecocardiografia do Adulto pela Real e Benemérita Associação Portuguesa de Beneficência de São Paulo. Habilitação em Ecocardiografia pelo Departamento de Imagem Cardiovascular da Sociedade Brasileira de Cardiologia (DIC/SBC). Pós-graduação *lato sensu* em Terapia Intensiva do Adulto pelo Instituto de Ensino e Pesquisa Albert Einstein. Criador e coordenador da Imersão em Ultrassom *Point-of-Care* (Ecomurgem/Seclin).

FERNANDO SABIA TALLO

Médico graduado pela Universidade Federal de São Paulo (Unifesp). Mestre e Doutor em Ciências Médicas. Pós-doutor em Ciências Médicas pela Escola Paulista de Medicina da Universidade Federal de São Paulo (EPM/Unifesp). Professor afiliado na modalidade Ensino/Assistencial da EPM, professor orientador do programa de Pós-graduação da Ciência Cirúrgica Interdisciplinar da Unifesp. Médico portador dos títulos de especialista em: Clínica Médica, Anestesiologia, Terapia Intensiva Adulto, Medicina de Emergência e Oftalmologia. Médico supervisor do Programa de Ano Adicional de Residência de Clínica Médica da disciplina de Clínica Médica da Unifesp-EPM. Chefe da Enfermaria de Clínica Médica Masculina da Unifesp-EPM. Conselheiro da Comissão Nacional de Residência Médica. Presidente da Associação Brasileira de Medicina de Urgência e Emergência (Abramurgem). Coordenador do Comitê de Título de Especialista da Sociedade Brasileira de Clínica Médica. Atual secretário geral da Sociedade Brasileira de Clínica Médica. Membro da Câmara Técnica de Clínica Médica do Conselho Federal de Medicina (CFM). Vice-diretor financeiro da Associação Médica Brasileira (ABM). Médico do corpo clínico do Hospital Israelita Albert Einstein.

Coeditores

Luciano Moura de Assunção

Médico pela Universidade Federal do Pará (UFPA). Especialista em Clínica Médica pela Escola Paulista de Medicina da Universidade Federal de São Paulo (EPM-Unifesp). Médico assistente e preceptor em Enfermaria de Clínica Médica da Fundação Santa Casa de Misericórdia do Pará (FSCMPA) e do Hospital Universitário João de Barros Barreto (HUJBB). Cofundador da InternaPOCUS.

Gabrielle Turnes Pereira Demetrio

Médica pela Universidade Federal de Santa Catarina (UFSC). Médica internista no Hospital Regional de São José (HRSJ-SC). Mestranda em Ciências Médicas pela UFSC. Professora de Medicina na Universidade do Sul de Santa Catarina (Unisul-SC). Médica assistente da Enfermaria de Clínica Médica e preceptora da residência do HRSJ-SC. Cofundadora da InternaPOCUS.

Autores

Ana Carolina Oliveira da Silveira

Médica pela Escola Paulista de Medicina da Universidade Federal do Estado de São Paulo (EPM/Unifesp), com residências em Clínica Médica e em Endocrinologia e Metabologia pela EPM/Unifesp. Título de Especialista pela Sociedade Brasileira de Educação Matemática (SBEM). Atualmente, é mestranda em Endocrinologia e Metabologia pela EPM/Unifesp, com foco em Doenças Tireoidianas e Doença Ocular da Tireoide.

Analice Mezzomo Lauxen

Médica pela Universidade do Sul de Santa Catarina (Unisul). Formada em Radiologia e Diagnóstico por Imagem pelo Programa de Aprimoramento Médico Lâmina/Dasa, em Florianópolis (SC).

Andressa Pereira Cruz

Médica cardiologista e ecocardiografista. Médica ecocardiografista na Fundação Hospital de Clínicas Gaspar Vianna (FHCGV) e no Hospital Adventista de Belém (PA). Médica pela Universidade do Estado do Pará (UEPA). Residência médica em Clínica Médica pelo Hospital João de Barros Barreto, em Cardiologia pela FHCGV e em Ecocardiografia pela Universidade Federal de São Paulo (Unifesp). Título de especialista em Cardiologia pela Sociedade Brasileira de Cardiologia (SBC) e em Ecocardiografia pelo Departamento de Imagem Cardiovascular (DIC/SBC). Mestre em Saúde na Amazônia pela Universidade Federal do Pará (UFPA).

Bruno Santos Campos Gomes

Médico pela Universidade Federal de Santa Catarina (UFSC). Oftalmologista pela Santa Casa de Misericórdia de São Paulo. Residente em Medicina de Emergência no Hospital Israelita Albert Einstein. Fundador do projeto e empresa de educação médica Fundo de Olho Ltda.

Caroline Nunes Figueira

Médica endocrinologista. Formada em Medicina pela Universidade do Estado do Pará (UEPA). Especialista em Clínica Médica pela Fundação Santa Casa de Misericórdia do Pará (FSCMPA/UEPA). Especialista em Endocrinologia pela Universidade Federal do Pará (UFPA). Atua como subinvestigadora no Centro de Pesquisa Clínica da Universidade Federal do Pará (HUJBB/UFPA).

Elisa Vidal Porciuncula

Médica cardiologista e ecocardiografista. Médica cardiologista assistente do Hospital Universitário Júlio Muller da Universidade Federal do Mato Grosso (UFMT). Graduada em Medicina pela Universidade de Cuiabá (Unic). Residência em Clínica Médica pela Secretaria Municipal de Saúde de São Paulo (SMS/SP), em Cardiologia e Ecocardiografia pela Universidade Federal de São Paulo (Unifesp). Título de especialista em Cardiologia pela Sociedade Brasileira de Cardiologia (SBC) e em Ecocardiografia pelo Departamento de Imagem Cardiovascular (DIC/SBC).

Fabio Joly Campos

Médico pela Faculdade de Medicina de Botucatu da Universidade do Estado de São Paulo (Unesp). Residência Médica na área de Pediatria. Especialização nas seguintes áreas de atuação: Terapia Intensiva Pediátrica, Cardiologia Pediátrica e Ecocardiografia Pediátrica. Título de especialista pela Associação Médica Brasileira (AMB) em Pediatria e Terapia Intensiva com área de atuação em Terapia Intensiva Pediátrica. Mestre e doutor em Fisiopatologia em Clínica Médica na Faculdade de Medicina de Botucatu. Atualmente exerce cargo de chefe da UTI Pediátrica do Hospital das Clínicas da Faculdade de Medicina de Botucatu. Também atua como cardiologista pediátrico e ecocardiografista pediátrico. Coordenador do programa de residência médica em Terapia Intensiva Pediátrica.

Felipe Carvalho de Oliveira

Cardiologista e ecocardiografista do Hospital Aliança Star (Rede D'Or – Salvador/BA) com formação pelo Instituto do Coração da Universidade de São Paulo (USP), e titulação pela Sociedade Brasileira de Cardiologia (SBC) e pelo Departamento de Imagem Cardiovascular (DIC/SBC). Criador e editor-chefe da plataforma Eco-Descomplicado.

Gabriel Sonchini

Médico pelo Centro Universitário de Várzea Grande (UNIVAG-MT). Residências em Clínica Médica e em Cardiologia no Hospital Universitário Maria Aparecida Pedrossian (HUMAP-UFMS). Cursando *Fellowship* em Ecocardiografia no Hospital Universitário Maria Aparecida Pedrossia.

Gabrielle Turnes Pereira Demetrio

Médica pela Universidade Federal de Santa Catarina (UFSC). Médica internista no Hospital Regional de São José (HRSJ-SC). Mestranda em Ciências Médicas pela UFSC. Professora de Medicina na Universidade do Sul de Santa Catarina (Unisul-SC). Médica assistente da Enfermaria de Clínica Médica e preceptora da residência do HRSJ-SC. Cofundadora da InternaPOCUS.

Giovanna Moreschi Peres Silva

Médica cirurgiã vascular. Graduação em Medicina pela Universidade Anhanguera (Uniderp). Residência médica em programa de pré-requisito em área Cirúrgica Básica pela Santa Casa de Campo Grande – MS. Residência em Cirurgia Vascular pela Universidade Federal de Mato Grosso do Sul (UFMS).

Gleison Valle

Médico clínico e intensivista. Médico diarista da Unidade de Terapia Intensiva (UTI) do Hospital de Urgências de Goiás. Médico plantonista da UTI do Hospital Municipal de Aparecida (GO). Pós-graduação em Nutrologia pela Associação Brasileira de Nutrologia (Abran). MBA em Gestão em Saúde.

Guilherme Mendes Zaqueo

Médico emergencista e intensivista. Diarista da Unidade de Terapia Intensiva (UTI) Neurológica do Hospital Santa Marcelina de Itaquera (São Paulo/SP). Coordenador das UTIs do Hospital Cidade Tiradentes (São Paulo/SP). MBA em Administração – Gestão de Clínicas, Hospitais e Indústrias em Saúde.

Jéssica Ribeiro Dal Vesco

Médica residente em Medicina Intensiva pela Universidade Estadual de Londrina (UEL). Médica assistente em Unidades de Terapia Intensiva de hospitais da região de Londrina/PR. Enfermeira pela Universidade Estadual de Mato Grosso do Sul (UEMS). Especialista em Auditoria e Gestão de Serviços de Saúde. Instrutora credenciada de ACLS e POCUS.

João Batista Saud Pereira

Médico pelas Faculdades Integradas Padre Albino (FIPA), anteriormente conhecidas por Faculdade de Medicina de Catanduva (Fameca). Residência Médica em Clínica Médica pela Fameca, programa credenciado pela Sistema da Comissão Nacional de Médicos Residentes (CNRM-MEC). Residência médica em Cardiologia e em Ecocardiografia pelo CNRM-MEC na Escola Paulista de Medicina, da Universidade do Estado de São Paulo (Unifesp). Título de Especialista em Cardiologia pela Sociedade Brasileira de Cardiologia (SBC) e em Ecocardiografia pelo Departamento de Imagem Cardiovascular (DIC-SBC). *Fellow* de Ultrassonografia de Doppler de Carótidas.

Jorge Paiva Santos Martinez

Médico pela Universidade para o Desenvolvimento do Estado e da Região do Pantanal. Graduação em Odontologia pela Universidade Estadual Paulista Júlio de Mesquita Filho. Atualmente, é médico plantonista da Fundação Centro de Estudos Dr. Willian Maksoud. Residência médica em Medicina de Emergência pela ABCG Santa Casa. Preceptor da Residência em Medicina de Emergência ABCG Santa Casa.

Juan Carlos Baez Pinto

Médico intensivista graduado pela Associação de Medicina Intensiva Brasileira (AMIB). Intensivista no Hospital Municipal Maternidade-Escola de Vila Nova Cachoeirinha e no Hospital Estadual Ipiranga (São Paulo/SP). Ex-assistente na UTI Neurofuncional do Hospital das Clínicas da Faculdade de Medicina da Universidade de São Paulo (FMUSP). Pós-graduado em Neurointensivismo pelo Hospital Sírio-Libanês. Pós-graduado em POCUS pela ASARUC (Argentina).

Juliano Lima Santos

Médico emergencista em hospital e pronto-socorro em Porto Alegre (RS). Criador do Método POCUS. Idealizador do LIMAS Protocol: Protocolo de POCUS na PCR, estados de choque e insuficiência respiratória aguda. Coordenador do curso FASTus de POCUS no Trauma da Faculdade de Ciências Médicas de Minas Gerais. Médico plantonista no Hospital João XXIII e Risoleta Neves (Belo Horizonte).

Leonardo Afonso Costa

Médico pela Universidade Federal de Juiz de Fora (UFJF). Clínica Médica e Reumatologia pela Escola Paulista de Medicina da Universidade Federal de São Paulo (EPM/Unifesp). Título de Especialista em Reumatologia pela Sociedade Brasileira de Reumatologia (SBR).

Luciano Moura de Assunção

Médico pela Universidade Federal do Pará (UFPA). Especialista em Clínica Médica pela Escola Paulista de Medicina da Universidade Federal de São Paulo (EPM -Unifesp). Médico assistente e preceptor em enfermaria de Clínica Médica da Fundação Santa Casa de Misericórdia do Pará (FSCMPA) e do Hospital Universitário João de Barros Barreto (HUJBB). Cofundador da InternaPOCUS.

Marcelo Azeredo Terra

Fisioterapeuta especialista em Terapia Intensiva. Fisioterapeuta da empresa MTerra Ensinos e Consultoria (Rio de Janeiro/RJ). Mestre em Ciências da Atividade Física. Membro do Grupo Técnico de Ultrassonografia do Conselho Federal de Fisioterapia e Terapia Ocupacional (Coffito). Membro da Câmara Técnica de Fisioterapia Respiratória do Crefito 2.

Marcelo Marinho Delfino

Enfermeiro especialista em Enfermagem em Emergência e Alta Complexidade pela Centro Universitário Serra dos Órgãos (Unifeso). Enfermeiro responsável técnico na SOS Vida Rio Atendimento de Urgência e Ambulância Ltda. Mestrando pela Universidade Federal de São Paulo (Unifesp). Membro do Centro de Pesquisa e Desenvolvimento em Ultrassonografia *Point-of-Care* para Enfermeiros da América Latina vinculado à Escola de Enfermagem da Universidade de São Paulo, *campus* Ribeirão Preto (USP-EERP), e *Fellow* da Ultrasound Academy for Nurses.

Mateus Correa Lech

Médico pela Universidade Federal do Rio Grande do Sul (UFRGS). Residência de Medicina Interna, com R3, pelo Hospital de Clínicas de Porto Alegre. Mestrando em Ultrassonografia à beira-leito pelo Programa de Pós-graduação de Ciências Médicas da UFRGS. Preceptor da residência de Medicina Interna no Hospital Nossa Senhora da Conceição.

Michele Vaz Pinheiro Canena

Fisioterapeuta pela Universidade do Vale do Itajaí. Pós-graduação em Fisioterapia Cardiorrespiratória pelo Centro Brasileiro de Estudos Sistêmicos de Porto Alegre. Título de especialista em Fisioterapia e Terapia Intensiva no Adulto (COFFITO/Assobrafir). Mestre em Neurociências pela Universidade Federal de Florianópolis. Doutora em Ciências da Saúde pela Universidade Federal do Rio Grande. Aprimoramento em Ultrassonografia Musculoesquelética e à beira do leito hospitalar pela Harvard Medical School.

Paulo Ricardo Mottin Rosa

Especialista em Clínica Médica pela Sociedade Brasileira de Clínica Médica

(BCM). Preceptor de Clínica Médica do Hospital Nossa Senhora da Conceição. Presidente da Sociedade Brasileira de Clínica Médica (SBCM) – Regional RS.

Pery Medeiros Lopes

Médico radiologista. Médico intervencionista do SAMU Grande Florianópolis. Médico assistente da Unidade Terapia Intensiva (UTI) do Hospital Regional de São José. Formado pela Universidade Gama Filho (Rio de Janeiro/SP). Título de especialista em Radiologia e Diagnóstico por Imagem – Lâmina/Dasa (Florianópolis/SC).

Reiby Caetano Mustafá

Formado pela Universidade do Vale do Itajaí. Especialista em Cardiologia Clínica pela Real e Benemérita Associação Portuguesa de Beneficência e pelo Instituto Dante Pazzanese de Cardiologia (São Paulo/SP). Título de especialista em Cardiologia pela Sociedade Brasileira de Cardiologia (SBC). Pós-graduação em Ecocardiografia do Adulto pela Real e Benemérita Associação Portuguesa de Beneficência de São Paulo. Habilitação em Ecocardiografia pelo Departamento de Imagem Cardiovascular da Sociedade Brasileira de Cardiologia (DIC/SBC). Pós-graduação *lato sensu* em Terapia Intensiva do Adulto pelo Instituto de Ensino e Pesquisa Albert Einstein. Criador e coordenador da Imersão em Ultrassom *Point-of--Care* (Ecomurgem/Seclin).

Renato Garcia Lisboa Borges

Médico cardiologista e ecocardiografista. Médico assistente e preceptor da Cardiologia do Hospital Universitário João de Barros Barreto (UFPA/EBSERH). Médico ecocardiografista da Santa Casa de Misericórdia do Pará. Mestrado em Ensino em Saúde na Amazônia e doutorando em Ensino em Saúde pela Universidade do Estado do Pará (UEPA).

Ricardo Beduschi Muller

Graduado em Medicina pela Universidade do Vale do Itajaí (Univali). Título de Especialista em Medicina de Emergência pela Associação Brasileira de Medicina Diagnóstica (Abramed). Pós-graduando em Medicina Intensiva Adulto pela Associação de Medicina Intensiva Brasileira (AMIB). Atuou 8 anos como plantonista da UTI Geral do Hospital e Maternidade Marieta Konder Bornhausen (HMMKB-Itajaí). Atuou 5 anos como médico regulador/intervencionista do SAMU de Santa Catarina. Atuou 1 ano como coordenador médico da Região da Foz do Itajaí do SAMU de Santa Catarina. Atuou 2 anos como plantonista do Pronto Socorro do HMMKB. Atuou 2 anos como plantonista da UTI do Hospital do Coração e do Pronto-socorro do Hospital do Coração em Balneário Camboriú. *Speaker* oficial e consultor técnico sobre ultrassonografia *point-of-care* das empresas: Echonous, Sonosite e Brasil Médica. Tem experiência e interesse na área de Medicina de Emergência e Terapia Intensiva Adulto, com ênfase em ultrassonografia *point-of-care*, disfunção cardiopulmonar e ventilação mecânica.

Rodrigo Silva de Quadros

Médico graduado pela Universidade Federal de Mato Groso do Sul (UFMS). Especialista em Clínica Médica pelo Hospital Universitário da UFMS. Especialista em Regulação em Saúde pela Universidade de São Paulo (USP). Titulado em Medicina de Emergência pela Associação Brasileira de Medicina de Emergência (Abramede). *Fellow* em Medicina de Emergência pela Abramede e título superior em Medicina de Emergência.

Atua como médico emergencista e responsável pela linha de cuidados intensivos aos pacientes da emergência da Santa Casa de Campo Grande. Atualmente, é médico concursado da Secretaria Municipal de Saúde de Campo Grande/MS, no SAMU, como médico intervencionista e instrutor do Núcleo Educação Permanente do SAMU Regional Campo Grande. Instrutor do *Pre Hospital Trauma Life Suport* (PHTLS), pelo núcleo Campo Grande, formado pelo Hospital das Clínicas em São Paulo. Instrutor do *Advanced Trauma Life Suport* (ATLS). Instrutor do *Advanced Cardiologic Life Support*. Criador e instrutor do Abordagem Segura da Vias Aéreas (ASVA Reality). Coordenador do SOS Unimed Campo Grande e médico intervencionista da ambulância do SOS Unimed Campo Grande. Professor docente da Faculdade de Medicina na Faculdade Anhanguera de Ribeirão Preto (Uniderp) em Habilidades Médicas para o 4º ano e coordenador do módulo de Urgência e Emergência. Vice-presidente da Abramede.

Thamyres Caetano Coelho Morato

Médica intensivista pediátrica pela Universidade do Estado de São Paulo (Unesp). Titulada pela Associação de Medicina Intensiva Brasileira (AMIB). Membro INOVA. Intensivista pediátrica do Hospital da Criança José de Alencar, em Brasília/DF, e do Hospital Santa Lúcia Sul. Instrutora Ecomurgem Ped.

Thiago Dias Miranda

Médico cirurgião vascular. Habilitado em Ecografia Vascular com Doppler pela Sociedade Brasileira de Angiologia e Cirurgia Vascular e pelo Colégio Brasileiro de Radiologia e Diagnóstico por Imagem (SBACV/CBR). Preceptor da residência médica de Cirurgia Vascular do Hospital Universitário do Mato Grosso do Sul. Diretor técnico da CARDIOVASC.

Tiago Henrique de Souza

Médico assistente da Unidade de Terapia Intensiva (UTI) Pediátrica do Hospital das Clínicas da Universidade de Campinas (HC-Unicamp). Doutor em Saúde da Criança e do Adolescente pela Unicamp. Docente da Pós-graduação em Saúde da Criança e do Adolescente da Faculdade de Ciências Médicas (FCM-Unicamp).

Victor Hugo Buarque Wanderley

Médico internista e intensivista. Médico graduado pela Universidade de Pernambuco (UPE). Residência em Clínica Médica pelo Hospital Getúlio Vargas/PE. Residência em Medicina Intensiva pelo Real Hospital Português/PE. Pós-graduado em Ultrassonografia em Emergência e Unidade de Terapia Intensiva (UTI) pela CETRUS-SP. Atualmente, é médico diarista das UTIs do Instituto de Medicina Integral de Pernambuco (IMIP) e Hospital Universitário Oswaldo Cruz. Cofundador da InternaPOCUS.

Wagner Fernando Paganardi de Abreu

Médico. Mestre em M.A. e Desenvolvimento Regional. Especialista em Medicina de Emergência pela Associação Brasileira de Câncer Gástrico (ABCG). MBA em Gestão Pública. Atua no SAMU e nos principais hospitais de Campo Grande. Professor de pós-graduação em Medicina de Emergência e Gestão em Saúde.

Waldir Ferreira de Salvi Junior

Graduação em Medicina pela Universidade Federal do Mato Grosso do Sul (UFMS). Residência em Cardiologia no Hospital Beneficência Portuguesa/SP. Pós-graduação em Ecocardiografia pela USP (InRad)/SP. Título de especialista em Cardiologia e Ecocardiografia pela Sociedade Brasileira de Cardiologia (SBC). Instrutor do curso de POCUS Ecomurgem.

Wesley Pinto da Silva

Enfermeiro há 20 anos. Mestre em Ensino em Ciências da Saúde e Meio Ambiente pela Centro Universitário de Volta Redonda (UniFOA). Oficial enfermeiro do Corpo de Bombeiros Militar do Estado do Rio de Janeiro (CBMERJ). Diretor científico do Centro de Treinamento em Emergência do Sul Fluminense (CTESF). Membro fundador da Ultrasound Academy for Nurses. Membro do Centro de Pesquisa e Desenvolvimento em Ultrassonografia *Point-of-care* da USP Ribeirão Preto. Organizador e autor do livro "Enfermagem no Trauma".

Zulmi Evelyn Aranda Scarpellini

Médica intensivista e internista. Responsável técnica da Unidade de Terapia Intensiva de PJC-PY. Médica assistente nos Hospital Caixa de Assistência dos Servidores do Estado de Mato Grosso do Sul (CASSEMS) e Hospital I.P.S. Pedro Juan Caballero (IPS-PJC). Membro Titulado das Sociedades SPMCYC e SPMI. Especialista em Didática Universitária. Atua como docente universitária na carreira de Ciências Médicas. Instrutora credenciada de ACLS, FCCS e POCUS.

Sumário

Seção III – Aplicabilidade da POCUS nas emergências médicas

Seção IV – Ultrassonografia *point-of-care* para monitorizar procedimentos

Prefácio 1

A ultrassonografia *point-of-care* (POCUS), também conhecida como ultrassonografia focada à beira do leito, vem revolucionando a prática clínica ao proporcionar uma avaliação mais precisa e humanizada dos pacientes à beira do leito, permitindo diagnósticos mais rápidos e tomadas de conduta mais assertivas.

Por definição, a POCUS é uma extensão do exame físico utilizando o conceito de "insonação" como quinto elemento de propedêutica na qual o profissional responsável pelos cuidados do paciente realiza a aquisição, interpretação e integração dos dados obtidos com a imagem à história clínica, o que acaba por sensibilizar mais os diagnósticos.

Não obstante, a prática da POCUS se tornou mais fácil e dinâmica, principalmente com o advento dos dispositivos de ultrassom portáteis e, mais recentemente, ultraportáteis ou de bolso, o que também contribuiu para o crescimento e a disseminação dessa técnica, sendo atualmente considerada por muitos profissionais um **componente essencial de exame físico**, o qual vem sendo cada vez mais utilizado em diversas áreas da saúde como Medicina, Enfermagem e Fisioterapia.

Assim, este manual prático surge com o objetivo de aprimorar o conhecimento dos profissionais que buscam dominar a técnica de POCUS. Ao longo destas páginas, serão apresentados os fundamentos teóricos e práticos da ultrassonografia *point-of-care*, com foco nas aplicações clínicas mais relevantes, principalmente voltadas às emergências clínicas e cirúrgicas.

A partir de um conteúdo claro e objetivo, este manual prático de POCUS visa:

- Desmistificar a complexidade da POCUS, tornando-a acessível a todos os níveis de experiência.
- Fornecer as ferramentas necessárias para estender o exame físico além da inspeção, percussão, palpação e ausculta, utilizando a insonação como quinto pilar de propedêutica.
- Apresentar as principais aplicações da técnica em diversas áreas, como Emergência, Medicina Intensiva, Cardiologia, Pneumologia, Cirurgia, entre outras.

- Prevenir erros e otimizar a interpretação dos resultados.

Neste livro, o leitor encontrará um guia prático e completo para o aprendizado e aprimoramento em ultrassonografia *point-of-care*. Seja um profissional experiente ou um iniciante na área, esta obra será uma ferramenta fundamental para aprimorar suas habilidades e oferecer um atendimento de excelência aos pacientes.

Espero que este livro se torne um companheiro inseparável na jornada do seu aprendizado e que contribua para os avanços da prática da ultrassonografia *point-of-care* nos diversos cenários e serviços em nosso país.

Reiby Caetano Mustafá
Editor-chefe

Prefácio 2

O avanço da ultrassonografia à beira do leito, denominada ***Point-of-Care Ultrasound* (POCUS)**, representa uma das mais significativas inovações na prática médica contemporânea. Incorporada progressivamente aos diferentes cenários assistenciais – desde unidades de terapia intensiva até serviços de emergência, enfermarias e consultórios –, a POCUS transcende seu papel tradicional como exame complementar para se consolidar como uma verdadeira **ferramenta diagnóstica e de monitoramento imediato**, integrada ao exame físico.

O presente volume tem como objetivo fornecer uma abordagem sistematizada, didática e baseada em evidências científicas, destinada à formação e ao aprimoramento de médicos que buscam incorporar o ultrassom à beira do leito à sua prática clínica. Este livro resulta da colaboração de profissionais com sólida formação acadêmica, experiência prática consolidada e atuação ativa no desenvolvimento da educação em POCUS. Nossa proposta é oferecer não apenas fundamentos técnicos para a aquisição e interpretação das imagens, mas, sobretudo, capacitar o leitor a integrar os achados ultrassonográficos ao raciocínio clínico, à tomada de decisão e à condução terapêutica segura.

Em um contexto em que a acurácia diagnóstica, a resolutividade e a segurança do paciente assumem papéis centrais na prática médica, dominá-lo não é mais uma opção, mas uma competência essencial. Esperamos que esta obra contribua para a formação de profissionais mais preparados, críticos e capacitados, fomentando uma prática clínica embasada, precisa e centrada no paciente, alinhada às melhores evidências e aos avanços tecnológicos contemporâneos.

Fernando Sabia Tallo
Pós-doutor em Ciências Médicas pela Unifesp.

Apresentação

Se Laënnec nos ensinou a ouvir através do estetoscópio em 1816, revolucionando a Medicina de sua época, a ultrassonografia *point-of-care* (POCUS) nos ensina hoje a ver além da propedêutica tradicional. As quatro etapas do exame físico — inspeção, palpação, percussão e ausculta — tornaram-se cinco: com a adição da insonação, a Medicina Clínica ganhou um novo sentido.

Diferentemente do estetoscópio, cuja origem é bem definida, a POCUS nasce de forma orgânica, como resposta ao avanço e à disseminação das tecnologias dentro da Medicina nas últimas décadas. Iniciando-se com protocolos aplicados a cenários críticos, como o trauma e a insuficiência respiratória, o ultrassom à beira-leito evoluiu para uma ferramenta essencial do médico assistente, agregando velocidade diagnóstica, precisão e segurança, encurtando o tempo entre a hipótese e a conduta.

Este manual tem como proposta sistematizar essa revolução à beira-leito para a realidade brasileira, unindo rigor científico, didática progressiva e foco prático. Ele está organizado em cinco módulos: fundamentos físicos e botonologia; avaliações da cabeça aos pés; abordagem das urgências médicas; procedimentos guiados por imagem; e situações específicas, como covid-19, valvopatias e aplicações multiprofissionais.

Como médica internista, minha sugestão é que você percorra todas as etapas do livro: compreenda os fundamentos da ultrassonografia na Seção I; aprenda a indicação, execução e interpretação dos exames na Seção II; aplique os principais protocolos e saiba como os integrar à prática clínica na Seção III; e finalize aprofundando ou revisando as técnicas de procedimentos guiados — o além do óbvio — na Seção IV.

Cada capítulo apresenta um passo a passo didático, com algoritmos enxutos e fluxogramas ancorados nas melhores evidências disponíveis.

Destinado aos estudantes de Medicina, residentes, emergencistas, clínicos, intensivistas e cirurgiões que desejam incorporar a POCUS como extensão do exame físico, este manual busca ser um companheiro estratégico para a prática clínica diária.

Resultado da colaboração de 38 autores brasileiros, este projeto só se concretizou em razão da confiança de autores, revisores, editores e colaboradores que aceitaram o desafio de traduzir ciência em linguagem acessível — sem renunciar à precisão que o cuidado médico exige. Ciência que, aqui, tem um único objetivo: melhorar a qualidade da assistência aos nossos pacientes.

Boa leitura e bons exames.

Gabrielle Turnes Pereira Demetrio
Médica internista e coeditora

Seção I

Introdução e aspectos gerais da ultrassonografia *point-of-care*

CAPÍTULO 1

O ultrassom *point-of-care* como o quinto pilar da propedêutica médica. O novo estetoscópio?

Reiby Caetano Mustafá
Luciano Moura de Assunção

Objetivos

- Conceituar o que significa a ultrassonografia *point-of-care* ou POCUS.
- Demonstrar a importância da POCUS como extensão do exame físico ou como o quinto pilar na propedêutica médica.

A anamnese e o exame físico (EF) são considerados os pilares da avaliação clínica. O exame físico é uma habilidade clínica fundamental de propedêutica, sendo ferramenta essencial na avaliação diagnóstica, na decisão sobre a solicitação de exames complementares, em caso de dúvidas, bem como no encaminhamento a um especialista.[1]

Há muitos anos, a inspeção, a percussão, a palpação e a ausculta têm sido os quatro principais pilares na propedêutica médica, apesar do aprimoramento das técnicas; dependendo da topografia a ser avaliada, ainda existem muitas limitações quanto ao exame físico tradicional. Por exemplo, quando se fala na avaliação à beira leito das doenças neurológicas e dermatológicas, as ferramentas habituais de propedêutica são fundamentais no contexto de diagnóstico diferencial; porém, em outros cenários, como no caso das doenças cardiovasculares, o exame físico tradicional carece de informações mais precisas.[2,3]

Admite-se que cerca de dois terços dos diagnósticos são realizados somente com história clínica e exame físico; porém, o EF tradicional não permite "olhar sob a pele" do paciente e, em muitos dos casos, são necessárias técnicas de imagens como a radiografia convencional, a tomografia computadorizada, a ressonância magnética, a cintilografia radioisotópica e a ultrassonografia.[4]

Sendo assim, o avanço das tecnologias e as inovações vêm desempenhando papel fundamental no impulso da cultura ocidental e de toda a sociedade, e na área da medicina não é diferente. Nas últimas décadas, por exemplo, a tecnologia não só vem sendo inserida no contexto da medicina, como está revolucionando e transformando a prática médica. É nesse contexto que o uso da ultrassonografia *point-of-care* (POCUS), ou, traduzindo, ultrassom à beira leito, vem sendo cada vez mais incorporado à prática dos médicos, principalmente os que atuam com pacientes graves.[3,4]

Mas o que significa ultrassom *point-of-care* ou POCUS? Em um conceito simples e bem validado na literatura, é uma extensão do exame físico tradicional incluindo a insonação como parte da avaliação à beira leito, feito pelo próprio profissional da saúde que está avaliando o paciente, a fim de responder a questionamentos pontuais, sensibilizando a acurácia nos diagnósticos diferenciais e auxiliando o profissional na tomada de conduta mais assertiva.[5,6]

Com a modernização dos aparelhos de ultrassom, principalmente com os dispositivos portáteis, ultraportáteis e, mais recentemente, a inteligência artificial, foi possível realizar diagnósticos mais precisos e quase instantâneos em todos os cenários médicos. Isso porque suas vantagens são enormes; por exemplo, baixo custo como método de imagem na avaliação complementar, ausência de radiação, facilidade no aprendizado e na reprodutibilidade, baixa variabilidade entre examinadores com treinamento adequado, alta acurácia em comparação com outros métodos de imagem e praticidade de ser realizado à beira do leito. Nas últimas décadas, esses benefícios vêm fazendo a POCUS ganhar papel de destaque ao redor do mundo quando se fala em propedêutica médica.[5,6]

Quem trabalha com pacientes emergenciais sabe que é essencial descartar rapidamente diagnósticos de patologias potencialmente fatais, e, nesse cenário, a POCUS tem se mostrado um verdadeiro *game changer*, permitindo que médicos bem treinados possam, por exemplo, distinguir rapidamente a etiologia da dispneia e o quadro de choque, evidenciar, por meio da avaliação da bainha do nervo óptico, sinais de hipertensão intracraniana, garantir uma via aérea mais segura, excluir derrame pericárdico e sinais de *cor pulmonale* agudo por tromboembolismo pulmonar maciço, monitorar a hemodinâmica não invasiva e avaliar a fluido-responsividade, orientar procedimentos, entre muitos outros.

É importante ressaltar que não acreditamos que a POCUS veio para substituir as outras técnicas tradicionais de propedêutica de avaliação à beira leito, mas sim para complementar e sensibilizar a acurácia nos diagnósticos diferenciais por meio da insonação para o aprimoramento da boa prática médica.

Sendo assim, o principal objetivo da POCUS é capacitar o clínico a fazer diagnósticos mais precisos e seguros e, consequentemente, permitir a tomada de condutas mais assertivas, além de auxiliar a realizar procedimentos com maior segurança.[6]

REFERÊNCIAS

1. Pena PR, Martins MM, de Freitas, GM, Peralva, BL, Bastos, MG, et al. Bedside insonation: improvement in the diagnostic accuracy of anamnesis and physical examination by the undergraduate medical student. HU Rev. 2021;47:1-6.
2. Narula J, Chandrashekhar Y, Braunwald E. Time to add a fifth pillar to bedside physical examination: inspection, palpation, percussion, auscultation, and insonation. Jama Cardiol. 2018;3(4):346-50.

3. Hastenteufel LCT, Rados DRV. O que é ultrassom point-of-care? Blog Artmed. 2022. Disponível em: https://blog.artmed.com.br/medicina/o-que-e-ultrassom-point-of-care. Acesso em: 21 jun. 2024.
4. Bastos MG, Ronzani FAT, do Carmo WB, Toledo, GC, de Paula, RB. Integrating the teaching of point of care ultrasonography in the undergraduate medical curriculum: a case report. HU Rev. 2019;45(1):98-103.
5. Hashim A, Tahir MJ, Ullah I, Asghar MS, Siddiqi H, Yousaf Z. The utility of point of care ultrasonography (POCUS). Ann Med Surg. 2021;2:71:102982.
6. Gómez JL, Mayo PH, Koenig SJ. Point-of-care ultrasonography. N Engl J Med. 2021;385:1593-602.

CAPÍTULO 2

Ensino de ultrassonografia *point-of-care* (POCUS) – onde estamos e aonde queremos chegar?

Gabrielle Turnes Pereira Demetrio

Objetivos

- Contextualizar o desenvolvimento e a aplicabilidade da ultrassonografia *point-of-care* (POCUS) no Brasil e no mundo.
- Apresentar um panorama geral do ensino da POCUS nos dias de hoje.

Há 200 anos, o desenvolvimento do estetoscópio revolucionou a prática médica ao permitir a melhoria do método da ausculta, aumentando a sensibilidade do exame físico e o reconhecimento precoce de patologias.

Há 70 anos, com o desenvolvimento da ultrassonografia na área médica e, mais recentemente, com a maior portabilidade e acesso aos dispositivos de ultrassom, a ultrassonografia à beira leito está revolucionando a prática médica ao permitir novamente a melhora do exame físico, o reconhecimento precoce de alterações e uma monitorização dinâmica do paciente.[1]

Se há 70 anos as máquinas de ultrassom ocupavam um grande espaço físico, hoje estão disponíveis dispositivos que cabem no bolso do jaleco, conectam-se aos celulares e, apesar de não serem amplamente acessíveis, têm um preço cada vez menor, facilitando o acesso e a pulverização da POCUS como extensão do exame físico.[1]

Ainda que sua importância na prática médica já esteja consolidada, o ensino da POCUS caminha a passos lentos no Brasil. A integração dele em programas de residência médica teve início nos programas de medicina de emergência e medicina intensiva. Em 1990, o American College of Emergency Physicians publicava seu primeiro posicionamento incentivando o treinamento da POCUS no programa, seguido pela Canadian Association of Emergency Physicians, em 1999.[2,3] Hoje, quase todos os programas de residência de medicina de emergência no Canadá e nos EUA ensinam POCUS, ainda que a frequência e os métodos não sejam uniformes; as rotações quinzenais ou mensais são as conformações mais citadas.[3,4]

Em seguida, os programas de residência de medicina intensiva, em especial nos Estados Unidos e na Europa, também integraram às grades de ensino o treinamento da POCUS. Em 2009 e 2011, respectivamente, o American College of Chest Physicians, a Société de Réanimation de Langue Française e a European Society of Intensive Care Medicine, expuseram, de forma clara, o escopo de competências e habilidades em ultrassonografia a serem conquistadas pelo médico intensivista em treinamento.[5,6]

Nos últimos anos, outras especialidades, como a Anestesiologia e a Medicina Interna, integraram-se ao movimento de incorporar em seus currículos o tema, ainda que em menor proporção.[7,8,9]

Mais do que a recomendação do treinamento da POCUS, nos últimos anos, as sociedades médicas se preocuparam em publicar consensos destrinchando quais habilidades e competências deveriam ser aprendidas na especialização, classificando-as em básicas e avançadas, com o intuito de facilitar a construção, esclarecer e unificar os objetivos dos programas de treinamento. Um exemplo é o consenso da European Society of Intensive Care Medicine (2021) de habilidades básicas *head to toes* para intensivistas e da Canadian Recommendations for Critical Care Ultrasound Training and Competency (2014). O mais recente consenso da Associação de Medicina Intensiva Brasileira, da Associação Brasileira de Medicina de Emergência e da Sociedade Brasileira de Medicina Hospitalar (2023) das competências da ecografia à beira leito também foram publicados com esse intuito.[10-12]

Não são apenas as sociedades que têm se posicionado em defesa do ensino de POCUS em seus treinamentos, mas instituições de POCUS têm surgido em inúmeros países, com destaque para a World Interactive Network Focused on Critical UltraSound (WINFOCUS), uma associação mundial que tem o propósito de promover e difundir a POCUS pelo estímulo ao *networking*, à pesquisa, à educação e a sua prática pelo mundo.[13]

Como consequência do movimento de inclusão da POCUS na prática clínica diária, programas de graduação médica também iniciaram a inclusão do ensino na grade curricular, principalmente nos Estados Unidos. Uma pesquisa nacional norte-americana publicada em 2014 constatou que, das 82 escolas médicas participantes, 62% delas reportaram ter treinamento em ultrassom integrado no currículo médico, mesmo que não seja uma prioridade no ensino, sofra dificuldades de implementação e receba baixo investimento financeiro.[14] No Brasil, esse número é desconhecido.

Ainda que não seja um consenso, principalmente no Brasil, com o aumento do número de publicações sobre o tema, já é evidente que a integração do ensino de POCUS na graduação médica é capaz de melhorar o desempenho e a compreensão do exame físico, além da melhora subjetiva da confiança dos estudantes em seus exames.[15]

Diversos modelos de inclusão da ultrassonografia no currículo são propostos na literatura, destacando sua integração longitudinal, desde as disciplinas básicas, como Anatomia, até a inclusão na prática clínica.[14,16] Apesar do destaque ao modelo longitudinal, breves treinamentos abordando aspectos cognitivos, práticos e de integração clínica já são capazes de impactar de modo positivo a melhora da acurácia dos diagnósticos dos estudantes e auxiliar na tomada de condutas, dado que deve estimular a inclusão de treinamento, mesmo que breve, nos currículos de graduação.[17]

A despeito da revolução tecnológica vivida e a velocidade exponencial do avançar da tecnologia, historicamente, a mudança de paradigmas e a inclusão de inovações no ensino médico ocorrem de forma lenta e gradual. Embora seja clara a importância da ultrassonografia *point-of-care* na prática clínica diária, o momento ideal de inclusão no treinamento médico e seu papel na educação médica ainda não são certos.[14]

Entre as inúmeras dificuldades de implementação do ensino no Brasil, a falta de uma formação ou certificação oficial em POCUS, o reduzido número de profissionais capacitados a ensinar o tema e a ausência de um consenso das competências básicas para algumas especialidades são fatores limitantes para sua ampla utilização.[1]

O processo de difusão de uma nova tecnologia na prática clínica é geralmente lento, e os *gaps* de grupos tangenciando sua adoção perduram por longos períodos. Esforços deliberados de integração de inovações à prática clínica, em forma de projetos experimentais e pilotos, são necessários. Algumas teorias em inovação são utilizadas para descrever a heterogeneidade da adoção de inovações em uma população de larga escala, classificando-a em grupos conforme o comportamento diante destas.[18]

A Teoria da Difusão da Inovação cita os indivíduos inovadores e os *early adopters* como aqueles que se expõem a um maior risco e engajam com maior rapidez às mudanças. A maioria dos indivíduos transita em um limbo no qual é observado o comportamento dos *early adopters* para a tomada de decisão. Já os *late adopters* são céticos às mudanças e os últimos a adotar as inovações.[18]

Estendendo esse conceito à difusão da POCUS como extensão do exame físico, pode-se compreender, com os fatores limitantes já citados, o comportamento da classe médica diante da adoção dessa nova tecnologia na prática clínica. Além da compreensão, essa teoria pode auxiliar na coordenação de esforços que visam estabelecer uma infraestrutura e uma organização capazes de criar estratégias e modelos para difundir a POCUS em grande escala.

"Uma geração de médicos precisará ser treinada a enxergar essa tecnologia como uma extensão dos seus sentidos, assim como muitas gerações viram o estetoscópio. Esse desenvolvimento irá requerer que a comunidade da educação médica adote e incorpore a tecnologia ao longo do currículo médico."[1]

Como toda e qualquer tecnologia requer treinamento e experiência, com a POCUS não é diferente. Sua difusão depende da ruptura do ceticismo e do tradicionalismo, e de reescrever quais são, de fato, as competências mínimas esperadas de um médico em formação.

REFERÊNCIAS

1. Solomon SD, Saldana F. Point-of-care ultrasound in medical education – stop listening and look. N Engl J Med. 2014;20:370(12):1083-5.
2. American College of Emergency Physicians. Council Resolution on Ultrasound. ACEP News; 1990.
3. Kim DJ, Theoret J, Liao MM, Hopkins E, Woolfrey K, Kendall JL. The current state of ultrasound training in Canadian emergency medicine programs: perspectives from program directors. Acad Emerg Med. 2012;19:1073-8.
4. Smalley CM, Dorey A, Thiessen M, Kendall JL. A survey of ultrasound milestone incorporation into emergency medicine training programs. J Ultrasound Med. 2016;35(7):1517-21.
5. Mayo PH, Beaulieu Y, Doelken P, Feller-Kopman D, Harrod C, Kaplan A, et al. American College of Chest Physicians/La Société de Réanimation de Langue Française statement on competence in critical care ultrasonography. Chest. 2009;135:1050-60.

6. Expert Round Table on Ultrasound in ICU. International expert statement on training standards for critical care ultrasonography. Intensive Care Med. 2011;37:1077-83.
7. Meineri M, Arellano R, Bryson, G, Arzola C, Chen R, et al. Canadian recommendations for training and performance in basic perioperative point-of-care ultrasound: recommendations from a consensus of Canadian anesthesiology academic centres. Can J Anesth. 2021;68(3):376-86.
8. Fagley RE, Haney MF, Beraud AS, Comfere T, Kohl BA, Merkel MJ, et al. Critical Care Basic Ultrasound Learning Goals for American Anesthesiology Critical Care Trainees: Recommendations from an Expert Group. Anesth Analg. 2015;120(5):1041-53.
9. LoPresti CM, Jensen TP, Dversdal RK, Astiz DJ. Point-of-care ultrasound for internal medicine residency training: a position statement from the alliance of academic internal medicine. Am J Med. 2019;132(11):1356-60.
10. Robba C, Wong A, Poole D, Tayar AA, Arntfield RT, et al. Basic ultrasound head-to-toe skills for intensivists in the general and neurointensive care unit population: consensus and expert recommendations of the European. Intensive Care Med. 2021;47:1347-67.
11. Arntfield R, Millington S, Ainsworth C, Arora R, Boyd J, Finlayson G, et al. Canadian recommendations for critical care ultrasound training and competency. Can Respir J. 2014;21(6):341-5.
12. Pellegrini JAS, Mendes CL, Gottardo PC, Feitosa K, John JF, Oliveira ACT. Use of bedside echocardiography in the care of critically ill patients – a joint consensus document of the Associação de Medicina Intensiva Brasileira, Associação Brasileira de Medicina de Emergência, and Sociedade Brasileira de Medicina Hospitalar. Part 1 – Competence in bedside echocardiography. Crit Care Sci. 2023;35(1):2-10.
13. Bahner DP, Goldman E, Way D, Royall NA, Liu YT. The state of ultrasound education in U.S. medical schools: results of a national survey. Acad Med. 2014;89(12):1681-86.
14. Winfocus. Disponível em: https://www.winfocus.org/about-us/. Acesso em: 22 jul. 2024.
15. Oteri V, Occhipinti F, Gribaudo G, Marastoni F, Chisari E. Integration of ultrasound in medical School: Effects on Physical Examination Skills of Undergraduates. Med Sci Educ. 2020;30(1):417-27.
16. Boccatonda A, Ursitti A, Frisone A, et al. Training and learning ultrasound: survey on a sample of Italian students, impact and role inside the core curriculum of degree courses in medicine and surgery. J Ultrasound; 2023.
17. Wong I, Jayatilleke T, Kendall R, Atkinson P. Feasibility of a focused ultrasound training programme for medical undergraduate students. Clin Teach. 2011;8(1):3-7.
18. Miake-Lye I, Mak SS, Lambert-Kerzner AC, Lam AC, Delevan DM, Secada PM, et al. Scaling beyond early adopters: a systematic review and key informant perspectives. Washington (DC): Department of Veterans Affairs (US); 2019.

CAPÍTULO 3

Princípios físicos na ultrassonografia *point-of-care*: uma abordagem prática

Waldir Ferreira de Salvi Junior
Gabrielle Turnes Pereira Demetrio

Objetivos

- Compreender os principais aspectos físicos da onda sonora.
- Compreender o funcionamento dos aparelhos e transdutores de ultrassom.
- Os profissionais precisam assimilar as vantagens e os limites do método para que possam utilizar as imagens geradas de maneira adequada e segura.

INTRODUÇÃO

A evolução da ultrassonografia na prática médica tem sido contínua desde seu surgimento nos anos 1960, resultando em novas tecnologias e funcionalidades ao longo do tempo. Na década de 1980, a introdução das imagens ultrassonográficas em tempo real revolucionou o diagnóstico médico, permitindo avaliações rápidas à beira do leito, especialmente em situações de urgência e emergência.

Nas últimas duas décadas, principalmente, os avanços na tecnologia resultaram em aparelhos e transdutores mais simplificados, compactos e de menor custo, facilitando o uso e o acesso a profissionais médicos não especialistas em diagnóstico por imagem.

No entanto, para ensinar, de forma responsável, médicos não especialistas em imagem a adquirirem as competências mínimas para executar e interpretar de maneira correta a ultrassonografia à beira leito, é essencial a compreensão dos princípios físicos do ultrassom. A compreensão básica da física envolvida proporciona melhor interpretação das imagens, integração clínica mais acurada e maior compreensão das limitações do seu uso.

CARACTERÍSTICAS DA ONDA SONORA

O som é uma onda mecânica de propagação tridimensional. Uma fonte de ultrassom gera ondas sinusoidais, constituídas de compressão e rarefação (Figura 1), em frequência maior que 20 kHz, que é o limite máximo da audição humana. Por ser uma onda mecânica, o ultrassom necessita de um meio elástico (sólidos, líquidos e gasosos) para se propagar.

Os principais parâmetros das ondas de ultrassom incluem frequência, comprimento de onda, velocidade, potência e intensidade.[4]

A unidade de medida da frequência do ultrassom é o Hertz. Cada Hz é composto de um ciclo de ondas de compressão e rarefação.[5]

As frequências utilizadas na ultrassonografia variam de 2 a 18 MHz, em média. A frequência (f) é inversamente proporcional ao comprimento de onda (λ) e varia de acordo com a velocidade específica do som em determinado tecido (c) de acordo com a fórmula: $\lambda = c/f$.

Na prática do ultrassom (US), os aspectos referentes à profundidade de penetração nos tecidos e à resolução ou nitidez da imagem são fundamentais. Ondas de ultrassom com comprimentos de onda mais curtos têm frequência mais alta e produzem imagens de maior resolução, porém penetram em profundidades menores. Por sua vez, as com comprimentos de onda mais longos têm frequência mais baixa e produzem imagens de resolução menor, porém penetram mais profundamente. A relação entre frequência de onda do transdutor, resolução e penetração para os tecidos biológicos é demonstrada na Figura 2.[6] A avaliação da melhor relação resolução/penetração do ultrassom é decisiva na escolha do transdutor mais adequado para cada órgão-alvo do corpo humano.

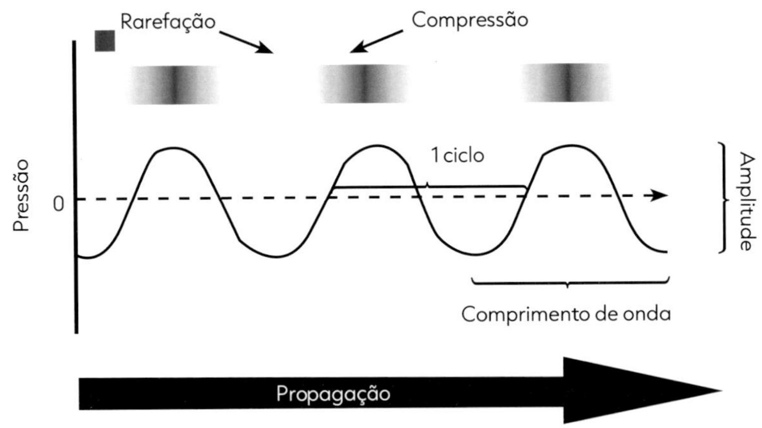

FIGURA 1 Esquema ilustrativo da composição da onda sonora.
Fonte: adaptada de Thoracic Key. Physics and Instrumentation. Disponível em: www.thoracickey.com/physics-and-instrumentation-2/.

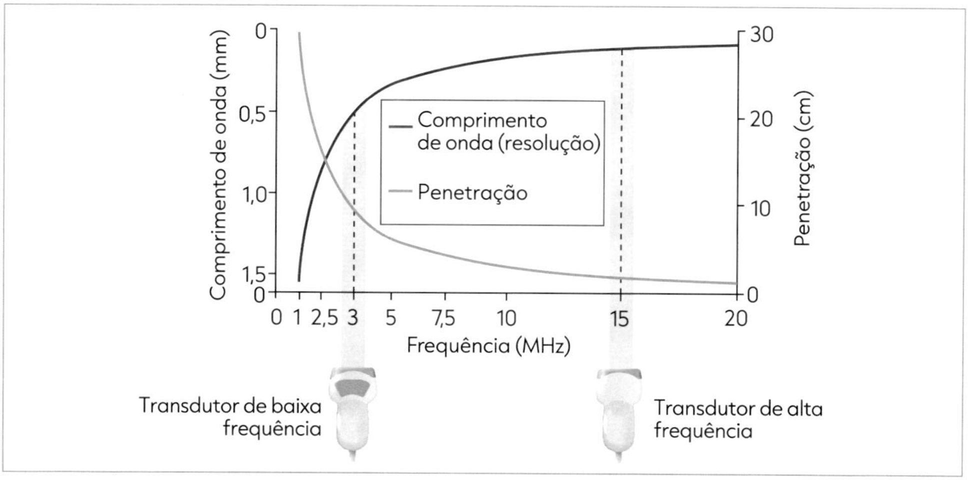

FIGURA 2 Representação da relação resolução/penetração das ondas de ultrassom no corpo humano.
Fonte: adaptada de Soni et al., 2015.[6]

GERAÇÃO DE IMAGENS DE ULTRASSOM

Já em 1880, Marie e Pierre Curie[7] descreveram as propriedades piezoelétricas de certos materiais, fornecendo base para o desenvolvimento da ultrassonografia.

Para gerar o feixe de ondas de ultrassom (US) foram construídos os transdutores ou *probes*. Esses dispositivos são constituídos de cristais piezoelétricos, como quartzo, turmalina e titanato de bário.

Os cristais piezoelétricos têm a capacidade de vibrar quando são atravessados por uma corrente elétrica alternada. Essa vibração gera ondas de US que penetram no corpo humano. As ondas refletidas retornam aos cristais, provocando vibrações que geram impulsos elétricos (Figura 3).

Esses impulsos são analisados por um processador e finalmente transformados em imagem (Figura 4).

Os transdutores convertem energia elétrica em mecânica e vice-versa. Cada transdutor possui uma frequência de ressonância natural, de acordo com a espessura dos cristais que o compõem. Assim, cristais mais "finos" produzem ondas com frequências mais altas; e cristais mais "espessos" produzem ondas com frequência mais baixas.

As ondas de US possuem alguns padrões de interação com os tecidos do corpo humano, como: reflexão, refração, espalhamento, transmissão e absorção. Essas interações são determinadas pelas diferenças nas propriedades físicas dos tecidos.

As imagens de ultrassom são geradas por ondas sonoras refletidas de volta ao transdutor. Os transdutores recebem e registram a intensidade do retorno das ondas sonoras. Especificamente, a deformação mecânica do material piezoelétrico do transdutor gera um impulso elétrico proporcional à amplitude dessas ondas sonoras de retorno. Os impulsos elétricos geram, cumulativamente, um mapa de pontos em escala de cinza vistos como uma imagem de ultrassom (Figura 5). A profundidade das estruturas ao longo do eixo do feixe de ultrassom é determinada pelo tempo de atraso para que os ecos retor-

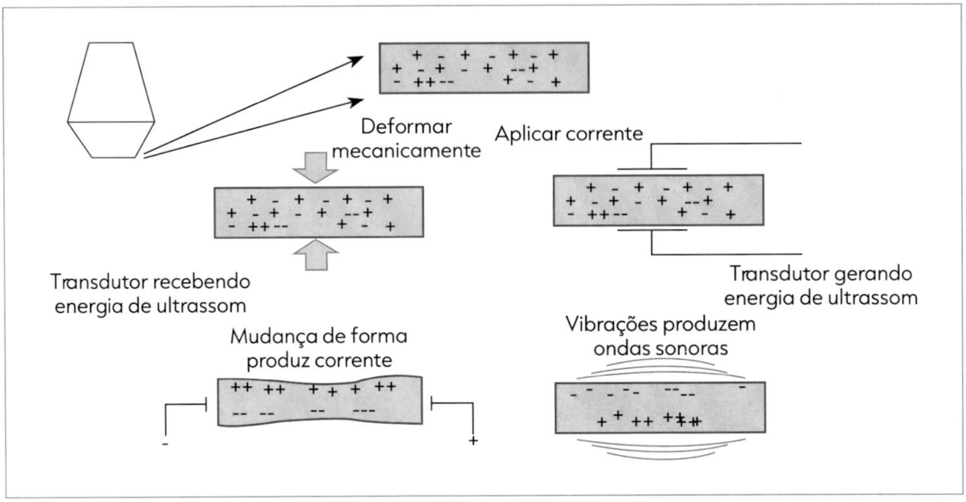

FIGURA 3 Propriedade piezoelétrica dos cristais.
Fonte: adaptada de Thoracic Key. Physics and Instrumentation. Disponível em: thoracickey.com/physics-and-instrumentation-2.

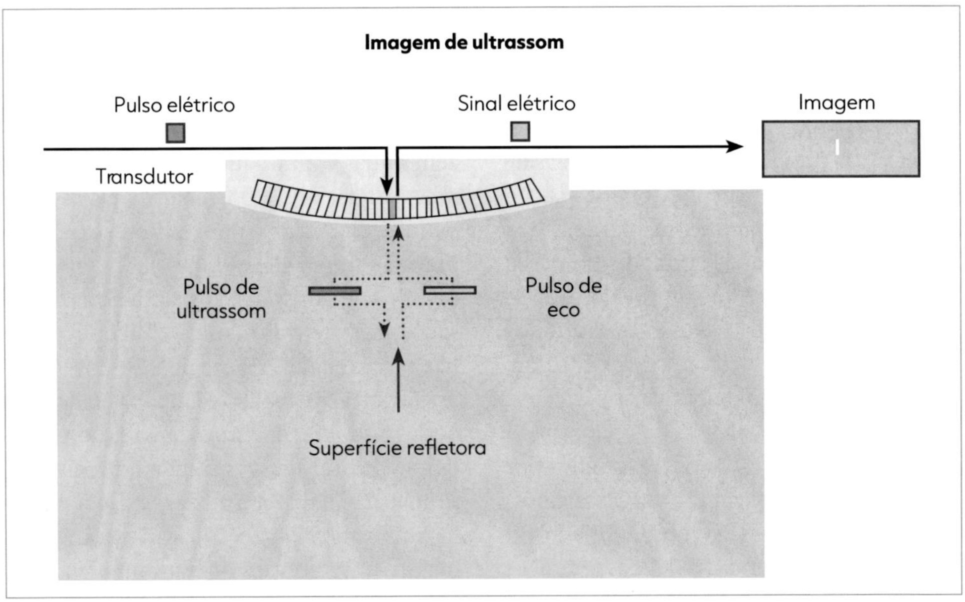

FIGURA 4 Formação da imagem de ultrassom.
Fonte: adaptada de http://www.sprawls.org/resources/USIMG.

nem ao transdutor. O processo de emissão e recepção de ondas sonoras é repetido sequencialmente pelo transdutor, resultando em uma imagem dinâmica.

A reflexão e a propagação das ondas sonoras através dos tecidos dependem de dois parâmetros importantes: impedância acústica e atenuação.

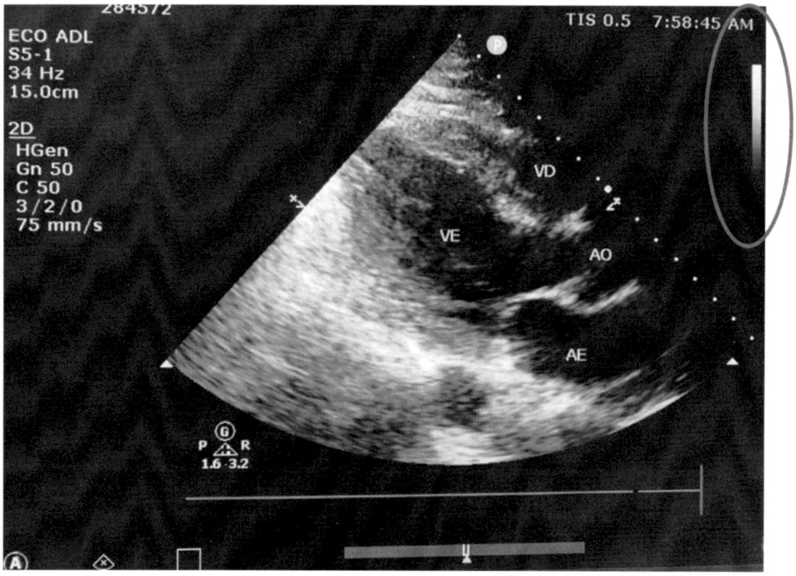

FIGURA 5 Tela de aparelho de ultrassom com um círculo evidenciando a escala de cinzas.
Fonte: acervo dos autores.

Velocidade de propagação

É a velocidade com a qual a onda de US trafega em determinado meio. Essa velocidade varia de acordo com a densidade do meio e é de aproximadamente 1.540 m/s na maioria dos tecidos do corpo humano (Tabela 1), mas não são iguais.

TABELA 1 Velocidade de propagação da onda de ultrassom (m/s)

Ar	330
Água	1.480
Gordura	1.460
Músculo	1.620
Tecidos moles	1.540
Fígado	1.555
Sangue	1.560
Osso	4.080

Fonte: Duck, 2000.[8]

As diferenças de velocidade da onda de US nos diversos tecidos do corpo, mesmo pequenas, são essenciais na diferenciação das imagens ultrassonográficas.

Impedância acústica

A impedância acústica de um meio está relacionada com a resistência ou dificuldade do meio à passagem do som. É a diferença de impedância entre dois tecidos que define a quantidade de reflexão na interface, promovendo sua identificação na imagem (Tabela 2).[9]

A diferença de impedância muito acentuada entre o AR e os tecidos moles do corpo humano é o fato que justifica a necessidade do gel de condução acústica. Sem o gel condutor, cerca de 90% da energia do US seria refletida na interface ar-tecido (Figura 6).

TABELA 2 **Impedância acústica dos diversos tecidos do corpo humano**

Material	Z: (10^6) RAYLS
Ar	0,0004
Gordura	1,38
Água	1,48
Músculo	1,70
Tecidos moles	1,63
Osso	7,80

Fonte: Azhari, 2010.[9]

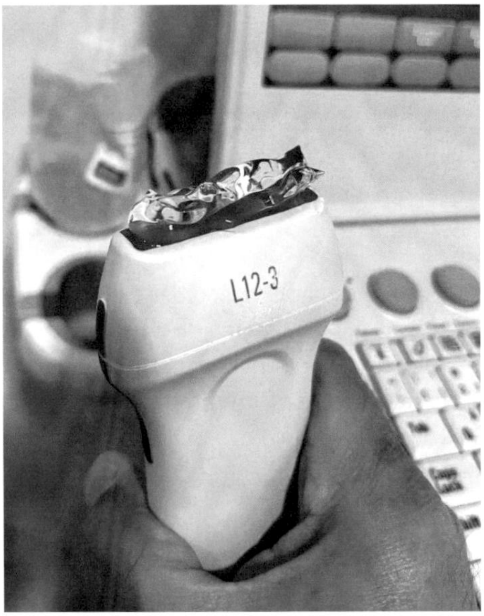

FIGURA 6 Gel condutor de ultrassom.
Fonte: acervo dos autores.

TRANSDUTORES UTILIZADOS PARA A POCUS

Os transdutores possuem configurações específicas e diferentes entre si. Cada transdutor possui sua indicação mais adequada para cada tipo de estudo da POCUS.

Os transdutores normalmente contêm de 60 a 600 elementos piezoelétricos e são descritos pela disposição de seus elementos, bem como pela sua função e pelo formato do feixe. Existem três tipos básicos de transdutores utilizados para a POCUS: linear, curvilíneo e *phased array* (Figura 7).

A resolução dos transdutores, isto é, a qualidade da imagem gerada, é dividida em componentes axial, lateral, elevacional e temporal (Figura 8). A resolução axial é a capacidade de diferenciar dois objetos ao longo do eixo do feixe de ultrassom, ou seja, a resolução vertical na tela. A resolução axial depende da frequência do transdutor. Frequências mais altas geram imagens com melhor resolução axial, porém com penetração mais superficial. A resolução lateral, ou horizontal, é a capacidade de diferenciar dois objetos perpendiculares ao feixe de ultrassom e depende da largura do feixe em determinada profundidade. A manipulação da zona focal do feixe de ultrassom pode melhorar a resolução lateral. A zona focal é a porção mais estreita do feixe de ultrassom (Figura 8). Ele possui formato curvo, e a zona focal é a região de maior intensidade do feixe emitido. Fora da zona focal, os feixes são mais dispersos e, em consequência, a resolução lateral diminui. A resolução elevacional é uma propriedade fixa do transdutor que se refere à capacidade de definir objetos dentro da altura ou da espessura do feixe de ultrassom.

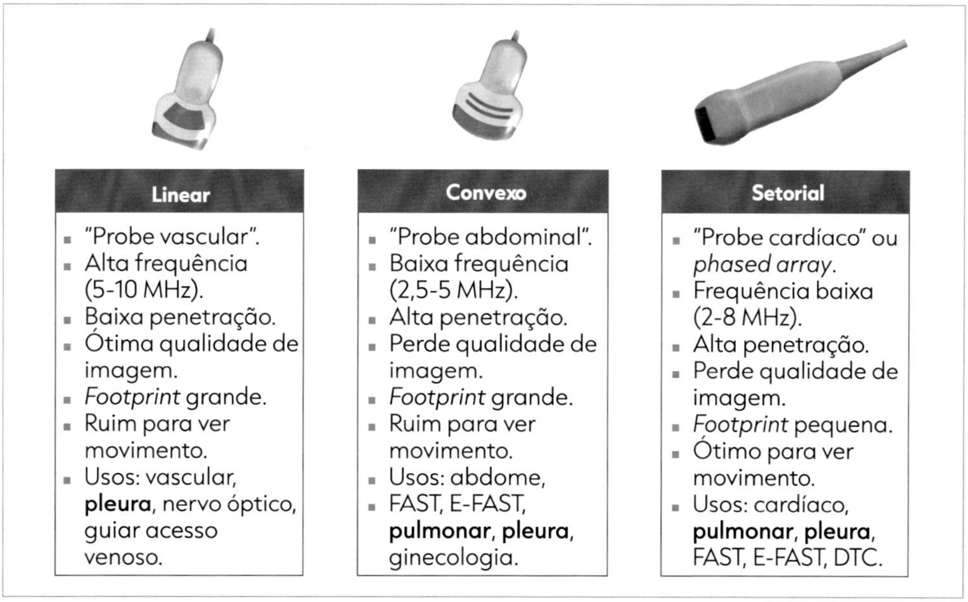

FIGURA 7 Modelos de transdutores.
Fonte: adaptada de icurevisited.com/pt-br/lus/.

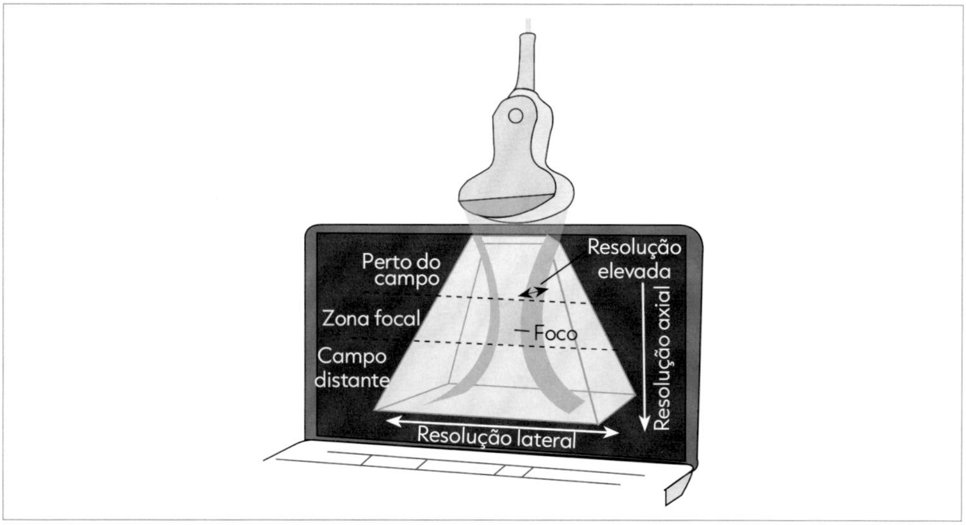

FIGURA 8 Tipo de resolução: axial e lateral.
Fonte: adaptada de Soni et al., 2015.[6]

A direção de emissão dos feixes difere entre os transdutores lineares e *phased array* e determina o formato da imagem na tela. Os cristais dos transdutores de matriz linear disparam em sequência, produzindo uma série de feixes paralelos que geram um formato de imagem retangular. Os cristais dos transdutores *phased array* disparam sequencialmente em diferentes direções, produzindo um feixe divergente, que gera uma imagem em formato de pizza (Figura 9).

Transdutores lineares

Possuem elementos dispostos em uma matriz plana que produz feixes de ultrassom lineares e paralelos. Geram ondas sonoras de alta frequência (5-10 MHz) e comprimento de onda mais curto, com excelente resolução axial e lateral. Também têm excelente resolução de elevação, ou espessura de corte, porque o formato do feixe de ultrassom é relativamente plano.[10] No entanto, são limitados à visualização de estruturas superficiais em um campo de visão relativamente estreito, porque a atenuação diminui a resolução e a penetração em profundidades maiores que 5 cm.

São adequados para avaliar estruturas superficiais, como olhos, vasos sanguíneos, músculos, nervos e articulações, e para procedimentos guiados por ultrassom, por exemplo, a punção de acessos venosos/arteriais.

Transdutores convexos

Possuem elementos dispostos em uma matriz com arranjo curvilíneo de cristais. O feixe de ultrassom é amplo e trapezoidal com amplo campo de visão, mas com menor resolução em comparação aos transdutores lineares. A sobreposição de ondas de ultrassom transmitidas em tecidos profundos proporciona resolução lateral consistente. Utilizam frequências mais baixas (2-5 MHz) com comprimentos de onda mais longos, que penetram em estruturas profundas com atenuação menor, particularmente para estruturas de 5 a 25 cm de profundidade.[11] Os feixes de transdutores curvilíneos têm uma espessura de corte maior que os transdutores lineares, e um volume maior de estruturas é processado em uma imagem bidimensional. Assim, a resolução elevacional é reduzida porque cada plano de imagem inclui "cortes" mais espessos de estruturas que são calculadas na tela em uma única imagem.

São adequados para imagens de órgãos abdominais, incluindo fígado, baço, rins e bexiga, e para imagens de estruturas mus-

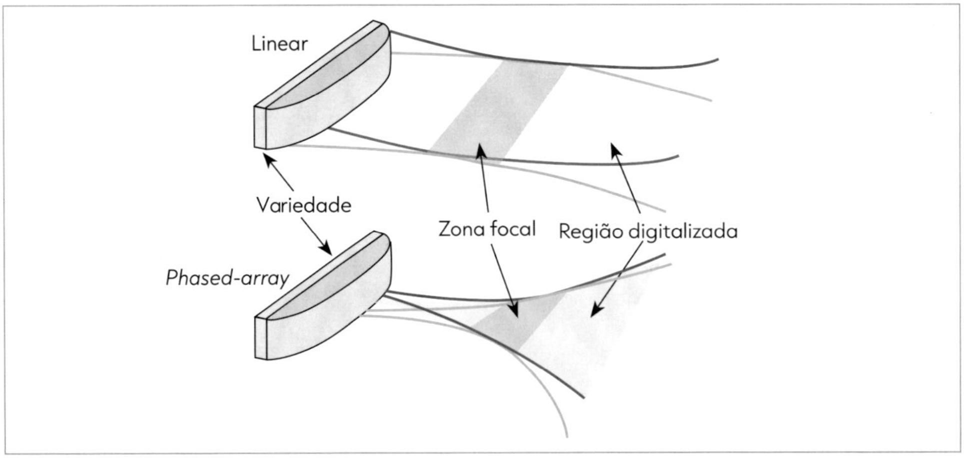

FIGURA 9 Comparação do padrão de emissão do feixe de ultrassom em transdutores lineares e Phased-array.
Fonte: adaptada de Soni et al., 2015.[6]

culoesqueléticas maiores, como ombros e quadris. Por causa da baixa resolução de campo próximo, os transdutores curvilíneos não são ideais para imagens pulmonares ou cardíacas.

Transdutores *phased array*

Combinam um feixe de ultrassom de baixa frequência (1-5 MHz) com uma pequena área de formato triangular com foco e direção ajustáveis. Os disparos alternados dos elementos criam uma rápida varredura de feixe eletrônico pulsando sequencialmente vários pequenos cristais dentro do transdutor. Direcionar e focar o feixe de ultrassom permite um campo de visão mais amplo que os transdutores lineares.[12] A tecnologia *phased array* permite imagens bidimensionais mais eficientes e é ideal para estruturas móveis, como o coração. A capacidade de direcionar feixes de ultrassom com faseamento permite medições precisas de velocidade quando o vetor de movimento não é completamente paralelo ao feixe. Essas características exclusivas tornam os transdutores *phased array* ideais para imagens cardíacas e torácicas.

Transdutores de mão: *handhelds*

Recentemente surgiram os transdutores portáteis, ou *handhelds*, microusinados. Esses transdutores "de mão" já não usam cristais piezoelétricos, os precursores da ultrassonografia. Eles possuem elementos capacitivos que podem gerar vários tipos de ondas de ultrassom quando submetidos a corrente elétrica. Esses transdutores possuem programações específicas (*presets*) que os transformam na função cárdio, abdominal ou linear (Figuras 10 e 11), e interface para uma tela de monitor digital na qual são geradas as imagens.

MODOS DE ULTRASSOM

Modo M

O modo M, ou modo de "movimento", é o modo de imagem mais antigo do ultrassom, mas ainda é usado para analisar o movimento de estruturas ao longo do tempo.[5] Quando havia apenas o modo M, o ultrassom era praticamente um método gráfico, com as imagens gravadas em uma folha de papel com velocidade determinada. Atualmente,

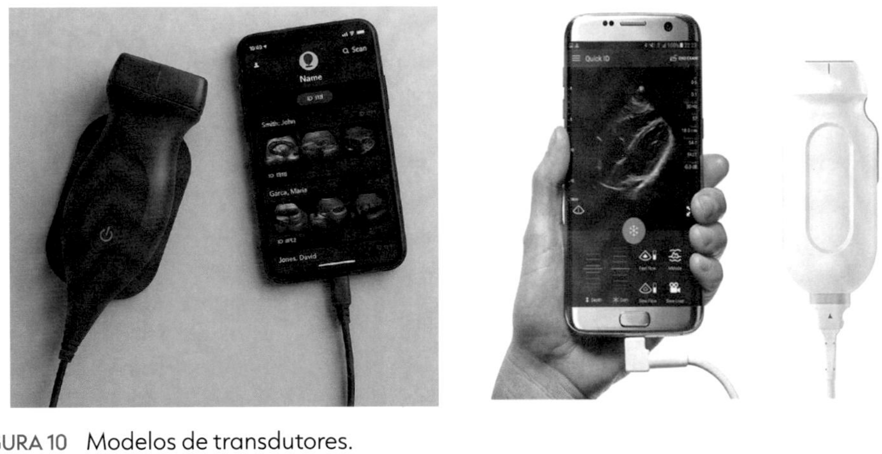

FIGURA 10 Modelos de transdutores.

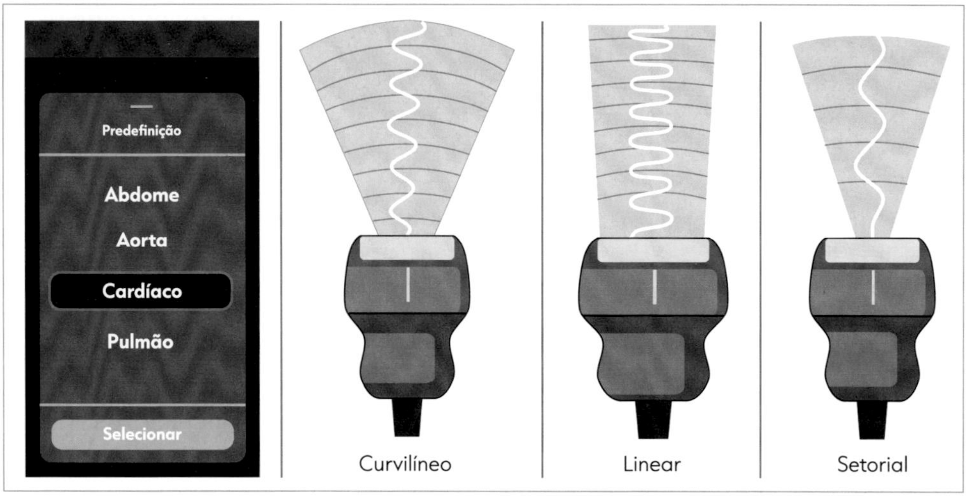

FIGURA 11 Modelos de transdutores.

utiliza-se a imagem 2D (bidimensional), e o modo M é aplicado ao longo de uma única linha dentro dessa imagem. Um feixe de eixo único é emitido ao longo de uma linha selecionada e reúne dados sobre o movimento de todos os tecidos ao longo dessa linha. Todos os pontos dela são "plotados" ao longo do tempo para avaliar as dimensões das cavidades, assim como o movimento das estruturas. Por exemplo, o modo M é usado para medir o tamanho das câmaras cardíacas e a diferença entre as medidas entre a diástole e sístole, principalmente para avaliar o desempenho sistólico do ventrículo esquerdo. Outra aplicação frequente na POCUS é o cálculo da alteração no diâmetro da veia cava inferior com a respiração. A Figura 12 é um exemplo de imagem em modo M.

Modo bidimensional

O modo bidimensional (2D) é o modo padrão da maioria dos aparelhos de ultrassom, a imagem "fundamental" para qualquer avaliação ultrassonográfica à beira do leito. Esse modo também é chamado modo B, com significado de "brilho", porque a ecogenicidade, ou brilho, das estruturas observadas depende da intensidade dos sinais refletidos (Figura 13).

Estruturas que transmitem todas as ondas sonoras sem reflexão são chamadas anecoicas e aparecem pretas no ultrassom. A maioria das estruturas cheias de líquido parece anecoica (Figura 14).

Estruturas que refletem algum som, mas menos que as estruturas circundantes, parecem hipoecoicas, enquanto estruturas que refletem ondas sonoras semelhantes às estruturas circundantes parecem isoecoicas. Ambas as estruturas aparecem em tons de cinza e geralmente são de tecidos moles. As estruturas hiperecoicas refletem a maioria das ondas sonoras e aparecem em branco brilhante na ultrassonografia. Estruturas calcificadas e densas, como o diafragma ou o pericárdio, são hiperecoicas. Algumas dessas estruturas, como os ossos, criam sombras por causa da reflexão quase total das ondas sonoras e muitas vezes impedem a visualização de estruturas distais. A Figura 15 ilustra diferentes ecogenicidades teciduais no quadrante superior direito do abdome.

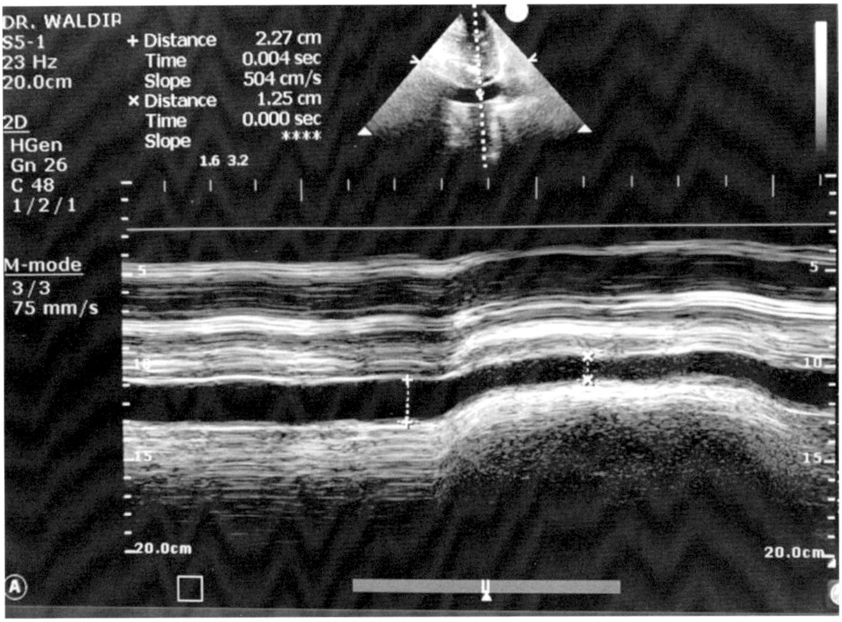

FIGURA 12 Modo M para avaliar a variação do diâmetro da luz da veia cava inferior, influenciada pelo movimento respiratório.
Fonte: acervo dos autores.

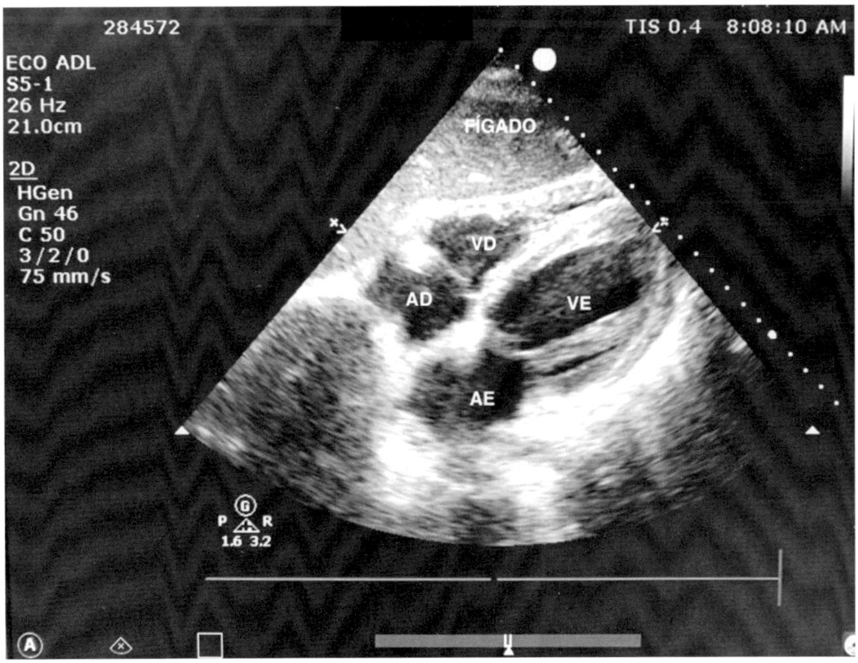

FIGURA 13 Insonação da área cardíaca, na janela subcostal, eixo longitudinal.
Fonte: acervo dos autores.

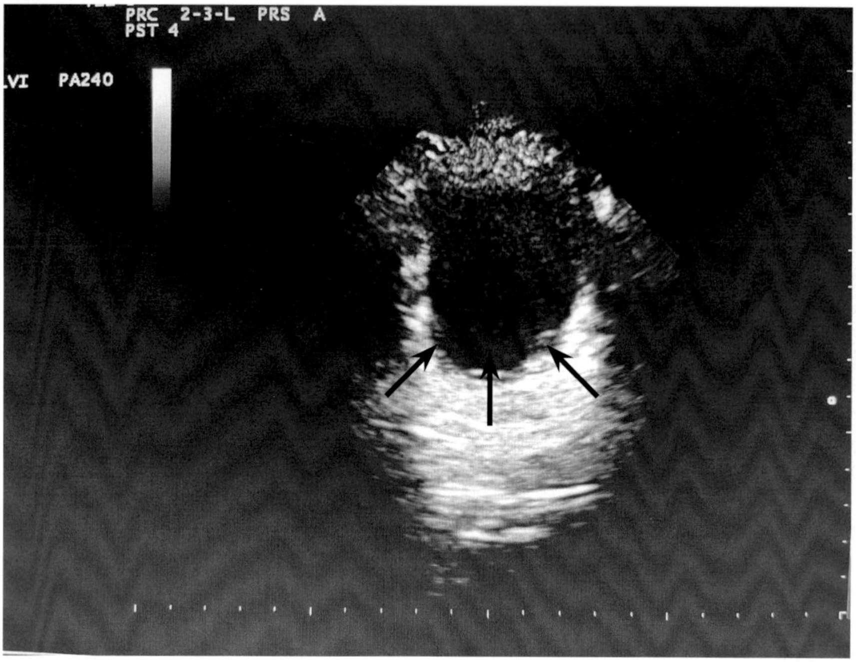

FIGURA 14 Bexiga cheia, anecoica, permitindo passagem da energia do ultrassom. Na parede posterior da bexiga acontece intensa geração de ecos, tornando-a hiperecoica (setas).
Fonte: acervo dos autores.

Modo Doppler

O efeito Doppler é uma mudança na frequência das ondas sonoras por conta do movimento relativo entre a fonte e o observador.[13] A fonte primária das ondas sonoras é o transdutor, e o mesmo transdutor é também o observador para o retorno dos ecos. O movimento dos tecidos, por exemplo o fluxo sanguíneo, produz uma mudança na frequência de retorno das ondas sonoras. O fluxo sanguíneo que se aproxima do transdutor muda os ecos para uma frequência mais alta, enquanto o que se afasta muda os ecos para uma frequência mais baixa. A mudança na frequência entre as ondas sonoras emitidas e recebidas é chamada deslocamento Doppler.[14] As variáveis que determinam a quantidade de deslocamento Doppler são:

1. Frequência do feixe de ultrassom.
2. Velocidade do fluxo sanguíneo.
3. Ângulo de insonação.

O ângulo de insonação, ou ângulo entre o feixe de ultrassom, e a direção do fluxo medido é decisivo. Nenhum desvio Doppler pode ser medido quando o feixe de ultrassom é perpendicular à direção do fluxo de sangue. Preferencialmente, o feixe de ultrassom deve ser colocado paralelo à direção do fluxo sanguíneo, mas um ângulo de até 30° também pode ser utilizado. O fluxo sanguíneo que se aproxima do transdutor causará uma curva espectral positiva. Do contrário, o fluxo que se afasta do transdutor causará uma curva negativa (Figuras 16 e 17). Os aparelhos podem ter o recurso correcional para o ângulo de insonação na equação Doppler para melhor estimar as velocidades.

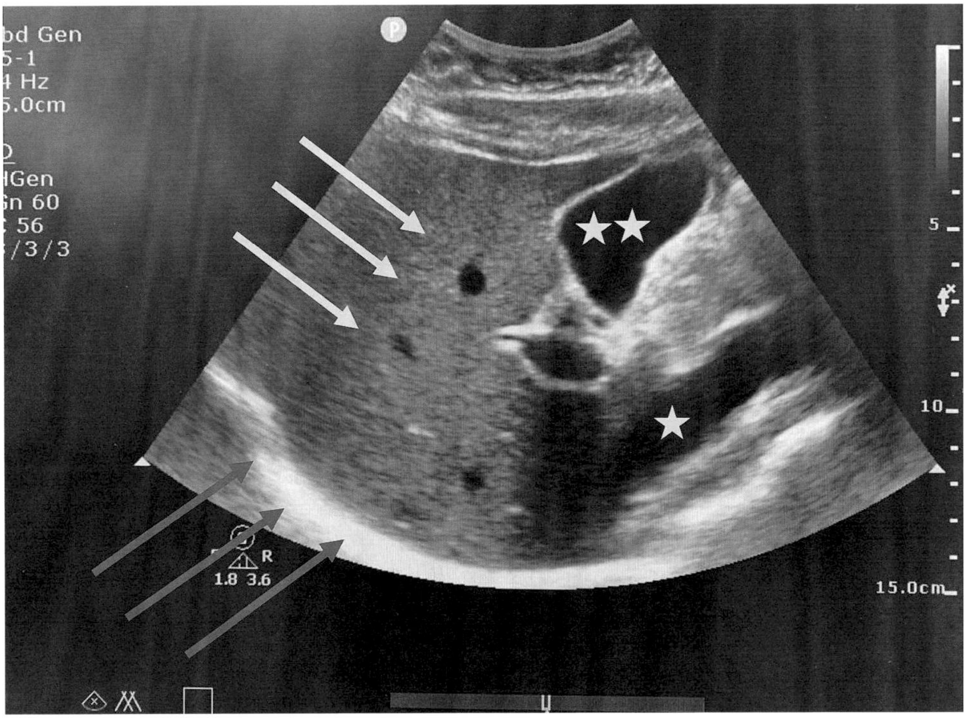

FIGURA 15 Ultrassom do espaço hepático. Visualizam-se estruturas anecoicas, como veia cava inferior (uma estrela) e vesícula biliar (duas estrelas). Estruturas isoecoicas, como o parênquima hepático (setas claras). Estruturas hiperecoicas, como o diafragma (setas escuras).
Fonte: acervo dos autores.

Doppler pulsado

Refere-se à emissão de ondas sonoras em pulsos que permitem a avaliação do fluxo Doppler em determinadas regiões. Depois que um sinal pulsado é enviado aos tecidos, o transdutor deve aguardar o eco de retorno antes de emitir outro pulso. Esse ciclo de emissão de uma onda nos tecidos e captura do eco de retorno, é repetido rapidamente a uma taxa chamada frequência de repetição de pulso (PRF). Preferencialmente, é utilizado o PRF máximo possível. Entretanto, o PRF máximo é determinado pelo tempo de percurso da onda, e esse tempo é limitado pela velocidade do fluxo, bem como pelo padrão, que pode ser laminar ou turbulento. Velocidades mais altas exigem tempos de espera mais longos para retorno de ecos, reduzindo o PRF máximo antes que ocorra o sinal ambíguo ou *aliasing*. Quando ocorre *aliasing*, ou imagem em espelho, a velocidade real e a direção do vetor não podem ser determinadas. A frequência ou velocidade Doppler máxima que pode ser medida antes que ocorra o *aliasing* é chamada de limite Nyquist. O limite de Nyquist é metade do PRF porque as formas de onda de ultrassom devem ser amostradas pelo menos duas vezes por comprimento de onda, para avaliar com segurança a velocidade e a direção. Os fluxos turbulentos e com velocidade alta, como regurgitações e estenoses valvares, são

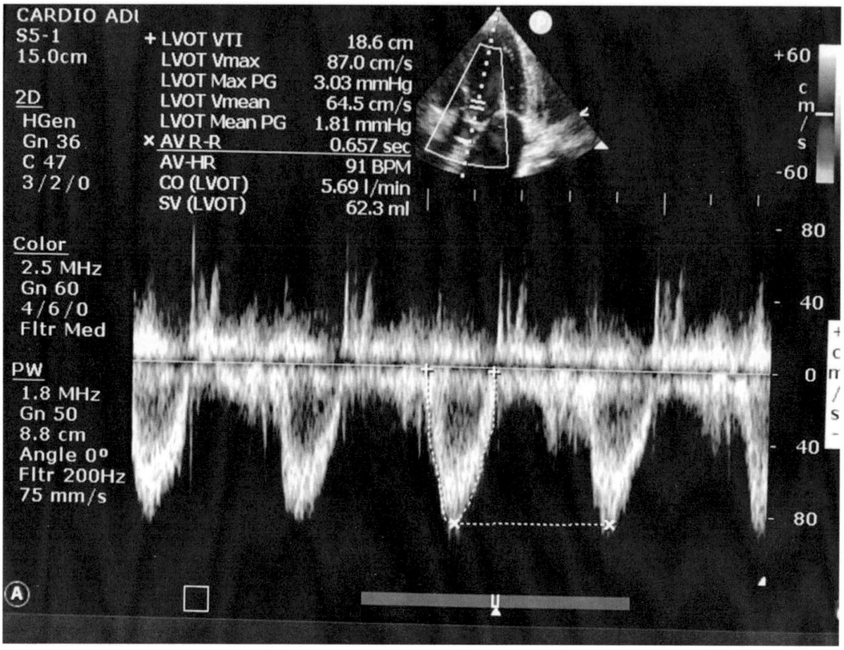

FIGURA 16 Doppler pulsado com amostra na via de saída do ventrículo esquerdo, evidenciando curva espectral negativa, isto é, afastando-se do transdutor. É possível avaliar a velocidade de fluxo e o débito cardíaco em cálculos derivados (ver Apêndice A – Imagens coloridas).
Fonte: acervo dos autores.

exemplos dos limites da avaliação pelo Doppler pulsado. A vantagem do Doppler pulsado é a interferência reduzida das velocidades de fluxos circundantes.

Doppler contínuo

Permite a avaliação das velocidades do sangue ao longo de todo o feixe de ultrassom. Esses transdutores possuem dois conjuntos diferentes de cristais piezoelétricos para emitir e receber sinais continuamente e, portanto, o PRF não tem limite e não ocorre *aliasing*, ou imagem em espelho. O Doppler contínuo é usado principalmente para avaliar altas velocidades, como as estenoses e as regurgitações valvares (Figura 18). A principal limitação do Doppler de onda contínua é a incapacidade de medir velocidades em profundidades específicas, porque os sinais Doppler são recebidos de todos os tecidos no caminho do feixe de ultrassom.

Doppler colorido

As imagens do Doppler colorido exibem mapas codificados por cores que representam os desvios Doppler que são sobrepostos às imagens de ultrassom 2D (Figura 19). O Doppler colorido é embasado nos mesmos princípios do Doppler pulsado, mas pulsos mais curtos são obtidos de várias áreas pequenas para construir um mapa codificado por cores. Quando as velocidades de fluxo excedem o limite de Nyquist, os *pixels* aparecem como um mosaico de cores (azul, vermelho e branco), pois não é possível avaliar com precisão as direções de fluxos. O brilho do sinal Doppler é direta-

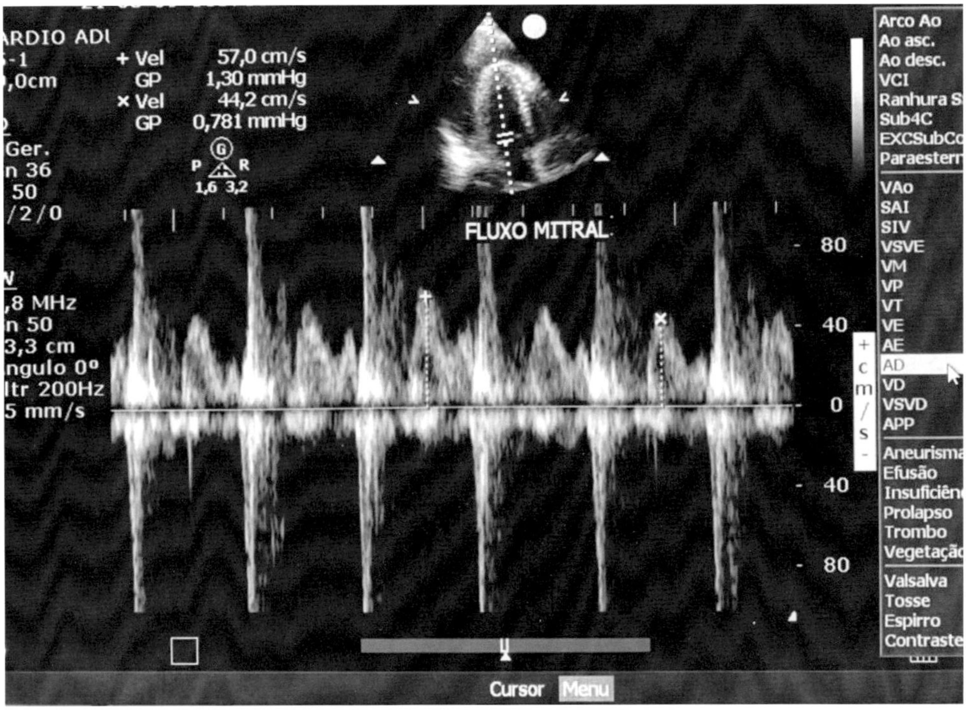

FIGURA 17 Doppler pulsado com amostra na via de entrada do ventrículo esquerdo, próximo ao anel mitral, evidenciando a curva espectral positiva, isto é, aproximando-se do transdutor (ver Apêndice A - Imagens coloridas).
Fonte: acervo dos autores.

mente proporcional à velocidade do fluxo. A cor do sinal Doppler corresponde à direção do fluxo. Convencionalmente, o azul representa o fluxo sanguíneo para longe do transdutor (comprimento de onda mais longo) e o vermelho representa o fluxo sanguíneo em direção ao transdutor (comprimento de onda mais curto).

ARTEFATOS ULTRASSONOGRÁFICOS

Artefatos são imagens falsas, que não representam estruturas anatômicas verdadeiras. Os profissionais devem ter uma compreensão básica dos princípios físicos dos artefatos ultrassonográficos para melhorar a aquisição e a interpretação das imagens à beira do leito. Os artefatos originam-se de sinalização ultrassonográfica errônea que ocorre em tecidos biológicos por causa da violação de uma ou mais das seguintes suposições:[16-17]

1. Os ecos de ultrassom que retornam ao transdutor originam-se de um feixe de ultrassom único e uniforme.
2. As ondas ultrassônicas sempre viajam em linha reta e retornam após uma reflexão.
3. A velocidade do som é constante em todos os tipos de tecido humano (1.540 m/s), e a atenuação, ou diminuição da energia, dos ecos ultrassonográficos é uniforme.[18]

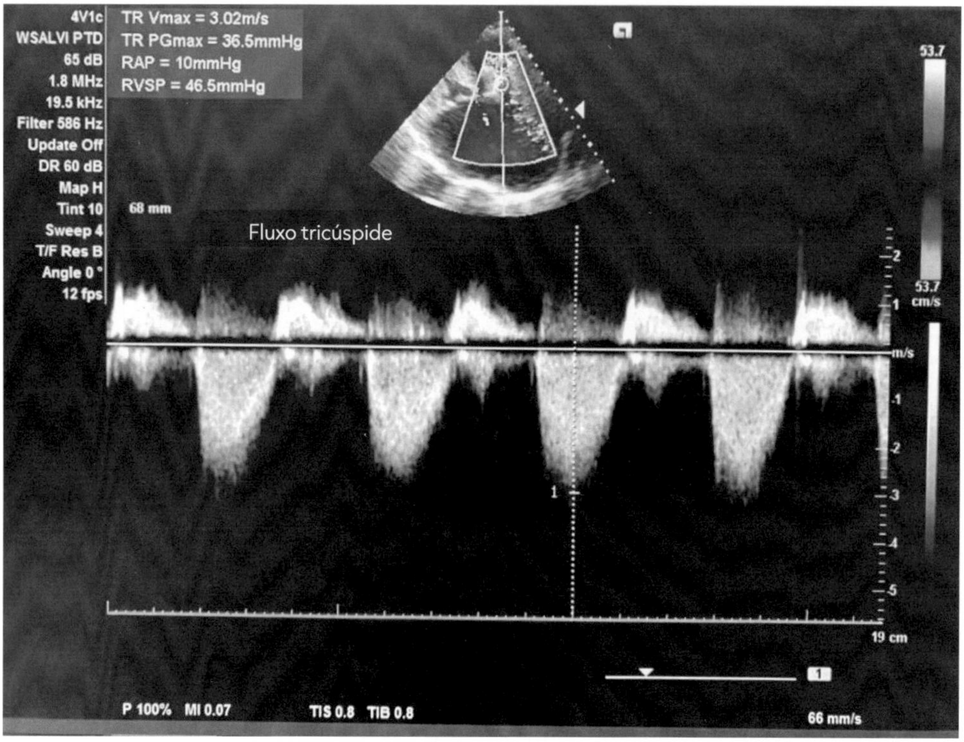

FIGURA 18 Doppler contínuo com o feixe de ultrassom apontado nas câmaras cardíacas direitas. A curva espectral mostra o fluxo turbulento de uma insuficiência valvar tricúspide. Note que a curva é borrada, pois o Doppler consegue medir as velocidades ao longo do feixe de ultrassom, e não apenas em uma amostra (ver Apêndice A – Imagens coloridas).
Fonte: acervo dos autores.

Os artefatos podem ser diagnósticos de certas patologias, como cálculos biliares e edema pulmonar. A maioria dos artefatos pode ser categorizada em uma das quatro categorias com base no mecanismo subjacente: artefatos de propagação de ondas, características do feixe, erros de velocidade e atenuação.[19]

ARTEFATOS DE PROPAGAÇÃO DE ONDAS

Reverberação

Ocorre quando duas ou mais estruturas altamente refletivas são paralelas entre si, e o caminho do feixe de ultrassom é perpendicular a elas (Figura 20). Os pulsos de ultrassom refletem múltiplas vezes entre as estruturas altamente refletivas, ou entre uma delas e o transdutor. A máquina de ultrassom exibe essas reflexões como uma série de linhas paralelas brilhantes em intervalos regulares distais à(s) estrutura(s) reflexiva(s) que se dissipam em brilho com a profundidade.[19]

O artefato de reverberação ocorre em interfaces teciduais com grandes diferenças na impedância acústica. Um exemplo clássico desse tipo de artefato ocorre no pulmão normal na superfície pleural, denominado linhas A (Figura 20). Esse artefato de reverberação específico é causado por múltiplas

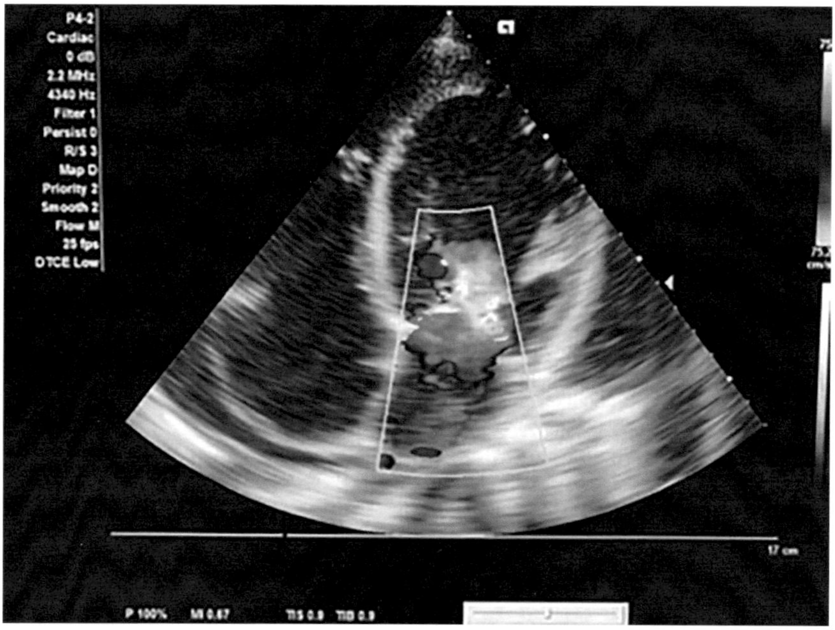

FIGURA 19 Doppler colorido com o campo de amostra localizado na via de entrada do ventrículo esquerdo. O fluxo com padrão em vermelho, que visualizará no equipamento, evidencia que o fluxo sanguíneo se aproxima do transdutor (ver Apêndice A – Imagens coloridas).
Fonte: acervo dos autores.

reflexões entre a superfície pleural altamente reflexiva e a interface pele-transdutor. Os artefatos de reverberação podem ser úteis na avaliação das características dos tecidos, mas podem dificultar a aquisição adequada de imagens de estruturas mais profundas.

Um tipo particular de artefato de reverberação, conhecido como artefato de cauda de cometa, é produzido quando as ondas sonoras são refletidas entre duas superfícies altamente refletivas muito próximas. As caudas dos cometas aparecem classicamente como linhas verticais brilhantes com uma forma afilada. Após várias reflexões, a amplitude dos ecos de retorno diminui, o que é exibido como um estreitamento das linhas em comparação com o eco original. Esse "empilhamento" de linhas horizontais brilhantes espaçadas muito próximas umas das outras, e com largura progressivamente decrescente, cria uma imagem de linhas verticais brilhantes e estreitas (Figura 21). Artefatos de cauda de cometa podem ser vistos em pulmões normais e anormais.

Espelhamento

O espelhamento é um tipo de artefato criado pela reflexão de uma estrutura a partir de um refletor forte, criando uma imagem falsa atrás do refletor (Figura 22). O espelhamento é semelhante à reverberação, exceto que a reverberação aparece como um reflexo das interfaces dos tecidos, enquanto o espelhamento aparece como um reflexo de órgãos inteiros. A verdadeira estrutura é vista como uma imagem na profundidade real, enquanto a imagem artificial é vista em um nível mais profundo, distal ao refletor forte.[15] Uma imagem espelhada pode aparecer com qualquer refletor forte, mais comumente o diafragma, o pericárdio, a aorta ou o intestino.

ARTEFATOS POR ERROS DE VELOCIDADE

Refração

A refração refere-se a uma mudança na direção das ondas sonoras em ângulos oblíquos à medida que as ondas sonoras passam de um tecido para outro. A refração resulta de diferenças na velocidade de transmissão do som em tecidos com propriedades acústicas distintas.[4] A refração é comum nas interfaces tecido mole-gordura por causa da baixa impedância acústica e da velocidade do som através da gordura. A refração pode ocorrer durante a obtenção de imagens de órgãos abdominais profundos, causando duplicação artificial de imagens.

Muitos órgãos arredondados e lisos, como a vesícula biliar, o fígado, o rim e a bexiga, são refletores especulares que criam uma sombra refrativa em suas bordas, conhecida como artefato de borda ou sombra cística lateral (Figura 23).

ARTEFATOS POR CONTA DAS CARACTERÍSTICAS DO FEIXE

Artefatos do lobo

Um feixe de ultrassom é composto de um lobo principal e vários lobos secundários. Os lóbulos laterais e de grade são lóbulos secundários que se projetam em di-

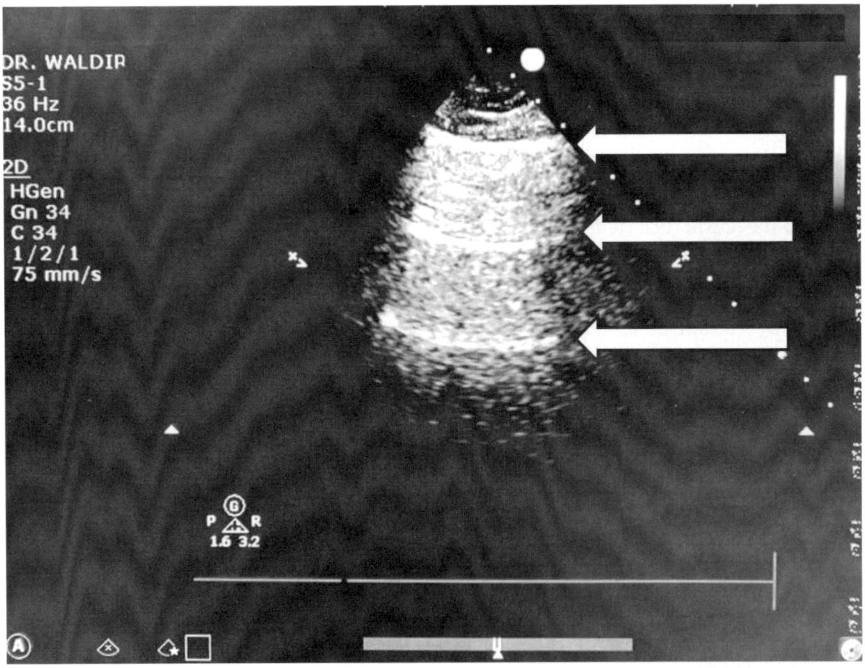

FIGURA 20 Ultrassom pulmonar – avaliação de campos pulmonares anteriores. As setas mostram a linha pleural hiperecoica superior e duas linhas A inferiores. Esse padrão é considerado normal.
Fonte: acervo dos autores.

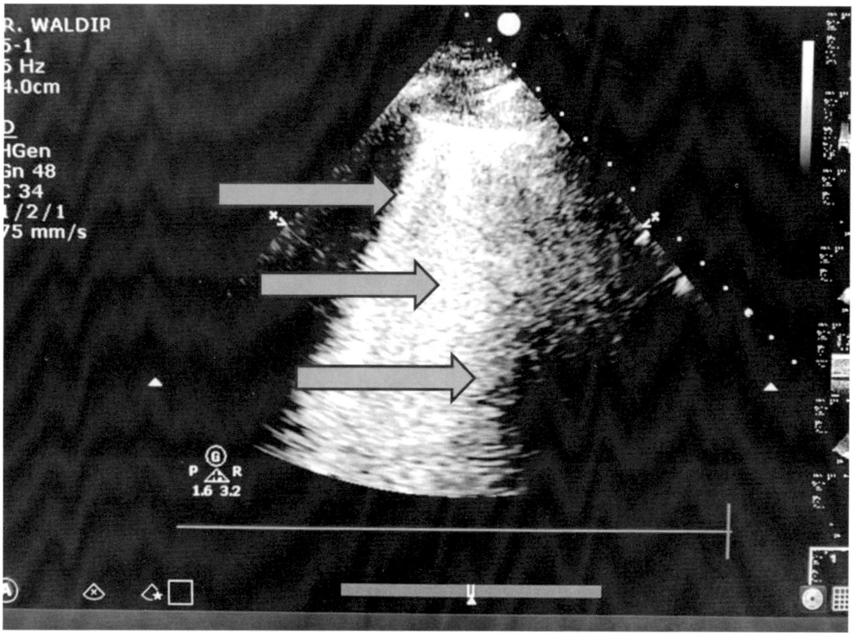

FIGURA 21 Ultrassom pulmonar. Presença de linhas B "apagando" as linhas A, no espaço intercostal. As setas indicam a característica de "cauda de cometa" dessas linhas.
Fonte: acervo dos autores.

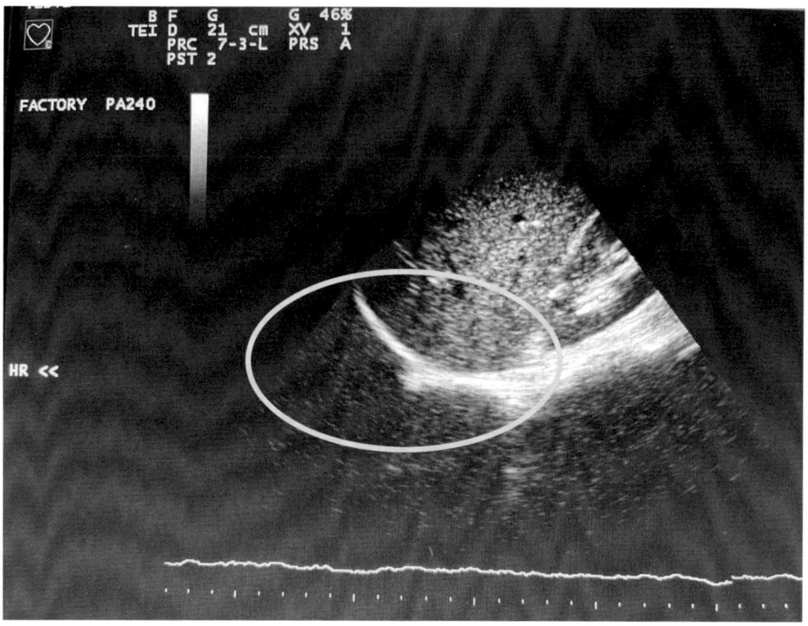

FIGURA 22 Imagem espelhada do tecido hepático, o diafragma é o elemento refletor.
Fonte: acervo dos autores.

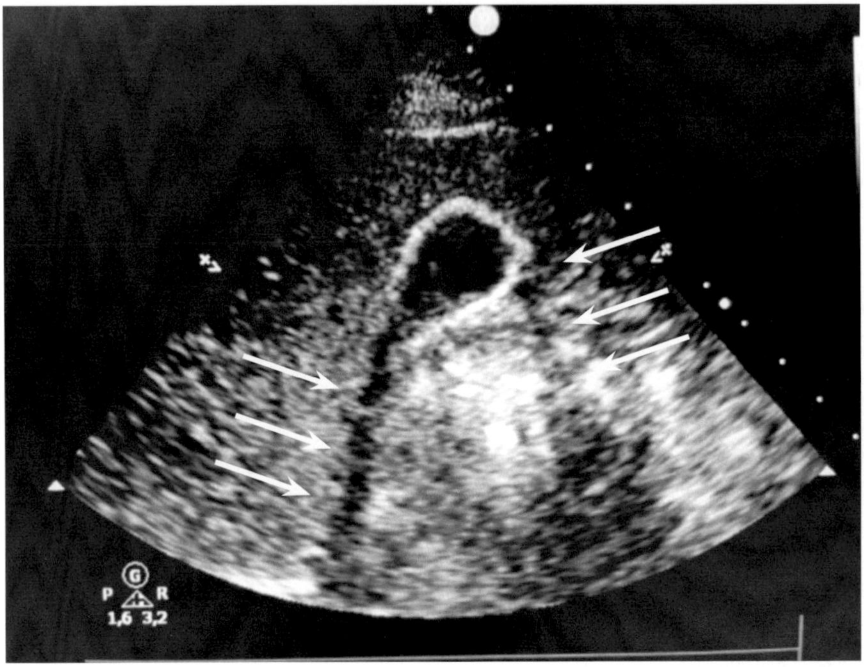

FIGURA 23 Artefato de borda evidenciado em vesícula biliar.
Fonte: acervo dos autores.

ferentes ângulos do feixe principal e têm apenas um centésimo da energia ultrassônica do feixe principal.[5] Os artefatos do lobo lateral geralmente são vistos no campo próximo de estruturas anecoicas com paredes curvas, como a vesícula biliar, a bexiga ou o coração, ou em associação com interfaces altamente reflexivas, como ar ou osso (Figura 24).

ARTEFATOS POR CAUSA DA ATENUAÇÃO DAS ONDAS

Sombra acústica

O sombreamento acústico é visto distalmente às estruturas altamente atenuantes que refletem, espalham ou absorvem a maioria das ondas ultrassônicas. Distante delas, a amplitude das ondas sonoras diminui, poucos ecos retornam ao transdutor e uma área de hipoecogenicidade, ou sombra, é criada. A sombra acústica é diagnosticada quando cálculos biliares ou renais projetam uma sombra, mas é um obstáculo quando as sombras nas costelas impedem a visualização do coração e dos pulmões (Figura 25).

Realce acústico

O realce acústico, também chamado realce acústico posterior, é, com frequência, visto distalmente às estruturas cheias de líquido. O som viaja sem impedimentos através de estruturas de baixa atenuação e cheias de fluido. Portanto, a intensidade das ondas sonoras é preservada à medida que elas saem da estrutura cheia de líquido, e os ecos de alta amplitude são refletidos de volta ao transdutor a partir das interfaces teciduais distais à estrutura cheia de líquido.

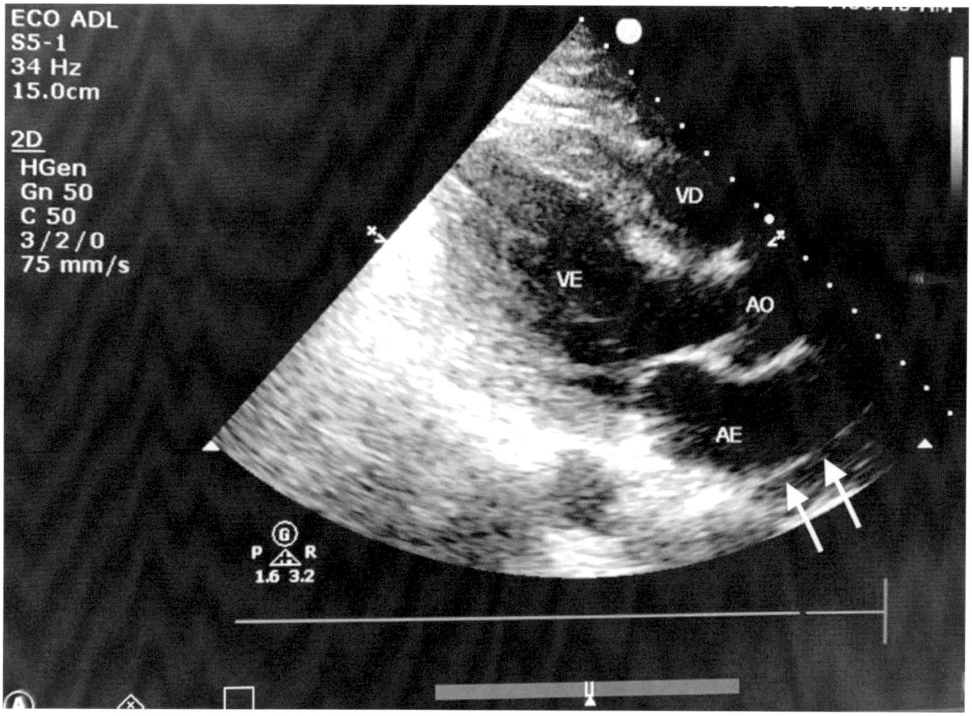

FIGURA 24 Artefato de lobo evidenciado na insonação de área cardíaca. Neste caso, as paredes reflexivas da aorta descendente provavelmente ocasionam o artefato.
Fonte: acervo dos autores.

Os ecos de alta energia retornando ao transdutor criam uma aparência brilhante e hiperecoica dos tecidos distais (Figura 26). O realce acústico é normalmente visto atrás da bexiga urinária, da vesícula biliar, dos grandes vasos, além das câmaras cardíacas (Figura 26).

ARTEFATOS

Dicas:

1. A ecogenicidade reflete a densidade das estruturas estudadas. As estruturas hiperecoicas são mais densas, por exemplo: ossos, cálculos, pleura, pericárdio. Estruturas isoecoicas indicam os tecidos moles, vísceras maciças, por exemplo, fígado, miocárdio e rim. Estruturas anecoicas indicam densidade líquida, por exemplo, vasos sanguíneos e vesícula.
2. Os artefatos do ultrassom são ruídos gerados na interação do feixe de ultrassom com os tecidos do corpo. Podem tanto atrapalhar como auxiliar na avaliação. Por exemplo: o tecido pulmonar dispersa a energia do feixe de ultrassom direcionado para o coração, dificultando a avaliação cardíaca. O mesmo pulmão pode gerar artefatos, as linhas A e B, que auxiliam na avaliação da sanidade pulmonar.
3. Existem vários tipos de artefatos que criam "armadilhas" na avaliação pelo ultrassom. Apenas com os exames e a troca de experiências, é possível aprender a "driblá-las".

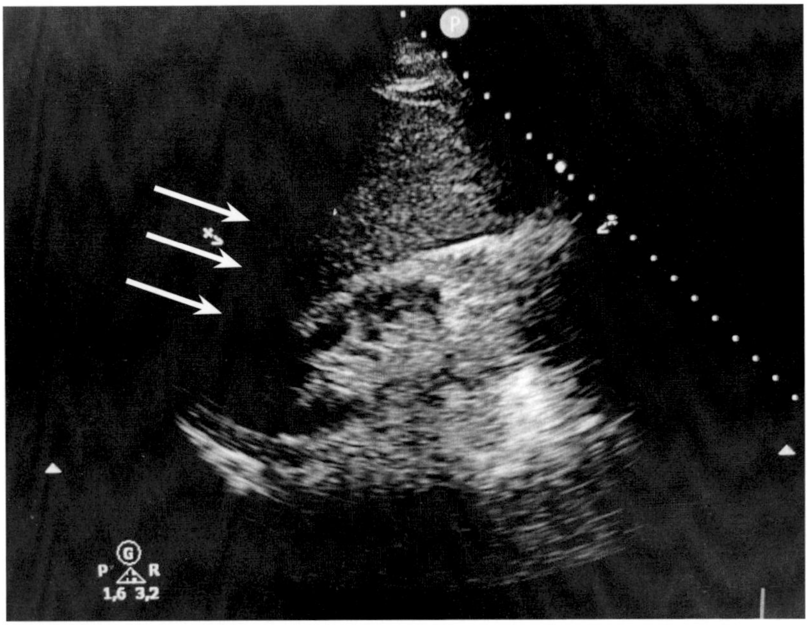

FIGURA 25 Sombreamento acústico ocasionado por osso da costela, em insonação do hipocôndrio direito (espaço de Morrison).
Fonte: acervo dos autores.

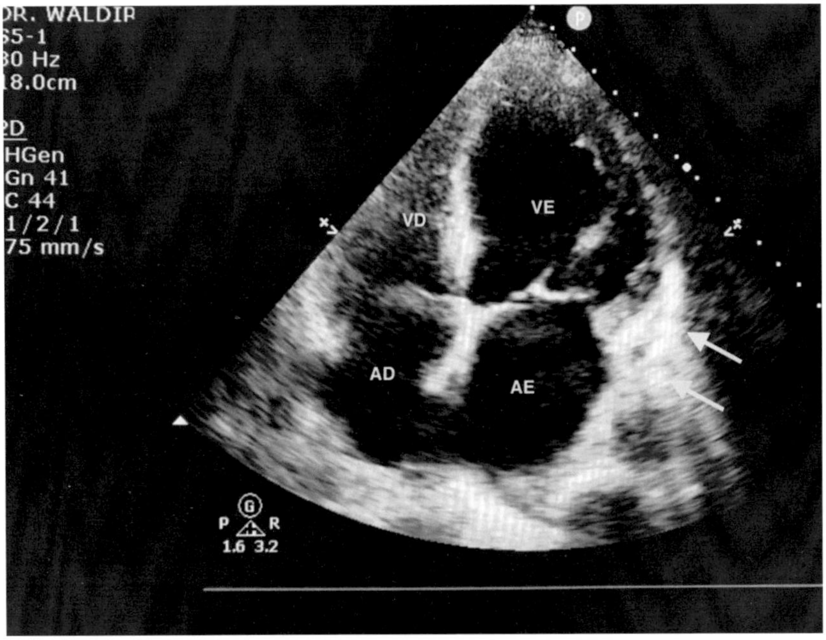

FIGURA 26 Realce acústico posterior ao ventrículo esquerdo (setas), ocasionado pela ampla reflexão dos feixes de ultrassom no pericárdio.
Fonte: acervo dos autores.

REFERÊNCIAS

1. Abhilash K, Kazory A. An introduction to point-of-care ultrasound: Laennec to Lichtenstein. Adv Chronic Kidney Dis. 2021;28(3):193-9.
2. Lichtenstein D, Meziere G, Biderman P, Gepner A, Barré O. The comet-tail artifact. An ultrasound sign of alveolar-interstitial syndrome. Am J Respir Crit Care Med. 1997;156(5):1640-6.
3. Kendall JL, Hoffenberg SR, Smith RS. History of emergency and critical care ultrasound: the evolution of a new imaging paradigm. Crit Care Med. 2007;35(5 Suppl):S126-30.
4. Angelsen BA. Waves, signals and signal processing. ultrasound imaging. Trondheim, Norway: Emantec; 2000.
5. Edler I, Hertz CH. The use of ultrasonic reflectoscope for the continuous recording of the movements of heart walls. K Fysiogr Saellsks I Lund Förhand. 1954;24(5):40-58.
6. Soni NJ, Arnfield R, Kory P (ed.). Point of care ultrasound. Philadelphia: Elsevier; 2015.
7. Curie J, Curie P. Développement par compression de l'électricité polaire dans les cristaux hémièdres à faces inclinées. Bull Soc Mineral Fr. 1880;(3):90-3.
8. Duck FA. Propagation of sound through tissue. In: ter Haar G, Duck FA (eds.). The safe use of ultrasound in medical diagnosis. London: British Institute of Radiology; 2000. p. 4-15.
9. Azhari H. Appendix A: typical acoustic properties of tissues. In: Basics of biomedical ultrasound for engineers. John Wiley & Sons; 2010. p. 313-4.
10. Fischetti AJ, Scott RC. Basic ultrasound beam formation and instrumentation. Clin Tech Small Anim Pract. 2007;22(3):90-2.
11. Abu-Zidan FM, Hefny AF, Corr P. Clinical ultrasound physics. J Emerg Trauma Shock. 2011;4(4):501-3.
12. Smith RS, Fry WR. Ultrasound instrumentation. Surg Clin North Am. 2004;84(4):953-71.
13. Doppler CA. Über das farbige licht der Doppelsterne und einiger anderer Gestirne des Himmels. Abhandlungen der königl böhm. Gesellschaft der Wissenschaften. 1843;2:465-82.
14. Evans DH, McDicken WN. Doppler Ultrasound: Physics Instrumentation and Signal Processing. 2. ed. New York: John Wiley and Sons; 2000.
15. Skolnick ML, Meire HB, Lecky JW. Common artifacts in ultrasound scanning. J Clin Ultrasound. 1975;3(4):273-80.
16. Reid J. A review of some basic limitations in ultrasonic diagnosis. In: Diagnostic Ultrasound: Proceedings of the First International Conference. Grossman CC, Holmes JH, Joyner C, Purnell EW. University of Pittsburgh, 1965. New York: Plenum; 1966.
17. Roelandt J, van Dorp WG, Bom N, Laird JD, Hugenholtz PG. Resolution problems in echocardiology: a source of interpretation errors. Am J Cardiol. 1976;37(2):256-62.
18. Scanlan KA. Sonographic artifacts and their origins. AJR Am J Roentgenol. 1991;156(6):1267-72.
19. Kremkau FW, Taylor KJ. Artifacts in ultrasound imaging. J Ultrasound Med. 1986;5(4):227-37.
20. Armstrong WF, Ryan T. Feigenbaum's echocardiography. 8. ed. Philadelphia: Wolters Kluwer; 2019.

CAPÍTULO 4

Knobologia básica: otimizando as imagens em modo B

Ricardo Beduschi Muller

Objetivos

- Conhecimento técnico: compreensão sólida dos ajustes de imagens em modo B, com seus consequentes efeitos positivos, negativos e limitações.
- Comunicação clara: transmitir conceitos complexos de forma clara e intuitiva aos leitores, tornando a leitura fluida com diversas dicas práticas raras.
- Relevância clínica: enaltecer a importância de otimizar ao máximo o uso da imagem na prática médica, podendo afetar o diagnóstico e o tratamento dos pacientes.
- Abordagem prática: a otimização de imagem flerta diretamente com conceitos de Física e Engenharia Clínica. Este capítulo para não usar desvincular-se-á ao máximo dos conceitos de áreas do conhecimento para focar a praticidade e a melhor compreensão do leitor.
- Revisão da literatura: apresentar o estado atual de como executar a otimização de imagem básica, destacando no mercado de trabalho quem dominar esse tema.

As habilidades deste capítulo ajudarão a criar o alicerce de um profissional da saúde pronto para imergir de forma correta no sexto pilar do exame físico: a insonação.

A avaliação da qualidade de uma imagem médica é subjetiva, influenciada não apenas pela capacidade do equipamento de ultrassom, mas também pela perspectiva individual do observador. Profissionais experientes que têm familiaridade com determinado equipamento muitas vezes almejam que as imagens se assemelhem àquelas que já produziram anteriormente, ou às obtidas por máquinas que eles dominam. Por sua vez, novos usuários tendem a buscar imagens que estejam de acordo com sua concepção prévia da anatomia em questão, baseada em sua memória visual.

Para todos os profissionais que utilizam o ultrassom, é fundamental dominar os conceitos básicos de otimização de imagens e ter não apenas os conhecimentos para a seleção adequada do equipamento, mas também uma razoável compreensão da knobologia (neologismo derivado do inglês *knobology*, que significa obter, sempre que possível, a melhor imagem por meio de ajustes realizados pelo operador). Logo, a knobologia envolve a habilidade de dominar ao menos os ajustes básicos para obter imagens de qualidade superior, permitindo assim tomadas de decisões clínicas seguras.

É de suma importância reconhecer que alguns elementos essenciais para a formação de imagens são inerentes às características próprias do sistema de ultrassom e não estão sujeitos ao controle direto do profissional. No entanto, o profissional tem a capacidade de personalizar várias configurações durante o processo de aquisição de imagens, que é chamado de pré-processamento, assim como realizar ajustes de imagem após a coleta e o armazenamento dos dados, o que é conhecido como pós-processamento.

Com o objetivo de agilizar o processo para os profissionais e garantir uma consistência na qualidade das imagens, os fabricantes dos equipamentos incorporam o que chamamos de "predefinições" ou *presets* em seus aparelhos. Essas predefinições são um conjunto de ajustes de imagem pré-configuradas e específicas para diferentes cenários, como tipos de pacientes (como neonatos, pacientes obesos), estruturas anatômicas (como pulmões, coração, abdome) ou características do fluxo sanguíneo (como fluxos cardíacos ou fluxos transcranianos). As predefinições devem ser consideradas ponto de partida para otimizar as imagens, porém raramente superam ajustes subsequentes realizados por um profissional que domina as ferramentas de knobologia para obter a máxima qualidade da imagem.

Atenção à armadilha! Ao ajustar as configurações de imagem em um exame de ultrassom, muitos profissionais tendem a simplesmente escolher as predefinições recomendadas pelo fabricante, além de fazer pequenas alterações no ganho (o que afeta o brilho da imagem) e/ou ajustar a profundidade do campo de imagem. Na maioria das vezes, esse procedimento resulta em uma imagem satisfatória, mas ocasionalmente pode gerar uma imagem que não é adequada para tomar decisões clínicas seguras. Avaliar cuidadosamente esse resultado e determinar a necessidade de ajustes adicionais é crucial no contexto do ultrassom *point-of-care* (POCUS).

O objetivo deste capítulo é apresentar ao leitor os conceitos fundamentais da knobologia. A seguir, esses conceitos serão organizados em três categorias distintas, na qual a primeira é a mais elementar e essencial, e a última engloba ajustes avançados que são apresentados de forma mais ilustrativa. Aquele que dominar as duas primeiras categorias certamente será capaz de produzir imagens de alta qualidade e se destacará como operador experiente.

Atenção antes de continuar a leitura: a ultrassonografia pulmonar não utiliza potência acústica alta (na maioria das vezes isso já estará configurado na predefinição); o ganho deve ser suficiente para verificar o sinal do morcego bem evidente; o foco ou a zona focal deve ficar no nível da linha pleural, com as regiões abaixo das costelas anecoicas; a compensação de ganho e tempo (TGC) pode ser utilizada para que a zona distal fique homogênea com a proximal;

nunca utilize nenhum dos ajustes das categorias 2 e 3, exceto o *Dynamic range* um pouco mais baixo para melhorar o aspecto da imagem pulmonar.

Categoria 1 – as sete funções básicas para a otimização das imagens:

1. Potência acústica.
2. Controle de ganho.
3. TGC, do inglês *time gain compensation*.
4. Foco ou zonas focais.
5. Seleção da frequência.
6. Otimização automática.
7. *Zoom* ou ampliação.

Categoria 2 – ajustes mais refinados e bem estabelecidos entre os operadores:

1. *Dynamic range*, faixa (ou gama) dinâmica ou compressão.
2. Harmônicos teciduais.
3. Composição de imagem.
4. Redução de manchas.

Atenção à armadilha! Os termos técnicos corretos para os ajustes da categoria 2 são exatamente como estão escritos anteriormente. No entanto, a maioria dos fabricantes utiliza nomenclaturas diferentes para cada um deles. No decorrer deste capítulo são apresentados os nomes exclusivos e criativos utilizados pelas principais marcas. Caso algum nome específico não esteja listado, é recomendável consultar o manual do equipamento para obter informações detalhadas sobre a denominação utilizada pelo fabricante.

Categoria 3: dependendo do fabricante, é possível que haja configurações adicionais e exclusivas para otimizar as imagens, que são mais avançadas e amplamente utilizadas como recursos de aprimoramento. Esta categoria pode ter maior ou menor número de ajustes de acordo com o equipamento de ultrassom. Caso o operador não encontre determinados ajustes avançados, como os que serão citados, não significa necessariamente que o equipamento não o utilize em alguma predefinição. Inclusive, equipamentos ajustam esses parâmetros dinamicamente com inteligência artificial conforme o operador realiza o exame. Alguns exemplos desses ajustes são: mapas de cinza, densidade da linha, persistência do quadro, rejeição, escala cromática, entre outros. Essas configurações de imagem mais avançadas, por sua natureza complexa, encontram-se fora do escopo de abordagem deste capítulo.

CATEGORIA 1: AS SETE FUNÇÕES BÁSICAS PARA A OTIMIZAÇÃO DAS IMAGENS

Potência acústica

A potência acústica se refere à quantidade de energia emitida por unidade de tempo e desempenha um papel crucial na qualidade das imagens de ultrassom. A escolha da potência acústica afeta como as aplicações de ultrassom interagem com os tecidos do paciente, resultando em diferentes efeitos mecânicos e térmicos. O resultado prático é que uma potência acústica elevada pode, potencialmente, lesionar tecidos sensíveis como o ocular e os fetais. Por essa razão, sempre utilize as predefinições ajustadas pelos fabricantes para examinar áreas sensíveis como as citadas anteriormente.

Existem máquinas que permitem o ajuste direto da potência acústica e outras que, por precaução, não permitem esse ajuste, restringindo-o a níveis seguros. Caso o aparelho tenha a capacidade de alterar a potência acústica, o operador tem a obrigação de dominar os efeitos proveniente dela, medidos por meio do índice mecânico e do índice térmico que sempre estarão visíveis na tela. Existem tabelas clássicas da literatura que determinam o índice mecânico e térmico para cada estrutura do corpo, bem como o tempo máximo de exposição com determinado valor de índice mecânico e térmico.

Embora diversos estudos não tenham identificado efeitos adversos do ultrassom diagnóstico, é importante seguir o consagrado princípio ALARA (*as low as reasonably achievable*, "tão pouco quanto razoavelmente possível", em tradução livre). Isso significa que o ultrassom deve ser usado com a menor potência e pelo menor tempo possível, desde que ainda seja possível obter uma imagem adequada. Esse conceito é especialmente relevante em exames de ultrassom fetal, em que os tecidos e os ossos estão em desenvolvimento, bem como em exames oftalmológicos. Por essa razão, existem predefinições específicas para esses tipos de exames, cuidado com a armadilha!

A potência acústica tem um efeito semelhante ao ganho (semelhante ao "brilho"; todavia, evite essa expressão e opte por "ganho"). Uma potência acústica mais alta permite melhor penetração em profundidade, como ilustrado nas Figuras 1 e 2. Em estruturas superficiais, não é necessário usar uma potência acústica elevada.

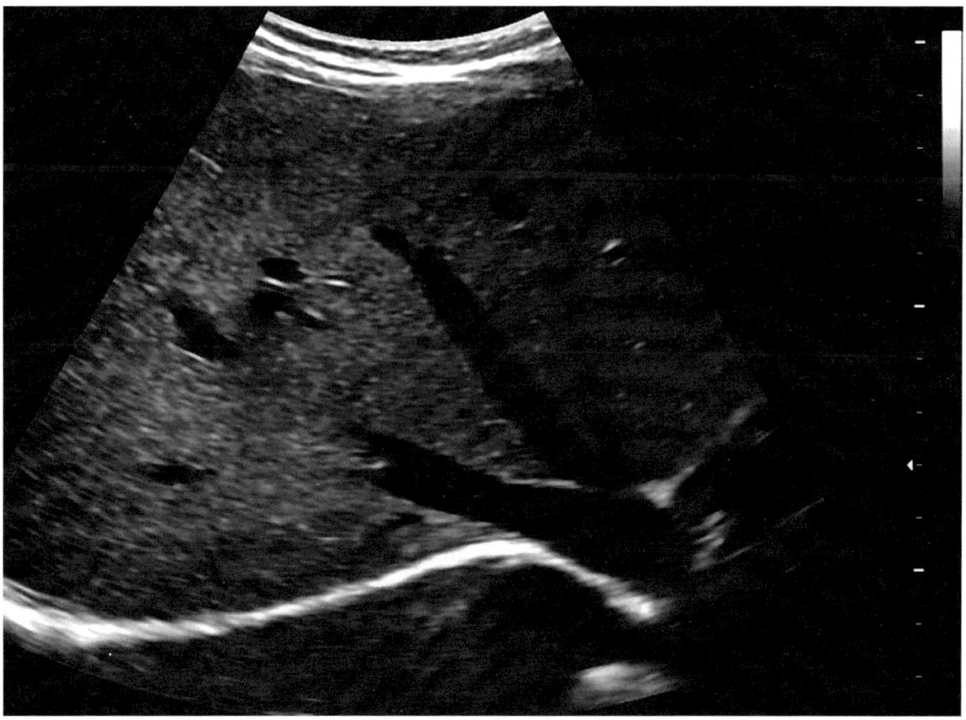

FIGURA 1 Lobo hepático direito com potência acústica em 100%.
Fonte: acervo do autor.

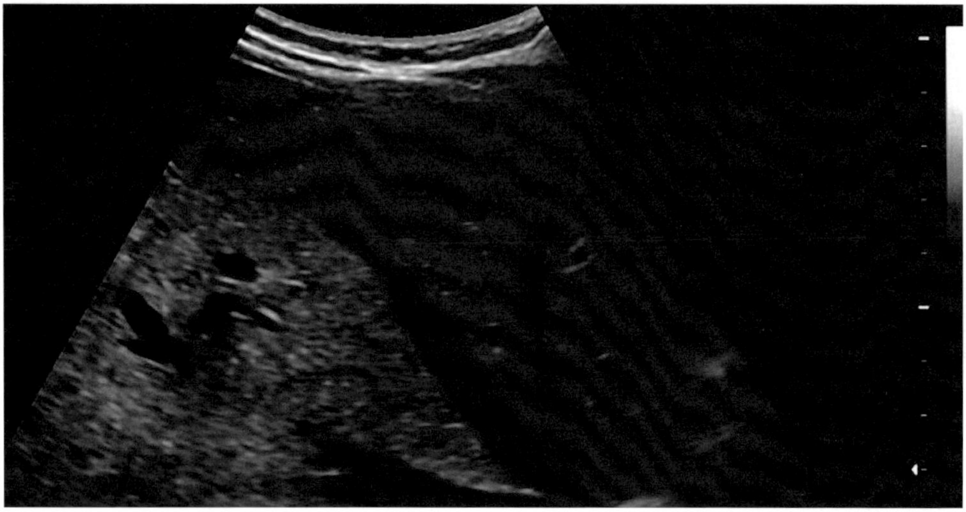

FIGURA 2 Lobo hepático direito com potência acústica em 10%. Notar a redução do brilho e de pequenos detalhes.
Fonte: acervo do autor.

Controle de ganho

Provavelmente, a otimização de imagem mais utilizada é o controle de ganho, que tem a função de ajustar o "brilho" em todo o campo de visão. O objetivo é tornar os tecidos com características acústicas semelhantes, isto é, homogêneos e visualmente consistentes entre diferentes pacientes e em todo o campo de imagem. É fundamental desenvolver o hábito de fazer ajustes contínuos no controle de ganho durante o exame, uma vez que mesmo uma pequena mudança pode ter um impacto significativo na qualidade da imagem.

É importante destacar que um ganho excessivo pode resultar na perda de resolução. Outro ponto importante a ser observado é que estruturas anecoicas (estruturas que devem ser totalmente pretas ao ultrassom) devem ser mantidas dessa forma.

Portanto, uma técnica sugerida inicialmente é aumentar o ganho em demasia e, em seguida, de forma gradual, reduzi-lo até alcançar o resultado desejado, conforme ilustrado nas Figuras 3 a 5.

TGC, do inglês *time gain compensation*

Exceto pelos equipamentos do tradicional fabricante SonoSite e alguns dispositivos portáteis, a maioria dos equipamentos de ultrassom tem entre 5 e 10 controles deslizantes agrupados verticalmente para ajustar o TGC.

No contexto do ultrassom, a palavra "tempo" é análoga a "distância". Isso significa que, quanto mais tempo leva para que uma onda sonora enviada pelo transdutor retorne a ele, maior será a distância entre o transdutor do ultrassom e a estrutura que refletiu essa onda.

Para ilustrar esse conceito podemos usar a analogia da voz humana. Quando uma pessoa fala, a intensidade da voz diminui à medida que a distância da fonte sonora aumenta, até que o som se torne inaudível

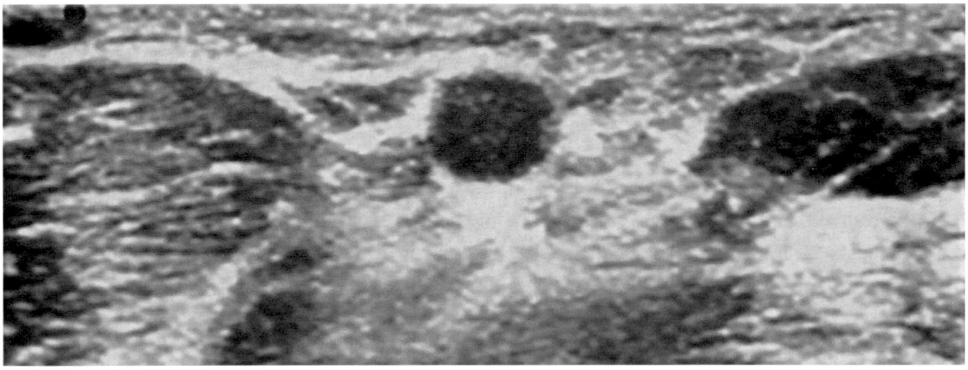

FIGURA 3 Corte transversal de veia antecubital direita. Notar excesso de ganho, inclusive com veia perdendo a propriedade anecoica.
Fonte: acervo do autor.

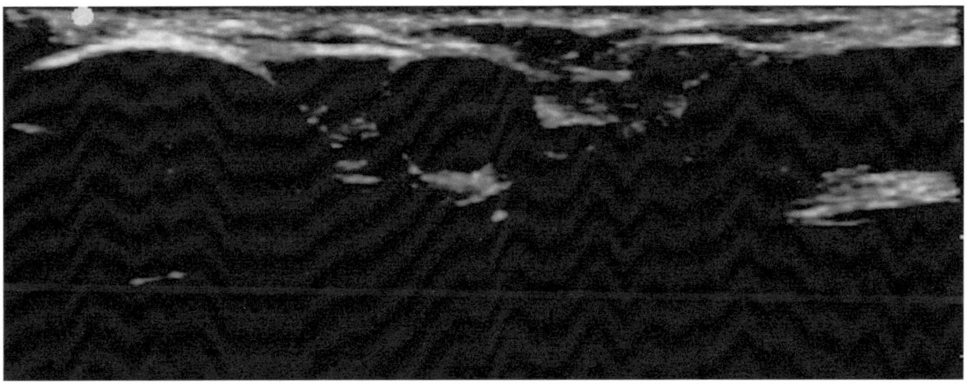

FIGURA 4 Corte transversal de veia antecubital direita. Notar falta de ganho, inclusive com veia e as estruturas adjacentes a ela adquirindo propriedade anecoica indevidamente.
Fonte: acervo do autor.

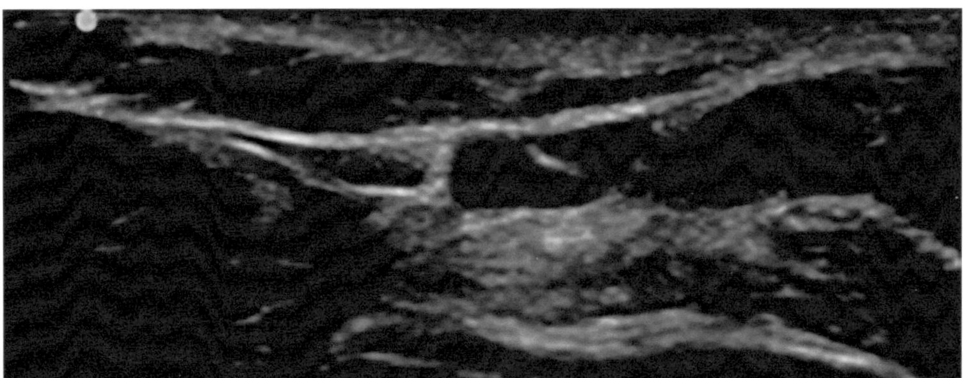

FIGURA 5 Corte transversal de veia antecubital direita. Ganho adequado, veia anecóica com correta preservação da ecogenicidade das estruturas adjacentes.
Fonte: acervo do autor.

para quem está mais longe. Esse fenômeno é conhecido como atenuação acústica.

No ultrassom também ocorre atenuação acústica (quando os ecos das áreas mais distantes do transdutor retornam a ele, estão mais enfraquecidos, pois perderam energia durante o deslocamento). O TGC é utilizado para corrigir essa situação, ajustando gradualmente o ganho à medida que a profundidade (ou seja, a distância do transdutor até a estrutura que reflete o eco) aumenta. Dessa forma, o TGC divide a tela em diversas "faixas horizontais", e o botão superior responsável pelo ganho da faixa mais superior da tela (mais proximal) e, assim, cada botão sucessivamente responsável por uma faixa mais inferior (mais distal), conforme são dispostos na fileira de botões, como ilustrado na Figura 6.

No fabricante SonoSite e em diversos novos equipamentos, principalmente os portáteis (por exemplo, o *Kosmos Platform*, da fabricante *Echonous*), essa "fileira de botões" foi substituída de maneira muito inteligente por somente dois botões, por vezes *touch screen*: o que regula o ganho da zona proximal ou *near field* (parte superior da tela) o da zona distal ou *far field* (parte inferior da tela).

Atenção à armadilha! Geralmente, muitos usuários tendem a deixar os controles de TGC alinhados no meio, como mostrado na Figura 6. No entanto, é aconselhável realizar ajustes de forma mais específica, começando por diminuir o ganho dos controles superiores (que afetam o campo proximal) e, em seguida, aumentar gradualmente o ganho dos controles inferiores, um por vez, na direção oposta. Isso é feito para evitar a diminuição do ganho da imagem na parte mais distante do campo de visão. O objetivo é obter um ganho menor na área próxima e um ganho maior na área distante da imagem, tornando-a mais uniforme em termos de brilho, o que corrige a atenuação acústica.

A melhor maneira de compreender o efeito de um controle de TGC é movê-lo para a direita e, em seguida, para a esquerda, enquanto observa uma imagem em tempo real. Isso resultará em uma faixa horizontal específica da imagem que, inicialmente, ficará com um ganho excessivo, tornando-se muito brilhante, e depois, com um ganho insuficiente, ficando muito escura.

O correto ajuste do ganho e do TGC é de extrema importância, pois um ajuste excessivo, por exemplo, pode prejudicar a capacidade de distinguir detalhes na imagem, resultando em imagens muito brilhantes que comprometem a qualidade diagnóstica, tornando-as inadequadas para fins diagnósticos.

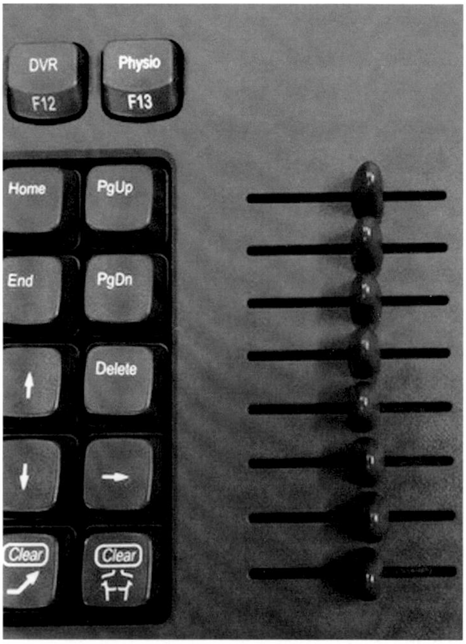

FIGURA 6 Exemplo de equipamento com diversos botões para o TGC.
Fonte: acervo do autor.

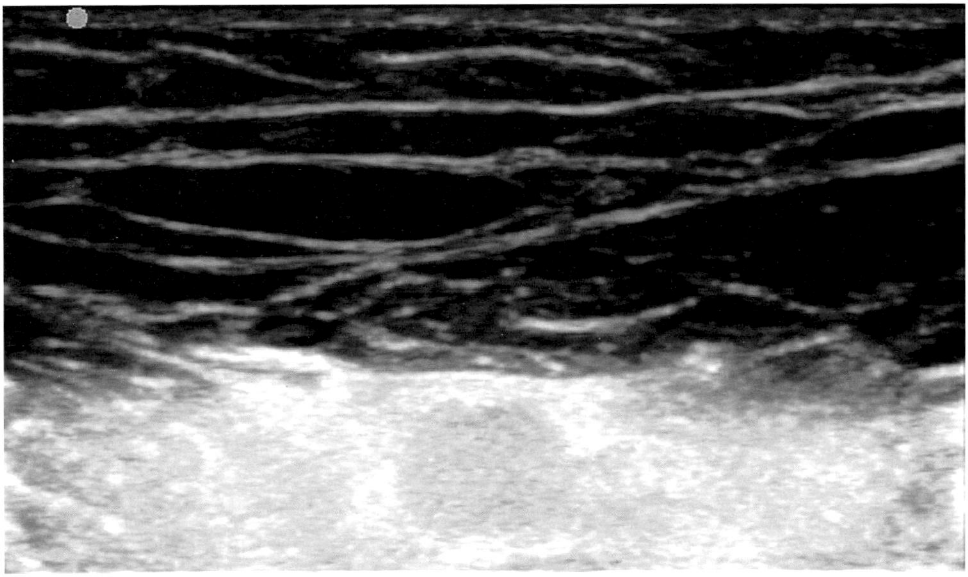

FIGURA 7 Corte transversal de vaso antecubital direito. Campo distal com excesso de ganho, comprometendo a visualização do vaso.
Fonte: acervo do autor.

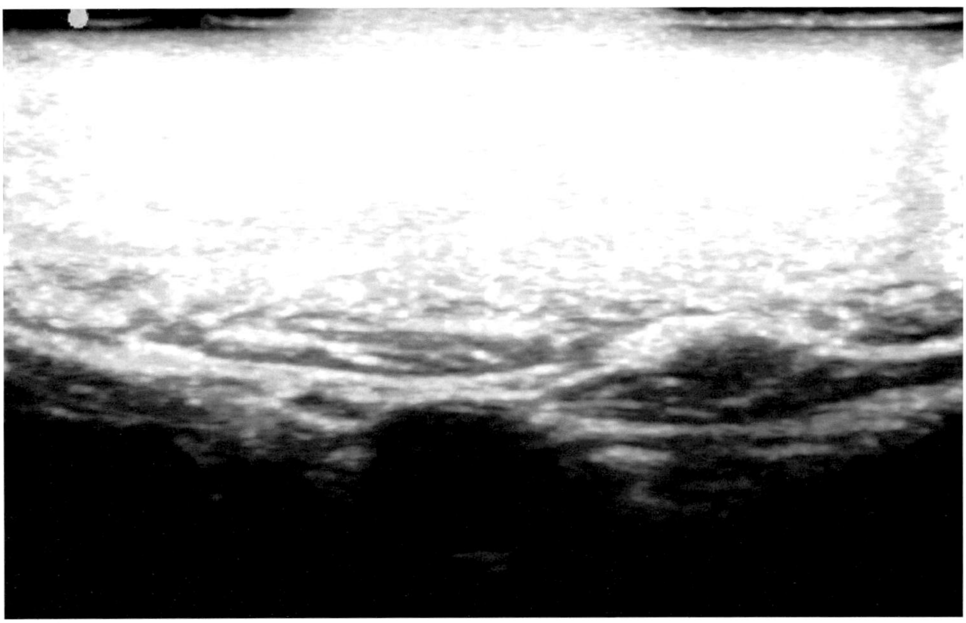

FIGURA 8 Corte transversal de vaso antecubital direito. Campo proximal com excesso de ganho, comprometendo a visualização dos tecidos mais superficiais, também impossibilitando uma punção guiada desse vaso.
Fonte: acervo do autor.

Foco ou zonas focais

Esse ajuste, muitas vezes negligenciado, desempenha um papel significativo na definição da qualidade da imagem. O foco, em essência, instrui o equipamento sobre a profundidade na qual se deseja alcançar a maior resolução lateral possível.

Alguns sistemas incorporam um foco dinâmico automático que se adapta com base nas configurações predefinidas e na profundidade da imagem, sem a intervenção direta do operador. Em contraste, outros sistemas oferecem a opção de controle manual de foco, que exige que o operador defina a posição do foco de acordo com a profundidade da estrutura de interesse.

Ao ajustar a posição do foco para cima ou para baixo, pode-se observar um indicador visual, como um triângulo, seta, traço ou ponto, movendo-se na parte esquerda ou direita da imagem. Essa ação resultará em uma melhoria na resolução lateral na área correspondente à posição focal escolhida, como demonstrado na Figura 9.

Embora alguns equipamentos permitam a definição de mais de um ponto de foco simultaneamente, é rara a utilização de várias zonas focais devido ao potencial de redução na taxa de quadros, o que resultaria em uma imagem mais lenta, ou seja, uma queda na resolução temporal.

Quando um equipamento não apresenta opções de marcação de foco, isso indica a presença de um sistema de foco automático. Nesse caso, é recomendável posicionar a estrutura de interesse no centro da tela ou garantir que sua profundidade esteja em torno de 1 a 2 cm da borda inferior dela.

É importante relembrar que a ultrassonografia pulmonar segue uma regra fixa: a zona focal deve ser posicionada exatamente na mesma profundidade da linha pleural.

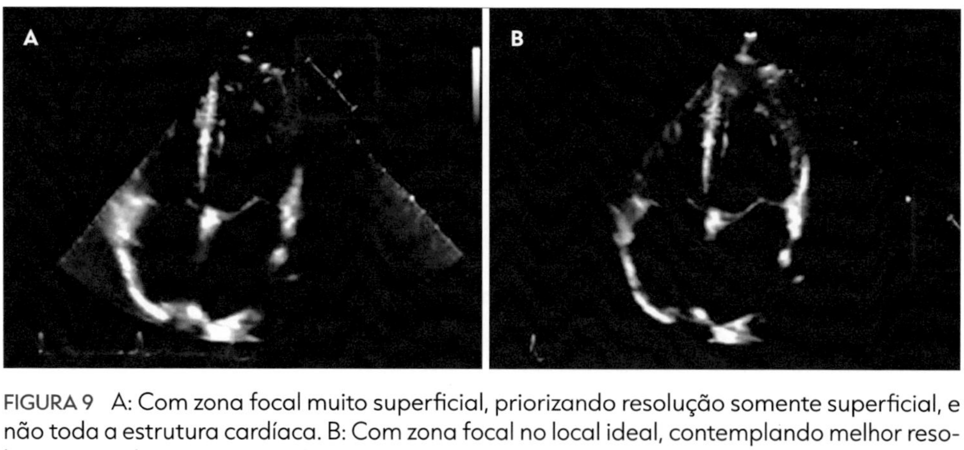

FIGURA 9 A: Com zona focal muito superficial, priorizando resolução somente superficial, e não toda a estrutura cardíaca. B: Com zona focal no local ideal, contemplando melhor resolução em toda estrutura cardíaca.
Fonte: acervo do autor.

Seleção de frequência

Ajustar a frequência no equipamento de ultrassom é uma ação que envolve um compromisso entre a resolução e a penetração das imagens. A maioria dos transdutores é caracterizada por sua banda larga, o que significa que o ajuste de frequência não resulta em uma única frequência, mas sim em uma faixa de frequências. A forma como ela é apresentada pode variar entre as máquinas.

Algumas máquinas exibem a faixa de frequência real em mega-hertz (MHz), enquanto outras não fornecem essa informação detalhada, oferecendo uma das três opções a seguir:

1. Pen (penetração): essa configuração representa as frequências mais baixas disponíveis no transdutor, conforme mostrado na Figura 10. É especialmente útil para investigar tecidos ou estruturas localizadas em maior profundidade, em que a penetração é prioritária.
2. Ger (geral): essa opção representa frequências de médio alcance, conforme ilustrado na Figura 11. Geralmente, essa é a configuração padrão utilizada em exames rotineiros, mantendo um equilíbrio entre a resolução e a penetração.
3. Res (resolução): essa escolha corresponde às frequências mais altas disponíveis no transdutor, como visto na Figura 12. É a preferida em aplicações que envolvem imagens superficiais, nas quais a prioridade é obter alta resolução em vez de profundidade.

Portanto, ao ajustar a frequência, o operador seleciona a configuração adequada com base na necessidade específica da imagem, considerando se a ênfase é na resolução detalhada, na penetração profunda ou um equilíbrio entre os dois.

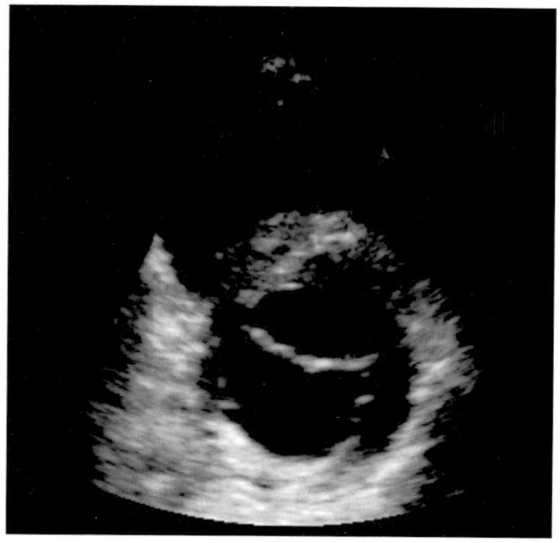

FIGURA 10 Corte cardíaco paraesternal eixo curto ao nível mitral. Configurado modo Pen, ou seja, menor frequência do transdutor, perdendo em resolução e ganhando em penetração.
Fonte: acervo do autor.

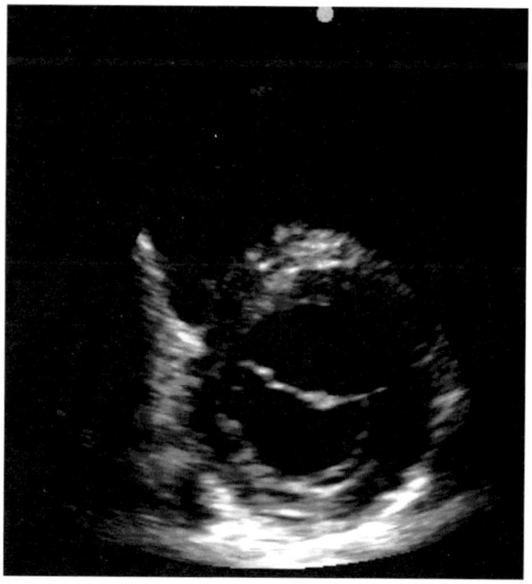

FIGURA 11 Corte cardíaco paraesternal eixo curto ao nível mitral. Configurado modo Ger, ou seja, utilizando a frequência mediana (aquela que normalmente fica no meio dos extremos da faixa de frequências do transdutor), com equilíbrio em resolução e penetração.
Fonte: acervo do autor.

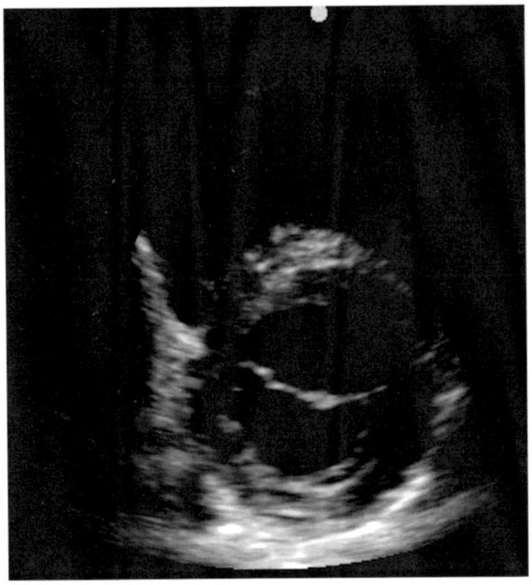

FIGURA 12 Corte cardíaco paraesternal eixo curto ao nível mitral. Configurado modo Res, ou seja, maior frequência do transdutor, ganhando em resolução e perdendo em penetração.
Fonte: acervo do autor.

A escolha ideal de frequência no ultrassom é sempre aquela que permite visualizar a anatomia em estudo com maior clareza. É fundamental compreender alguns princípios essenciais relacionados a esse aspecto:

1. Frequências mais baixas são preferíveis quando o objetivo é alcançar uma maior profundidade de imagem, favorecendo a penetração.
2. Frequências mais altas são mais adequadas para análises superficiais, nas quais o objetivo está na resolução de detalhes.
3. Frequências mais altas proporcionam a melhor resolução, embora possam comprometer a penetração.
4. Frequências mais baixas oferecem a melhor penetração, porém em detrimento da qualidade da resolução da imagem.

No contexto dos ultrassons diagnósticos, as frequências utilizadas geralmente variam de 1 a 20 MHz ou um pouco mais. Todavia, a maioria dos equipamentos opera em faixas máximas em torno de 12 a 14 MHz, pois frequências superiores a esse intervalo são mais adequadas para aplicações específicas, como dermatologia e cirurgia plástica, que proporcionam penetração muito superficial.

Otimização automática

Em alguns sistemas de ultrassom, está disponível uma função de otimização automática que ajusta o controle de ganho de forma rápida com base nas informações de eco recebidas. Embora essa funcionalidade possa economizar tempo para o operador, é importante enfatizar que ela deve ser vista como um ponto de partida para a otimização da imagem, não como um ajuste definitivo.

Essa função pode ser denominada de maneiras diferentes, como otimização automática, ajuste automático ou equalização de tecidos, dependendo do fabricante. A regra de ouro é que, caso ocorram dificuldades durante os ajustes manuais e a qualidade da imagem fique comprometida, é aconselhável retornar à predefinição original, configurada pela fábrica. Isso permitirá reverter todas as alterações e reiniciar o processo de otimização da imagem.

Zoom ou ampliação

Quanto ao recurso de *zoom* ou ampliação, a maioria dos equipamentos oferece duas opções. O *zoom* pré-processamento é ativado ao selecionar uma região de interesse (ROI) em uma parte específica da imagem e aplicar o *zoom*. Nesse caso, o número de *pixels* na tela permanece inalterado, mas cada *pixel* representa uma área menor da estrutura em estudo. Isso resulta em maior resolução da imagem por causa do foco na ROI.

Por sua vez, o *zoom* pós-processamento é aplicado após a imagem ser congelada, na qual uma ROI é selecionada e a imagem é ampliada. No entanto, o número de *pixels* usados para gerar a imagem ampliada permanece o mesmo que na imagem original congelada, o que resulta em redução da resolução. A opção ideal é utilizar o *zoom* pré-processamento sempre que possível, uma vez que ele preserva a qualidade da resolução da imagem.

Uma dica: prefira sempre o *zoom* pré-processamento. A outra modalidade de *zoom* é para situações mais específicas.

CATEGORIA 2: AJUSTES MAIS REFINADOS E BEM ESTABELECIDOS ENTRE OS OPERADORES

Dynamic range, faixa (ou gama) dinâmica ou compressão

No contexto do ultrassom, o termo *dynamic range*, faixa (ou gama) dinâmica ou compressão refere-se à capacidade de ajustar o número de tons de cinza exibidos na tela do equipamento. Uma faixa dinâmica mais ampla resultará em uma maior variedade de tons de cinza, criando uma imagem com transições suaves entre as diferentes intensidades de cinza, como pode ser observado na Figura 13. Em contrapartida, uma faixa dinâmica mais estreita exibirá um número limitado de tons de cinza, proporcionando maior contraste e uma imagem predominantemente em preto e branco.

Vale ressaltar que alguns fabricantes utilizam o termo "faixa dinâmica" quando a imagem está em tempo real (ao vivo) e "compressão" quando está congelada. É importante evitar confusões relacionadas a essa terminologia.

Na prática, é comum utilizar valores de faixa dinâmica entre 60 e 120 decibéis (dB), sendo a faixa de 70 a 100 dB amplamente adotada na maioria dos casos. A Associação Americana de Ecocardiografia (ASE) recomenda um valor de 75 dB para estudos cardiológicos e cerca de 90 a 100 dB para avaliações parenquimatosas. Em estruturas vasculares ou anecoicas, é aconselhável utilizar uma faixa de 70 a 80 dB para realçar o contraste.

No sistema da SonoSite, é empregado um sistema intuitivo que elimina a necessidade de que o usuário memorize os valores em decibéis (dB). Ele utiliza uma escala que varia de −3 a +3, com incrementos graduais. Nele, −3 representa a faixa de menor amplitude disponível, enquanto +3 indica a faixa de maior amplitude disponível. Isso facilita a configuração da faixa dinâmica de acordo com as necessidades do exame.

Harmônicos teciduais

Os equipamentos mais avançados oferecem a capacidade de selecionar o modo harmônico tecidual. Dependendo do fabricante, ele pode ser estabelecido ou não na predefinição. Nesse modo, as máquinas utilizam frequências de retorno que são múltiplos (ou harmônicos) das frequências de transmissão fundamentais. Os harmônicos são gerados por causa da distorção do feixe sonoro ao atravessar os tecidos. O tipo mais comum de imagem harmônica utiliza a frequência da segunda harmônica, que é o dobro da frequência fundamental.

Para otimizar a qualidade das imagens, os fabricantes reduziram a frequência fundamental dos transdutores, o que melhora a penetração, enquanto exibem a segunda harmônica de frequência mais alta. Essa abordagem é particularmente vantajosa em

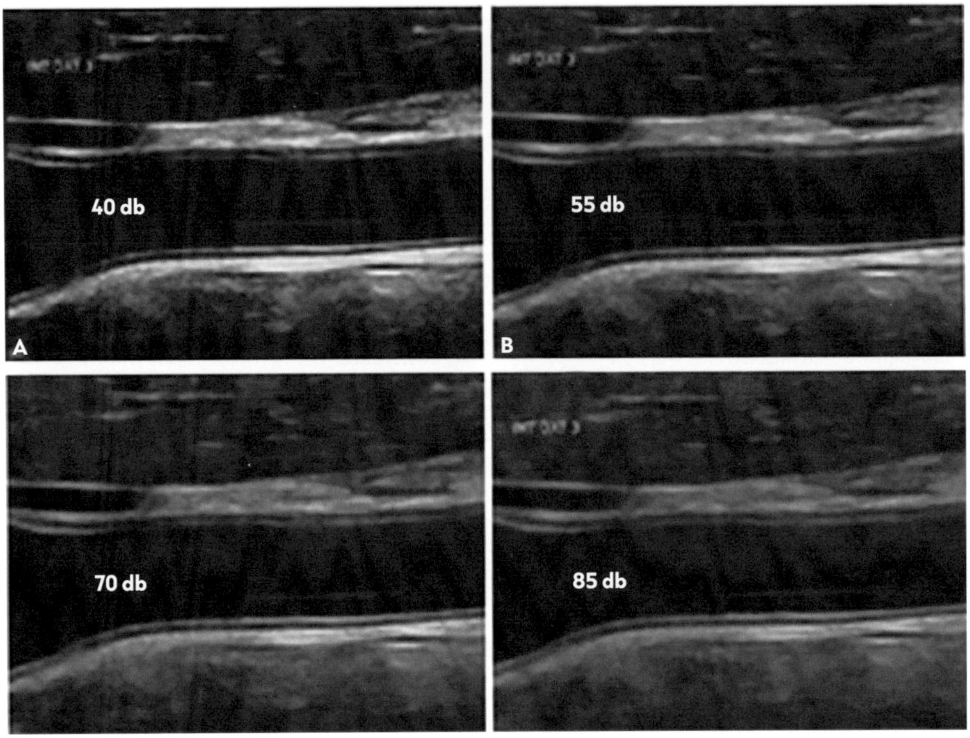

FIGURA 13 Corte longitudinal de carótida comum e bulbo: quanto maior a faixa dinâmica, maiores as variações dos tons de cinza na imagem, diminuindo o contraste entre as estruturas, principalmente os extremos de ecogenicidade.
Fonte: acervo do autor.

pacientes com obesidade ou tecido muscular denso, pois tende a produzir imagens de maior qualidade.

A distorção harmônica está diretamente relacionada à intensidade do sinal refletido. Portanto, os harmônicos realçam os ecos especulares, que são da alta energia proveniente das bordas dos tecidos das bordas dos tecidos, ao mesmo tempo em que eliminam o ruído de baixa energia. Isso resulta em imagens harmônicas que parecem mais nítidas, com uma melhoria na relação sinal e ruído. No entanto, é importante destacar que o modo harmônico tecidual não é sempre apropriado para o estudo de estruturas muito superficiais ou profundas, conforme ilustrado na Figura 14.

A melhor maneira de determinar se o uso do harmônico é benéfico é ligá-lo e desligá-lo em diferentes partes de uma mesma imagem. Muitas predefinições da máquina têm configurações com harmônicos ativados e desativados; portanto, não se deve depender exclusivamente das predefinições do aparelho. São recomendáveis testes práticos ligando e desligando o modo harmônico quando o equipamento permitir.

Nos equipamentos que oferecem essa funcionalidade, geralmente existe um botão ou controle designado como THI (imagem harmônica tecidual), Harm (harmônico), HI (alta intensidade), PSH (pulso sub-harmônico) ou algo similar.

Entretanto, é importante mencionar algumas desvantagens do uso do harmônico tecidual. Em casos de imagens muito superficiais ou profundas, essa configuração pode prejudicar a visualização, podendo até mesmo fazer com que a imagem desapareça completamente. Portanto, é recomendável desativar o modo harmônico em situações específicas, como em exames obstétricos. Além disso, ao estudar válvulas cardíacas com grande detalhe, é preferível evitar o uso do harmônico, pois ele pode fazer a válvula parecer mais espessa que o normal, como exemplificado na Figura 15.

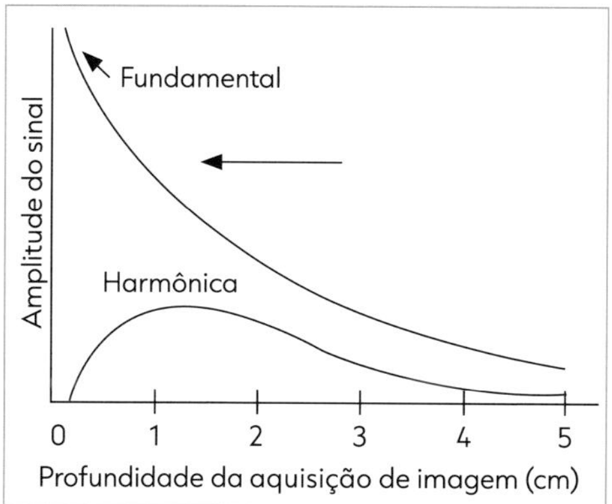

FIGURA 14 Relação das ondas harmônicas com a fundamental. Notar o intervalo de maior amplitude de sinal em relação à profundidade estudada.
Fonte: elaborada pelo autor.

Existe uma relação intrínseca entre a amplitude do sinal, que aprimora a resolução da imagem, e a profundidade da região de interesse em um exame de ultrassom. Essa relação pode ser visualizada por meio de duas curvas distintas: uma delas é obtida utilizando o modo harmônico tecidual, enquanto a outra é gerada com a frequência fundamental (modo harmônico desligado).

Até aproximadamente 4 cm de profundidade, a utilização do modo harmônico não oferece vantagens significativas, uma vez que a amplitude da frequência fundamental é mais expressiva nessa faixa de profundidade. Entre 4 e 8 cm de profundidade, o modo harmônico demonstra um desempenho superior, mesmo quando comparado à curva da frequência fundamental. Nesse intervalo, ele consegue proporcionar uma resolução notável, geralmente superior à obtida com a frequência fundamental. Isso ocorre devido a uma combinação de benefícios proporcionados pelo modo harmônico.

No entanto, à medida que a profundidade aumenta, o modo harmônico gradualmente perde em resolução comparado à frequência fundamental. Isso significa que, em regiões mais profundas da imagem, a resolução obtida com o modo harmônico é inferior àquela alcançada com a frequência fundamental.

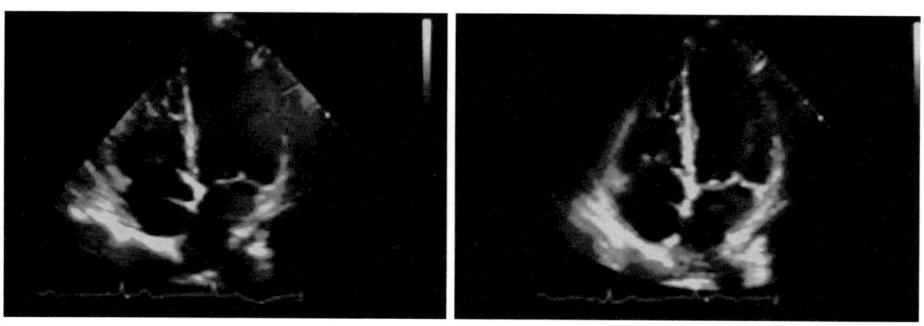

FIGURA 15 Corte cardiológico apical quatro câmaras: imagem da esquerda sem harmônico tecidual e imagem da direita com harmônico tecidual. Notar a melhora da resolução, mas também o não desejável espessamento dos folhetos da válvula mitral.
Fonte: acervo do autor.

Em resumo, a escolha entre o modo harmônico e a frequência fundamental depende da profundidade da área de interesse. Até 4 cm de profundidade, a frequência fundamental é preferível em razão de sua maior amplitude de sinal. Entre 4 e 8 cm, o modo harmônico oferece uma resolução superior. No entanto, à medida que a profundidade aumenta, o modo harmônico se torna menos eficaz em relação à resolução quando comparado à frequência fundamental. Portanto, a decisão sobre qual modo utilizar deve ser baseada na profundidade específica da estrutura em estudo.

REDUÇÃO DE MANCHAS

Os fabricantes de equipamentos de ultrassom utilizam uma variedade de termos para descrever essa função, incluindo SRI, SRI HD, XRes, iClear, redução adaptativa de manchas, MView, SCI, SonoHD, ApliPure+, TeraVision e SRF.

Essa função opera por meio de um algoritmo que identifica os sinais de ultrassom com diferentes intensidades. Os sinais mais fracos, que podem parecer interferências no feixe, são suprimidos, enquanto os sinais mais fortes são realçados, tornando-se mais nítidos e brilhantes. O resultado é uma imagem mais suave e livre de artefatos.

A maioria dos equipamentos de ultrassom oferece diferentes níveis de redução de manchas. Nos níveis mais baixos, pequenas quantidades de artefatos são reduzidas, e o tecido é ligeiramente realçado. Nos níveis mais altos, a imagem pode parecer excessivamente processada, como mostrado nas Figuras 16 e 17. Geralmente, opta-se por um nível intermediário para equilibrar a melhoria da qualidade da imagem.

É importante observar que essa tecnologia de pós-processamento permite ajustar o nível de redução de manchas depois da a imagem ter sido congelada. No entanto, ao definir um nível muito alto, a imagem pode parecer excessivamente suavizada, resultando em taxas de quadros mais baixas e, consequentemente, uma diminuição na resolução temporal.

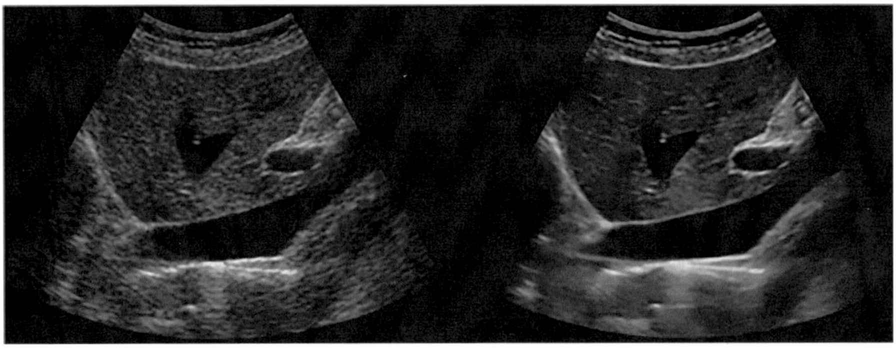

FIGURA 16 Corte hepático, com a imagem à esquerda sem a aplicação da redução de manchas e a imagem à direita com esse recurso ativado. É importante destacar que essa função tem limitações claras: em alguns casos, ela pode eliminar a verdadeira textura de um tecido adjacente, conferindo uma aparência quase artificial à imagem. Embora em determinadas situações possa resultar em melhoria na resolução, nunca se deve negligenciar a priorização das imagens clínicas, pois as imagens esteticamente aprimoradas podem levar à perda de informações, mesmo nas áreas adjacentes à região de interesse. Portanto, é crucial manter um equilíbrio entre a melhoria estética da imagem e a preservação das informações clínicas essenciais.
Fonte: acervo do autor.

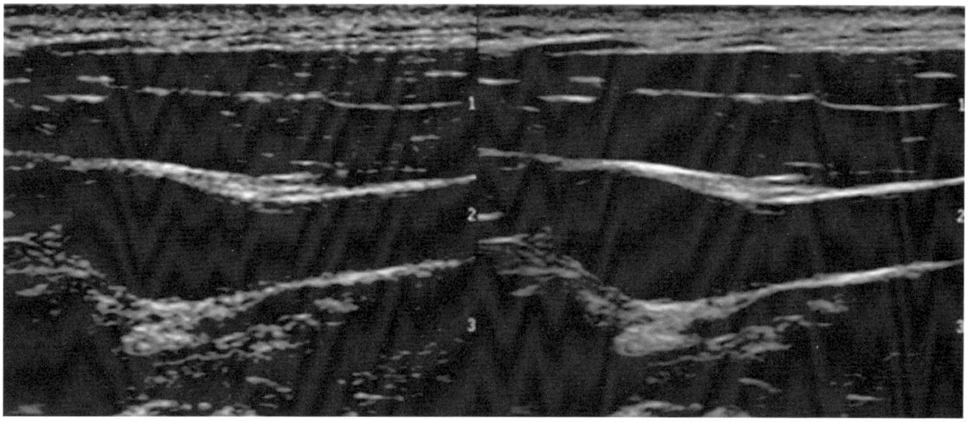

FIGURA 17 Outro exemplo de comparação, desta vez envolvendo um corte longitudinal da artéria carótida comum e seu bulbo. A imagem à esquerda foi obtida sem a aplicação da redução de manchas, enquanto a imagem à direita foi capturada com esse recurso ativado. É notável que, do ponto de vista clínico, não houve acréscimo significativo de informações ao utilizar a redução de manchas. No entanto, esteticamente, a imagem parece mais aprimorada. É importante ressaltar que a imagem com redução de manchas resultou na perda da maioria das fibras musculares da estrutura, ou seja, houve redução significativa das informações clínicas. Isso torna difícil a identificação clara de um músculo na imagem, destacando a importância de equilibrar a melhoria estética com a preservação das informações clínicas essenciais.
Fonte: acervo do autor.

COMPOSIÇÃO DE IMAGEM

Assim como a harmonização tecidual e a redução de manchas, a composição de imagem também recebe nomes diversos, de acordo com cada fabricante: CrossXBeam, CRI, SonoCT, iBeam, OmniBeam, XView, SonoMB, ApliPure e composição espacial.

A composição de imagem envolve a combinação de três ou mais imagens provenientes de diferentes ângulos de direção em uma única captura. Tradicionalmente, a maioria dos transdutores envia sinais de ultrassom em uma única "linha de visão", o que significa que um sinal sonoro é emitido perpendicularmente à cabeça da sonda e, em seguida, o eco é detectado. No entanto, com a imagem composta, o ultrassom emite sinais em vários ângulos, permitindo a visualização do tecido com base em múltiplas perspectivas e eliminando artefatos.

A imagem composta oferece maior resolução, uma vez que ajuda a eliminar artefatos e sombras e realça os detalhes nas bordas da imagem. Isso resulta em uma imagem mais nítida e detalhada (veja a Figura 18).

Contudo, é importante notar que a imagem composta pode não ser igualmente eficaz em imagens mais superficiais e não está disponível em todos os transdutores, especialmente os setoriais. Além disso, à medida que a penetração se torna mais profunda, a eficácia da imagem composta diminui, por causa da redução na taxa de quadros em razão do maior número de linhas de visão, o que afeta a resolução temporal. Portanto, a escolha de usar a imagem composta deve levar em consideração a profundidade de penetração e as necessidades clínicas específicas.

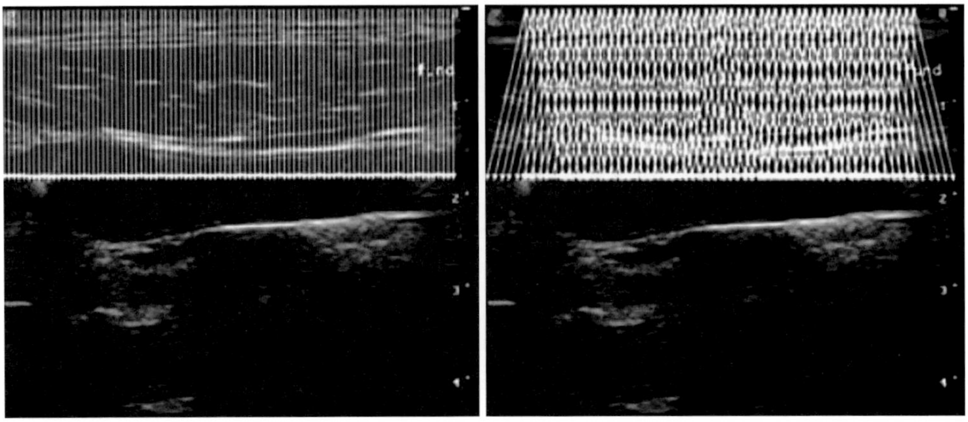

FIGURA 18 Corte longitudinal da carótida comum e bulbo: à esquerda, imagem sem a composição de imagem, e à direita, a imagem com a composição de imagem. Esse recurso é notavelmente interessante, porém a decisão de usá-lo ou não deve ser baseada na avaliação do operador quanto à melhoria da resolução que ele proporciona.
Fonte: acervo do autor.

REFERÊNCIAS

1. Anvari A, Forsberg F, Samir AE. A primer on the physical principles of tissue harmonic imaging. RadioGraphics. 2015;35(7):1955-64.
2. Contreras Ortiz SH, Chiu T, Fox MD. Ultrasound image enhancement: a review. Biomedical Signal Processing and Control. 2012;7:419-28.
3. Desser TS, Jeffrey RB. Tissue harmonic imaging techniques: physical principles and clinical applications. Seminars in Ultrasound. Semin Ultrasound CT MR. 2001;22(1):1-10.
4. Dietrich CF, Rudd L, Saftiou A, Gilja OH. The EFSUMB website, a great source for ultrasound information and education. Med Ultrason. 2017;19(1):102-10.
5. Dietrich CF, Rudd L. The EFSUMB website, a guide for better understanding. Med Ultrason. 2013;15(3):215-23.
6. Edelman SK. Understanding ultrasound physics. Woodlands: ESP; 2012.
7. Kremkau FW. Diagnostic ultrasound: principles and instruments. Philadelphia: WB Saunders; 2005.
8. Merritt C. Physics of ultrasound. In: Rumack CM, Wilson SR, Charboeau JW, Levine D (eds.). Diagnostic ultrasound. 4.ed. Mosby/Elsevier; 2011.
9. Miller DL. Update on safety of diagnostic ultrasonography. J Clin Ultrasound. 1991;19(9):531-40.
10. Napolitano D, Chou C-H, McLaughlin G, Ji T-L, Mo L, DeBusschere D et al. Sound speed correction in ultrasound imaging. Ultrasonics. 2006;44(Suppl 1):e43-6.
11. Noble VE, Nelson BP. Manual of emergency and critical care ultrasound. Cambridge: Cambridge UP; 2011.
12. Park J, Kang JB, Chang JH, Yoo Y. Speckle reduction techniques in medical ultrasound imaging. Biomedical Engineering Letters. 2014;4:32-40.
13. Shapiro RS, Wagreich J, Parsons RB, Stancato-Pasik A, Yeh HC, Lao R. Tissue harmonic imaging sonography: evaluation of image quality compared with conventional sonography. Am J Roentgenol. 1998;171(5):1203-6.
14. Swanevelder J, Ng A. Resolution in ultrasound imaging. Continuing Education in Anaesthesia Critical Care & Pain. 2011;11(5):186-92.
15. Thoirs K. Physical and technical principles of sonography: a practical guide for non-sonographers. Radiographer. 2012;59(4):124-32.
16. Venables H. How does ultrasound work? Ultrasound. 2011;19(1):44-9.

CAPÍTULO 5

Cuidados com o operador, o paciente e o equipamento para a boa prática da POCUS

Waldir Ferreira de Salvi Junior
Reiby Caetano Mustafá

Objetivos

- Compreender a importância dos cuidados com operador, paciente e equipamentos para a boa prática da ultrassonografia *point-of-care*.
- Abordar os riscos de infecção por meio de ultrassom, especialmente em pacientes com covid-19.

Dentro da prática da POCUS deve-se estabelecer medidas práticas e constantes para a preservação dos componentes do aparelho de ultrassom (US), quer sejam portáteis, quer sejam de mão (*handheld*). O episódio da pandemia de covid-19 trouxe também a preocupação com a limpeza e a desinfecção do sistema de ultrassom, uma vez que pode entrar em contato com os pacientes contaminados. Ao manipular dispositivos de US, é aconselhável ter alguns cuidados visando a conservação dos instrumentos eletrônicos, os quais são compostos de elementos relativamente frágeis.[1] Assim, de forma bem objetiva, este capítulo trará algumas orientações quanto aos cuidados com o operador, o paciente e os equipamentos para a boa prática da ultrassonografia *point-of-care*, abordando também o cenário da covid-19. A seguir estão os principais elementos relacionados ao cuidado com os transdutores e os equipamentos de US.

1. **Cuidado geral:** mesmo um impacto suave em alguns equipamentos pode danificar o conjunto. Por isso, deve-se tomar muito cuidado com o transdutor (probe), a fim de não deixá-lo cair ou sofrer qualquer tipo de dano por trauma. Para isso, orienta-se verificar, ao transportar o equipamento, se a cabeça e o conector do probe estão protegidos contra impactos um contra o outro e contra as superfícies duras de qualquer recipiente.

Utilize apenas produtos de limpeza aprovados pelo fabricante. Inspecione seu equipamento regularmente.

2. **Cuidados com a lente:** a lente do probe é uma estrutura delicada, importante para a formação do feixe; por isso, danos ou desgaste podem afetar seu desempenho. Use apenas lenços macios, não abrasivos e aprovados pelo fabricante. Nunca seque com toalhas de papel nem esfregue a lente; limpe-a com cuidado.
3. **Cuidados com o cabo:** o cabo também é um componente vulnerável, podendo conter mais de 100 fios finos. Não force, dobre ou puxe. Ao guardar os probes, certifique-se de que os cabos não estejam sob qualquer tensão. Mantenha-os longe do chão e das rodas; use os suportes de cabo disponíveis na maioria dos aparelhos. Limpe-o com o mesmo cuidado que a lente; não aplique fricção e evite puxá-lo.
4. **Limpeza e desinfecção:** siga as instruções do fabricante do dispositivo para proceder à limpeza e à desinfecção dos componentes do aparelho.

RISCO DE INFECÇÃO POR ULTRASSOM

Outro assunto relacionado ao tema é o risco iminente de infecção por meio do ultrassom. Isso porque os probes entram em contato com uma série de perigos durante o uso, colocando-os sob risco de serem contaminados. Um estudo realizado em salas de emergência e unidades de terapia intensiva descobriu que mais de 50% das sondas de ultrassom apresentavam contaminação sanguínea.[2]

Os probes de superfície são únicos porque são usados em procedimentos médicos que abrangem todas as três categorias do sistema de classificação Spaulding (crítico, semicrítico e não crítico), a depender do tipo de tecido com o qual a sonda entra em contato durante o uso. Por isso a aplicação consistente da classificação de Spaulding a cada utilização de uma sonda de superfície é essencial para prevenir surtos. Em 2020, um estudo descobriu que a ultrassonografia estava associada a um risco aumentado de infecções da corrente sanguínea ao orientar inserções de cateter central nos locais femoral e jugular.[3]

Para quebrar a cadeia de transmissão da infecção, todo paciente deve ser considerado potencialmente infeccioso. Logo, a padronização dos processos e os fluxos de trabalho de desinfecção são fundamentais para garantir a conformidade com Spaulding e proteger os pacientes contra exposição ao risco de infecção.

DESINFECÇÃO DE BAIXO NÍVEL OU NÍVEL INTERMEDIÁRIO

Os itens não críticos em contato com os pacientes, como os equipamentos de US, podem estar contaminados com microrganismos. Os desinfetantes de nível baixo ou de nível intermediário podem ser usados para esses itens. Os de baixo nível podem eliminar a maioria das bactérias vegetativas, alguns fungos e vírus.[4] As superfícies não críticas do equipamento de US devem ser desinfetadas regularmente e também quando estiverem visivelmente sujas.

Vários germicidas estão disponíveis para a desinfecção de nível baixo ou intermediário de itens não críticos. Eles incluem álcool etílico ou isopropílico (70 a 90%) e hipoclorito de sódio (5,25 a 6,15% de água sanitária doméstica diluída 1:200 para fornecer > 100 ppm de cloro disponível).[4]

Algumas substâncias precisam ser limpas por meios especiais. Se os itens não críticos são contaminados com sangue, é necessário usar um desinfetante com ação tuberculocida aprovada (por exemplo, produtos à base de cloro ou fenol com tempo de exposição de pelo menos 30 a 60 segundos).[4,5]

POCUS EM PACIENTE CRÍTICO COM COVID-19

A pandemia de covid-19 trouxe um grande impulso para a utilização do US focado nas unidades de terapia intensiva (UTI). Passou-se a avaliar de maneira apurada as alterações do sistema ventilatório, a condição volêmica, além da função cardíaca já amplamente utilizada. Concomitantemente, esse cenário serviu de alerta aos profissionais de saúde a respeito do potencial de contaminação dos equipamentos e dos pacientes, obrigando a uma adaptação do método propedêutico às condições de alto risco de contaminação.

Algumas medidas preventivas foram sugeridas e sistematizadas para serem tomadas antes, durante e após o exame dos pacientes com covid-19 em estado mais grave, entre elas: antes de entrar na UTI, recomenda-se deixar o equipamento de US com os *presets* já determinados para facilitar a aquisição das imagens necessárias para a POCUS.

Além disso, antes do exame, deve-se higienizar o aparelho e paramentar os profissionais com os equipamentos de proteção individual (EPI) indicados. Deve-se calçar as luvas e, se houver invólucro estéril para o probe disponível, deve-se utilizá-lo.

Durante o exame, é preciso obter todas as imagens digitais necessárias e gravá-las no aparelho, para posterior análise *off-line*.

Após o exame, devem-se retirar as luvas e higienizar as mãos. Após calçar novas luvas, deve-se limpar e desinfetar todas as superfícies do aparelho e do probe com os produtos indicados e, por fim, retirar todos os EPI.[6]

REFERÊNCIAS

1. Dudley N, Russell S, Ward B, Hoskins P, BMUS QA Working Party. BMUS guidelines for regular quality assurance testing of ultrasound scanners by sonographers. Ultrasound. 2014; 22(1):8-14.
2. Keys, M, Sim BZ, Thom O, Tunbridge MJ, Barnett, AG, Fraser JF. Efforts to Attenuate the Spread of Infection (EASI): a prospective, observational multicentre survey of ultrasound equipment in Australian emergency departments and intensive care units. Crit Care Resusc. 2015;17(1):43-6.
3. Buetti N, Mimoz O, Mermel L, Ruckly S, Mongardon N, Dupuis C, et al. ultrasound guidance and risk for central venous catheter-related infections in the intensive care unit: a post hoc analysis of individual data of 3 multicenter randomized trials. Clin Infect Dis. 2021;73(5): e1054-61.
4. Rutala WA, Weber DJ, and the Healthcare Infection Control Practices Advisory Committee (HICPAC). Guideline for disinfection and sterilization in healthcare facilities, 2008. Disponível em: www.cdc.gov/ncidod/dhqp/pdf/guidelines/Disinfection_Nov_2008.pdf. Acesso em: 27 jun. 2024.
5. U.S. Department of Labor, Occupational Safety and Health Administration: Final Rule on Occupational Exposure to Bloodborne Pathogens. 1991;56(64):174-64182. Disponível em: www.premierinc.com/safety/topics/needlestick/downloads/02_bbp_final_rule.pdf.
6. United States Environmental Protection Agency. Disponível em: https://www.epa.gov/pesticide-registration/list-n-disinfectants-use-against-sarscov-2.

Seção II

Ultrassonografia *point-of-care* como quinto pilar de propedêutica

CAPÍTULO 6

Avaliação neurológica focada

Juan Carlos Baez Pinto

Objetivos

- Demonstrar as técnicas corretas de preparação e realização da avaliação neurológica utilizando a ultrassonografia *point-of-care* (POCUS).
- Aprender a realizar a ultrassonografia cerebral e duplex transcraniano.
- Identificar desvio de linha média, presença de hematomas intracerebrais.
- Avaliar a perfusão e o fluxo cerebrais, a presença de hipertensão intracraniana, o vasoespasmo e a hiperemia e identificar paro circulatório cerebral.
- Aprender a monitorização cerebral com o POCUS.
- Conhecer as limitações do exame.

INTRODUÇÃO

Este capítulo aborda a realização do exame ultrassonográfico neurológico *point-of-care* (POCUS).

A ultrassonografia é um exame isento de radiação e pode ser repetido quantas vezes for necessário. O advento dos aparelhos portáteis permitiu realizar o exame à beira leito. Nesse ínterim, surgiu o POCUS, exame com ultrassom feito pelo médico assistente no local onde o paciente se encontra. Por meio de uma avaliação dirigida e protocolos simplificados, ele se tornou o quinto pilar do exame físico.

O POCUS neurológico, complementando o exame clínico, proporciona diagnósticos rápidos para tomada apropriada de condutas.[1]

COMO REALIZAR O EXAME

Paciente em decúbito horizontal deve estar com cabeceira elevada. O examinador pode estar posicionado atrás ou na lateral; a posição dependerá da facilidade em posicionar o aparelho e do acesso aos controles do ultrassom. É necessário o uso generoso de gel apropriado.

A. **Preparação**: não há necessidade de preparo. O exame é realizado no local em que o paciente se encontra. Se o paciente estiver em isolamento por infecção, protege-se o transdutor com capa de videolaparoscopia ou avental com luva.
B. **Escolha do transdutor:** para o duplex transcraniano é indicado o transdutor setorial, também chamado de cardíaco, que tem superfície de contato pequena, frequência baixa (2 a 3 MHz), boa penetração e boas imagens em profundidade. Para a avaliação oftálmica e vascular, usa-se o transdutor linear com altas frequências (7 a 14 MHz) e boa imagem em superfície; para examinar a artéria carótida interna na sua porção extracranial, é possível usar o transdutor linear ou setorial.
C. **Ajustes do aparelho:** o exame é feito com a configuração ou *preset* transcraniano. Para a avaliação oftálmica e vascular, é usado o transdutor linear, *preset* ocular ou de pequenas partes; para avaliação da carótida externa é usado o *preset* vascular. Por convenção, todo fluxo que se dirige ao transdutor é de cor vermelha, e o que se afasta é de cor azul.
D. **Janelas acústicas**: empregam-se quatro janelas acústicas: transtemporal, transorbital, transoccipital (transforminal) e submandibular.

SONOANATOMIA

Janela transtemporal

A janela transtemporal se encontra no ptério (Figura 1), a parte mais fina do crânio, formado pela união da asa maior do osso esfenoide, a porção escamosa do osso temporal, o osso frontal e o osso parietal.

A artéria cerebral média (ACM) forma parte do polígono de Willis. É ela que nutre grandes áreas dos lobos frontal, parietal e temporal. O transdutor é colocado com o marcador direcionado para o olho do paciente, com uma profundidade inicial de 16 cm. O transdutor é deslizado entre o canto superior da orelha e o canto do olho, procurando captar a melhor imagem.

No ultrassom em modo B, são vistos o osso temporal ipsilateral, o temporal con-

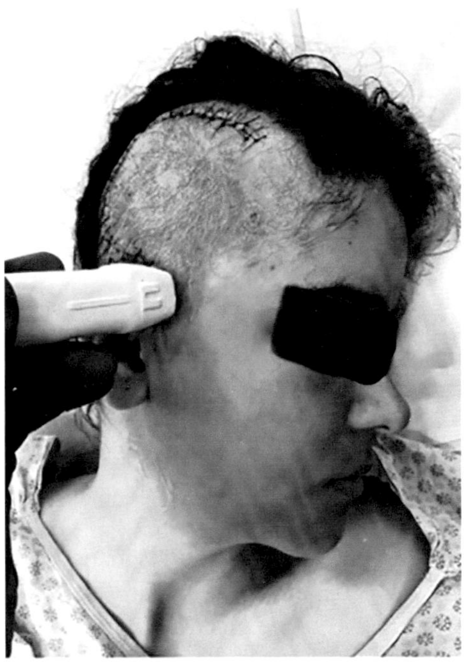

FIGURA 1 Janela transtemporal.
Fonte: acervo do autor.

tralateral (normalmente a 16 cm) e, entre eles, o mesencéfalo e o terceiro ventrículo.

No mesencéfalo, observam-se os pedúnculos cerebrais, com formato de asas de borboleta (Figura 2). É possível ver o terceiro ventrículo ao inclinar o transdutor levemente para cima, com imagem de duas linhas hiperecogênicas paralelas com conteúdo anecogênico (Figura 3). Ele corresponde à linha média cerebral.

Com o Doppler colorido, visualiza-se o fluxo das artérias do polígono de Willis (Figura 4), principalmente a ACM, e com o Doppler pulsado, observam-se ondas espectrais durante a sístole e a diástole, com medição de suas velocidades.

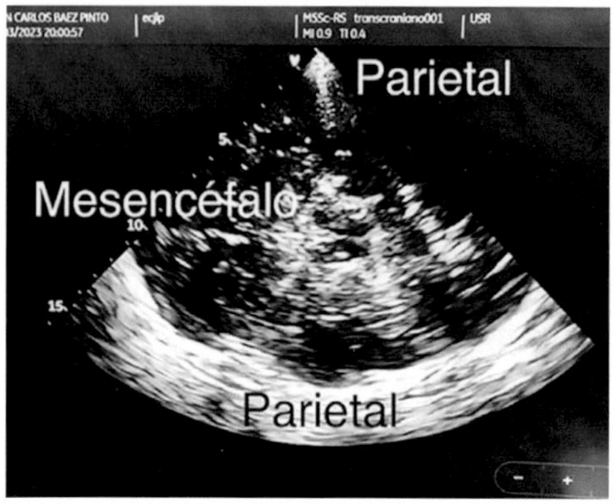

FIGURA 2 Mesencéfalo.
Fonte: acervo do autor.

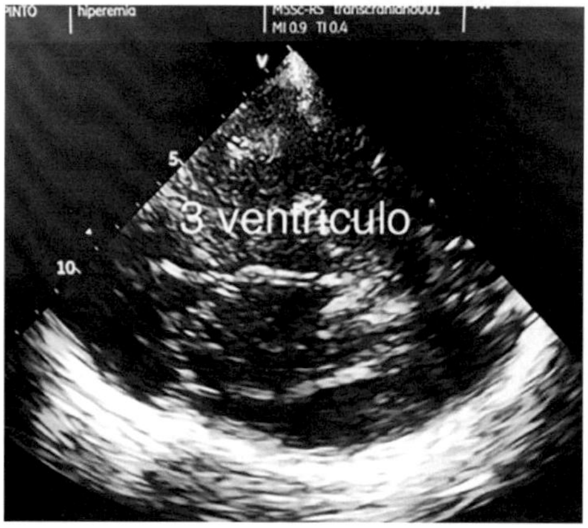

FIGURA 3 Terceiro ventrículo.
Fonte: acervo do autor.

Janela transorbitária

O transdutor linear de alta frequência é colocado na pálpebra superior fechada, com bastante gel, sendo necessário realizar movimentos delicados (Figura 5).

Em seguida, são vistos o globo ocular, o nervo óptico com sua bainha (Figura 6), a artéria oftálmica e o sifão da artéria carótida interna. O transdutor setorial também pode ser usado para ver a artéria oftálmica.

Janela transoccipital ou foraminal

A janela transoccipital ou transforaminal situa-se na parte posterior e superior da região cervical; já o transdutor fica na parte anterior e superior, em direção ao forame magno (Figura 7).

Nessa janela, podem-se insonar as artérias vertebrais e a artéria basilar. As artérias vertebrais se unem medialmente para formar a artéria basilar, criando uma imagem em forma de Y (Figura 8). Como o fluxo do sangue se afasta do transdutor, a cor nesses vasos parece azul.

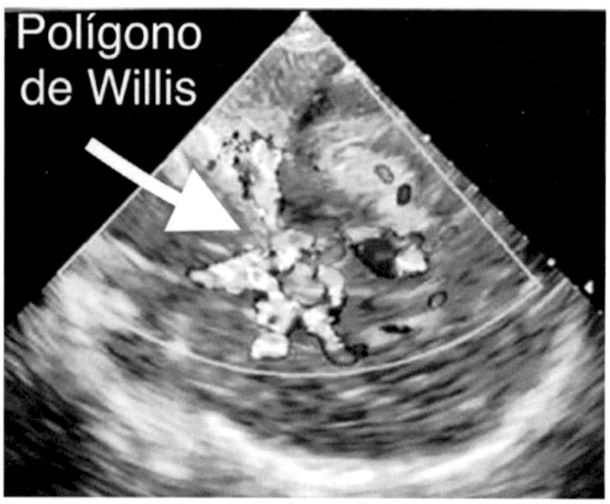

FIGURA 4 Polígono de Willis.
Fonte: acervo do autor.

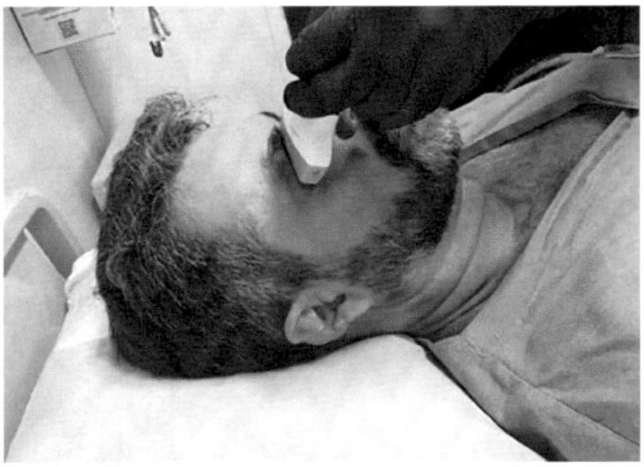

FIGURA 5 Janela transorbitária.
Fonte: acervo do autor.

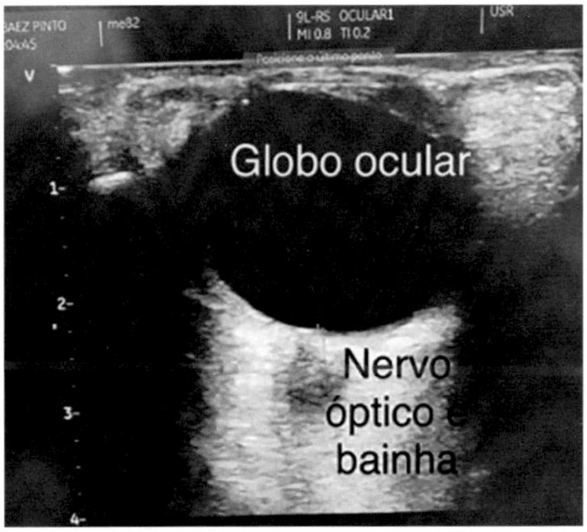

FIGURA 6 Nervo óptico.
Fonte: acervo do autor.

JANELA SUBMANDIBULAR

A janela submandibular não é exatamente uma janela intracraniana, porém complementa o exame vascular cerebral. Coloca-se o transdutor, linear ou setorial, abaixo e atrás do ângulo da mandíbula, em direção cefálica (Figura 9). A artéria carótida comum se divide em carótida externa e interna (Figura 10). Aqui exploramos a porção da artéria carótida interna antes de sua entrada no crânio (extracranial).

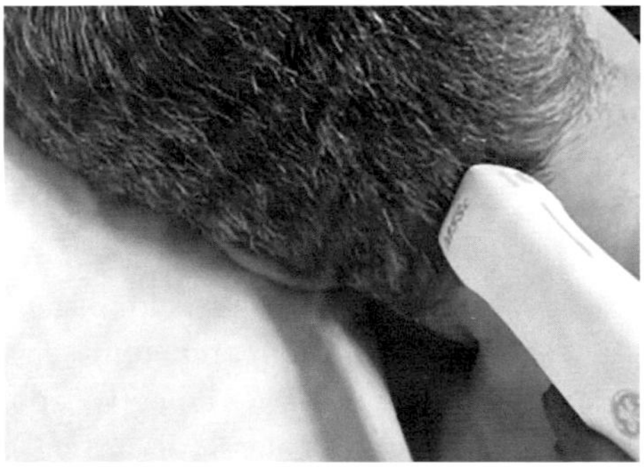

FIGURA 7 Janela transforaminal.
Fonte: acervo do autor.

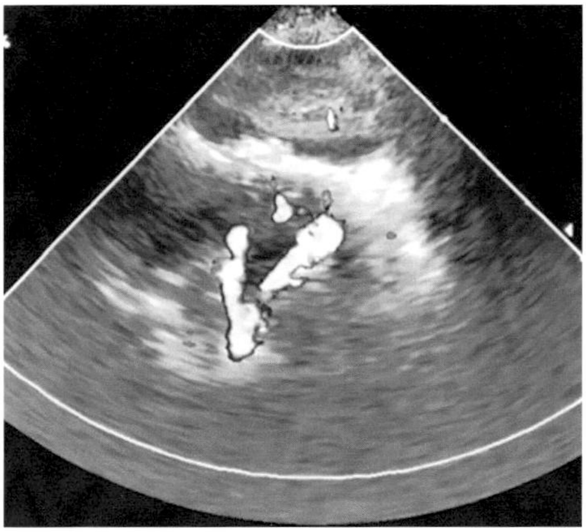

FIGURA 8 Artérias vertebrais e basilar.
Fonte: acervo do autor.

INTERPRETAÇÃO DAS IMAGENS

Ecografia cerebral: avaliação de desvio de linha média

Pacientes com calota óssea íntegra

Na janela transtemporal em modo B, visualizam-se o osso temporal ipsilateral e o contralateral. Ali identificam-se também os pedúnculos cerebrais, parecendo asas de borboleta.

Nesse ponto, inclinando o transdutor levemente para cima, são vistas duas linhas hiperecogênicas paralelas com conteúdo anecogênico: trata-se do terceiro ventrículo, que corresponde à linha média cerebral.

Mede-se a distância do osso temporal ipsilateral até o terceiro ventrículo (distância A) (Figura 11). Então, repetem-se as mesmas medidas, dessa vez do outro lado, do osso parietal contralateral (distância B). A medida é calculada pela fórmula:

$$\text{Desvio de linha média} = \frac{(\text{distância A} - \text{distância B})}{2}$$

Pacientes com craniectomia

Traça-se uma linha reta entre as extremidades da foice do cérebro; a maior distância perpendicular entre a foice e essa linha corresponderá ao desvio da linha média (Figura 12).

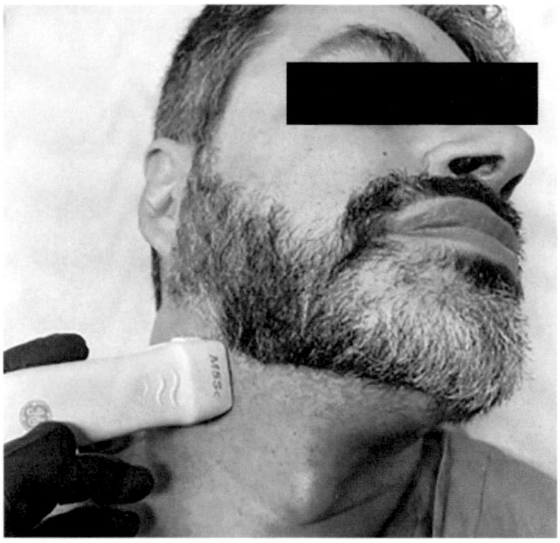

FIGURA 9 Janela submandibular.
Fonte: acervo do autor.

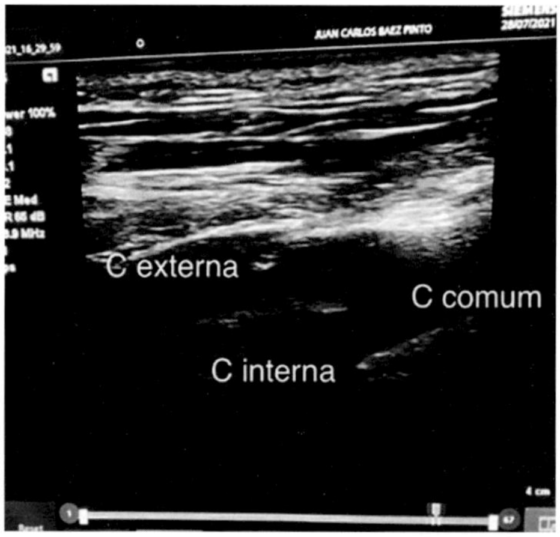

FIGURA 10 Artéria carótida, Doppler colorido.
Fonte: acervo do autor.

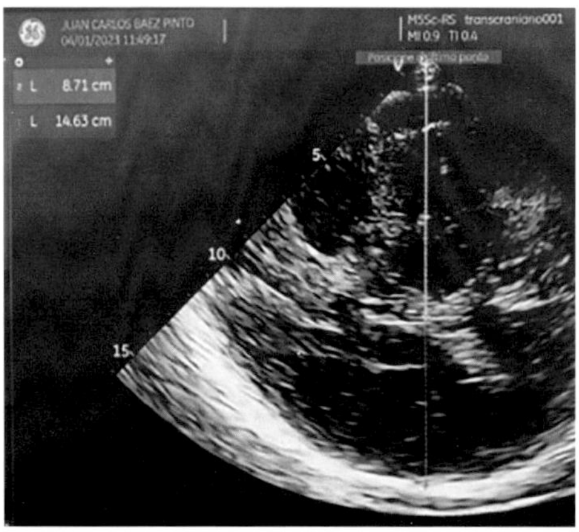

FIGURA 11 Desvio de linha média (DLM), calota óssea íntegra. Distância A-B/2: A = 8,71, B = 6,73 e DLM = 1,98.
Fonte: acervo do autor.

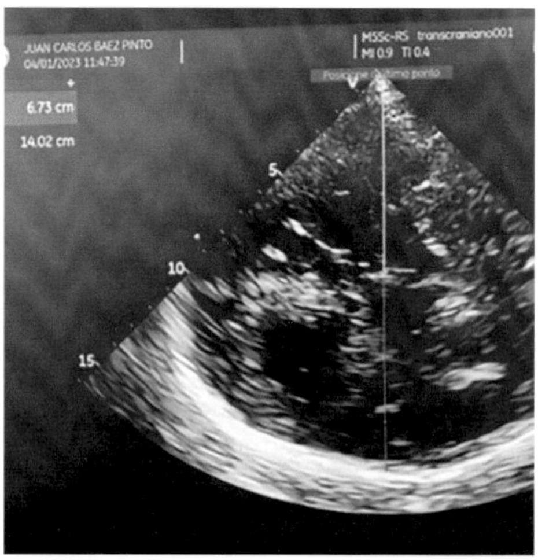

FIGURA 12 Desvio de linha média; craniectomia.
Fonte: acervo do autor.

Ecografia cerebral: hematomas

O hematoma aparece como uma imagem hiperecoica. Dessa forma, é possível avaliar seu tamanho e se causa desvio da linha média e monitorizar sua evolução (Figura 13).

Bainha do nervo óptico (BDNO)[4]

O nervo óptico é coberto por uma bainha meníngea. Há um espaço subaracnóideo trabeculado entre a bainha e o nervo, contendo líquido cefalorraquidiano em comunicação direta com o espaço subaracnóideo intracraneal. O aumento da pressão intracraniana (PIC) se transmite ao espaço subaracnóideo do nervo óptico, dilatando o diâmetro da bainha.

A maior dilatação da bainha ocorre a 3 mm da retina, e nessa distância se mede a BDNO (Figura 14).

Outras situações podem aumentar o diâmetro da BDNO, sem ter hipertensão intracraniana (HIC):[5]

- Neurite óptica.
- Cisto aracnóideo do nervo óptico.
- Massa orbital anterior (meningioma, glioma).
- Massas do seio cavernoso.
- Trauma do nervo óptico.
- Meningioma da bainha do nervo óptico.
- Doença inflamatória orbital.
- Doença de Graves.
- Congestão orbital.

Contraindicações para o exame:

- Infecção ocular severa.
- Trauma ocular penetrante.
- TCE com fuga do LCR.
- Fístula liquórica.
- Cirurgia ocular prévia.
- Falta de colaboração do paciente.

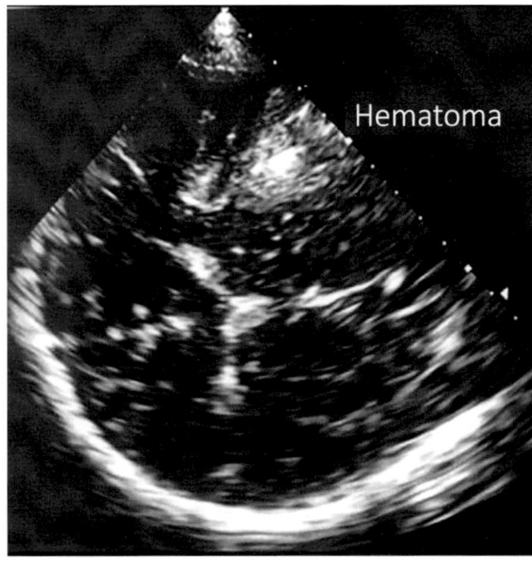

FIGURA 13 Hematoma.
Fonte: acervo do autor.

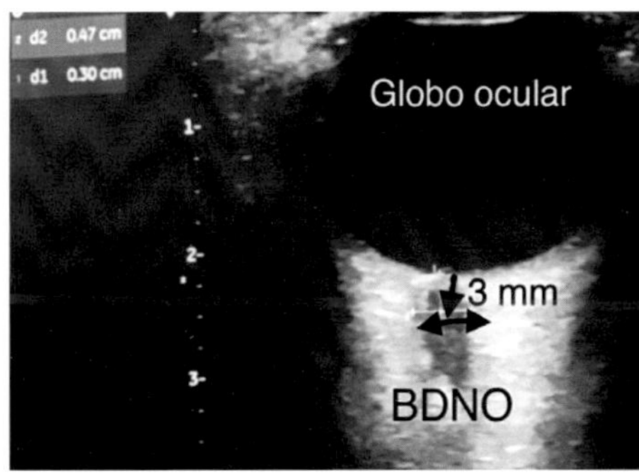

FIGURA 14 Bainha do nervo óptico.
Fonte: acervo do autor.

Técnica[6]

Transdutor linear, com *preset* ocular ou pequenas partes

O transdutor é colocado sobre a pálpebra com bastante gel, em posição transversal ou levemente oblíqua. Com movimentos delicados, na parte posterior do globo ocular, é visto o nervo óptico com sua bainha. Para diminuir o efeito térmico do ultrassom, congela-se a imagem para realizar as medidas.

Na parte posterior e adjacente ao nervo, medem-se 3 mm em profundidade e, nessa distância, perpendicularmente, mede-se a bainha do nervo óptico de borda externa a borda externa. Realizam-se três medidas durante esse processo. Por fim, a média dessas medidas será a medida da BDNO.

Para maior acurácia e certeza de estar no plano correto, é possível usar o Doppler colorido e visualizar a artéria retiniana que se encontra no meio do nervo e bainha. Uma média igual ou acima de 5 mm infere uma pressão intracraniana acima de 20 mmHg.[7]

Avaliação de pupila

A avaliação pupilar consiste em avaliar o tamanho, a simetria e a presença de reflexo fotomotor. A presença de edema ou hematoma palpebral pode dificultar a abertura das pálpebras. O ultrassom permite essa avaliação, por cima do edema ou hematoma, com uma excelente acurácia.

É colocado bastante gel no olho a ser examinado, e o transdutor linear é inclinado até ficar quase paralelo ao rosto. Visualiza-se o globo ocular identificando a pupila e congela-se a imagem para medir seu diâmetro. Com o transdutor no olho a ser examinado, ilumina-se a pupila do outro olho, observando a presença ou não da reação pupilar (reflexo consensual).

Duplex transcraniano

É chamado duplex transcraniano pela combinação do ultrassom modo B com o Doppler (Doppler colorido e Doppler pulsado), permitindo observar em tempo real as estruturas intracranianas e a direção do fluxo sanguíneo dos vasos intracranianos, medir as velocidades do fluxo nesses vasos e calcular os índices derivados dessas velocidades.[2] Por meio desses índices será possível avaliar a perfusão cerebral, a hipertensão intracraniana, o vasoespasmo, a hiperemia e o paro circulatório cerebral.

Anatomia

A irrigação sanguínea cerebral constitui-se da circulação anterior, formada pelas artérias carótidas e suas divisões, e da circulação posterior, formada pela união das artérias vertebrais, gerando a artéria basilar.

O fluxo arterial colateral é o mecanismo principal de compensação do fluxo sanguíneo cerebral. Essas vias estão presentes principalmente no polígono de Willis, sendo as principais: artéria comunicante anterior, que une as duas artérias carótidas, e a artéria comunicante posterior, que une ambas as circulações carotídeas e vertebrais bilateralmente. As reservas de glicose e oxigênio cerebrais são insignificantes.[8]

As artérias que nutrem o cérebro são denominadas artérias de baixa resistência. O cérebro oferece pouca resistência ao fluxo arterial, permitindo assim sua nutrição tanto na sístole como na diástole. Essas artérias apresentam no Doppler pulsado uma onda diastólica larga, positiva, acima da linha de base (Figura 15).[9]

A artéria cerebral média é uma artéria de baixa resistência, e a artéria carótida interna, na sua porção extracranial, também. Já as artérias de alta resistência apresentam uma onda sistólica pronunciada e uma onda diastólica que acompanham a linha de base ou inexistente (Figura 16).

Técnica do exame

No duplex transcraniano, na janela temporal, a artéria cerebral média (ACM) é avaliada. Identificando o mesencéfalo, com seu característico formato de asas de borboleta, liga-se o Doppler colorido, que mostrará as artérias do polígono de Willis, e o exame será focado na artéria cerebral média, que se afasta do mesencéfalo, dirigindo-se para cima, quase perpendicular ao transdutor.

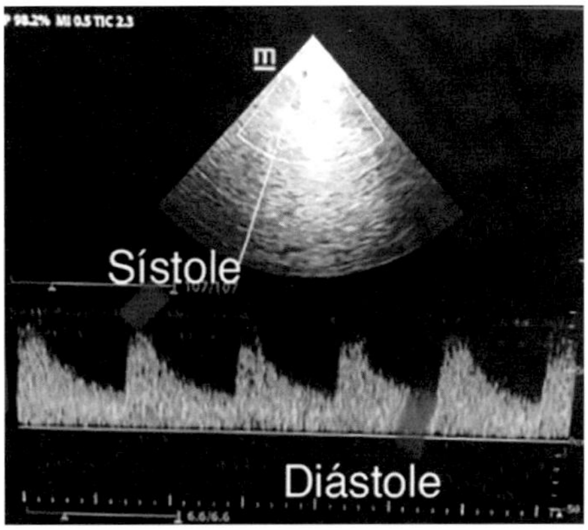

FIGURA 15 Artéria de baixa resistência.
Fonte: acervo do autor.

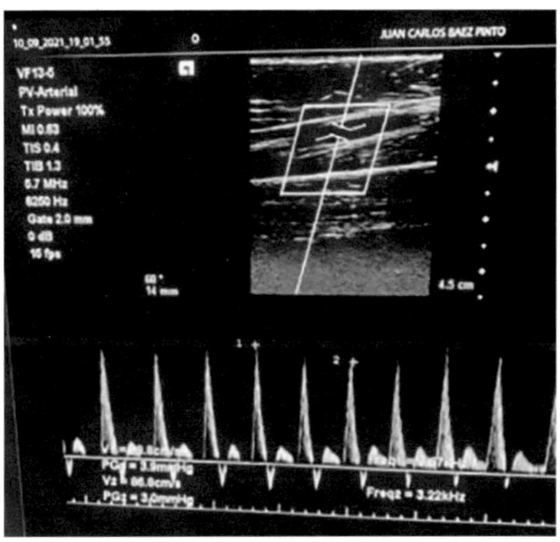

FIGURA 16 Artéria de alta resistência.
Fonte: acervo do autor.

Às vezes, consegue-se apenas uma imagem pequena do vaso, sendo esta suficiente para realizar o exame. O ângulo de insonação no Doppler pulsado pode ser mudado com o *software* do aparelho, visando ter um ângulo o mais paralelo possível à artéria.

Perfusão cerebral: avaliação das ondas sistólica e diastólica[10]

Durante a sístole e a diástole, aparecem ao Doppler pulsado duas ondas: uma inicial e rápida, o pico sistólico (PS), com um descenso rápido; e uma posterior, a onda diastólica final (FD), com decréscimo uniforme que não alcança a linha de base.

A observação qualitativa das ondas sistólica e diastólica permite avaliar a perfusão cerebral. Uma diástole larga, acima da linha de base, afasta uma má perfusão (Figura 17). À medida que a onda diastólica se achata, piora a perfusão cerebral, até o ponto em que ela pode se inverter, aparecendo abaixo da linha da base: é a onda diastólica reversa, que indica o paro circulatório cerebral.

A perfusão cerebral piora quando o fluxo arterial se encontra diminuído.[11] Na hipertensão intracraniana, a resistência ao fluxo arterial aumenta e à medida que a pressão intracraniana aumenta, teremos um espectro com velocidade sistólica aumentada, velocidade média menor e onda diastólica cada vez menor, diminuindo o fluxo arterial e levando à piora da perfusão cerebral. Um *knock* protodiastólico, por exemplo, indica essa piora.

Na hipertensão intracraniana grave, a onda diastólica pode zerar ou até se inverter, apresentando a onda diastólica reversa e indicando paro circulatório cerebral. Nos casos mais graves pode aparecer somente uma espícula sistólica ou até zerar o fluxo (Figuras 17 a 20).

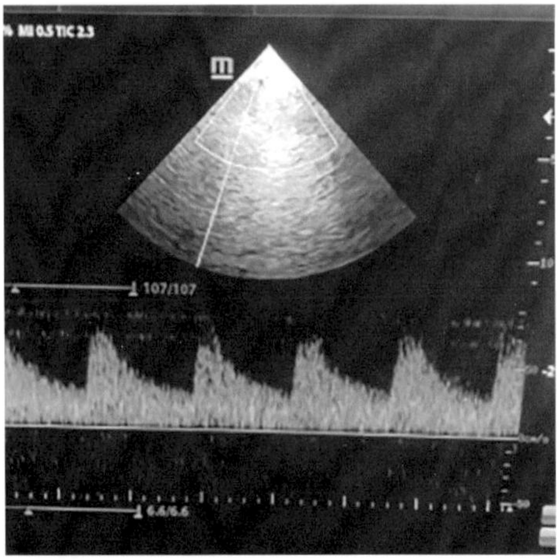

FIGURA 17 Onda diastólica normal; perfusão normal.
Fonte: acervo do autor.

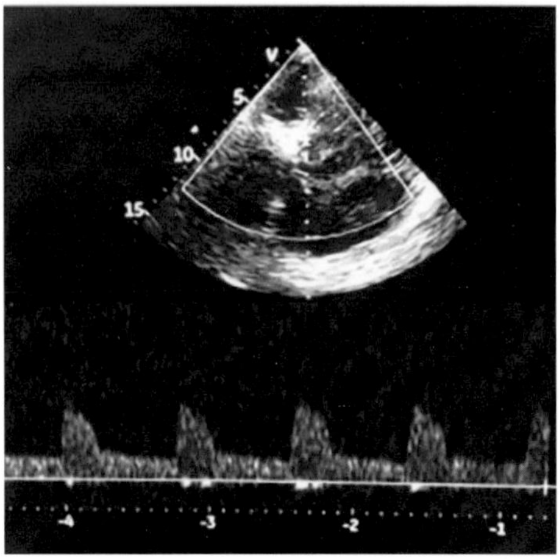

FIGURA 18 Onda diastólica achatada; má perfusão.
Fonte: acervo do autor.

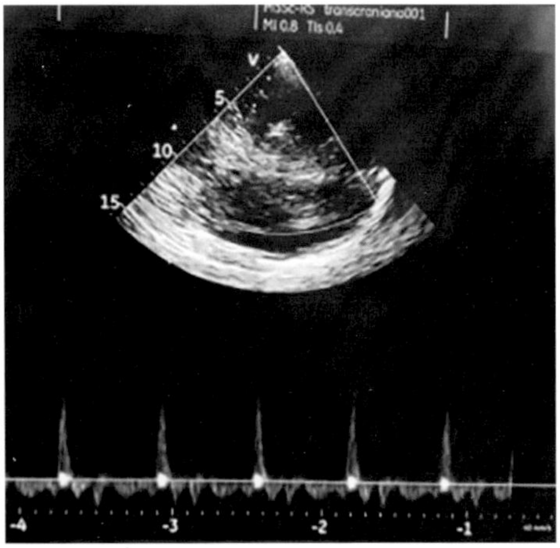

FIGURA 19 Onda diastólica reversa; paro circulatório cerebral.
Fonte: acervo do autor.

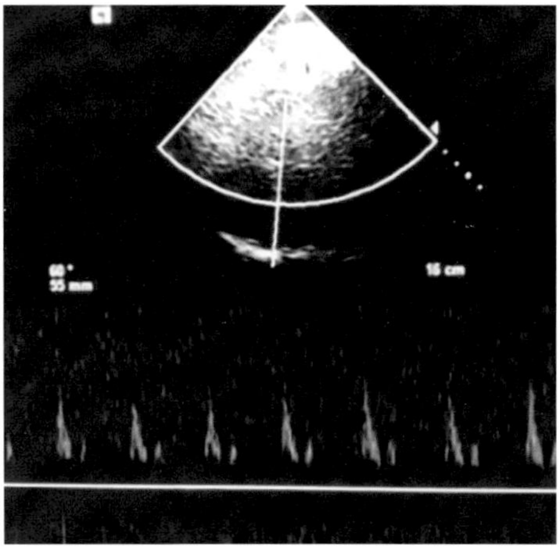

FIGURA 20 Espícula sistólica; paro circulatório cerebral.
Fonte: acervo do autor.

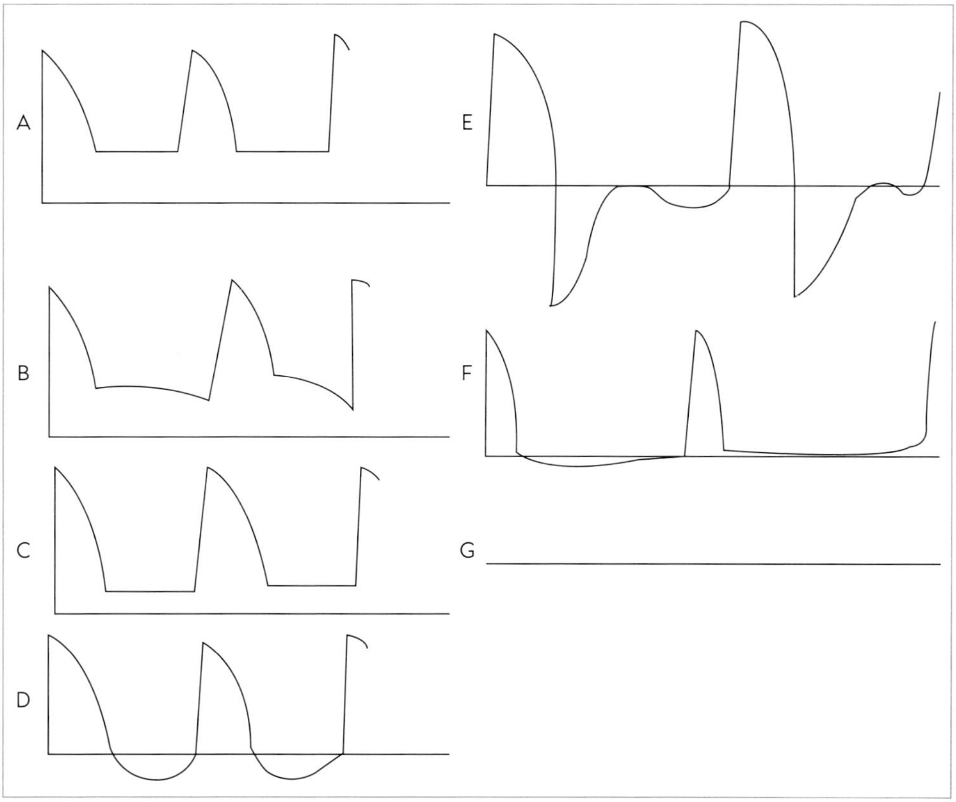

FIGURA 21 A: fluxo normal; B: aumento da PIC, aumento do IP, diminuição da onda diastólica; C: aumento da PIC, aumento do IP, diástole achatada; D: maior aumento da PIC, onda diastólica reversa; E: piora da PIC, picos diastólicos reversos; F: piora da PIC, espícula sistólica, ausência de onda diastólica; G: grave aumento da PIC, ausência de fluxo.
Fonte: acervo do autor.

Perfusão cerebral: índice de pulsatilidade

Como já mencionado, a ACM apresenta duas ondas no Doppler pulsado: a inicial e rápida, pico sistólico (PS), e a onda diastólica final (VFD). A velocidade do pico sistólico (PS) é a máxima velocidade ao início da sístole; e a velocidade de fim de diástole (VFD) é a velocidade no fim da diástole – 20 a 50% da velocidade do pico sistólico (Figura 22).[12]

Da relação dessas velocidades, obtêm-se os seguintes parâmetros e índices:

Velocidade média:

$$(\mathrm{VM}) = \mathrm{VFD} + \frac{1}{3}(\mathrm{PS} - \mathrm{VFD})$$

No *software* do ultrassom, a VM corresponde à TAMAX.

Índice de resistência:

$$\mathrm{IR} = \frac{(\mathrm{PS} - \mathrm{VFD})}{\mathrm{PS}}$$

Índice de pulsatilidade de Gosling:

$$\mathrm{IP} = \frac{(\mathrm{PS} - \mathrm{VFD})}{\mathrm{VM}}$$

Essas medidas não se alteram em pacientes sedados ou hipotérmicos.[13] O índice de pulsatilidade de Gosling (IP) calcula a resistência cerebral ao fluxo sanguíneo (resistência periférica) e é independente do ângulo de insonação, com valor normal de 0,6 a 1,2 (Figura 23). Um IP normal é menor que 1,2 e equivale a uma PIC aproximada de 12 mmHg (normal entre 5 e 15 mmHg).

Um IP > 2,3 equivale a uma PIC > 22 mmHg (comprometendo a pressão de perfusão cerebral PPC). Quanto maior o IP, maior a resistência ao fluxo sanguíneo e pior a perfusão cerebral (Figura 24). Por exemplo, um IP de 1,6 indica uma má perfusão. Um índice abaixo de 0,6 pode estar presente em vasoespasmo ou hiperemia. Na pré-eclâmpsia, por causa da vasodilatação cerebral, o IP é baixo (Figura 25).

Pode-se medir as velocidades de forma manual ou automática. O *software* do aparelho calcula automaticamente esses índices, tornando o duplex transcranial um exame simples. No POCUS neurológico, usa-se o índice de pulsatilidade (IP) e a velocidade média (VM).

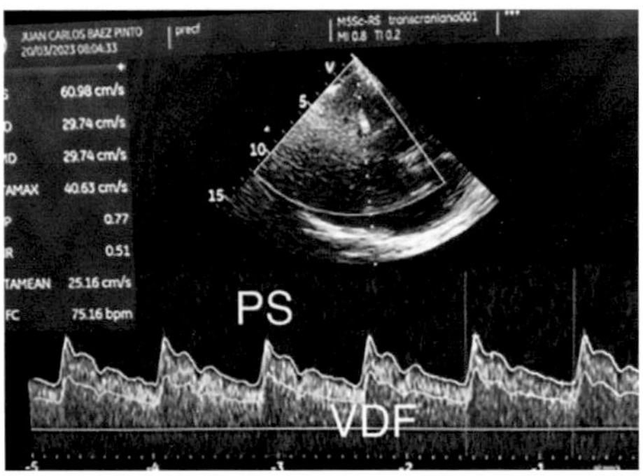

FIGURA 22 Pico sistólico; velocidade diastólica final.
Fonte: acervo do autor.

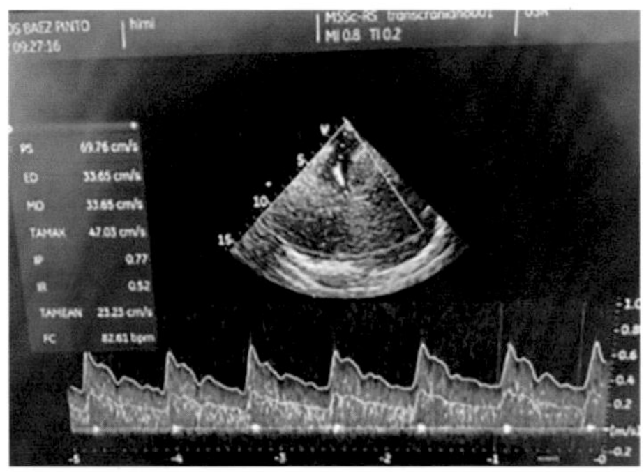

FIGURA 23 IP 0,77: normal.
Fonte: acervo do autor.

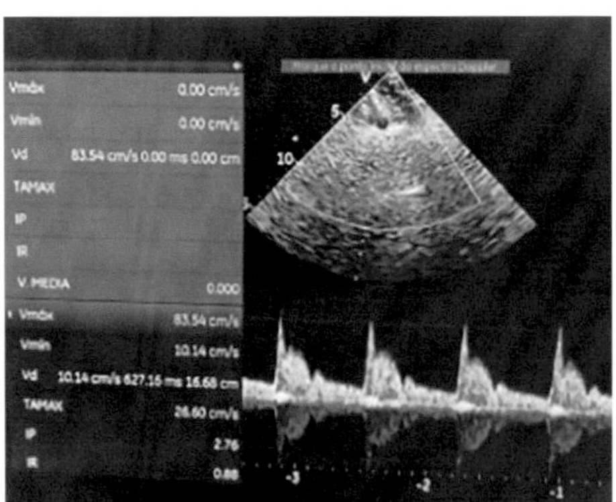

FIGURA 24 IP 2,76: elevado.
Fonte: acervo do autor.

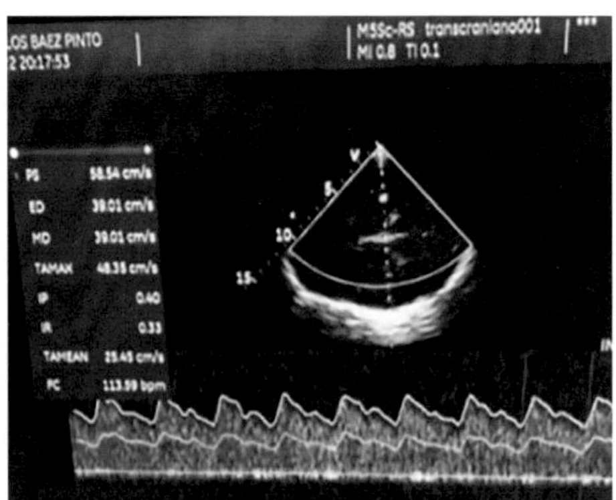

FIGURA 25 IP 0,40: diminuído.
Fonte: acervo do autor.

TABELA 1 Velocidades de artérias cerebrais

	Valores normais de velocidades e índices				
	Velocidades (cm/s)			Índices	
	VPS	VM	VD	IP	IR
ACA	80-90	50-60	30-40	0,72-0,92	0,53-0,59
ACM	90-110	88-80	35-55	0,81-0,97	0,54-0,62
ACP	66-81	42-53	26-33	0,78-0,97	0,53-0,60
AB	54-74	35-50	23-34	0,77-0,95	0,51-0,60
AV	52-66	33-44	22-31	0,78-0,94	0,53-0,59
AO		20-30		> 12	

Fonte: adaptada de Tamagnone et al., 2021.[14]

A pressão de perfusão cerebral (PPC) é igual à pressão arterial média (PAM) menos a pressão intracerebral (PIC):[15] PPC = PAM – PIC.

Quando a resistência ao fluxo aumenta, como nos casos de hipertensão intracraniana, a PPC diminui, podendo provocar danos cerebrais pela hipoperfusão. Pode-se melhorar a PPC aumentando a PAM com o uso de drogas vasoativas, por exemplo, a noradrenalina.

Com o duplex transcraniano, monitora-se a resposta ao aumento da PAM observando a diminuição e a normalização do IP, que se acompanha pelo aumento da onda diastólica final, indicando melhora da perfusão. Essa resposta é, portanto, imediata.

Vasoespasmo[15]

Na ACM, o vasoespasmo produz o estreitamento da luz do vaso (pode acontecer na hemorragia subaracnóidea), aumentando a velocidade pico sistólica (VPS) e a velocidade média (VM). O aumento do fluxo, em casos de hiperemia por vasodilatação vasculocerebral, também aumenta a VPS.

A carótida interna na sua porção extracranial é uma artéria de baixa resistência. No Doppler pulsado aparece com uma cor azul e abaixo da linha de base, por se afastar do transdutor.

O vasoespasmo apresenta velocidade média na ACM elevada e velocidade média na carótida interna normal. A hiperemia apresenta velocidade média na ACM elevada e velocidade média na carótida interna extracranial elevada. O diagnóstico do vasoespasmo cerebral é por meio do índice de Lindegaard.

O índice de Lindegaard é a razão entre velocidade média da artéria cerebral média (Figura 26) e a velocidade média da artéria carótida interna na sua porção extracranial, medida na janela submandibular (Figura 27). Um valor igual ou maior a 3 indica vasoespasmo moderado.

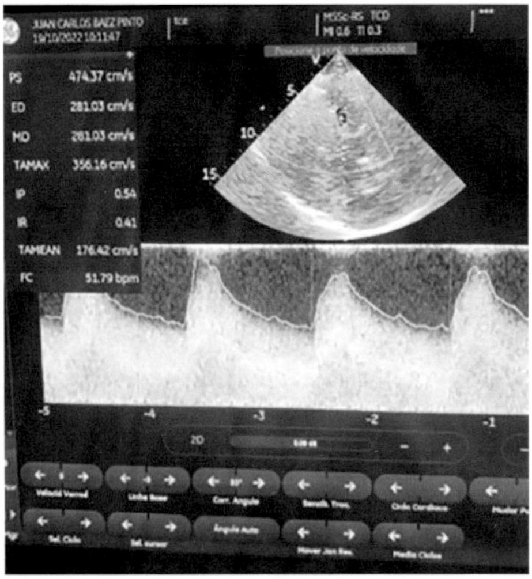

FIGURA 26 Velocidade média ACM: 356,16 cm/s.
Fonte: acervo do autor.

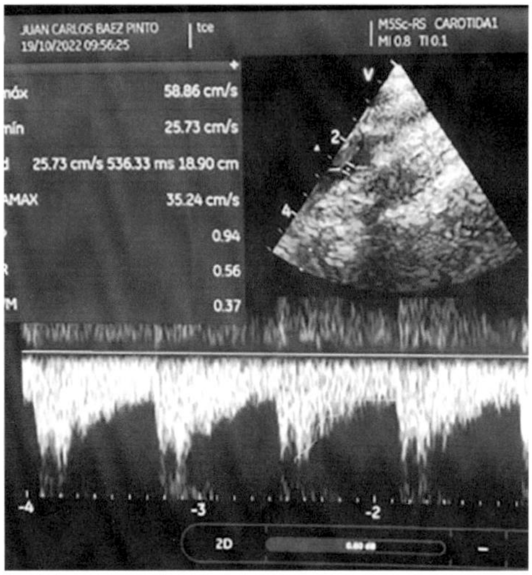

FIGURA 27 Velocidade média carótida interna extracranial: 35,24 cm/s.
Fonte: acervo do autor.

TABELA 2 Índice de Lindegaard

Vasoespasmo, artéria cerebral média		
	Velocidade média	**Índice de Lindegaard**
Normal	< 80 cm/s	< 3
Leve	80–120 cm/s	< 3
Moderado	120–160 cm/s	3–5
Severo	160–200 cm/s	5–6
Crítico	> 200 cm/s	> 6

Fonte: adaptada de Kurien, 2020.[16]

No exemplo anterior, a velocidade média da ACM é de 356,16 cm/s, e a velocidade média da artéria carótida interna ipsilateral é de 35,24 cm/s. O índice de Lindegaard: 356,16/ 35,24 = 10,1 (vasoespasmo crítico).

Hipertensão intracraniana (HIC)

A pressão intracraniana (PIC) normalmente é medida por meio de cateteres intracerebrais. O duplex transcraniano permite estimar tanto a PIC como a PPC por meio de algumas fórmulas:

- Fórmula de Bellner:
  $$PIC = (10{,}93 \times IP) - 1{,}28$$
- Fórmula de Czosnyka:
  $$PPC = PAM \times (FD / VM) + 14$$
- Fórmula de Belfort:
  $$PPC = (VM) / (VM - FD) \times (PAM - PAD)$$
  $$PPC = PAM - PIC$$

Via de regra, estima-se a PIC na ACM. Por ser um vaso de baixa resistência, a velocidade diastólica não chega a zero (linha de base). Um vaso de fluxo normal tem uma velocidade de fim da diástole (FD) maior que 20 cm/s e um IP menor que 1,2.

A alteração mais frequente na HIC é o aumento do IP, acima de 1,4, e o descenso da velocidade diastólica, menor que 20 cm/s. Um IP maior que 2 é patológico e equivale a uma PIC maior que 20 mmHg.

O aumento da PIC altera o fluxo nas artérias intracranianas. Com aumento da HIC, a velocidade sistólica aumenta, a velocidade média e a velocidade diastólica diminuem, podendo chegar a zero. Quando a onda diastólica se inverte (abaixo da linha de base), tem-se a diástole reversa, que indica o paro circulatório cerebral.

Com a piora do quadro, pode aparecer somente uma espiga sistólica e, no fim, ausência de fluxo. O índice de pulsatilidade (IP) tem a vantagem de não se alterar com o ângulo de insonação e pode ajudar na monitorização da PIC e da PPC, sempre quando associado ao quadro clínico do paciente.

Em geral, pode-se inferir uma elevação da PIC, uma diminuição da PPC ou ambas, quando a velocidade média (VM) for menor que 30 cm/s a velocidade de fim de diástole (VFD) for menor que 20 cm/s ou o IP for maior que 1,4 (2 de 3 critérios).[16]

Morte encefálica

Encontrando paro circulatório cerebral (onda diastólica reversa ou espículas sistólicas em todas as janelas, e presentes todos os requisitos clínicos), podemos diagnosticar morte encefálica.

Hemorragia subaracnóidea (HSA)

O POCUS neurológico é útil na HSA. Por meio dele podem avaliar a perfusão cerebral, a presença de hipertensão intracraniana, a presença de vasoespasmo e monitorizar a evolução e as condutas tomadas. Para isso, utilizam-se o duplex transcraniano e a medida da bainha do nervo óptico.

Traumatismo cranioencefálico (TCE)

Com o duplex transcraniano podemos avaliar a perfusão cerebral e a hipertensão intracraniana. A medida da bainha do nervo óptico avalia hipertensão intracraniana. É possível diagnosticar o desvio de linha média, identificar a presença de hematomas e monitorar sua evolução. Se houver hematoma palpebral, a reatividade pupilar e o tamanho podem ser determinados. Os pacientes com TCE que têm uma perfusão normal, mesmo em coma, apresentam melhor evolução.

Coma

Nos pacientes em coma, podem-se determinar o grau de perfusão cerebral, a presença de hipertensão intracraniana, o sofrimento cerebral e o paro circulatório cerebral. Por ser um exame rápido, de fácil execução à beira do leito e passível de repetição, permite fornecer um diagnóstico, monitorar a evolução e adotar condutas.

Monitorização neurológica

Pode-se monitorizar a evolução neurológica do paciente realizando exames de POCUS sequenciais e, por meio dos índices e dos valores obtidos, avaliar a estabilização, a melhora ou a piora do quadro clínico do paciente. É possível avaliar também o aumento do tamanho de hematomas. No caso de o exame apresentar piora, isso permite, de forma precoce, tomar condutas clínicas ou cirúrgicas para estabilização e melhora do quadro clínico do paciente.

DICAS E *PITFALLS*

1. Procure uma posição cômoda e confortável para realizar o exame.
2. Apoie a mão no rosto ou na cabeça do paciente, assim cansará menos.
3. Mantenha o transdutor no local e movimente lentamente; movimentos bruscos e rápidos podem não visualizar os vasos.
4. Para proteção ocular, use bastante gel, realize e grave o exame para medidas posteriores.
5. Nos pacientes sedados ou hipotérmicos, as medidas e os índices do Doppler transcraniano não se alteram, permitindo a realização do exame nesses pacientes, exceto naqueles em uso de barbitúricos (tiopental).
6. Em 5 a 20 % dos pacientes não é possível obter uma janela transtemporal, impossibilitando o exame, principalmente em mulheres.
7. Nem sempre é possível visualizar o polígono de Willis; a identificação de um segmento da ACM é suficiente para as medidas e a avaliação.
8. Ainda não está determinado quanto tempo demora a dilatação da bainha do nervo óptico para retornar ao seu diâmetro original.
9. Higienizar sempre o transdutor após o exame.

CONCLUSÃO

Tempo é cérebro. A ultrassonografia *point-of-care* (POCUS) é um exame de simples realização, com uma curva de aprendizado rápida. É feito pelo médico assistente no local onde o paciente se encontra (pronto-socorro, UTI, centro cirúrgico, ambulatório, enfermarias, atendimento pré-hospitalar etc.) e é isento de radiação, portanto pode ser repetido, se necessário.

O *software* do aparelho permite medir as velocidades do fluxo arterial e calcular os índices derivados de forma descomplicada. Também permite o diagnóstico e a monitorização da perfusão cerebral, da hipertensão intracraniana, dos desvios de linha média, do vasoespasmo e do paro circulatório cerebral.

Tornou-se o quinto pilar do exame físico, permitindo efetuar diagnósticos de forma mais rápida e, dessa forma, tomar condutas apropriadas em menor tempo, resultando em maior economia, maior benefício para o paciente e maior satisfação profissional.

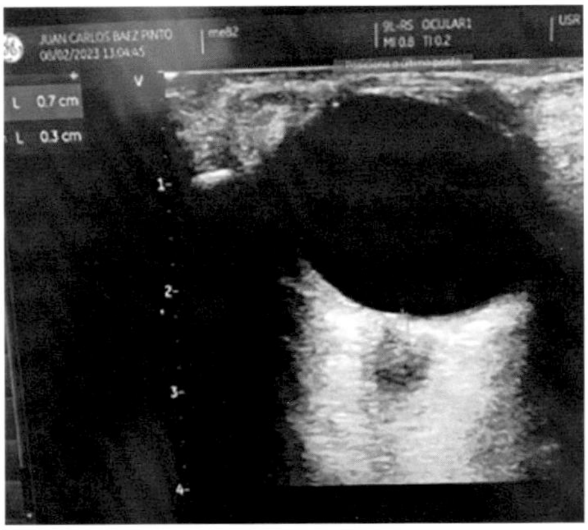

FIGURA 28 BDNO 7 mm.
Fonte: acervo do autor.

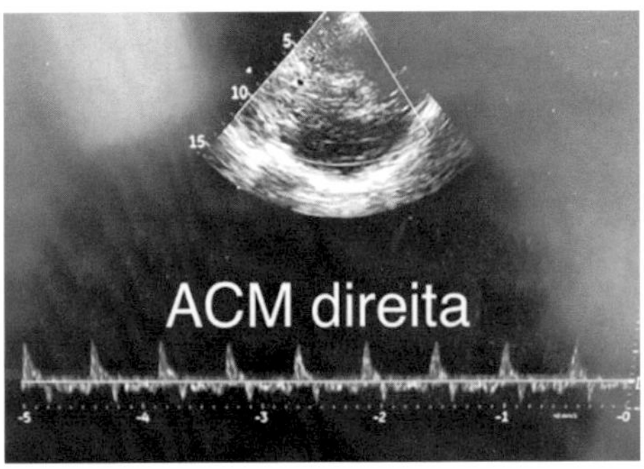

FIGURA 29 Onda diastólica reversa ACM D.
Fonte: acervo do autor.

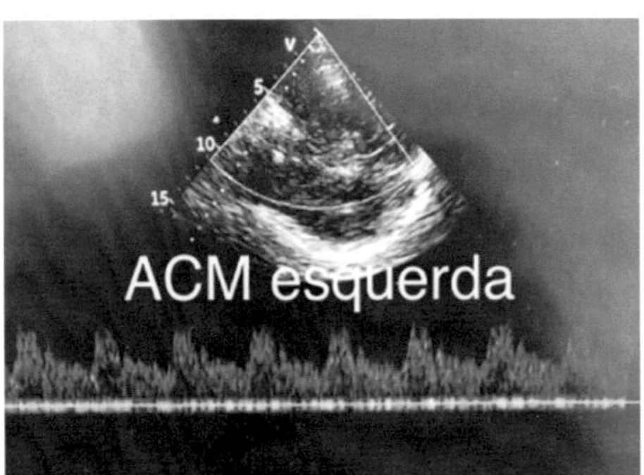

FIGURA 30 Perfusão normal.
Fonte: acervo do autor.

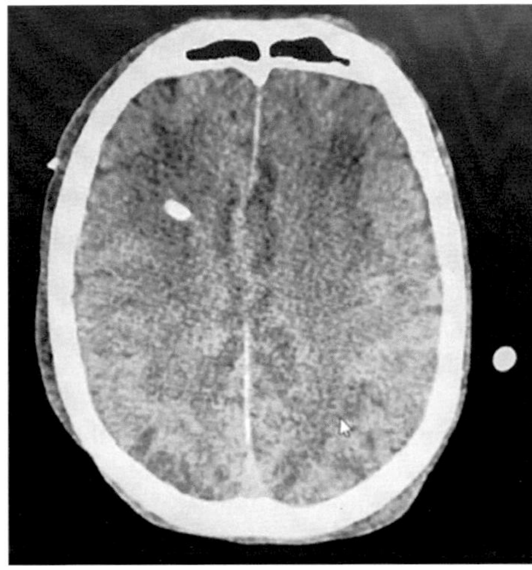

FIGURA 31 HSA, DVE.
Fonte: acervo do autor.

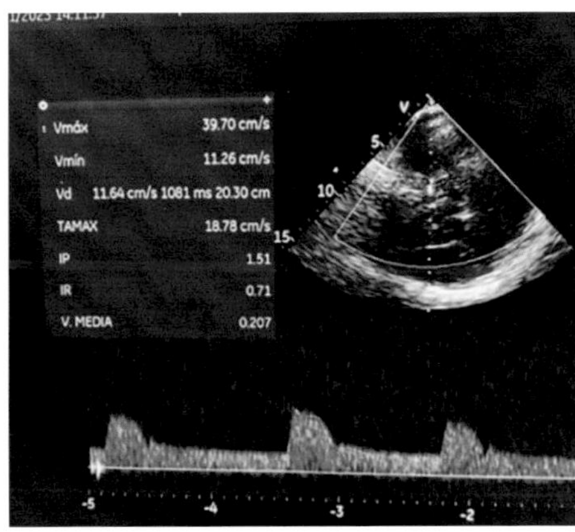

FIGURA 32 Índice de pulsatilidade: 1,51.
Fonte: acervo do autor.

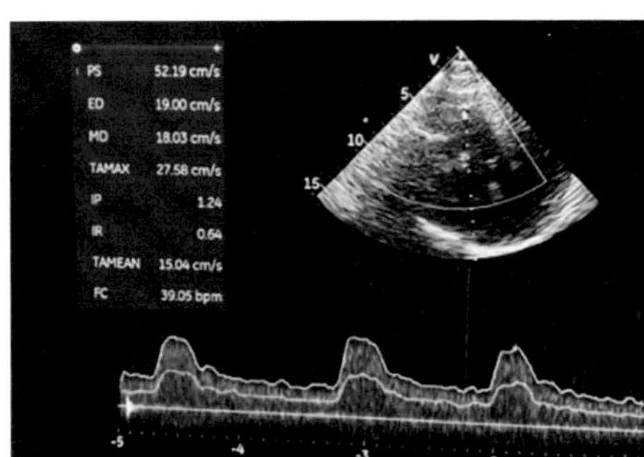

FIGURA 33 Índice de pulsatilidade: 1,24.
Fonte: acervo do autor.

REFERÊNCIAS

1. Toraskar K, D'Costa P. Ultrasound in the neurocritical care setting. In: D'Costa P, Shelgaonkar J. Critical care ultrasound for emergency situations and clinical applications. 1. ed. Nova Delhi: Jaypee Brothers Medical; 2020. p.117-39.
2. Lau VI, Arntfield R. Ecografía transcraneal. In: Soni N J, Arntfield R, Kory P. Ecografía a pie de cama. Fundamentos de la ecografía clínica. 2. ed. Espanha: Elsevier; 2020. p.1220-35.
3. Kurien JJ. Assessment of midline shift and transcranial doppler assessment. In: Govil D, Srinivasan S, Gupta S. Manual of critical ultrasound. New Delhi: Jaypee Brothers Medical; 2020. p.254-64.
4. Pérez LO, Previgliano I. Ultrasonografia ocular (VNO). In: Tamagnone M, Previgliano IJ, Merlo PM, Benay CG. Manual práctico de ultrasonografía crítica. 2.ed. Argentina: Corpus; 2021. p.97-105.
5. Tamagnone F, Luna E, Queti N, Fournery F, Tauil G, Feijóo JA. Duplex transcraneal. In: Tamagnone M, Previgliano IJ, Merlo PM, Benay CG. Manual práctico de ultrasonografía crítica. 2.ed. Argentina: Corpus; 2021. p.71-95.
6. Jimenez CEAO, Abrego GC. Ultrasonografia de la vaina del nervio óptico como herramienta de monitorización de la hipertensión intracraneal. In: Ubiergo SU, Leyton I, Arias A, Clau-Terré F. Ultrasonido en emergencias y cuidados críticos/ultrasound in emergency & critical care. Colômbia: Distribuna; 2018. p.577-89.
7. Mehra C, Dikshit A. Miscellaneus POCUS: gastric ultrasound, urinary bladder ultrasound, ocular ultrasound, obstetrics ultrasound. in: Chakraborty A, Ashokka B. A practical guide to point of care ultrasound POCUS. Índia: Springer; 2022. p.178-83.
8. Machado FS. Pinto JCB. Fluxo sanguíneo, autorregulação e metabolismo encefálicos. In: Siqueira MG, Sousa AAl, Vellutini E, Souza EC, Machado FS, Machado HR, et al. Tratado de neurocirurgia. Barueri: Manole; 2016. p. 2071-7. v. 2.
9. Sarwal A. Neurocritical care. In: Gomez JLD, Nikravan S, Conlon T. Comprehensive critical care ultrasound. 2. ed. Estados Unidos: Society of Critical Care Medicine; 2020. p. 440-73.
10. Marocco L. Doppler transcraneal: aplicaciones desde la emergencia al intensivo. In: Ubiergo SU, Leyton I, Arias A, Clau-Terré F. Ultrasonido en emergencias y cuidados críticos/Ultrasound in emergency & critical care. Colômbia: Distribuna; 2018. p.563-76.
11. Alqueres RA, Silva VM, Oliveira ML. Sistema nervoso central. In: Velasco IT, Alencar JCG, Petrini CA. Procedimentos com ultrassom no pronto-socorro. Barueri: Manole; 2021. p.39-49.
12. Bodle J, Garami Z, Karakitsos D, Lazardis C. Ecografia doppler transcraneal em medicina intensiva neurológica. In: Lumb P, Karakitsos D. Ecografía en medicina intensiva. Espanha: Elsevier; 2015. p.25-31.
13. Tamagnone F, Luna E. Ultrasonografía cerebral. In: Pico JLD, Parra G, Descotte E. Ultrasonografía en el paciente crítico. 2.ed. Argentina: Ediciones Journal; 2019. p.51-3.
14. Tamagnone F, Luna E, Queti N, Fournery F, Tauil G, Feijóo JA. Duplex transcraneal. In: Tamagnone M, Previgliano IJ, Merlo PM, Benay CG. Manual práctico de ultrasonografía crítica. 2.ed. Argentina: Corpus; 2021. p.71-95.
15. Gullet J. Transcranial Doppler. In: Connolly JA, Dean AJ, Hoffmann B, Jarman RD. Emergency point-of-care ultrasound. 2. ed. Estados Unidos: John Wiley and Sons; 2017. p.233-40.
16. Blanco P. Ecografia em neurocríticos. In: Blanco P. Ecografía en el enfermo crítico. 2.ed. Espanha: Elsevier; 2021. p.179-202.

CAPÍTULO 7

Avaliação do sistema ocular

Bruno Santos Campos Gomes

Objetivos

Neste capítulo queremos trazer uma alternativa viável e rápida para a avaliação ocular, e um complemento para as avaliações sistêmicas por meio da POCUS. Ao final do capítulo, você saberá:

- As indicações e as contraindicações para a realização da POCUS ocular.
- A técnica para sua realização.
- Sobre possíveis alterações e patologias de urgência oftalmológica.
- Sobre papiledema ou edema de disco óptico por meio da ultrassonografia.

INTRODUÇÃO

Apesar de pequenos, os olhos estão entre uma das estruturas mais complexas do nosso corpo e têm a função de transformar o estímulo luminoso do ambiente em estímulo visual.

A ultrassonografia *point-of-care* (POCUS) ocular emerge como uma ferramenta essencial na avaliação rápida e precisa de diversas condições oftalmológicas agudas. Este capítulo se concentra na utilização da ultrassonografia (USG) para a detecção e caracterização de alterações relacionadas à bainha do nervo óptico, descolamento de retina, descolamento de humor vítreo, hemorragia do vítreo e trauma ocular. A capacidade de avaliar essas condições de forma não invasiva e em tempo real confere à USG uma importância fundamental na tomada de decisões clínicas, permitindo um manejo precoce e adequado dos pacientes.

Ao longo deste capítulo serão explorados os princípios fundamentais da USG ocular, técnicas de aquisição de imagens e interpretação dos achados ultrassonográficos relevantes para cada uma das patologias mencionadas. Além disso, serão discutidas as indicações clínicas para a realização da ultrassonografia *point-of-care* ocular, destacando sua aplicabilidade em situações emergenciais, como traumas oculares e síndromes agudas de perda visual.

INDICAÇÕES

As indicações incluem possibilidade de dano ocular e alterações sistêmicas. A seguir são apresentadas as principais indicações:

- **Perdas visuais agudas:** avaliar a possibilidade de descolamento de retina ou coroide e hemorragia vítrea. Ainda, é possível avaliar oclusões de artérias ou veias retinianas.
- **Traumas oculares sem aparente perfuração ou ruptura do globo ocular:** avaliar possível luxação de cristalino ou lente intraocular, descolamento de retina, ruptura de globo ocular e hemorragia vítrea.
- **Avaliação de edema da bainha do nervo óptico:** na possibilidade de papiledema.

CONTRAINDICAÇÕES

- **Perfuração ou ruptura ocular aparente:** nesses casos, o olho deve ser pressionado e manipulado o mínimo possível, pelo risco de saída do conteúdo ocular e perda irreversível da visão. É importante fazer um curativo protetor não compressivo até a avaliação oftalmológica.
- A cirurgia de retina prévia, em que foi implantado silicone na cavidade vítrea, é uma contraindicação relativa. Nesse caso, a quantidade de artefatos é tão grande que o exame deixa de ser confiável.
- As doenças de córnea com risco de perfuração, como úlceras de córnea e ceratocone avançado, devem ser manejadas com cautela, pesando o risco-benefício do exame. Contraindicação relativa.

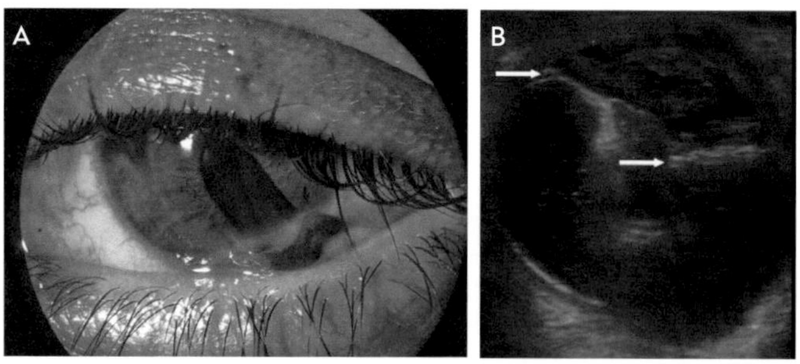

FIGURA 1 A: perfuração ocular, uma contraindicação da realização da POCUS no olho. Em grande parte das perfurações, a íris assume o papel de tamponar o orifício de entrada, gerando esse aspecto de "pupila deslocada". B: olho com silicone intraocular: há distorções e artefatos, criando uma imagem não confiável.

Fonte: A: acervo do autor. B: Puthiyakam, J., Nalakath, N., Ezhuthullathil, D. et al. Intracranial silicone oil migration with encephalopathy: a rare case report. Egypt J Radiol Nucl Med 53, 29 (2022). https://doi.org/10.1186/s43055-022-00701-7. Disponível em: https://ejrnm.springeropen.com/articles/10.1186/s43055-022-00701-7. Acesso em: 31 jul. 2024.

COMO REALIZAR O EXAME

1. **Preparação:** posicione o paciente em decúbito dorsal, se possível com o aparelho de ultrassom à direita dele, em caso de examinador destro. Pedir para o paciente fechar os olhos e, sob a pálpebra fechada, colocar uma camada generosa de gel, que não precisa ser estéril.
2. **Transdutor:** em contextos fora da oftalmologia, na avaliação à beira leito, para o exame ocular utiliza-se o probe linear que possui alta frequência (5-15 MHz), gerando ótimas imagens de até 8 cm de profundidade.
3. **Ajustes do aparelho:** com o transdutor linear, selecione o *preset* superficial, ajuste a profundidade para incluir todas as estruturas necessárias, cerca de 4 a 5 cm.
4. **Posição do transdutor:** com uma camada generosa de gel não é preciso haver contato direto do transdutor com a pálpebra do paciente. Além disso, os movimentos ideais tendem a ser delicados, utilizando os dedos. Para isso, sugere-se apoiar a mão em estruturas ósseas do rosto do paciente, se possível, evitando pressão contra o olho examinado. Por exemplo: ao examinar com a mão direita, é possível apoiar os dedos

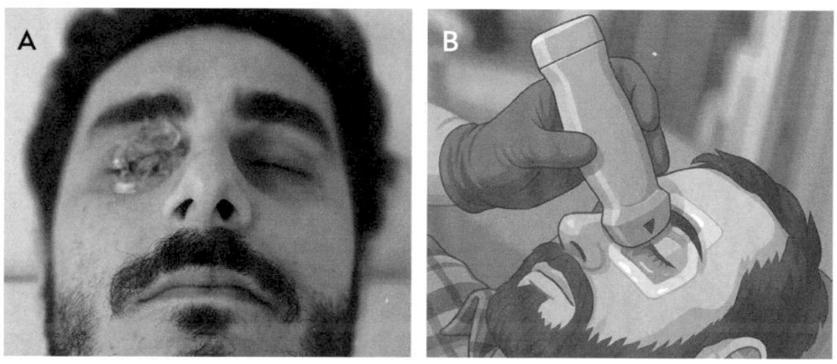

FIGURA 2 A: exemplo de camada generosa de gel antes de iniciar o exame. B: ultrassonografia ocular sendo feito com paciente em uso do Tegaderm™* no olho esquerdo.

* Adesivo usado em algumas situações para ultrassom ocular. Contudo, já é possível encontrar na literatura informações de que ele pode aumentar o desconforto e piorar a qualidade da imagem. Por isso recomenda-se seu uso em casos selecionados, de dificuldade do paciente em fechar os olhos ou em uso de géis que não são à base de água.

Fonte: A: acervo do autor. B: adaptada de Baranwal M. Is Tegaderm Beneficial for Improving Image Quality And Patient Discomfort In Ocular Ultrasound? https://medicaldialogues.in/radiology/news/is-tegaderm-beneficial-for-improving-image-quality-and-patient-discomfort-in-ocular-ultrasound-102705. Acesso em: 31 jul. 2024.

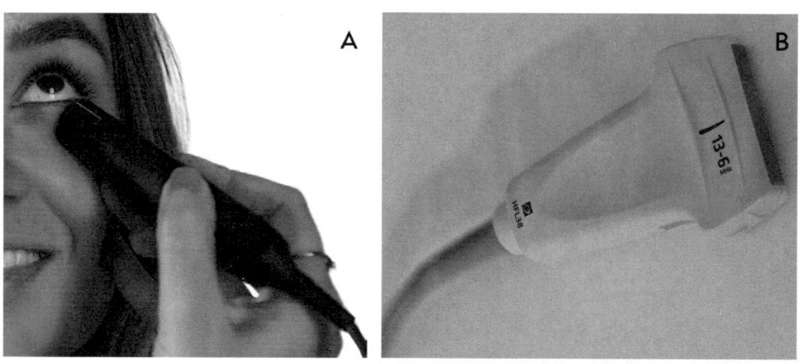

FIGURA 3 A: Exemplo de probe oftalmológico específico. B: Exemplo de probe linear usado para o *point-of-care* ocular.

Fonte: A: Canva pro. B: acervo do autor.

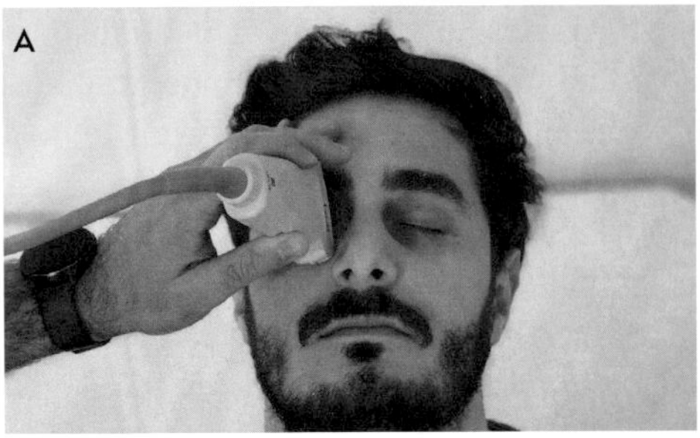

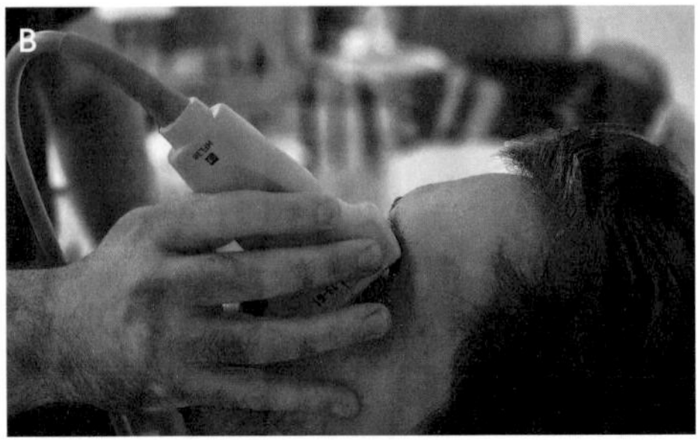

FIGURA 4 A: ao examinar o olho direito com a mão esquerda, é possível apoiar na fronte do paciente. B: ao examinar o olho esquerdo com a mão direita, é possível apoiar no arco zigomático.
Fonte: adaptada de Ahn J, Dinh V. Ocular ultrasound made easy: step-by-step guide. Disponível em: https://www.pocus101.com/ocular-ultrasound-made-easy-step-by-step-guide/#Periorbital_Edema. Acesso em: 31 jul. 2024.

no osso nasal do paciente. Ao examinar o olho esquerdo, é possível apoiar no osso zigomático.

SONOANATOMIA

Em toda imagem ultrassonográfica do olho, o ideal é tentar captar o máximo de estruturas possíveis, indicando que o exame está concentrado na parte mediana do olho, seja no plano transversal seja sagital. Na avaliação ocular com ultrassom, pode-se identificar as principais estruturas oculares dentro da normalidade: córnea, câmara anterior, íris, cristalino, vítreo, retina, nervo óptico e sua bainha. Dito isso, aprender a identificar alterações patológicas em contextos de emergência pode salvar a visão de um paciente.

- **Plano transversal:** com o transdutor com índex às 9h, de modo que fique perpendicular ao nariz, procurar a imagem que mostre o máximo de estruturas ao mesmo tempo, sendo elas: pálpebra, câmara anterior, cristalino (ou lente de cirurgia de catarata), íris, corpo vítreo, retina e nervo óptico. É possível utilizar duas técnicas para encontrar a imagem ideal contendo todas as estruturas: fazer leves movimentos de inclinação com o transdutor ou pedir para o paciente virar levemente com os olhos fechados para a direita ou a esquerda. Nesse momento, a movimentação adequada dos músculos extraoculares é avaliada.
- **Plano sagital:** transdutor com orientação do índex a 12h, de modo que fique paralelo ao nariz. Assim como o plano transversal, deve-se procurar o máximo de estruturas intraoculares em uma mesma imagem. Nessa busca, pode ser útil fazer leves movimentos de inclinação com o transdutor ou pedir para o paciente mexer levemente, com os olhos fechados, para cima e para baixo.

BAINHA DO NERVO ÓPTICO

Como avaliar?

A obtenção dessa medida é importante em situações de edema do nervo óptico. Ela deve ser medida nos dois olhos e no plano sagital e transversal.

- **Plano transversal:** após captar a imagem transversal, move-se lateralmente o transdutor cerca de 15º, de modo que aponte mais em direção às estruturas mediais ou

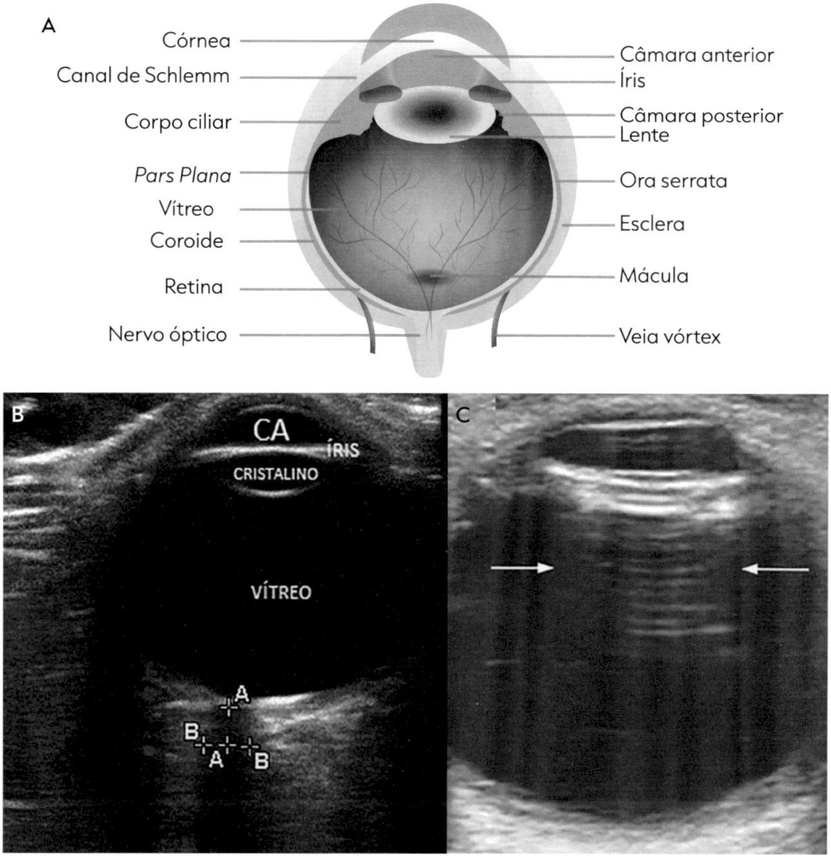

FIGURA 5 A: anatomia do olho em corte transversal. B: imagem feita pelo ultrassom *point-of-care* usando o probe linear no corte axial, em que CA = câmara anterior, A = local de inserção do nervo óptico e distância, B = largura da bainha do nervo óptico. C: olho com lente intraocular – em pacientes que realizaram retirada de catarata/cristalino. Reparem que a lente, geralmente de acrílico, gera esse efeito de reverberação acústica, por vezes dificultando a avaliação.

Fonte: A: Weimer JM, Rink M, Vieth T, Lauff J, Weimer A, Müller L, et al. Development and evaluation of a point-of-care ocular ultrasound curriculum for medical students – a proof-of-concept study. Disponível em: https://link.springer.com/article/10.1186/s12909-023-04723-1. B: acervo do autor. C: The POCUS Atlas. Disponível em: https://www.thepocusatlas.com/ocular-atlas; De La Hoz Polo M, Torramilans Lluís A, Pozuelo Segura O, Anguera Bosque A, Appiani CE, Caminal Mitjana JM. Ocular ultrasonography focused on the posterior eye segment: what radiologists should know. Disponível em: https://insightsimaging.springeropen.com/articles/10.1007/s13244-016-0471-z. Acesso em: 31 jul. 2024.

nasais dentro do olho. O objetivo é encontrar a melhor imagem do nervo óptico, que fica na região "nasal" do olho. Por vezes, é preciso fazer leves movimentos de inclinação (superior e inferior) a fim de ver melhor o nervo e sua bainha. Ao encontrar a melhor visualização, aperte em congelar a imagem no ultrassom, selecione a função de medir e meça do meio da borda intraocular do nervo até 3 mm abaixo. Na região marcada como 3 mm, meça de uma borda lateral à outra do nervo.

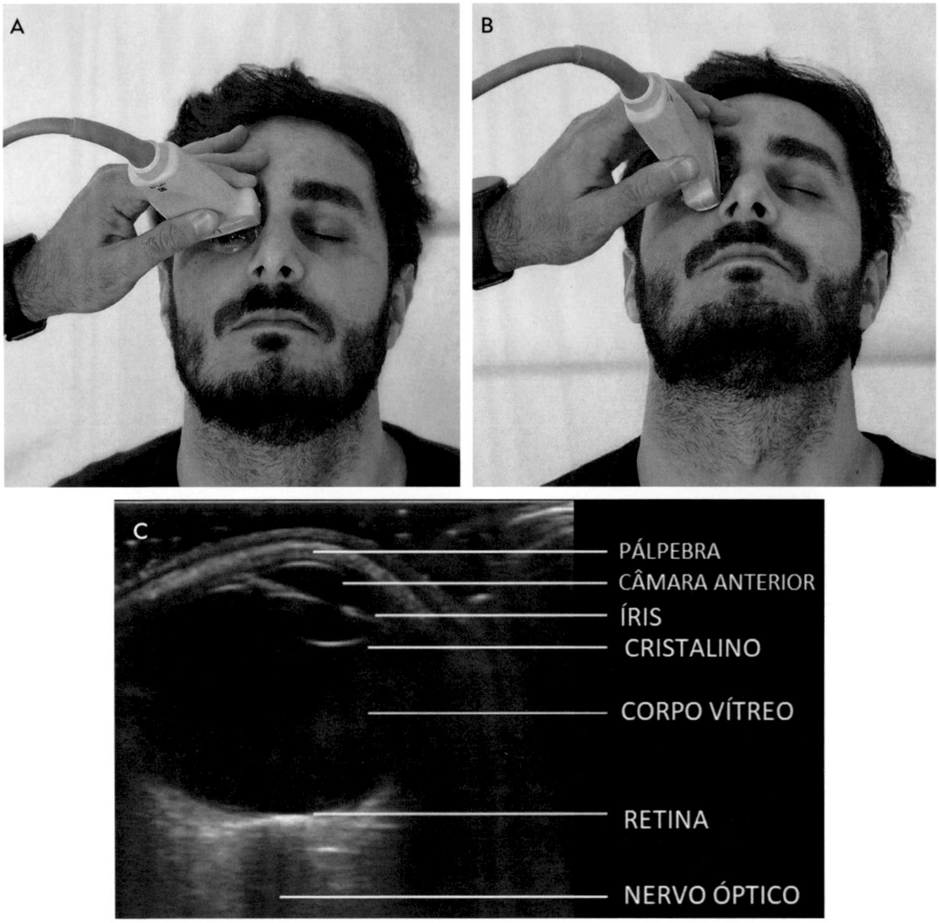

FIGURA 6 A: posição do transdutor no eixo transversal, seguido do probe posicionado no plano sagital (B). C: a imagem da POCUS revela as estruturas oculares similares nos dois planos.
Fonte: acervo do autor.

- **Plano sagital:** após captar a imagem sagital, mova levemente o transdutor no sentido superior, de modo que o feixe de ultrassom fique ligeiramente apontado para baixo. Após encontrar a melhor imagem, congele e repita o processo utilizado no plano transversal. As medidas achadas em cada plano devem ser somadas e divididas a fim de gerar uma média aritmética do valor.

Interpretação: valores ≥ 5 mm para o ultrassom da bainha do nervo óptico sugerem edema de disco óptico. Uma vez que o edema do disco esteja em ambos os olhos, há possibilidade de hipertensão intracraniana.

PAPILEDEMA

Atualmente, um grande desafio da medicina intensiva e de emergência é diagnos-

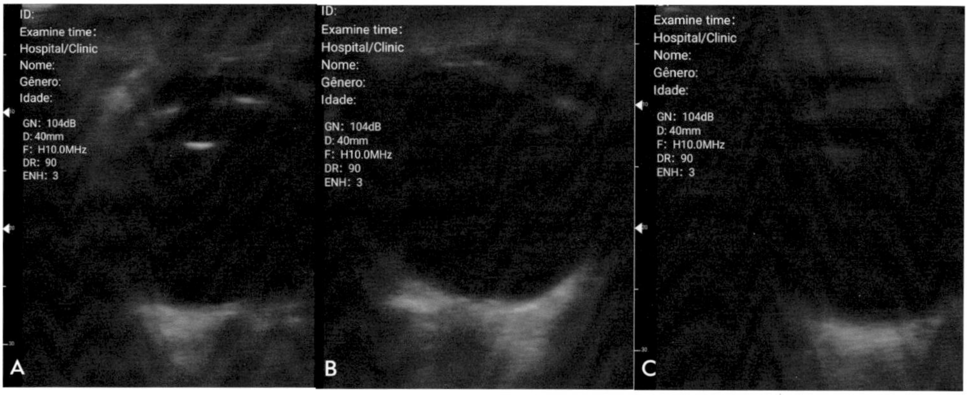

FIGURA 7 Ultrassom de um mesmo olho, em que, inicialmente o olho é visto na posição anatômica, depois fazendo o movimento lateral e, por fim, medial. Pedir para o paciente mexer os olhos ajuda a buscar melhores imagens e avaliar os movimentos dos músculos extraoculares.
Fonte: acervo do autor.

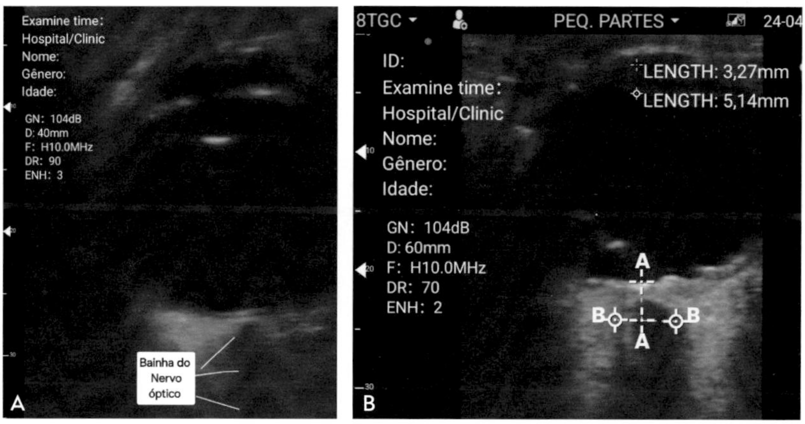

FIGURA 8 A: ultrassom com o nervo óptico e sua bainha nítidos. B: imagem congelada em que é medida A-A de 3 mm, em que, uma extremidade fica na base interna do nervo óptico intraocular e a outra extremidade 3 mm abaixo. C: ainda na imagem congelada, uma medida perpendicular de uma ponta da bainha do nervo óptico a outra.
Fonte: acervo do autor.

ticar a hipertensão intracraniana de forma não invasiva. Na impossibilidade da realização do exame de fundo de olho pelo médico, uma das ferramentas que tem se mostrado útil para tal é a avaliação da POCUS de bainha de nervo óptico (ONSD). Essa avaliação tem grande especificidade, chegando a 92%.[8]

O achado característico é a medida da ONSD maior que 5 mm a 3 mm abaixo da superfície da inserção do nervo óptico no olho. Para crianças até 1 ano, os valores de corte de normalidade do diâmetro da ONSD é 4 mm. Para crianças entre 1 e 15 anos, considera-se 4,5 mm. Para maiores de 15 anos, considera-se o mesmo valor dos adultos.

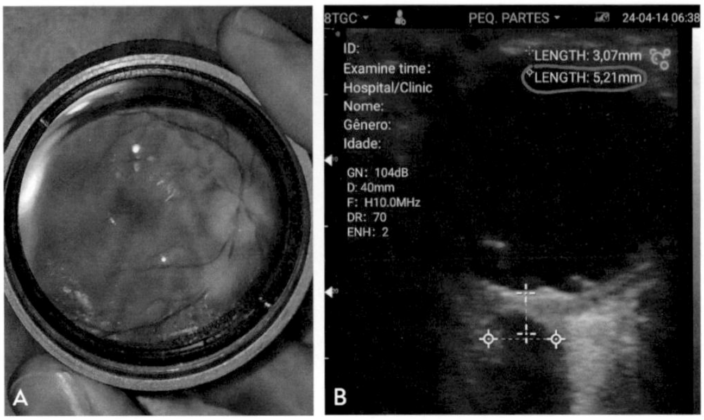

FIGURA 9 A: papiledema evidenciado em exame de fundo de olho. O aumento de pressão intracraniana diminui o fluxo axonal do nervo ótico gerando edema dele. B e C: papiledema evidenciado na POCUS por meio de um aumento do diâmetro da bainha. Nesse caso, é considerado aumentado se maior que 5 mm em adultos.
Fonte: acervo do autor.

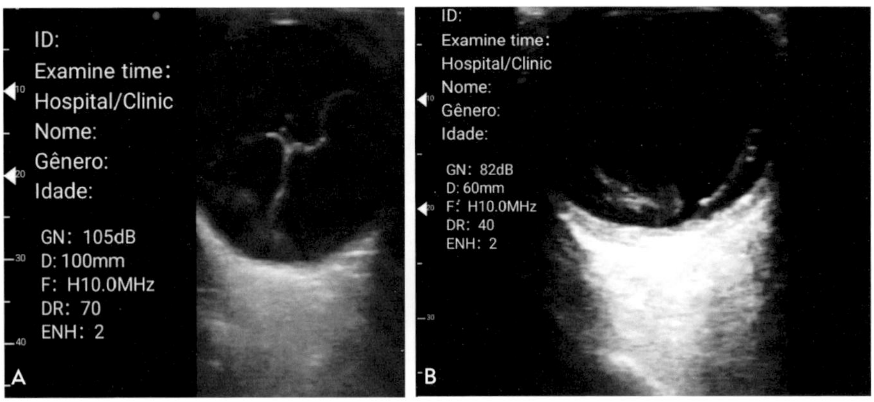

FIGURA 10 As figuras mostram descolamentos de retina. Reparem que a retina descolada é uma membrana hiperecoica, muitas vezes ligada ao nervo óptico. Esse diagnóstico exige encaminhamento para a cirurgia oftalmológica de urgência. Quanto antes o paciente for operado, melhor será o prognóstico visual.
Fonte: acervo do autor.

AVALIANDO ALTERAÇÕES VISUAIS AGUDAS

Descolamento de retina

Em quadros de alteração visual aguda, é sempre importante avaliar a possibilidade de descolamentos de retina, uma emergência oftalmológica que necessita de cirurgia de urgência. Com um examinador experiente, a sensibilidade e especificidade da POCUS ocular para descolamento de retina chega a 94%. No exame de ultrassonografia, verifica-se uma membrana grossa

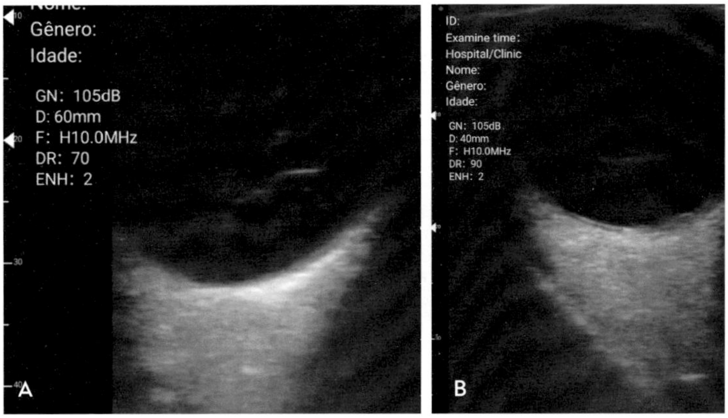

FIGURA 11 Descolamento vítreo posterior (DVP): embora possa gerar similaridade a membrana vítrea móvel, tende a ser mais fina se dobrar sobre si mesmo. Ainda não é vista ligada ao nervo óptico, como pode ocorrer em descolamento da retina (DR) extenso. Nas imagens em vídeo, a diferenciação se torna mais evidente.
Fonte: acervo do autor.

TABELA 1 **Diferença entre descolamento vítreo posterior (DVP) e descolamento da retina (DR) ao ultrassom**

Descolamento de vítreo posterior	Descolamento de retina
Linha hiperecoica não ligada ao nervo óptico	Grande parte das vezes ligada ao nervo ótico
Movimento ondulatório tipo "algas marinhas"	Menor mobilidade e mais aderida à parede interna do olho
Membrana fina e se dobra entre si	Linha hiperecoica mais grossa

hiperecoica desconectada da superfície posterior que se move com a mobilização do paciente. A avaliação deve ser feita no plano sagital e transversal.

Descolamento de vítreo posterior

Existe um tipo de alteração fisiológica presente, principalmente, em pessoas idosas, intitulada descolamento de vítreo posterior (DVP), e a sua imagem na ultrassonografia se assemelha ao descolamento de retina (DR). Como diferença clínica, o DVP gera a sensação de fios de cabelo ou "moscas" passando pela visão, e o DR gera perda de acuidade ou campo visual, sendo este último uma emergência oftalmológica.

Observação: comumente, é possível encontrar DR com o DVP, sendo o DVP um potencial causador de DR a longo prazo.

Hemorragia vítrea

Com uma sensibilidade de até 90% e especificidade de até 92%, outra causa, comumente menos grave que o DR, é a hemorragia vítrea (HV), muitas vezes advinda de neovasos secundários a uma retinopatia diabética avançada. A característica principal é a perda visual aguda, identificada na POCUS

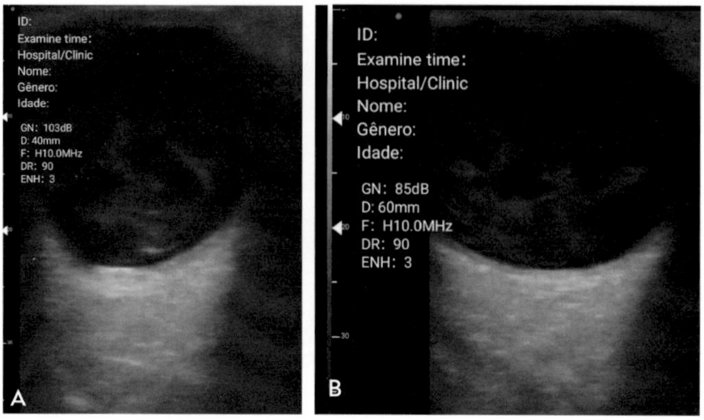

FIGURA 12 Hemorragia vítrea. O vítreo geralmente hipoecogênico apresenta imagens hiperecogênicas importantes, indicando a presença de sangue.
Fonte: acervo do autor.

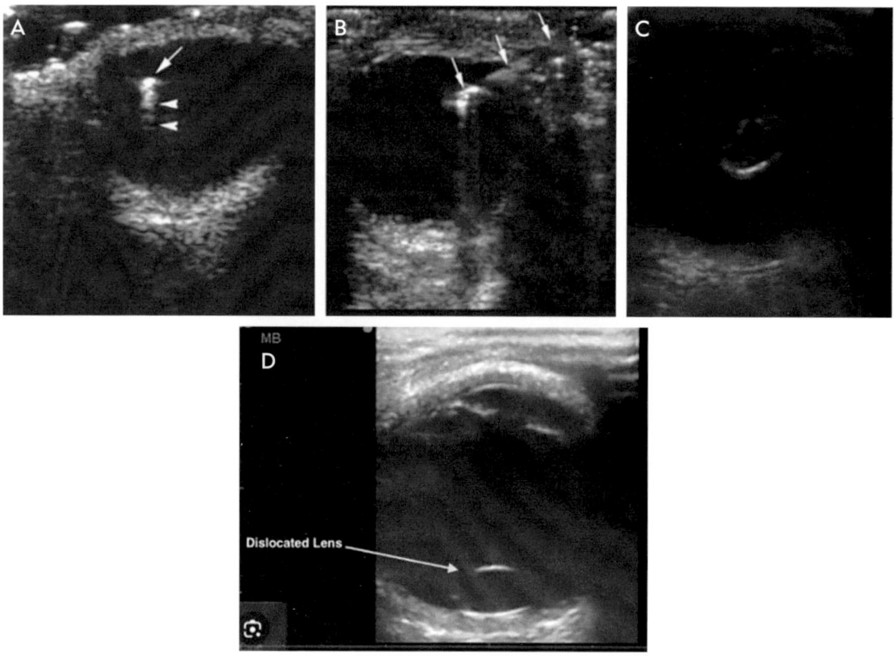

FIGURA 13 A e B: corpo estranho ocular: percebam uma opacidade intraocular delimitada, sugerindo um corpo estranho intraocular. Boa parte das vezes exige cirurgia de urgência. C e D: luxação de cristalino: note o cristalino luxado dentro do vítreo com a identificação de uma imagem hiperecogênica (cápsula) e com conteúdo mais anecoico.
Fonte: A e B: https://www.acep.org/sonoguide/advanced/ocular-emergencies; C e D: https://www.pocus101.com/ocular-ultrasound-made-easy-step-by-step-guide.

como conteúdo ecogênico dentro do humor vítreo, hipoecogênico. Ainda é possível ver o "sinal da máquina de lavar" na imagem em vídeo em que o conteúdo se move no olho como "roupas em uma máquina de lavar".

AVALIANDO O TRAUMA OCULAR

Por vezes, pacientes com trauma no olho apresentam tanto edema periocular que dificulta ou torna inviável a abertura palpebral. Nesse momento, a POCUS ocular se torna ferramenta importante para descartar situações de iminente perda visual. São elas: descolamento de retina ou coroide, luxação de cristalino, ruptura do globo ocular e corpo estranho intraocular.

AVALIANDO A CELULITE PÓS-SEPTAL

A diferenciação de celulite pré-septal e pós-septal é de suma importância na prática médica, visto que a celulite pré-septal pode ser tratada de forma domiciliar, e a pós se trata de uma indicação clara de internação com gravidade muito elevada. Por vezes, apenas pelo exame clínico é difícil fazer essa diferenciação, e alguns trabalhos demonstram o papel da POCUS ocular como complemento nessa avaliação.

Na POCUS, na avaliação da região orbitária, é observada não só a estrutura ocular como a estrutura periocular, com a necessidade de descolamento lateral e medial do transdutor para uma avaliação completa. Nesses casos, procuram-se sinais de abscesso em topografia pós-septal.

OUTRAS UTILIDADES

- **Oclusão da artéria central da retina:** também uma causa de alteração visual aguda. Na ultrassonografia, verifica-se uma diminuição ou uma ausência de fluxo na artéria central com a localização apenas do fluxo venoso.
- **Massas oculares:** tumores como melanoma de coroide ou metástases podem ser visualizados à ultrassonografia ocu-

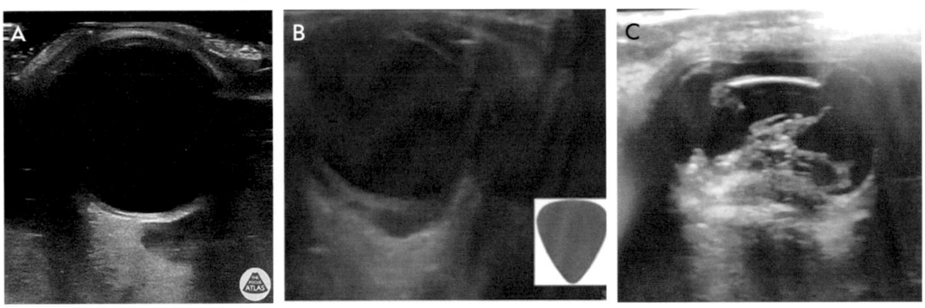

FIGURA 14 A e B: posterior ao globo ocular é visualizada uma região hipoecoica (hematoma) dividindo espaço com o tecido orbitário posterior do olho. Clinicamente, é possível ver quadro de proptose e baixa acuidade visual. C: caso de ruptura do globo ocular em que os componentes internos do olho perdem a conformidade características. Caso dramático com necessidade cirúrgica e prognóstico reservado.

Fonte: A: The POCUS Atlas. Orbit. Disponível em: https://www.thepocusatlas.com/ocular-atlas. B: Situ-LaCasse E, Adhikari SR. Ocular emergencies. Disponível em: https://www.acep.org/sonoguide/advanced/ocular-emergencies; Lens Dislocation. Disponível em: https://med.emory.edu/departments/emergency-medicine/sections/ultrasound/case-of-the-month/ocular/lens_dislocation.html; C: acervo do autor.

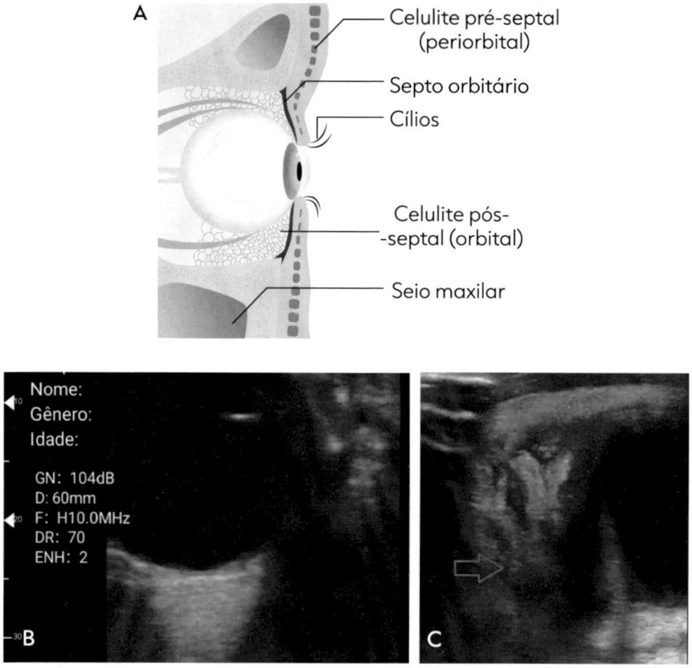

FIGURA 15 A: septo orbitário. Infecções que o transpassam são chamadas celulite orbital ou pós-septal e conferem um quadro de potencial gravidade. B: área de abscesso pré-septal na região nasal anterior ao olho. C: área de abscesso já envolvendo praticamente toda a lateral do olho, indicando que o septo fora transpassado.
Fonte: Situ-LaCasse E, Adhikari SR. Ocular emergencies. Disponível em: https://www.acep.org/sonoguide/advanced/ocular-emergencies. Acesso em: 31 jul. 2024.

lar e podem ser importantes em diversos contextos.

DICAS E *PITFALLS*

- Ao utilizar camadas generosas de gel, não é necessário tocar o probe no olho do paciente.
- Sempre que desconfiar de alguma alteração na POCUS ocular, compare com o outro olho. Os olhos tendem a ter a anatomia parecida e dificilmente haverá alterações de emergência nos dois olhos ao mesmo tempo.
- Sempre faça uma ectoscopia ocular no paciente antes. Em casos de suspeita de conjuntivite muito secretiva, é importante tomar precauções para evitar o contágio.
- Se a imagem não parecer adequada, considere aumentar o ganho para melhorá-la.
- Questionar se o paciente tem um grau de óculos muito forte pode ser importante. Altas miopias (maior que –8,00) tendem a ter a retina mais frágil, ter mais descolamento vítreo e nervos ópticos maiores.
- Questione se o paciente já fez cirurgias de retina ou catarata. Silicone intraocular e lentes pós-cirurgia de catarata podem gerar artefatos importantes.
- Questione se o paciente está de lente de contato. Para maior conforto, é sugerido que as retire.

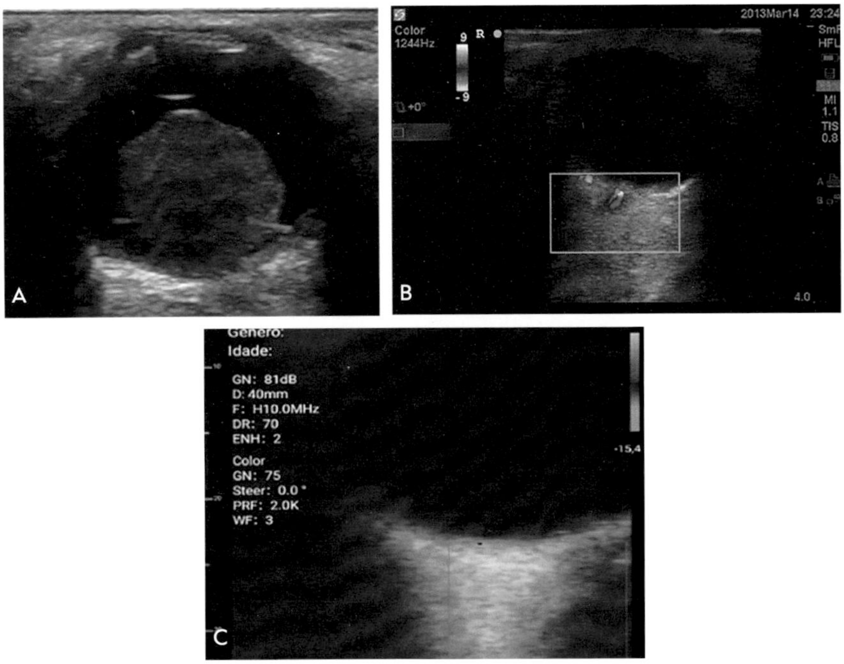

FIGURA 16 A: massa intraocular: a imagem bem delimitada de conteúdo sólido. Nesses casos, é sempre importante verificar a possibilidade de tumor primário ou metastático. B: Fluxo arterial e venoso visto ao Doppler de forma normal. C: sem visualização de fluxo arterial, podendo sugerir uma oclusão da artéria central da retina (ver Apêndice A – Imagens coloridas).
Fonte: Ahn J, Dinh V. Ocular ultrasound made easy: step-by-step guide. Disponível em: https://www.pocus101.com/ocular-ultrasound-made-easy-step-by-step-guide/. Acesso em: 31 jul. 2024. C: acervo do autor.

REFERÊNCIAS

1. American Academy of Ophthalmology. Fundamentals and principles of Ophthalmology – basic and clinical science course, 2022. Capítulo 3, p. 115.
2. Propst SL, Kirschner JM, Strachan CC, Roumpf SK, Menard LM, Sarmiento EJ, et al. Ocular point-of-care ultrasonography to diagnose posterior chamber abnormalities: a systematic review and meta-analysis. JAMA Netw Open. 2020;3(2):e1921460.
3. Kimberly HH, Shah S, Marill K, Noble V. Correlation of optic nerve sheath diameter with direct measurement of intracranial pressure. Acad Emerg Med. 2008;15(2):201-4.
4. Echography (Ultrasound). EyeWiki, [*S.l.*], [*s.d.*]. Disponível em: https://eyewiki.aao.org/Echography_(Ultrasound). Acesso em: 27 ago. 2024.
5. Bates A, Goett HJ. Ocular Ultrasound. In: StatPearls. Treasure Island (FL): StatPearls; 2024. Disponível em: https://www.ncbi.nlm.nih.gov/books/NBK459120/. Acesso em: 27 ago. 2024.
6. Kilker BA, Holst JM, Hoffmann B. Bedside ocular ultrasound in the emergency department. Eur J Emerg Med. 2014;21(4)246-53.
7. Tjahjadi NS, van de Bergh W, Elbers PWG, Gommers D, Tuinman PR. Point-of-care ultrasound of optic nerve sheath diameter to detect elevated intracranial pressure: ultrasound in the eye of the beholder? Netherlands J Crit Care. 2019;27(2):81-6.
8. Ohle R, McIsaac SM, Woo MY, Perry JJ. Sonography of the optic nerve sheath diameter for detection of raised intracranial pressure compared to computed tomography: a systematic review and meta-analysis. J Ultrasound Med. 2015;34(7):1285-94.

9. Roque PJ, Hatch N, Barr L, Wu TS. Bedside ocular ultrasound. Crit Care Clin. 2014;30(2): 227-41.
10. Marks A, Patel D, Chottiner M, Kayarian F, Peska GD, Gottlieb M. Covered or uncovered: A randomized control trial of tegaderm versus no tegaderm for ocular ultrasound. Am J Emerg Med. 2022;61:87-9.
11. Kang TL, Seif D, Chilstrom M, Mailhot T. Ocular ultrasound identifies early orbital cellulitis. West J Emerg Med. 2014;15(4):394.
12. James V, Ong G. Elevated optic disc height and increased optic nerve sheath diameter on bedside ultrasound in a pediatric patient with orbital cellulitis: more than meets the eye. J Emerg Med. 2018;55(6):813-6.

CAPÍTULO 8

O uso da *point-of-care* no gerenciamento das vias aéreas

Rodrigo Silva de Quadros

Objetivos

Demonstrar de forma prática as cinco etapas do uso do ultrassom focado para o gerenciamento das vias aéreas, que são:

- Avaliação inicial dos preditores anatômicos e fisiológicos de uma possível via aérea difícil.
- Confirmação da intubação, verificando a passagem do tubo na traqueia (protocolo TRUE).
- Confirmação do bom posicionamento do tubo, se ele não está seletivo.
- Guia para uma punção cricotireoide, como via aérea cirúrgica.
- Avaliação pós-intubação de possíveis causas de instabilidade.

INTRODUÇÃO

A ultrassonografia à beira do leito é uma ferramenta cada vez mais utilizada na avaliação dos pacientes críticos. No gerenciamento das vias aéreas não é diferente: a ultrassonografia pode ser utilizada em diferentes etapas da obtenção da via aérea avançada.

Uma das formas mais conhecidas de sistematizar o processo de intubação em pacientes em emergência é o algoritmo dos 7 passos da intubação, ou 7 P. São eles:

1º P – Preparação: momento de avaliação dos preditores de via aérea difícil, sejam os anatômicos, fisiológicos ou contextuais, para decidir a melhor abordagem por meio da elaboração dos planos de ação, culminando na preparação dos materiais e recursos necessários para cada caso.

2º P – Pré-oxigenação: estratégia de ofertar oxigênio suplementar na preparação do paciente para ser submetido ao procedimento, melhorando assim o tempo seguro de apneia, desnitrogenando o paciente.

3º P – Pré-tratamento: momento de tratar o que foi identificado de instabilidade ou preditor fisiológico de dificuldade para intubar, como choque, agitação, hipoxia grave.

4º P – Paralização e medicação: quando são utilizadas medicações escolhidas no planejamento inicial, caso decidido pelo uso de bloqueador neuromuscular, por exemplo, na sequência rápida de intubação, ou não, como a técnica KOBI (*ketamine only breathing intubation*).

5º P – Posicionamento do paciente: momento em que se posiciona o paciente e alinha-se os eixos oral e traqueal para intubação, como na *sniff position*, posição do cheirador.

6º P – Passagem do tubo traqueal: momento em que se confirma a passagem do tubo nas cordas vocais ou seu posicionamento correto na traqueia.

7º P – Cuidados pós-intubação: quando são verificadas as instabilidades possivelmente causadas pelo procedimento de intubação, o ajuste de ventilação mecânica e a sedação contínua, caso indicada.

A ultrassonografia pode ser utilizada em pelo menos 4 dos 7 passos da intubação: a preparação, o pré-tratamento, a passagem do tubo e os cuidados pós-intubação.

ULTRASSONOGRAFIA PARA A AVALIAÇÃO INICIAL DE PREDITORES DE VIA AÉREA DIFÍCIL NA PRÉ-INTUBAÇÃO

Os principais preditores de uma via aérea difícil são classificados em anatômicos e fisiológicos. Um paciente com anatomia adversa pode apresentar dificuldade considerável no momento da laringoscopia na intubação, assim como o paciente com instabilidade hemodinâmica também pode se tornar uma via aérea difícil.

Preditores anatômicos

Os preditores anatômicos de dificuldade de intubação mais conhecidos e divulgados são a dificuldade de abertura das vias aéreas, a impossibilidade de extensão do pescoço, traumas ou sangramentos, distância entre o mento e a cartilagem tireoide e o osso hioide, entre outros.

A avaliação anatômica de estruturas importantes ganha importante reforço por meio do uso da ultrassonografia. Ela pode ser utilizada para analisar a anatomia da base da língua, da traqueia e demais estruturas cartilaginosas, identificando a anatomia normal e outras alterações. Para tanto, é possível utilizar dois tipos de transdutores: o linear para avaliar as estruturas mais superficiais das vias aéreas superiores, esôfago e vasos, por exemplo, com até 5 cm de profundidade; e o transdutor convexo para a visualização de estruturas mais profundas, como a região submandibular.

As principais janelas para a avaliação da anatomia das vias aéreas são por meio da colocação dos transdutores em posição transversal e longitudinal em região anterior do pescoço, conforme a Figura 1.

Em cinco pontos: supra-hióideo, tireo-hióideo, tireoide, cricotireóideo e supraesternal, em que cada um possui uma função principal no manejo das vias aéreas, conforme a Figura 2.

1. **Janela supra-hióidea:** o espaço oral pode ser avaliado posicionando o probe abaixo do mento, na posição longitudinal acima do osso hioide, com o indicador voltado para a posição cefálica. Observam-se o mento, o osso hioide, os músculos milo-hióideo e gênio-hióideo, e a língua, podendo medir a distância hiomental, conforme a Figura 3.
2. **Janela tireo-hióidea:** deve-se posicionar o probe na posição transversal, entre o osso hioide e a cartilagem tireoide. Dessa forma, pode ser observada a epiglote, conforme a Figura 4.

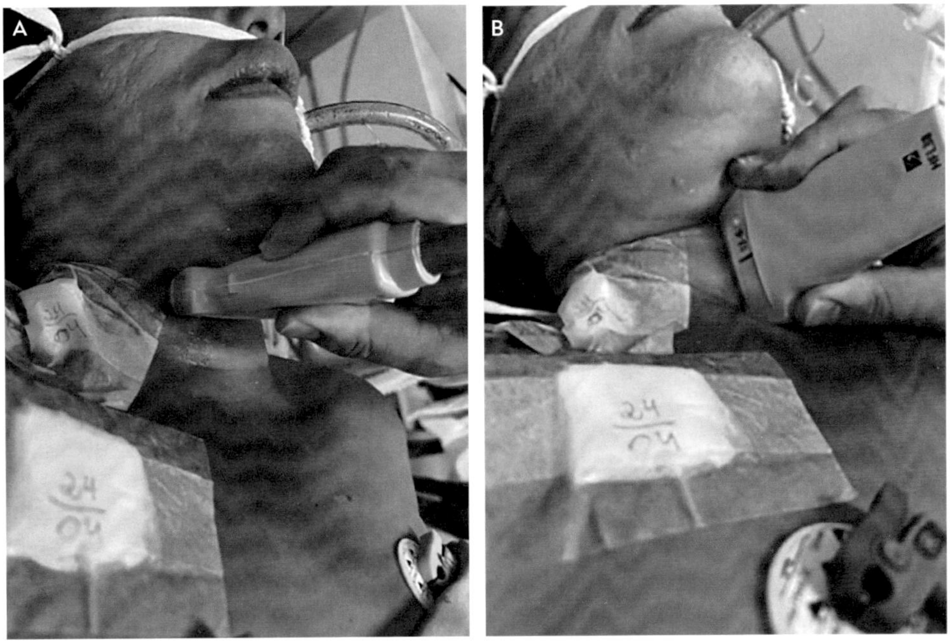

FIGURA 1 Posicionamento transversal e longitudinal. A: posicionamento do probe na transversal. B: posicionamento do probe longitudinal.
Fonte: acervo do autor.

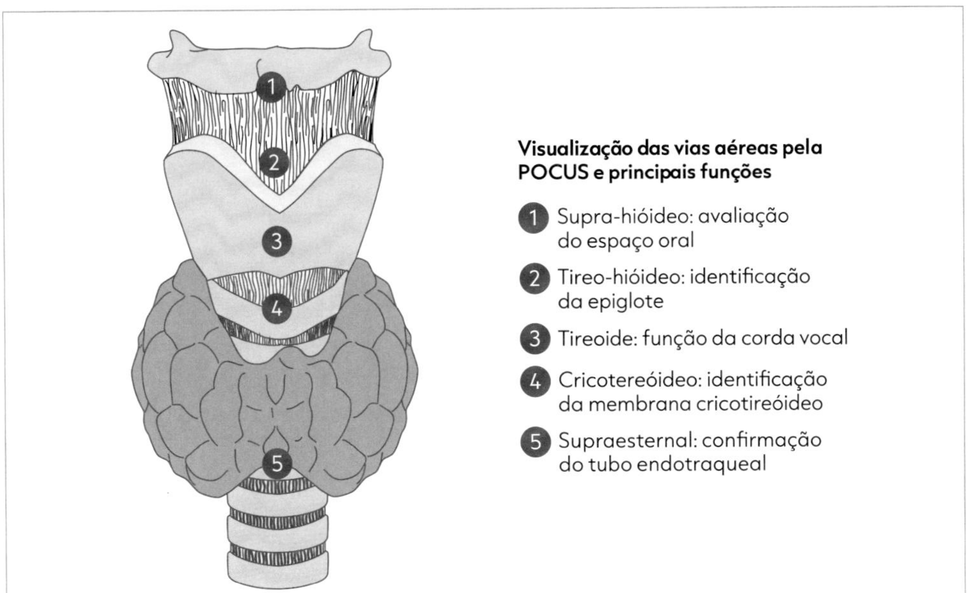

FIGURA 2 Pontos de janelamento das vias aéreas superiores.
Fonte: adaptada de Oliveira FAMS, Jule ROG, Rosa GFC. O uso do ultrassom à beira leito (POCUS) para manejo das vias aéreas no departamento de emergência. Revista Sociedade Científica, Brasília, v. 6, n. 1, p. 1–10, 2023. Disponível em: https://doi.org/10.61411/rsc12252. Acesso em: 8 jun. 2025.

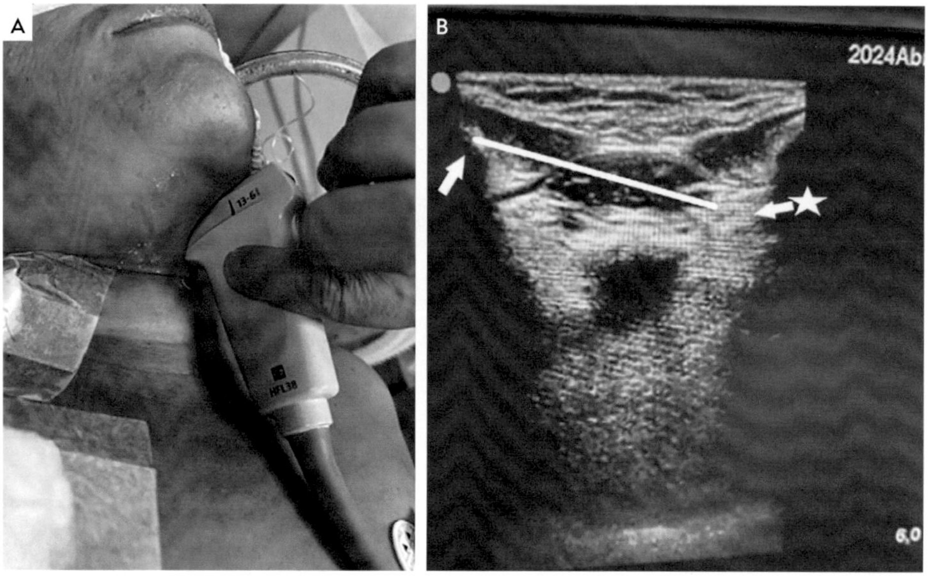

FIGURA 3 A janela supra-hióidea – A: posicionamento longitudinal janela supra-hióidea. B: linha mostra a distância entre o mento e o osso hioide; primeira seta à esquerda mostra o mento e seta à direita, a partir da estrela, mostra osso hioide.
Fonte: acervo do autor.

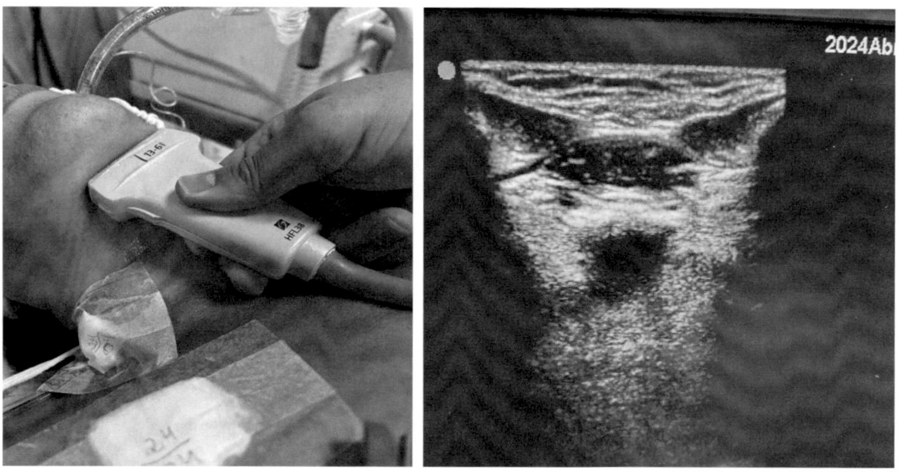

FIGURA 4 Janela tireo-hióidea.
Fonte: acervo do autor.

3. **Janela tireoide**: com o posicionamento do probe na transversal, sob a caSrtilagem tireoide e fazendo uma movimentação em báscula, é possível visualizar as cordas vocais, a cartilagem aritenoide e os músculos infra-hióideos e, mais abaixo, ao deslizar o probe, é possível ver as cordas vocais através da membrana cricotireóidea, e ainda medir o diâmetro do tubo, conforme a Figura 5.

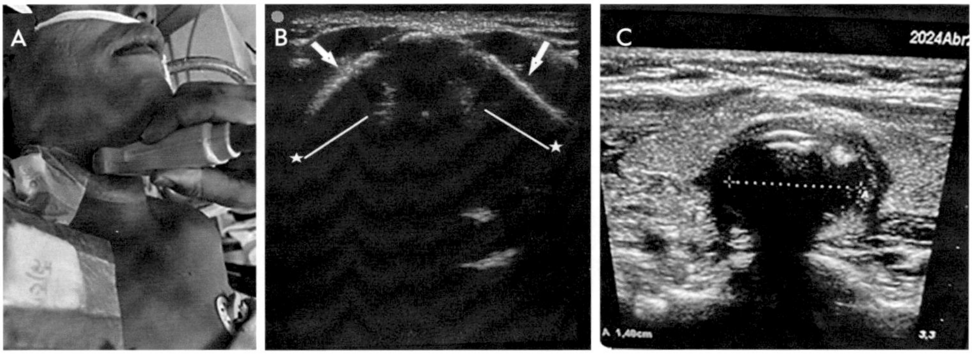

FIGURA 5 Janela tireoide à cricoide. A: janela para a visualização da cartilagem tireoide e das cordas vocais transversal. B: setas indicando a cartilagem tireoide e linhas indicando as cordas vocais. C: deslizando o probe para baixo a 90°, medida do tubo traqueal na traqueia.
Fonte: acervo do autor.

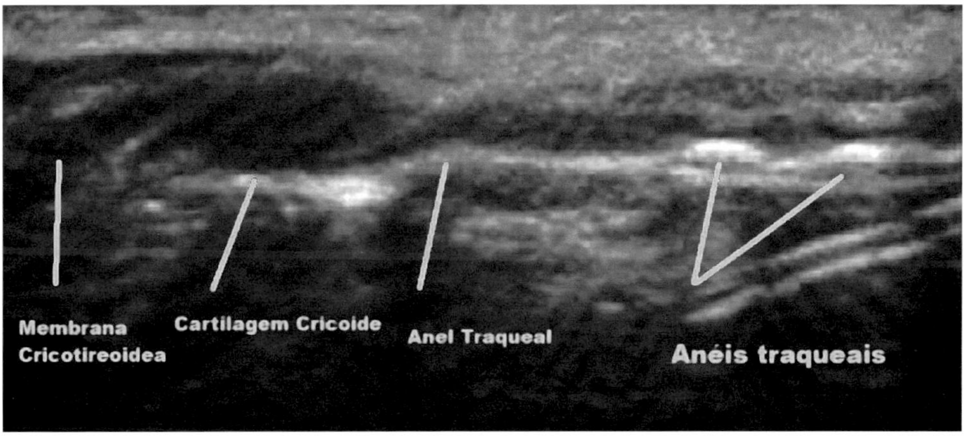

FIGURA 6 Janela longitudinal.
Fonte: acervo do autor.

4. **Janela cricotireóidea**: a visão cricotireóidea está localizada entre a cartilagem tireoide e a cartilagem cricoide. A principal utilidade clínica é auxiliar na identificação da membrana cricotireóidea, sendo importante para a programação da cricotireoidostomia. As principais estruturas visualizadas nessa insonação incluem a cartilagem tireoide, a membrana cricotireóidea e a cartilagem cricoide. Essa janela pode ser visualizada em dois planos: plano longitudinal, através do colar de pérolas, e plano transversal, através da TACA, conforme os janelamentos presentes na Figura 1, e visualização conforme as Figuras 6 e 7.
5. **Janela supraesternal**: visualização do tubo orotraqueal e medida do diâmetro traqueal acima da fúrcula esternal. As principais estruturas observadas nessa visão incluem: traqueia, esôfago, tireoide, artéria carótida e veias jugulares internas, vértebra e músculos esternocleidomastóideos (ver Figura 8).

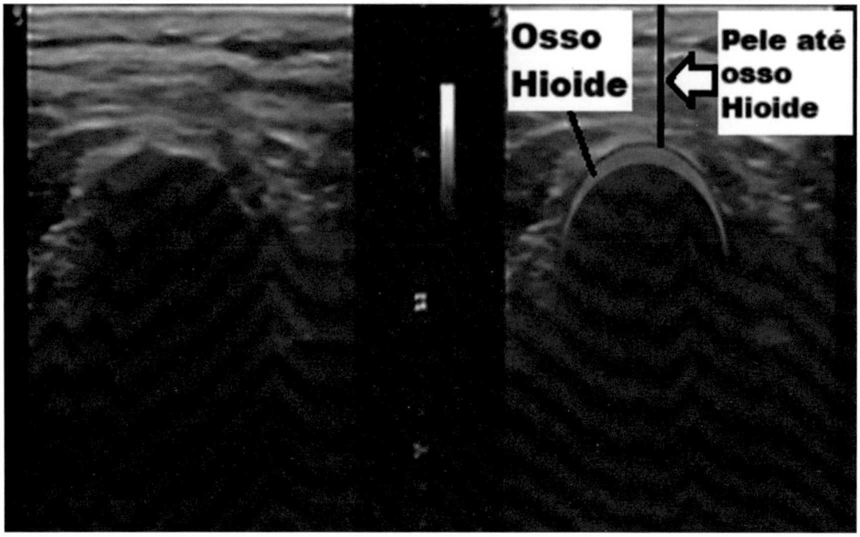

FIGURA 7 Avaliação das vias aéreas.
Fonte: acervo do autor.

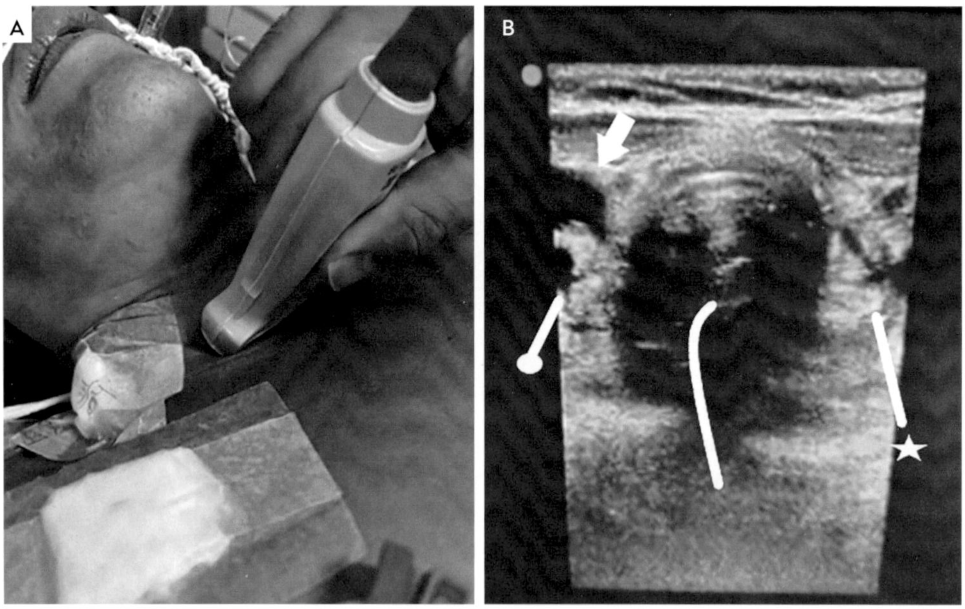

FIGURA 8 Visão supraesternal. A: janela supraesternal transversal. B: a seta indica a visão parcial da jugular interna direita, a linha a partir de um círculo indica a visão parcial da artéria carótida direita, a linha curva mostra a reverberação da traqueia e o anel traqueal, e a linha a partir de uma estrela indica o esôfago.
Fonte: Lages N, Vieira D, Dias J, Antunes C, Jesus T et al. Ultrasound guided airway access/Acesso às vias aéreas guiado por ultrassom. Revista Brasileira de Anestesiologia, v. 68, n. 6, p. 624–632, nov./dez. 2018.

Outra avaliação interessante é a medida da base da língua através da medida do palato até a pele do paciente, usando o probe curvilíneo em posição longitudinal do mento até a cartilagem cricoide, apontando para a região occipital do paciente, conforme a Figura 9. Um trabalho com 2.480 pacientes, realizado por Yao et al., analisou medidas ultrassonográficas da espessura lingual desses pacientes e as correlacionaram com dificuldade de intubação e laringoscopia. Foi utilizado o conceito de que quanto maior for a espessura da língua do paciente, maior será a dificuldade de intubação do paciente.

Essa medida foi usada como preditor de via aérea difícil e, como resultado, a espessura da língua maior que 6,1 cm foi associada à intubação difícil com sensibilidade de 75% e especificidade de 72% (*Oddsratio* de 7,7), enquanto a razão entre espessura da língua e distância tireomentoniana superior a 0,87 apresentou sensibilidade de 84% e especificidade de 79% (*Oddsratio* de 20).

Preditores fisiológicos

A avaliação dos preditores fisiológicos pode ser realizada em relação ao choque. Como exemplo, tem-se as avaliações hemodinâmicas, como volemia do paciente, avaliação qualitativa cardíaca, entre outras avaliações que são bem desenvolvidas e explicadas em capítulos específicos da avaliação do paciente grave, como nos protocolos RUSH, FAST e E-FAST, e protocolo BLUE, nos casos de insuficiência respiratória aguda, que não é o objetivo deste capítulo.

ULTRASSONOGRAFIA PARA A CONFIRMAÇÃO DA PASSAGEM DO TUBO ENDOTRAQUEAL NA TRAQUEIA

A ultrassonografia pode ser utilizada para a avaliação da posição correta do tubo endotraqueal. Útil especialmente em caso de dificuldades ou dúvida na avaliação da ausculta pulmonar e na avaliação da expansibilidade do tórax, como na

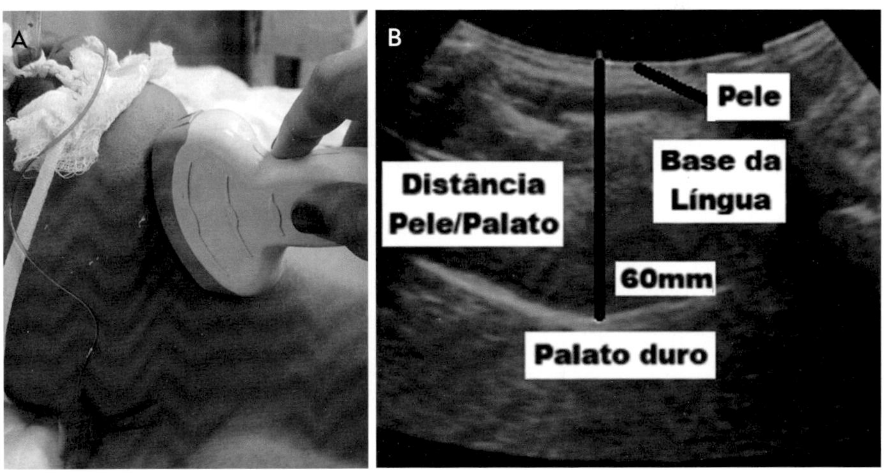

FIGURA 9 Avaliação das medidas da língua e identificação das demais estruturas.
Fonte: acervo do autor.

presença de enfisema subcutâneo, obesidade, deformidades traumáticas e locais com muito ruído sonoro, como no atendimento pré-hospitalar.

A avaliação do posicionamento pode ser feita pela visualização do tubo passando pela traqueia ou pelo esôfago, por meio do protocolo TRUE (*tracheal rapid ultrasound examination*).

Esse protocolo foi proposto como um exame de execução rápida e fácil, padronizado para ser feito de 9 a 16 segundos, de forma que o operador do aparelho de ultrassonografia usa um transdutor convexo e o posiciona de forma transversal na região anterior do pescoço, logo sobre a fúrcula esternal, conforme a parte A da Figura 10.

Na visualização inicial, há reverberação da traqueia, fazendo uma imagem de rabo de cometa, conforme a parte B da Figura 10. Caso seja realizada a intubação, será visualizada a mesma imagem de reverberação da traqueia, mas com um apagamento ou uma sobra na região posterior, conforme a parte C da Figura 10 (sinal do duplo trato), confirmando a intubação correta. Caso o tubo esteja localizado no esôfago, vê-se uma imagem dupla de rabo de cometa, conforme a parte D da Figura 10.

No trabalho original, a acurácia do protocolo TRUE foi de 98,2% usando como comparação a capnografia, que é considerada padrão-ouro para a confirmação de intubação ou não. Essa técnica deve ser

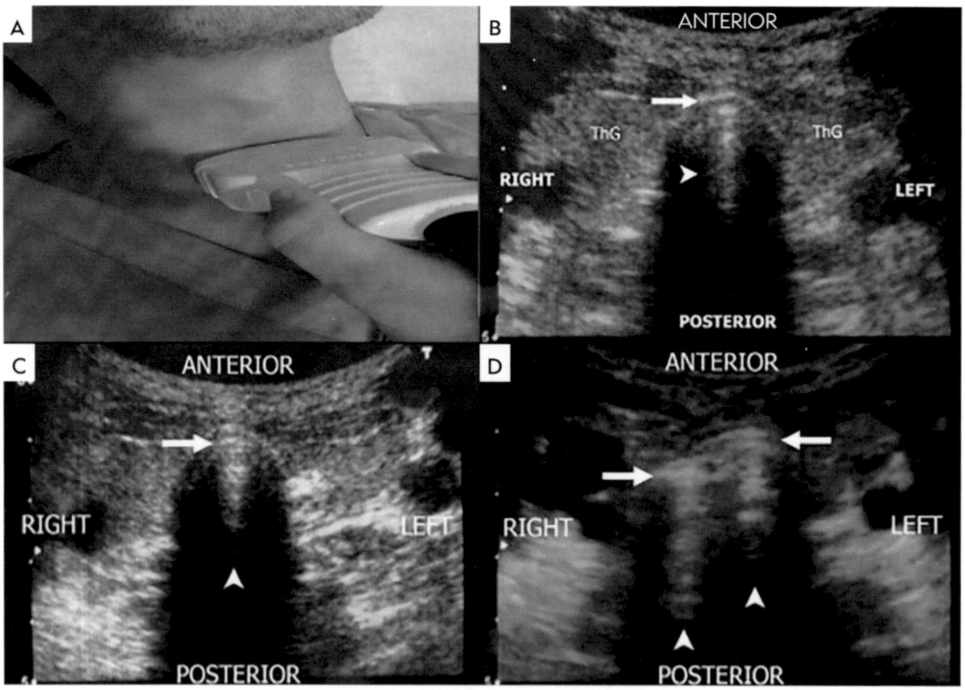

FIGURA 10 Protocolo TRUE. A: posicionamento do transdutor. B: visualização do rabo de cometa traqueia sem tubo. C: visualização da sombra posterior quando o tubo está na traqueia. D: visualização de dois rabos de cometa, quando a intubação está no esôfago.
Fonte: adaptada de Chou HC, Tseng WP, Wang CH, Ma MHM, Wang HP, Huan PC, et al. Tracheal rapid ultrasound exam (T.R.U.E.) for confirming endotracheal tube placement during emergency intubation. Resuscitation. 2011;82(10):1279-84.

realizada por profissional treinado e não deve atrapalhar o processo de intubação e equipe, mas servir como apoio imediato para determinar se houve ou não a intubação de forma imediata.

O posicionamento do profissional que vai manejar o aparelho de ultrassonografia deve ser à esquerda do paciente, pois se houver a necessidade de evolução para uma via aérea cirúrgica como cricotireoidostomia, o posicionamento do profissional para realizar o procedimento fica melhor à direita, caso ele seja destro. Mas se o plano de resgate de uma via aérea falha for a cricotireoidostomia por punção, a lógica se inverte. Uma demonstração de um paciente com vários preditores anatômicos de via aérea difícil, sendo um deles com IMC 42, foi utilizado o protocolo TRUE, conforme a Figura 11, mostrando posicionamento correto do tubo na traqueia.

ULTRASSONOGRAFIA PARA A CONFIRMAÇÃO DO POSICIONAMENTO CORRETO

Para avaliar o posicionamento correto do tubo, de forma a excluir uma intubação seletiva, é necessário verificar o deslizamento pleural bilateral nas regiões anteriores do tórax com a presença das linhas A, com deslizamento pleural no modo B ou sinal da praia no modo M.

Com a intubação seletiva e a consequente atelectasia completa do pulmão não ventilado, a ultrassonografia pulmonar demonstrará a ausência de deslizamento e a presença do *lung pulse*, ou pulso pulmonar, conforme a Figura 12.

ULTRASSONOGRAFIA PARA A AVALIAÇÃO ANATÔMICA E GUIA PARA A REALIZAÇÃO DA PUNÇÃO DA MEMBRANA CRICOTIREÓIDEA

Ao se deparar com uma falha na intubação, a via aérea cirúrgica é uma estratégia a ser utilizada, seja ela por punção, como é o caso da técnica de intubação retrógrada, quando se utilizam a agulha e a seringa para encontrar a traqueia por via transcutânea, na altura da membrana cricotireóidea, para introduzir um guia para a intubação, ou a via aérea por cricotireoidostomia cirúrgica,

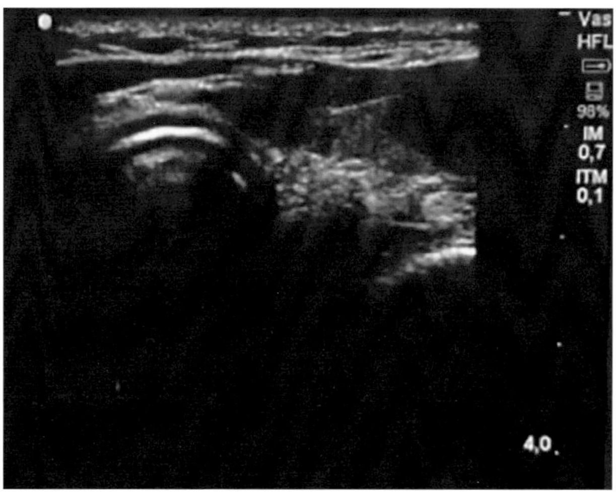

FIGURA 11 Aplicação real do protocolo TRUE em paciente obeso.
Fonte: acervo do autor.

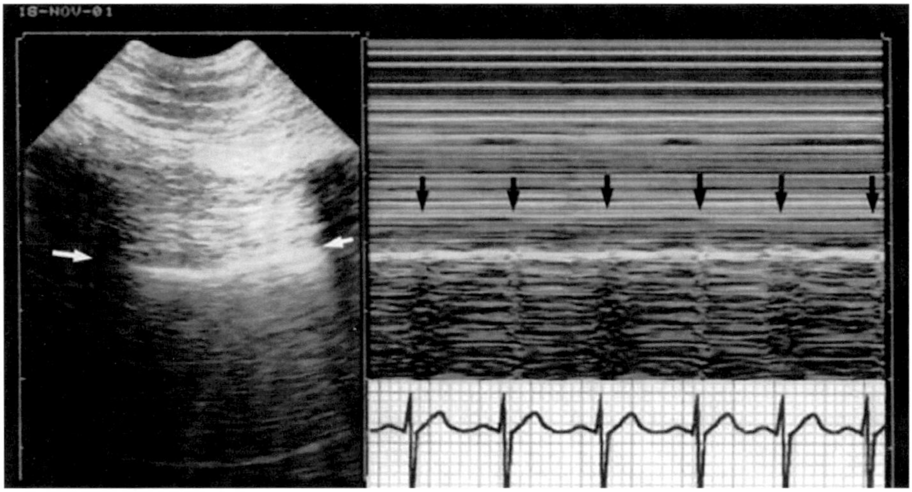

FIGURA 12 Imagem pulmonar de uma intubação seletiva com presença de padrão A à esquerda e *lung pulse* à direita.
Fonte: Lichtenstein DA, Lascols N, Prin S, Mezière G. The "lung pulse": an early ultrasound sign of complete atelectasis. Intensive Care Med. 2003;29(12):2187-92.

que consiste na incisão da pele e subcutâneo, também na altura da membrana cricotireóidea, para fazer uma incisão nela e introduzir um tubo na traqueia, seja tubo endotraqueal convencional seja uma cânula de traqueostomia.

Para isso, a identificação anatômica da membrana cricotireóidea com a ultrassonografia pode ser realizada a fim de minimizar os riscos e aumentar taxa de sucesso. Existe uma técnica rápida para a utilização do ultrassom para esse fim que se chama TACA. Para mais detalhes, leia o capítulo de via aérea cirúrgica.

ULTRASSONOGRAFIA PARA A AVALIAÇÃO DE INSTABILIDADES PÓS-INTUBAÇÃO

O uso da ultrassonografia *point-of-care* na avaliação do paciente pós-intubação é de extrema importância por causa de sua capacidade de fornecer informações rápidas e precisas que podem orientar o diagnóstico e a tomada de decisões clínicas nas complicações pós-intubação.

- **Identificação de pneumotórax:** na piora clínica após a intubação, uma complicação possível é o pneumotórax. Nessa suspeita, ao avaliar a região anterior do tórax com a ultrassonografia, na presença de pneumotórax, nota-se um padrão A, com ausência de deslizamento pleural, ausência de *lung pulse* e presença do *lung point* (achado de maior especificidade para pneumotórax).
- **Hipotensão ou choque pós-intubação:** a ultrassonografia é uma ferramenta útil para o diagnóstico diferencial do choque à beira do leito. A hipotensão persistente após a intubação deve ser um alerta para avaliar de maneira mais ampla a hemodinâmica do paciente com uma avaliação cardíaca, com possibilidade de choque cardiogênico pelas drogas utilizadas no procedimento, disfunção aguda de ventrículo direito pela

pressão positiva ou colapso hemodinâmico com hipovolemia relativa secundária à vasoplegia induzida pelas drogas da intubação.

Em resumo, o uso do ultrassom *point-of-care* na avaliação do paciente pós-intubação é importante porque oferece uma ferramenta não invasiva, rápida e precisa para diagnóstico e monitoramento. Isso pode resultar em intervenções mais direcionadas e eficazes, melhorando a qualidade do atendimento ao paciente, especialmente em cenários de emergência.

DICAS E *PITFALLS*

- A POCUS é uma ferramenta indispensável na abordagem das vias aéreas nas emergências. Sua utilização começa na avaliação inicial para o manejo das vias aéreas do paciente, iniciando pala análise anatômica dos preditores de dificuldade para intubação, como dimensões da base da língua.
- Ainda na fase inicial do gerenciamento das vias aéreas, a análise dos preditores fisiológicos de uma via aérea difícil, como avaliação da instabilidade hemodinâmica pré-intubação, com análise rápida da volemia do paciente e ajuda na decisão de iniciar rapidamente com drogas vasoativas antes de intubar um paciente.
- Durante o processo de intubação, a confirmação da passagem do tubo pela traqueia é muitas vezes um desafio, e o uso da ultrassonografia torna mais fácil essa confirmação.
- Após confirmada a intubação, a ultrassonografia pode confirmar o bom posicionamento e a adequada ventilação de ambos os pulmões.
- Logo depois de o paciente estar intubado, podem existir várias instabilidades desde hipotensão até dessaturação. Além disso, a ultrassonografia pode dar respostas rápidas sobre a possibilidade ou não de o paciente ter evoluído para um pneumotórax, ou ainda o estado volêmico dele.

REFERÊNCIAS

1. Noble VE, Nelson BP. Emergency and critical care ultrasound. 2. ed. United Kingdom: Cambridge University; 2011.
2. Soni NJ, Arntfield R, Kory P. Point-of-care ultrasound. Philadelphia: Elsevier; 2019.
3. Lumb P, Mayo P. Critical care ultrasonography. Philadelphia: Elsevier; 2015.
4. Secko MA, Hess EP, Firstenberg MS. Atlas of critical care procedures. Berlim: Springer; 2022.
5. Dietrich CD, Lichtenstein A. Ultrasound of the pleura: an atlas of pleural diseases. Karger; 2013.
6. de Oliveira FAM, Santos JROG; Rosa GFC. O uso do ultrassom à beira leito (POCUS) para manejo das vias aéreas no departamento de emergência. Revista Sociedade Científica. 2023;6(1).
7. Chou HC, Tseng WP, Wang CH, Ma MHM, Wang HP, Huan PC, et al. Tracheal rapid ultrasound exam (T.R.U.E.) for confirming endotracheal tube placement during emergency intubation. Resuscitation. 2011;82(10): 1279-84.
8. Lichtenstein DA, Lascols N, Prin S, Mezière G. The "lung pulse": an early ultrasound sign of complete atelectasis. Intensive Care Med. 2003;29(12):2187-92.

CAPÍTULO 9

Ultrassonografia *point-of-care* na avaliação da tireoide na emergência

Ana Carolina Oliveira da Silveira
Caroline Nunes Figueira
Luciano Moura de Assunção

Objetivos

- Apresentar a técnica correta de preparação e de avaliação da tireoide utilizando a ultrassonografia *point-of-care* (POCUS).
- Demonstrar a forma de medição correta do tamanho da tireoide.
- Contextualizar os achados ultrassonográficos no cenário de tireotoxicose na emergência.

INTRODUÇÃO

Desde imagens de baixa resolução, na década de 1960, até a atual tecnologia de alta resolução, o ultrassom provou ser a modalidade de imagem inicial de escolha para aplicação na tireoide. A POCUS combinada ao exame físico fornece informações em tempo real sobre bócio e nódulos de tireoide, por exemplo. Nesse contexto, a POCUS pode ser utilizada em situações de emergência para maior agilidade diagnóstica e tomada de decisão.[1]

COMO REALIZAR O EXAME DE ULTRASSOM DA TIREOIDE

Anatomia normal

A glândula tireoide é um órgão encapsulado localizado na porção média anterior do pescoço, inferiormente à cartilagem cricoide. A glândula tireoide é composta de dois lobos que são conectados por um istmo. O músculo esternocleidomastóideo e as carótidas estão localizados na parte lateral à glândula tireoide. A traqueia está normal-

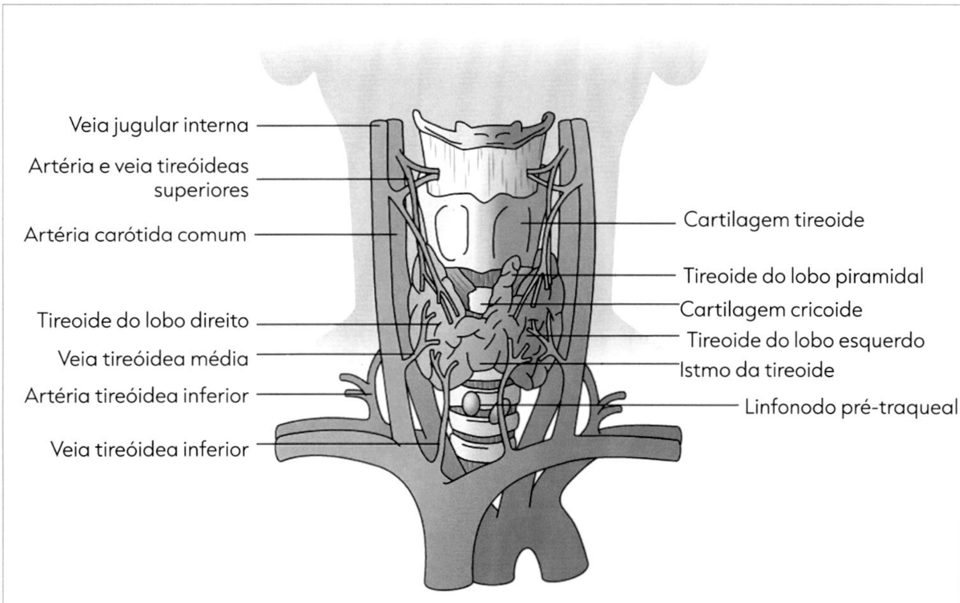

FIGURA 1 Anatomia da tireoide.
Fonte: Soni et al., 2020.[3]

mente localizada na parte posterior ao istmo da tireoide na linha média, e os lobos direito e esquerdo da tireoide envolvem a traqueia. O esôfago pode ser visto adjacente à traqueia, posteriormente ao lobo esquerdo da tireoide.[2]

Como realizar o exame

1. **Preparação:** posicione o paciente em decúbito dorsal ou sentado com a exposição da região anterior do pescoço.
2. **Transdutor:** linear de alta frequência.
3. **Ajustes do aparelho:** com *preset* de exame de tireoide ou de partes moles; ajuste a profundidade de 2 a 5 cm.
4. **Janelas:** a avaliação da tireoide inclui a janela transversal e longitudinal.[4]

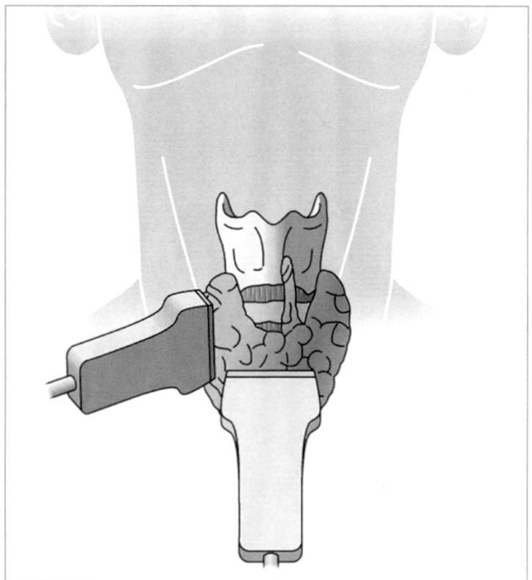

FIGURA 2 Posicionamento do transdutor na avaliação da tireoide.
Fonte: Soni et al., 2020.[3]

SONOANATOMIA

Posicione o transdutor na linha média imediatamente abaixo da cartilagem tireoide no plano transversal para visualizações de eixo curto ou do eixo longo. O parênquima tireoidiano se apresenta homogêneo e hiperecoico quando comparado aos músculos circundantes.[3]

Ademais, a glândula tireoide é uma estrutura altamente vascularizada suprida pelas artérias tireoidianas superior e inferior. As artérias tireoidianas podem ser visualizadas no exame Doppler colorido.[3]

Os lobos da tireoide devem ser medidos em três dimensões: profundidade (anteroposterior); largura (transversal); comprimento (craniocaudal). No plano de imagem transversal, a profundidade é medida na distância anteroposterior e a largura é medida da borda medial à lateral do lobo da tireoide. Uma glândula tireoide normal tem 2 cm ou menos de profundidade e largura. No plano sagital, o comprimento é medido da borda cranial à caudal do lobo da tireoide, sua medida é normalmente de 4,5 a 5,5 cm.[3]

TIREOTOXICOSE

A maior utilidade da POCUS na tireoide consiste na abordagem diferencial da tireotoxicose.

A tireotoxicose corresponde à síndrome clínica decorrente do excesso de hormônios tireoidianos circulantes e pode ser secundária ou não à hiperfunção da tireoide (hipertireoidismo). A Tabela 1 resume as principais causas de tireotoxicose.[4]

A determinação da etiologia da tireotoxicose é fundamental para a instituição do tratamento adequado, o qual pode variar

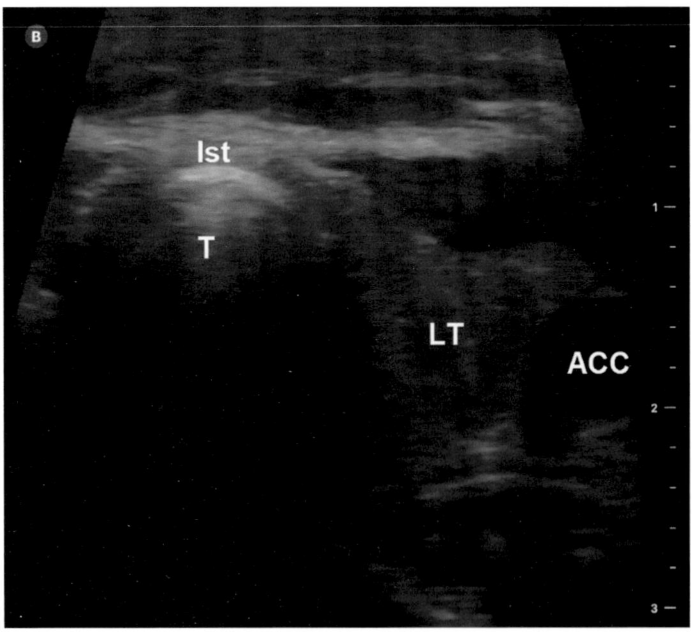

FIGURA 3 Ultrassonografia da glândula tireoide na visão de eixo curto.
ACC: artéria carótida comum; LT: lobo tireoidiano; Ist: istmo; T: traqueia.
Fonte: acervo dos autores.

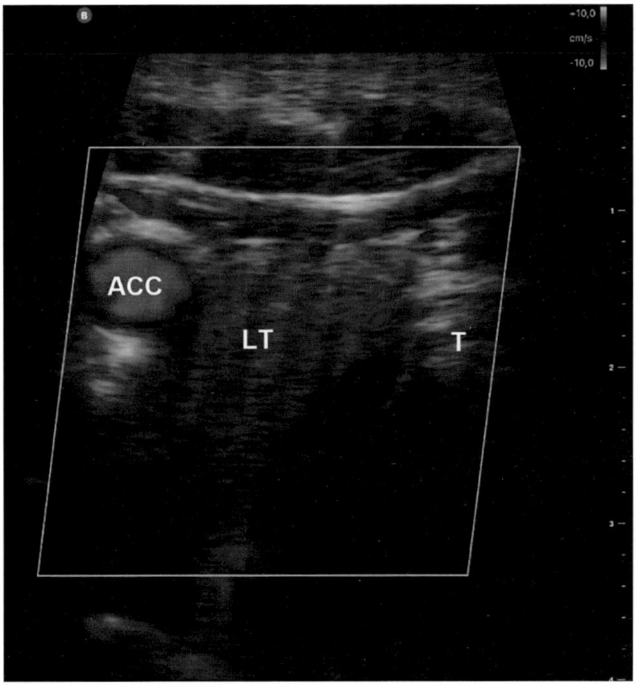

FIGURA 4 Vascularização arterial da glândula tireoide. Padrão de fluxo sanguíneo na glândula tireoide normal (ver Apêndice A - Imagens coloridas).
Fonte: acervo dos autores.

TABELA 1 **Principais causas de tireotoxicose**

Relacionadas à hiperfunção tireoidiana (hipertireoidismo)	Não relacionadas à hiperfunção tireoidiana (hipertireoidismo)
▪ Doença de Graves ▪ Adenoma tóxico ▪ Bócio multinodular tóxico	▪ Tireoidite subaguda indolor ▪ Tireoidite subaguda dolorosa ▪ Tireoidite factícia (ingestão de hormônios tireoidianos) ▪ Tireotoxicose iatrogênica (reposição excessiva de levotiroxina) ▪ *Struma ovarii*

Fonte: Vilar, 2020.[4]

desde a prescrição de drogas antitireoidianas (nos casos de hiperfunção glandular), anti-inflamatórios não esteroidais (AINEs), glicocorticoides até o uso isolado de betabloqueadores para controle dos sintomas adrenérgicos.[4]

Quando o diagnóstico não pode ser determinado com base na história clínica e nos achados específicos do exame físico (como oftalmopatia e dermatopatia de Graves), a avaliação complementar pela POCUS da tireoide pode apontar para a etiologia. Deve-se avaliar especialmente o tamanho, a ecogenicidade, a nodularidade e a vascularização da glândula ao Doppler, de modo que padrões ultrassonográficos típicos, associados especialmente à dosagem do TRAB, com frequência definem a etiologia, sem necessidade de cintilografia.

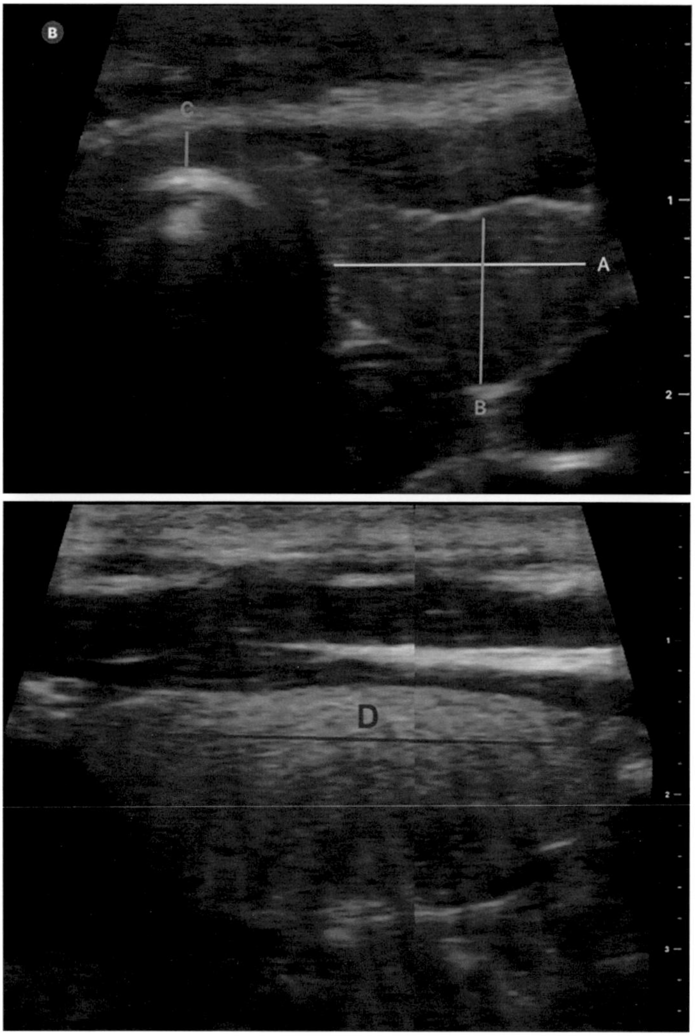

FIGURA 5 Medição dos lobos tireoidianos. Imagem de cima: corte transversal e a medição da distância anteroposterior e da largura (A e B); medição do istmo tireoidiano (C). Imagem de baixo: corte longitudinal medição do comprimento (D).
Fonte: acervo dos autores.

DOENÇA DE GRAVES

A doença de Graves corresponde à principal causa de hipertireoidismo. O aspecto ultrassonográfico típico é de uma glândula globalmente aumentada, com parênquima hipoecogênico e ecotextura finamente heterogênea. O estudo Doppler colorido revela aumento moderado ou acentuado da vascularização.[3,5]

O padrão de "inferno tireoidiano" é caracterizado por múltiplas pequenas áreas de fluxo colorido distribuídas difusamente por toda a glândula e reflete o aumento da vascularização e a presença de *shunts* arteriovenosos.[3,5]

Doença nodular da tireoide

O hipertireoidismo por doença nodular da tireoide corresponde à segunda causa mais frequente de hipertireoidismo e pode ser decorrente de um nódulo único autônomo (doença de Plummer), com dimensão habitualmente superior a 2,5-3,0 cm, ou de um bócio multinodular tóxico por nódulos hiperfuncionantes.[3,5]

Em geral, o estudo Doppler revela vascularização interna e periférica ao nódulo hiperfuncionante, mas os achados ultrassonográficos são amplamente variáveis e não são capazes de confirmar a etiologia da tireotoxicose, exigindo a complementação com a cintilografia de tireoide para determinação da sua atividade funcional (nódulos quentes e frios).[3,5]

DICAS E *PITFALLS*

- O ajuste adequado da profundidade e da frequência do aparelho de ultrassom é necessário para obter imagens nítidas de estruturas profundas do pescoço, especialmente em pacientes com obesidade mórbida.
- O esôfago fica posterior ao lobo esquerdo da tireoide e não deve ser confundido com um nódulo tireoidiano.
- Os nódulos tireoidianos devem ser visualizados por ultrassonografia nos planos longitudinal e transversal para confirmar os achados. Nódulos vistos em apenas um plano são provavelmente pseudonódulos.

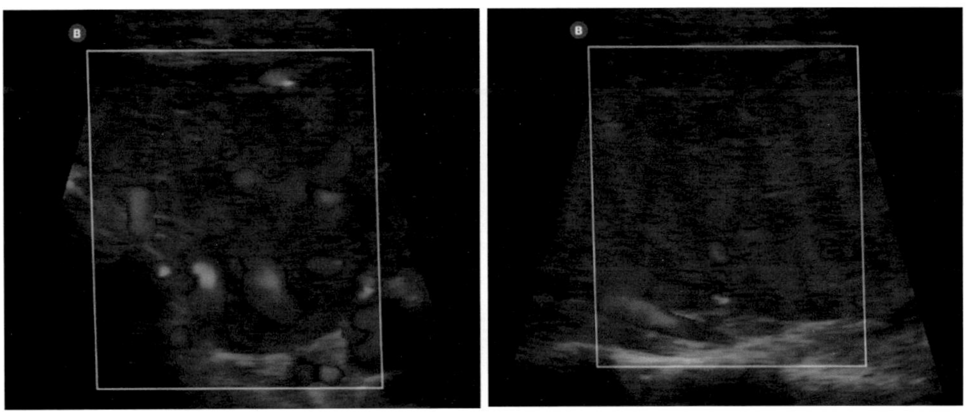

FIGURA 6 A ultrassonografia Doppler de potência transversal (imagem à esquerda) e longitudinal (imagem à direita) mostra o aumento acentuado da vascularização do parênquima na doença de Graves, dando a aparência de "inferno tireoidiano" (ver Apêndice A – Imagens coloridas).
Fonte: acervo dos autores.

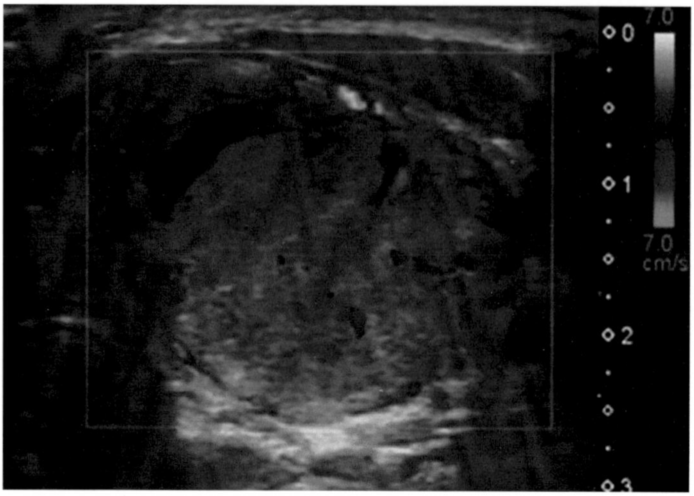

FIGURA 7 Nódulo solitário tóxico hipervascularizado (ver Apêndice A - Imagens coloridas).
Fonte: Meeren et al., 2023.

REFERÊNCIAS

1. Levine RA. History of thyroid ultrasound. Thyroid. 2023;33(8):894-902.
2. Rumack CM, Levine D. Diagnostic ultrasound. 5. ed. Philadelphia: Elsevier; 2017.
3. Soni NJ, Arntfield R, Kory P. Point-of-care ultrasound. Philadelphia: Elsevier; 2020.
4. Vilar L. Endocrinologia clínica. 7. ed. Rio de Janeiro: Guanabara Koogan; 2020.
5. Chaudhary V, Bano S. Thyroid ultrasound. Indian J Endocrinol Metabol. 2013;17(2):219-27.
6. Yuen HY, Wong KT, Ahuja AT. Sonography of diffuse thyroid disease. Australas J Ultrasound Med. 2016;19(1):13-29.
7. van der Meeren MMD, Joosten FBM, Roerink SHPP, Deden LN, Oyen WJG. Radiofrequency ablation for autonomously functioning nodules as treatment for hyperthyroidism: subgroup analysis of toxic adenoma and multinodular goitre and predictors for treatment success. Eur J Nuclear Med Mol Imaging. 2023;50(12):3675-83.

CAPÍTULO 10

Avaliação cardíaca focada

Reiby Caetano Mustafá
Renato Garcia Lisboa Borges

Objetivos

- Demonstrar as técnicas corretas de preparação e realização da avaliação cardíaca utilizando a ultrassonografia *point-of-care*.
- Demonstrar as principais janelas acústicas na avaliação cardíaca focada (FOCUS) e a correta avaliação das estruturas.
- Descrever os principais métodos subjetivos e objetivos utilizados na avaliação da função sistólica do ventrículo esquerdo para a aplicabilidade da POCUS.
- Descrever os principais métodos de avaliação da função sistólica ventricular direita para a aplicabilidade da POCUS.
- Demonstrar as limitações e armadilhas durante a execução do ultrassom cardíaco focado.

INTRODUÇÃO

O ecocardiograma focado ou eco *point-of-care*, conhecido pela sigla em inglês FOCUS, ou *focused cardiac ultrasound*, é uma técnica de propedêutica médica que utiliza a insonação para realizar avaliação cardíaca focada, como extensão de exame físico executada por médicos não especialistas em imagem cardiológica, o qual está assistindo o paciente.[1,2]

Por ser um exame não invasivo e de fácil manuseio, principalmente com o advento dos aparelhos portáteis, ele vem ganhando papel de destaque como ferramenta adicional e de extrema relevância para o diagnóstico, avaliação prognóstica e de monitoramento dos pacientes sintomáticos, principalmente em estado grave.[1,3,4]

Frequentemente, o médico atuante em emergência se depara com pacientes instáveis, sendo que a etiologia desta instabilidade muitas vezes é secundária a causas cardiológicas com grande potencial de deterioração clínica e hemodinâmica e, em alguns casos, até mesmo de evoluir para uma parada cardiorrespiratória, principalmente quando se tarda o diagnóstico.[1,3,4]

A FOCUS é usada para avaliar rapidamente a anatomia e a função cardíaca em pacientes críticos à beira do leito. As cinco janelas mais recomendadas para a avaliação focada incluem as janelas paraesternal longitudinal ou eixo longo, paraesternal transversal eixo curto, apical quatro câmaras, subcostal no plano quatro câmaras e subcostal no plano da veia cava inferior (IVC), como demonstrado na Figura 1.[1,3,5]

Uma imagem anatômica ideal é fundamental para a prática da FOCUS e, para isso, utiliza-se a escala de cinzas do ultrassom e ajustes como o ganho e profundidade, o que permite diferenciar as estruturas cardíacas.[1,6-8] Com um bom treinamento por parte do examinador, a análise com doppler colorido das valvas mitral e aórtica para identificação de regurgitação pode ser incluída na avaliação. Além disso, a avaliação à beira leito com a FOCUS pode auxiliar no diagnóstico diferencial de dispneia, em que o tempo é determinante para a deterioração clínica.[1,4,8]

Em 2010, a Sociedade Americana de Ecocardiografia, juntamente com a Socie-

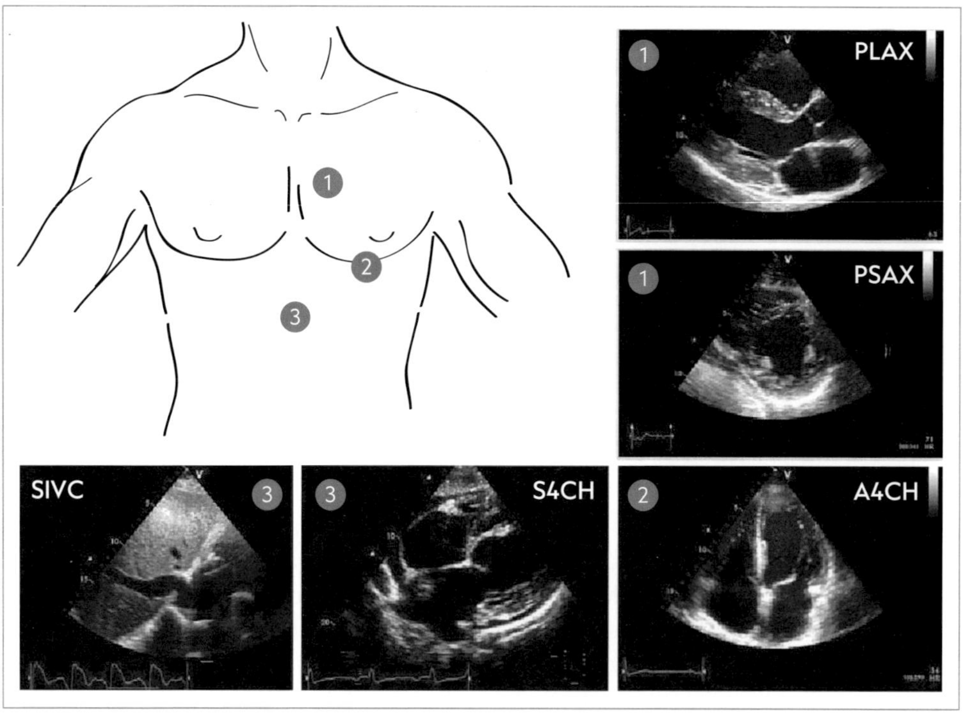

FIGURA 1 Principais janelas na avaliação cardíaca focada (FOCUS): 1) Janela paraesternal eixo longo ou PLAX; 1) Janela paraesternal eixo curto ou PSAX; 2) Janela apical 4 câmaras; 3) Janela subcostal ou subxifoide – plano 4 câmaras ou S4CH e plano da VCI ou SIVC.
Fonte: Neskovic AN, Skinner H, Price S, Via G,De Hert S, Stankovic I, et al. Focus cardiac ultrasound core curriculum and core syllabus of the European Association of Cardiovascular Imaging. *European Heart Journal* – Cardiovascular Imaging. 2018;19(5):475-81.

dade Americana de Emergência, publicaram um consenso sobre os principais parâmetros direcionados à avaliação cardíaca focada executada por emergencistas, destacando a avaliação das dimensões do ventrículo esquerdo e direito, função sistólica global deles, presença de derrame pericárdico e sinais de repercussão, estado de volemia através da veia cava inferior (VCI), posicionamento de eletrodo de marcapasso para guiar pericardiocentese. Em 2014, a Associação Americana de Ecocardiografia (ASE) publicou as normatizações e evidências quanto à prática da FOCUS.[9]

Mais recentemente, foi publicado no Jornal Americano de Cardiologia (JACC) um artigo de revisão sobre a FOCUS e seu estado da arte, o qual destacou os principais parâmetros a serem avaliados com ênfase na avaliação das dimensões do ventrículo esquerdo e direito, função sistólica global e diastólica básica do ventrículo esquerdo, avaliação da função sistólica do ventrículo direito, monitorização hemodinâmica não invasiva, principalmente através da estimativa do débito cardíaco e conceitos de fluido-responsividade, avaliação básica das valvopatias principalmente relacionadas a refluxo valvares mitro-aórtico, pesquisa de derrame pericárdico e sinais de repercussão, *cor pulmonale* agudo secundário a tromboembolismo pulmonar e na avaliação do estado volemia através do diâmetro e variabilidade da veia cava inferior.[7,9]

A Tabela 1 resume os diversos cenários possíveis da aplicabilidade da FOCUS, que vem ao encontro das recomendações mais atuais sobre o tema.

COMO REALIZAR O EXAME

Preparação: paciente deve permanecer em decúbito lateral esquerdo, porém, em situações de emergência, na impossibilidade de mudança de decúbito, realizar sob decúbito dorsal (Figura 2).

Transdutor: deve-se utilizar o transdutor setorial com frequência aproximada 1-5 MHz (Figura 3).

TABELA 1 Aplicabilidade do ecocardiograma focado (FOCUS)

Cenário	Avaliação	Identificação
▪ Dor torácica aguda ▪ Parada cardiorrespiratória ▪ Trauma torácico (etiologia cardíaca) ▪ Dispneia ▪ Choque indeterminado	▪ Diâmetro da raiz da aorta, presença de trombos e/ou massas intracardíacas ▪ Avaliação do tamanho e da colapsibilidade da VCI ▪ Dimensões e função global e segmentar do ventrículo esquerdo ▪ Efusão pericárdica e sinais de repercussão ▪ Dimensões do VD e sinais de disfunção por TEP ▪ Avaliação morfológica básica das valvas mitral e aórtica e refluxos significativos	▪ Sangramento ativo ▪ Infarto agudo do miocárdio ▪ Dissecção ou rotura de aneurisma de aorta ▪ Contusão cardíaca ▪ Tamponamento cardíaco ▪ Doenças crônicas cardíacas graves e valvares ▪ Embolia pulmonar ▪ *Status* volêmico

VCI: veia cava inferior, VD: ventrículo direito, TEP: tromboembolismo pulmonar.
Fonte: adaptada de Choi W et al., 2023.[4]

Movimentos do transdutor: o manuseio do transdutor é fundamental para obtenção de imagens ultrassonográficas adequadas. Existem 5 movimentos realizados com o transdutor/probe, conforme a Figura 4:[1]

- **Inclinação:** movimento que reduz o ângulo entre o transdutor e o tecido para menos que 90º.
- **Báscula:** movimento de oscilação do transdutor ao longo do feixe de ultrassom.
- **Compressão:** o transdutor pressiona a superfície para visualizar estruturas mais profundas.
- **Deslizamento:** o transdutor, alinhado à superfície, é deslocado ao longo da estrutura ou para visualizar estruturas adjacentes.
- **Rotação:** o transdutor é rotacionado, permitindo a mudança do eixo da imagem.

Janelas acústicas básicas ecocardiográficas

Referem-se às diferentes posições que o examinador utiliza durante a insonação para obter imagens cardíacas. As janelas cardíacas básicas são: janela subcostal ou subxifoide, janela paraesternal longitudinal (eixo longo), transversal (eixo curto), apical 4 câmaras (A4C) e apical 5 câmaras (A5C).[1,2,5,9]

Janela subcostal ou subxifoide

A primeira janela é a subcostal (subxifoide), algumas vezes a única janela possível de ser obtida. Para a aquisição, o

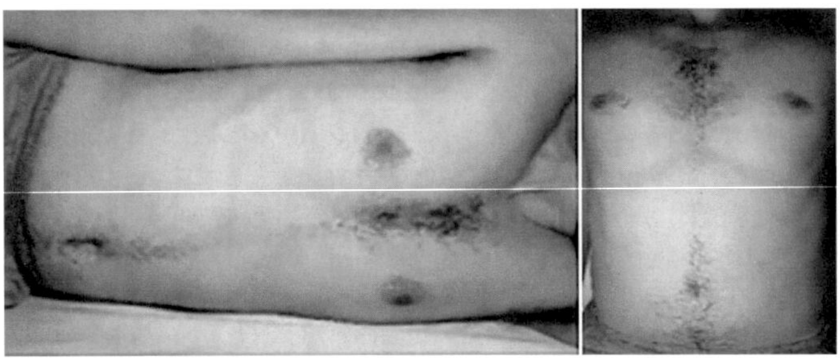

FIGURA 2 Posição do exame.
Fonte: acervo dos autores.

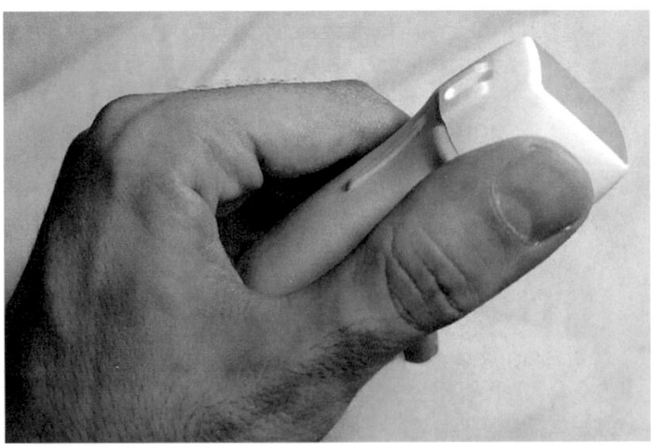

FIGURA 3 Transdutor setorial.
Fonte: acervo dos autores.

paciente é posicionado em decúbito dorsal, com o transdutor abaixo do apêndice xifoide e índex direcionado às 3 h (direcionado para a esquerda do paciente). Nessa janela, estruturas cardíacas são visualizadas a partir da posição inferior do coração. Nesse plano, podem ser visualizadas as 4 câmaras cardíacas, as valvas atrioventriculares, estimar função ventricular direita e esquerda, avaliar a presença de derrame pericárdico (Figura 5); e com rotação de 90° em sentido anti-horário, com transdutor em direção cranial, na posição de 12 h, é observada a veia cava inferior (VCI), conforme a Figura 6.[1,2,5,6]

A avaliação da VCI permite estimar a pressão do átrio direito (pacientes em ventilação espontânea) e resposta a fluidos, principalmente, em paciente em ventilação mecânica controlada.

Janela paraesternal longitudinal ou eixo longo

O paciente deve estar, se possível, em decúbito lateral esquerdo. Assim, posiciona-se o transdutor na linha paraesternal esquerda, no 2º ou 3º espaço intercostal, com o índex direcionado para o ombro direito do paciente – aproximadamente 11 h, considerando a orientação em horas (Figura 7A). O examinador pode realizar ligeiros movimentos para cima ou para baixo para ajustar a visualização das estruturas cardíacas. Nessa janela, pode-se realizar várias análises, e é identificado o ventrículo esquerdo, ventrículo direito,

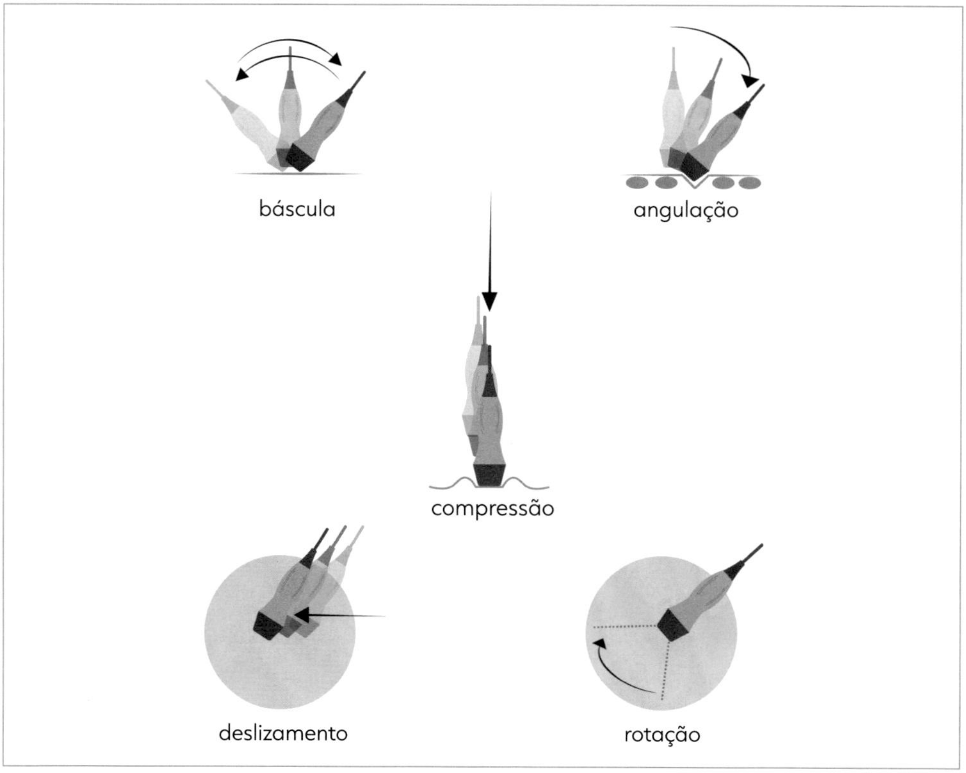

FIGURA 4 Movimentos do transdutor.
Fonte: adaptada de Salerno A et al., 2021.[1]

valva aórtica, valva mitral, presença de derrame pericárdico e derrame pleural (Figura 7B). O derrame pleural pode ser diferenciado do derrame pericárdico pela posição em relação à aorta, sendo o pleural posterior, enquanto o pericárdico, anterior a aorta descendente.[1,2]

Janela paraesternal transversal ou eixo curto

A partir da janela paraesternal eixo longo, realiza-se a rotação horária de 90° em direção ao ombro esquerdo do paciente (índex direcionado a aproximadamente 2 h), apontando o feixe de ultrassom ligeiramente em direção

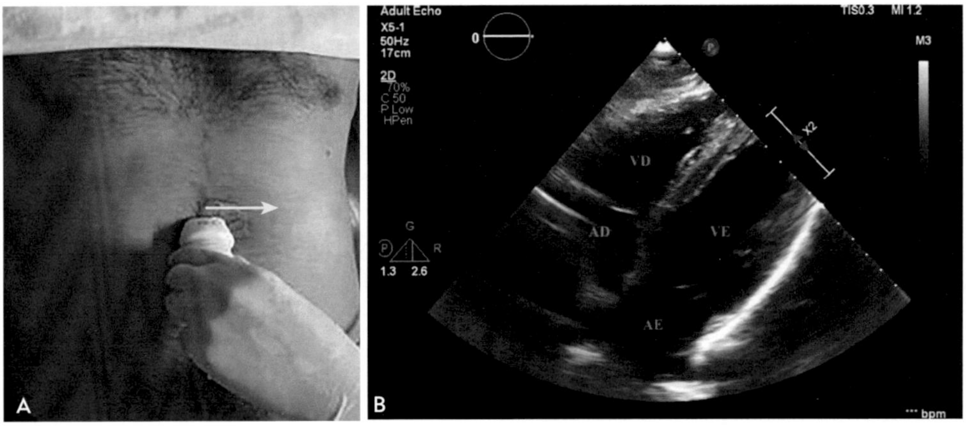

FIGURA 5 A: posição do transdutor para a obtenção da janela subcostal. B: janela subcostal plano 4C.
AD: átrio direito; AE: átrio esquerdo; VD: ventrículo direito; VE: ventrículo esquerdo.
Fonte: acervo dos autores.

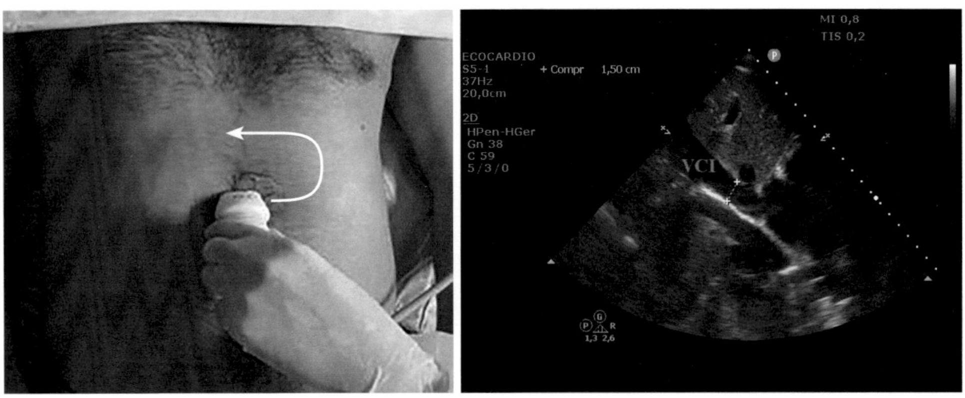

FIGURA 6 A: posição correta do transdutor para obtenção da janela subcostal no plano da veia cava inferior (VCI). B: VCI na janela subcostal.
Fonte: acervo dos autores.

ao ápice do ventrículo esquerdo, até visualização dos músculos papilares (Figura 8A). Nessa janela, pode-se avaliar função ventricular direita e esquerda, presença de derrame pericárdico e movimentação do septo interventricular (Figura 8B).[1,2,6]

Janela apical 4 câmaras (A4C)

A janela apical 4 câmaras é obtida posicionando o transdutor no *íctus cordis*, aproximadamente no 5° intercostal na linha hemiclavicular esquerda (Figura 9A). A janela apical permite a visualização das

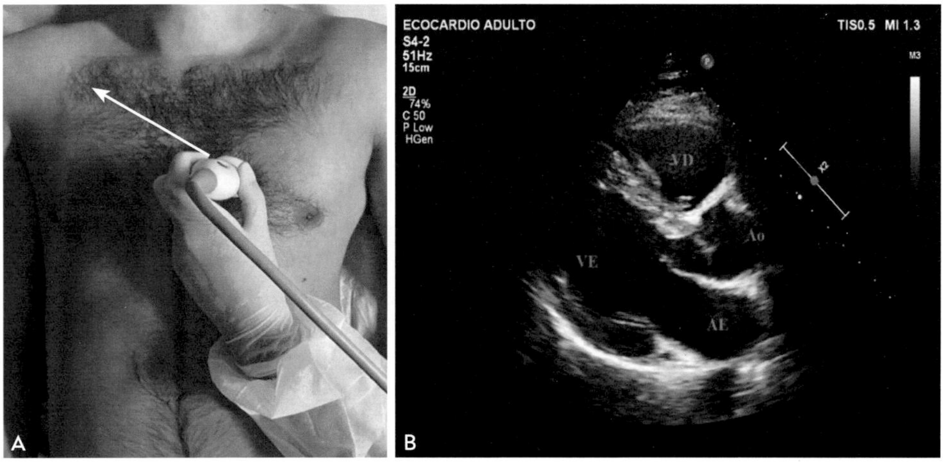

FIGURA 7 A: posição correta do transdutor para obtenção da janela paraesternal longitudinal. B: janela paraesternal longitudinal e respectivas estruturas.
AE: átrio esquerdo; Ao: aorta ascendente; VD: ventrículo direito; VE: ventrículo esquerdo.
Fonte: acervo dos autores.

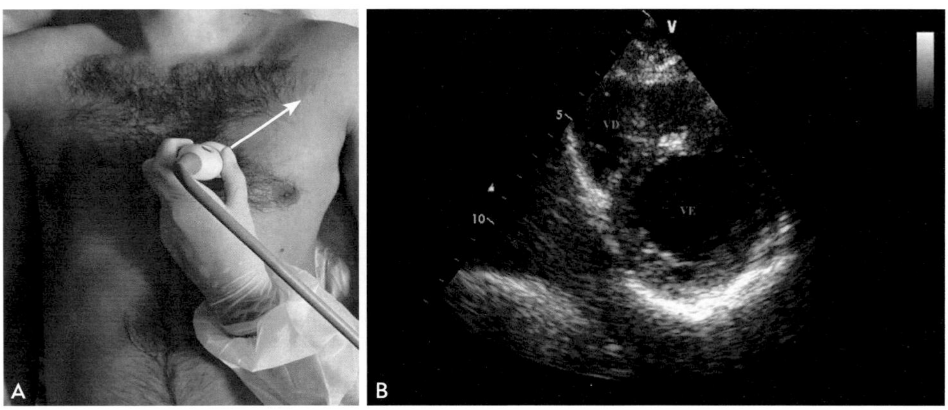

FIGURA 8 A: posição correta do transdutor para obtenção da janela paraesternal transversal. B: janela paraesternal transversal e suas estruturas.
VD: ventrículo direito; VE: ventrículo esquerdo.
Fonte: acervo dos autores.

4 câmaras cardíacas (átrio direito, átrio esquerdo, ventrículo direito e ventrículo esquerdo), possibilitando a avaliação de função sistólica dos ventrículos direito e esquerdo, dimensões ventriculares, avaliação de valvas cardíacas, neste caso, mitral e tricúspide, presença de derrame pericárdico e repercussão hemodinâmica (Figura 9B).[1,2,5,6]

Janela apical 5 câmaras (A5C)

A partir da janela apical 4 câmaras, apontando-se o feixe de ultrassom anteriormente (cranial em relação ao paciente), obtêm-se a janela apical 5 câmaras, com identificação da valva aórtica e via de saída do ventrículo esquerdo (VSVE) (Figura 10). Nessa janela é possível conseguir calcular o VTI (integral velocidade-tempo) e estimar o volume sistólico, os quais serão abordados em detalhes nos capítulos de hemodinâmica.[1,2,6]

É fundamental que o médico tenha conhecimento básico das técnicas e movimentos com o transdutor setorial para a correta avaliação cardíaca, bem como conhecimento das principais janelas acústicas para uma boa prática da ultrassonografia *point-of-care*.

AVALIAÇÃO DOS VENTRÍCULOS

Avaliação das dimensões do ventrículo esquerdo e direito

Em algumas situações, como em casos de tromboembolismo pulmonar, as dimensões ventriculares podem estar alteradas. A medida linear é realizada na janela apical 4 câmaras, na altura do plano do **ângulo** das valvas atrioventriculares na mesodiástole (momento de maior abertura valvar), conforme a Figura 11. Normalmente, o VD é menor que o VE e deve medir até, aproximadamente, 2/3 do diâmetro do VE (relação VD/VE < 0,6). Uma relação VD/VE > 1 corresponde a uma dilatação significativa do VD.[1,2,6,7,9] Outros detalhes sobre a avaliação das dimensões do VD e sua função serão detalhados no capítulo de avaliação de TEP.

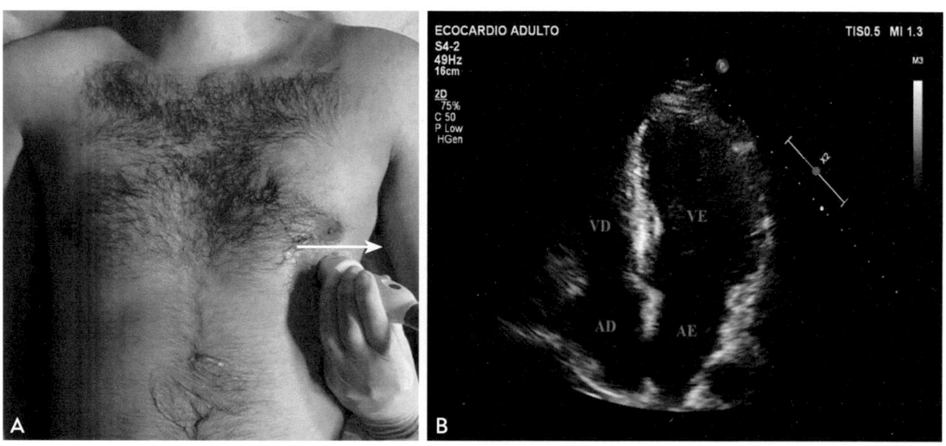

FIGURA 9 A: posição correta do transdutor para a obtenção da janela apical 4C. B: janela apical 4C e suas estruturas.
AD: átrio direito; AE: átrio esquerdo; VD: ventrículo direito; VE: ventrículo esquerdo.
Fonte: acervo dos autores.

Avaliação da função sistólica do ventrículo esquerdo

A análise da função sistólica dos ventrículos é de grande importância em paciente instáveis, permitindo mudanças no manejo com alteração no prognóstico do paciente, como manejo de inotrópicos, expansão volêmica e uso de diuréticos. O objetivo do ultrassom cardíaco focado é diferenciar o paciente com função sistólica preservada ou minimamente reduzida daqueles com função ventricular diminuída ou significativamente deprimida. Avaliações mais específicas, como análise de contratilidade segmentar e disfunções valvares, devem ser feitas pelo estudo ecocardiográfico completo, realizado pelo especialista.[1,6,8,9]

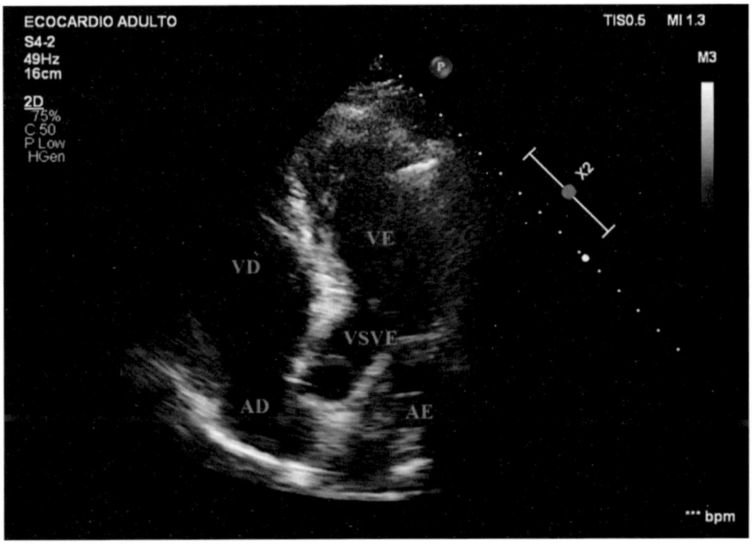

FIGURA 10 Janela apical 5 câmaras e suas estruturas.
AD: átrio direito; AE: átrio esquerdo; VD: ventrículo direito; VE: ventrículo esquerdo; VSE: via de saída do ventrículo esquerdo.
Fonte: acervo dos autores.

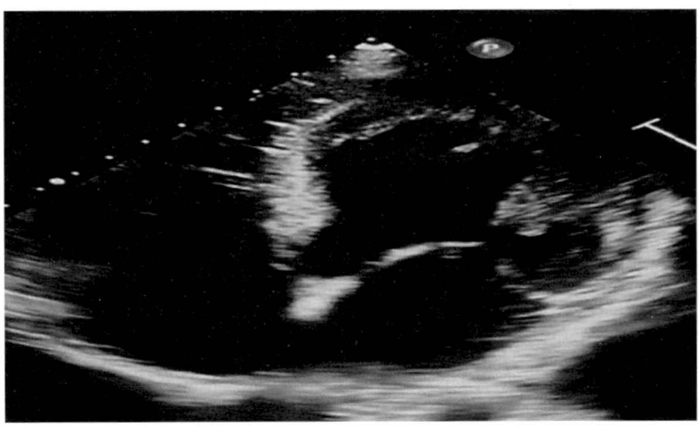

FIGURA 11 Medida do diâmetro basal do ventrículo direito (VD) e do ventrículo esquerdo (VE).
Fonte: acervo dos autores.

A função sistólica do ventrículo esquerdo pode ser estimada de maneira subjetiva visualmente pela técnica *eyeballing*, com validação pela literatura. Deve ser observado o encurtamento sistólico e a mobilidade da parede comparando-se a parede contralateral. Vale ressaltar: quanto maior for a experiência do examinador, maior será a concordância do método com a análise quantitativa. Estudos mostram que a função ventricular foi corretamente estimada após treinamento de 6 a 10 h.[2,5,7,8]

Duas técnicas objetivas e semiquantitativas para a avaliação da função sistólica global do ventrículo esquerdo, o EPSS e MAPSE, se encaixam exatamente no requisito da POCUS (rápido, fácil e reprodutível). Isso porque nenhuma delas exigem do examinador uma boa qualidade de imagem e apresentam menor variação interobservador. O EPSS (*E-point septal separation*) consiste na distância entre a cúspide anterior da válvula mitral e o septo interventricular, obtida pelo modo M, quando a válvula mitral atingiu a excursão máxima durante o enchimento diastólico rápido representado pela onda E. Quanto maior for o EPSS, pior será a fração de ejeção. Medidas acima de 7 mm representam disfunção ventricular (FE < 50%) e medidas maiores que 13 mm estão relacionadas a disfunção grave (FE < 30%) (Figura 12).[3,8,9,10]

Uma vez obtida a medida do EPSS, pode-se obter a fração de ejeção do VE (FEVE) utilizando a fórmula {75,5 – (2,5 × EPSS)}, a qual possui boa correlação com os cálculos quantitativos tradicionais como medidas lineares. Importante lembrar que patologias que afetam a função valvar mitral (p. ex., estenose mitral, reparo da válvula mitral, calcificação da válvula mitral, insuficiência aórtica significativa) podem prejudicar esse tipo de avaliação.[5,6,11,12]

A outra medida é o MAPSE, do inglês *Mitral Annular Plane Systolic Excursion*, que consiste na excursão sistólica do plano do anel mitral em direção ao ápice do ventrículo esquerdo. Para realizar essa medida, deve-se posicionar o cursor no anel mitral lateral e, pelo modo M, quantificar a distância entre o vale e o pico do deslocamento do ponto avaliado (Figura 13). Medidas até 8 mm são compatíveis com função sistólica longitudinal preservada.[5,6,11,12]

Para a avaliação quantitativa da função ventricular esquerda, tem-se: fração de

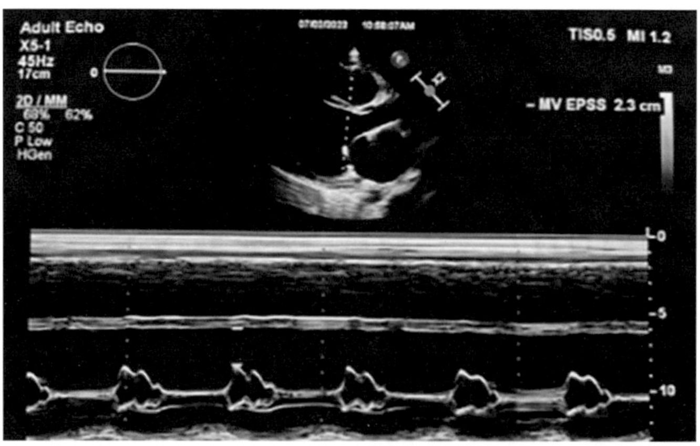

FIGURA 12 EPSS extremamente elevado em paciente com miocardiopatia grave.
Fonte: acervo dos autores.

encurtamento (Delta D) e método de Teichholz e Simpson. A fração de encurtamento é um dos métodos mais simples de avaliação, corresponde à porcentagem de alteração do diâmetro do ventrículo durante a sístole ventricular e é calculada pela seguinte equação 1.[6,11-13]

$$D\% = \frac{DDVE - DSVE}{DDVE} \times 100$$

DDVE: diâmetro diastólico final do ventrículo esquerdo; DSVE: diâmetro sistólico final do ventrículo esquerdo.

O método de Teichholz é uma fórmula corrigida, derivada do método do cubo, que pode ser aplicada quando ocorre aumento das dimensões do ventrículo esquerdo, perdendo o formato elipsoide e se tornando mais esférico (Figura 14). Deve ser utilizado quando não há alteração de contratilidade segmentar. Já no método de Simpson (Figura 14), os volumes ventriculares são calculados a partir da janela apical (A4C e A2C), sendo o ventrículo dividido em vários cilindros, como um "empilhamento de moedas"; e a média total das frações ejeção de cada cilindro corresponde à fração de ejeção global.[1,6,11-13]

Avaliação da função sistólica do ventrículo direito

A avaliação da função sistólica do ventrículo direito é importante em situações como síndrome do desconforto respiratório agudo (SDRA) e tromboembolismo pulmonar (TEP). A análise subjetiva pode ser feita comparando com a função do ventrículo esquerdo. A avaliação semiquantitativa pode ser realizada por meio da excursão sistólica do plano do anel tricúspide (TAPSE, con-

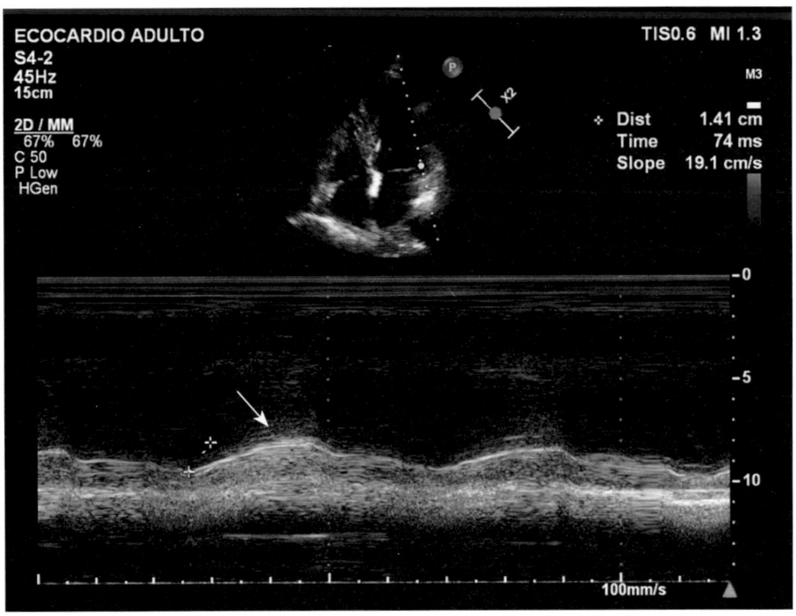

FIGURA 13 Posicionamento correto do cursor bem como obtenção pelo modo M do MAPSE (seta).
Fonte: acervo dos autores.

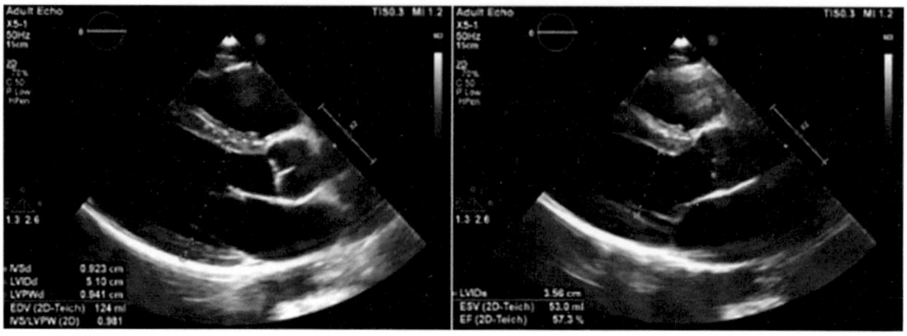

FIGURA 14 Representação da fração de ejeção pelo método de Teichholz, sendo medidos os diâmetros diastólicos e sistólicos finais, com cálculo automático da fração de ejeção pelo equipamento de ultrassom. Nesse exemplo foi estimado em 57,3%.
Fonte: acervo dos autores.

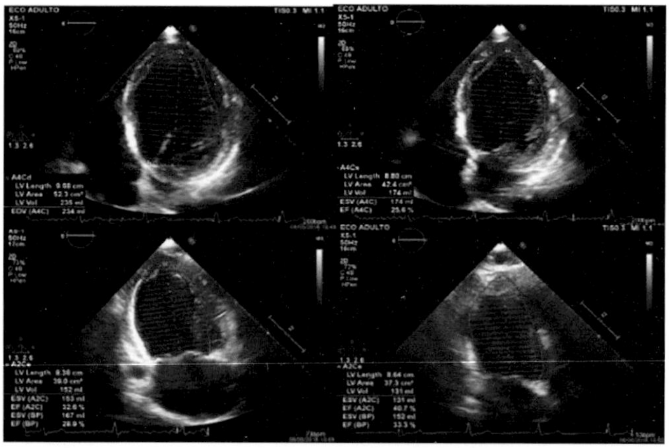

FIGURA 15 Representação da fração de ejeção pelo método de Simpson. Neste exemplo foi estimado em 33,3%.
Fonte: acervo dos autores.

forme a Figura 16), avaliando o deslocamento do anel da valva tricúspide em direção ao ápice pelo modo M. Essa análise é baseada no princípio de que a contratilidade do ventrículo direito ocorre, principalmente, no sentido longitudinal. Valores do TAPSE < 17 mm são considerados reduzidos.

Outro método é a avaliação da velocidade da onda sistólica pelo Doppler tecidual (onda S', conforme a Figura 17), que avalia as velocidades teciduais na base do ventrículo direito, representando o encurtamento do miocárdio ventricular da base ao ápice, valores menores que 9,5 cm/s sugerem disfunção ventricular direita.

No plano apical 4 câmaras, pode também ser calculado a variação fracional da área (FAC) do ventrículo direto: uma medida calculada pela diferença entre a área máxima (na diástole) e mínima (na sístole) do ventrículo direito, dividida pela área máxima e multiplicada por 100 (Figura 18). Uma medida inferior a 35% pode indicar redução na função contrátil do ventrículo direito, porém, para esse tipo de avaliação é necessário que o ava-

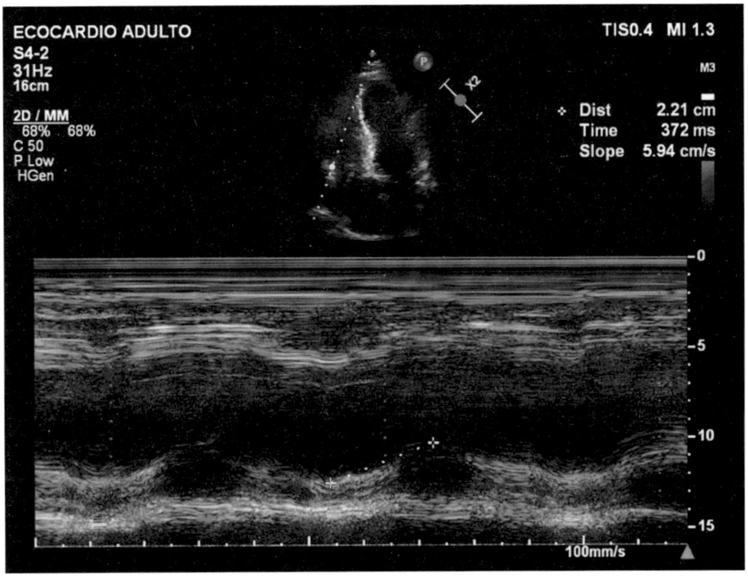

FIGURA 16 Função preservada do ventrículo direito pela avaliação do TAPSE (22,1 mm).
Fonte: acervo dos autores.

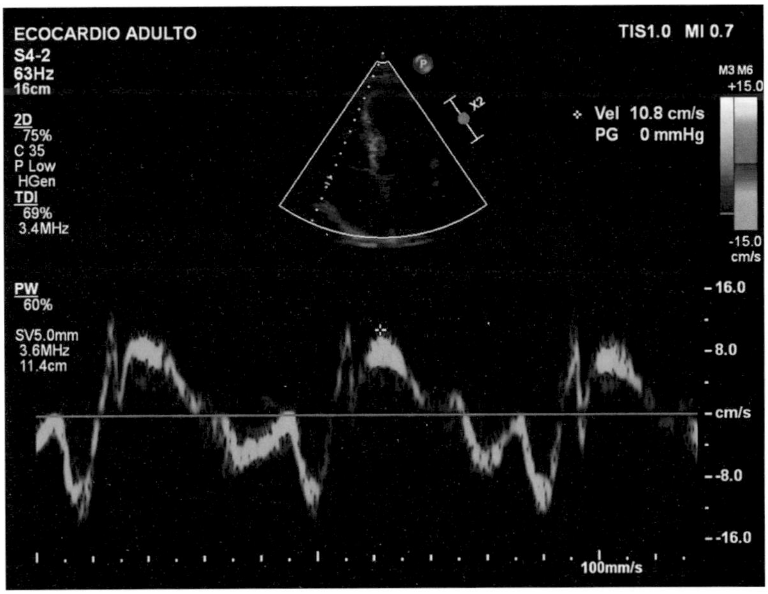

FIGURA 17 Função preservada do ventrículo direito pela avaliação da onda S' (10,8 cm).
Fonte: acervo dos autores.

liador já tenha um conhecimento em maior em FOCUS.[1,6,9,12]

Existem outros parâmetros que podem ser utilizados para avaliar a função sistólica global do VD, como o *strain* longitudinal da parede livre. Porém, por exigir um conhecimento mais avançado do método, geralmente são executados por médicos especialistas em imagem cardiovascular e, por isso, não será abordado neste manual prático.

As principais aplicabilidades da ultrassonografia cardíaca focada como avaliação da volemia pela veia cava inferior (VCI), sinais de tromboembolismo pulmonar e derrame pericárdico e sinais de restrição ao enchimento das câmaras cardíacas serão detalhados nos capítulos subsequentes.

DICAS E *PITFALLS*

- Existe limitações quanto a obtenção das janelas acústicas para a correta avaliação relacionada à superfície corpórea dos pacientes (brevilíneo, longilíneo, *pectus*); DPOC, obesos, enfisema subcutâneo, curativos cirúrgicos.
- Imagem obtida fora do eixo pode gerar falso positivo ou negativo, principalmente por conta da má posição do paciente-examinador.
- Falta de programas de treinamento padronizados e de treinamento adequado por parte do examinador pode levar a avaliações focadas subótimas.
- Para a avaliação da função ventricular esquerda, deve-se tanto avaliar a movimentação como o espessamento das paredes do VE. Para a análise subjetiva, avaliar o quanto a cavidade reduz durante a sístole.
- Lembrar que a avaliação quantitativa objetiva tem menor variação interobservador, porém exige maior experiência do examinador.
- Na suspeita de tamponamento cardíaco, avaliar a veia cava inferior, sendo que no caso de tamponamento ela frequentemente se apresentará ingurgitada (dimensões aumentadas e variação respiratória menor que 50%).

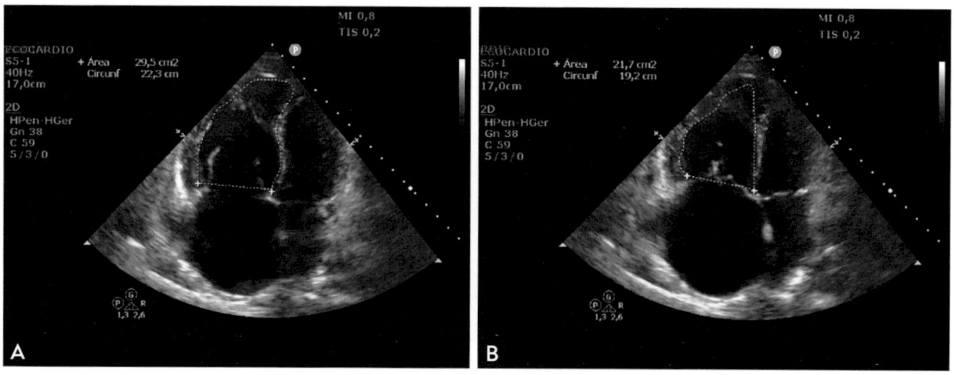

FIGURA 18 Função reduzida do ventrículo direito pela avaliação do FAC (26%).
Fonte: acervo dos autores.

REFERÊNCIAS

1. Salerno A, Haase DJ, Murthi SB. Atlas of critical care echocardiography. Cham: Springer; 2021.
2. Santucci M, de Souza Barros D, de Arruda Bravim B. Ecografia em terapia intensiva e na medicina de urgência. Rio de Janeiro: Atheneu; 2019.
3. Mayo PH, Beaulieu Y, Doelken P, Feller-Kopman D, Harrod C, Kaplan A. American College of Chest Physicians/La Société de Réanimation de Langue Française statement on competence in critical care ultrasonography. Chest. 2009;135(4):1050-60.
4. Choi W, Cho YS, Ha YR, Oh JH, Lee H, Kang BS, et al. Role of point-of-care ultrasound in critical care and emergency medicine: update and future perspective. Clin Exp Emerg Med. 2023;10(4):363-81.
5. Via G, Hussain A, Wells M, Reardon R, ElBarbary M, Noble VE. International evidence-based recommendations for focused cardiac ultrasound. J Am Soc Echocardiogr. 2014; 27(7):683.
6. Mathias Junior W. Manual de ecocardiografia. 4. ed. Barueri: Manole; 2016.
7. Spencer K, Flachskampf FA. Focused cardiac ultrasonography. JACC Cardiovasc Imaging. 2019;12(7 Part 1):1243-53.
8. Pena JLB, Vieira MLC. Ecocardiografia e imagem cardiovascular. Rio de Janeiro: Thieme Revinter; 2021. Laursen CB, Sloth E, Lambrechtsen J, Lassen AT, Madsen PH, Henriksen DP, et al. Focused sonography of the heart, lungs, and deep veins identifies missed life-threatening conditions in admitted patients with acute respiratory symptoms. Chest. 2013;144(6):1868-75.
9. Labovitz AJ, Noble VE, Bierig M, Goldstein SA, Jones R, Kort S et al. Focused cardiac ultrasound in the emergent setting: a consensus statement of the American Society of Echocardiography and American College of Emergency Physicians. J Am Soc Echocardiogr. 2010;23(12):1225-30.
10. Unlüer EE, Karagöz A, Akoğlu H, Bayata S. Visual estimation of bedside echocardiographic ejection fraction by emergency physicians. West J Emerg Med. 2014;15(2):221-6.
11. Gudmundsson P, Rydberg E, Winter R, Willenheimer R. Visually estimated left ventricular ejection fraction by echocardiography is closely correlated with formal quantitative methods. Int J Cardiol. 2005;101(2):209-12.
12. Armstrong WF, Ryan T (eds.). Feigenbaum's echocardiography. 7.ed. Wolters Kluwer Health/Lippincott Willians & Wilkins; 2010.
13. Hope MD, de la Pena E, Yang PC, Liang DH, McConnell MV, Rosenthal DN. A visual approach for the accurate determination of echocardiographic left ventricular ejection fraction by medical students. J Am Soc Echocardiogr. 2003;16(8):824-31.

CAPÍTULO 11

Avaliação pulmonar focada

Gabrielle Turnes Pereira Demetrio
Luciano Moura de Assunção

Objetivos

- Demonstrar a técnica correta para a realização do ultrassom pulmonar (LUS) à beira-leito.
- Identificar os principais artefatos pulmonares e seus significados clínicos.
- Reconhecer os padrões ultrassonográficos típicos das síndromes intersticial, alveolar e pleural.
- Correlacionar os achados ultrassonográficos com diferentes diagnósticos diferenciais em pacientes com dispneia.
- Apresentar limitações, armadilhas e dicas práticas para a interpretação adequada do ultrassom pulmonar focado.

INTRODUÇÃO

A avaliação pulmonar pelo ultrassom foi limitada por muitos anos pela justificativa de o ar ser um péssimo meio de transmissão de ondas sonoras por sua baixa densidade e impedância. Apenas com o estudo dos artefatos pulmonares e o aprendizado de sua interpretação que a ultrassonografia pulmonar focada evoluiu.

Em um pulmão normal e bem aerado, as ondas sonoras não penetram o parênquima pulmonar, mas sofrem dispersão e, principalmente, reflexão na interface pleuropulmonar pela grande diferença de impedância do ar e dos tecidos adjacentes. Como consequência da aeração pulmonar, a única estrutura que cria uma imagem direta é a pleura.[1] Em situações em que o parênquima pulmonar é ocupado por líquido ou material inflamatório, as ondas sonoras encontram um caminho de propagação gerando artefatos que podem ser interpretados como síndrome intersticial, síndrome alveolar ou síndrome pleural, que serão discutidos neste capítulo.[2]

DESENVOLVIMENTO

Como realizar o exame de ultrassom pulmonar (LUS)

1. Preparação

   A. **Posicionamento do paciente:** a realização do ultrassom pulmonar inicialmente foi descrita com o paciente em decúbito dorsal, mas pode ser feita em qualquer posição, conforme a suspeita clínica.

   B. **Escolha do transdutor:** sugere-se dar preferência ao transdutor microconvexo,[2] porém o LUS pode ser realizado com quaisquer transdutores (convexo, linear, setorial). Para melhor avaliação de deslizamento pleural, preferir o transdutor linear de alta frequência e, para avaliação de linhas B e derrame pleural, o convexo de baixa frequência.

   C. **Ajustes do aparelho:** escolha o *preset* de pulmão, mas, caso indisponível, opte pelo *preset* de abdome com harmônica/TDI desligada, TGC com aumento gradual de ganho na profundidade e foco em nível pleural.[3] Profundidades de cerca de 7 cm são suficientes na avaliação das regiões anteriores; pode ser necessário aumentar a profundidade para a avaliação da região toracoabdominal para completa visualização do diafragma e da coluna dorsal.

   D. **Regiões:** o pulmão é um órgão com grande extensão na caixa torácica e, quanto maior a área escaneada, mais sensível o exame se tornará. Alguns protocolos propõem pontos específicos de análise, como BLUE,[2] e outros propõem divisão por áreas, como LUS *score* (12 áreas – anterior, lateral, posterior, superior e inferior),[4] conforme mostrado na Figura 1.

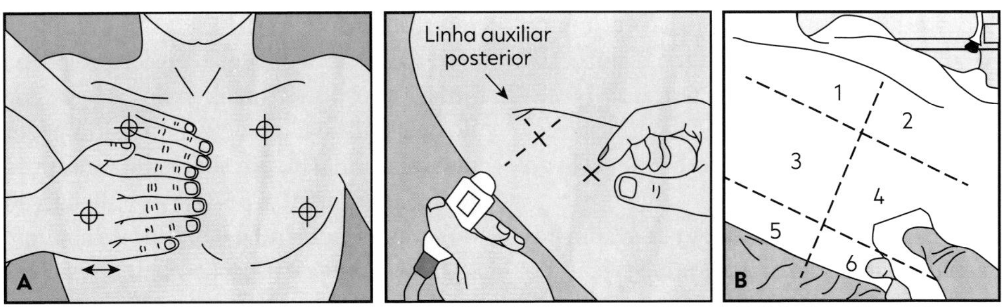

FIGURA 1 A: pontos do protocolo BLUE: ponto anterior superior, anterior inferior e ponto PLAPS. O ponto PLAPS é definido traçando uma linha do ponto inferior anterior até a linha axilar posterior. B: regiões do LUS *score*: anterior superior e inferior, lateral superior e inferior, posteriores superior e inferior divididos pelas linhas axilares anterior e posterior.
Fonte: Lichtenstein DA. BLUE-protocol and FALLS-protocol: two applications of lung ultrasound in the critically ill. Chest. 2015;147(6):1659-1670.

2. **Aquisição de imagem:** inclui o correto posicionamento do transdutor no tórax, idealmente de forma a gerar um ângulo de 90° com a pleura, index com orientação cefalocaudal, centralizando a imagem no espaço intercostal com as costelas superior e inferior nas laterais da tela – conhecido como sinal do morcego.[2]
3. **Interpretação da imagem:** após aquisição da imagem, avaliar cada ponto ou região em presença de deslizamento pleural e padrão encontrado no ultrassom pulmonar. Ao final, correlacionar os achados com a clínica do paciente.[2]

   A. Presença ou ausência de deslizamento pleural.
   B. Classificação do padrão: A (pulmão normal), B (síndrome intersticial), C (síndrome alveolar), derrame pleural (síndrome pleural).

4. **Integração clínica**: a ultrassonografia *point-of-care* deve ser realizada com o objetivo de responder a uma dúvida clínica e deve ser interpretada dentro do contexto do paciente em avaliação. O estudo e a interpretação dos artefatos devem sempre considerar a história clínica. Nenhum achado tem um significado único, e a integração clínica é essencial para a correta correlação diagnóstica.
5. **Descrição do exame:** não existe um padrão internacional para descrição do exame. É possível optar por descrevê-lo pelos artefatos encontrados em cada posição ensonada, tornando o relatório mais descritivo possível. Ou ainda relatar o padrão da região sugerido pelo protocolo como “BLUE” ou em forma de número como no “LUS *score*”.[2,4]

Como interpretar o ultrassom pulmonar

Achados da normalidade: linha pleural e linhas A

Em um indivíduo saudável, com os pulmões bem aerados, as ondas sonoras emitidas pelo transdutor atravessam as camadas da caixa torácica até chegar à interface pleura-pulmão. Pela diferença drástica de impedância, as ondas são quase totalmente refletidas ao transdutor e processadas, formando a imagem de uma linha hiperecogênica contínua – a pleura.[1,2] No entanto, parte dessas ondas reflete no transdutor e retorna ao meio, até ser novamente refletida na interface pleura-pulmão ao transdutor, formando uma segunda imagem de uma linha hiperecogênica com o dobro da distância da linha pleural ao transdutor (distância percorrida pela primeira onda sonora x 2), formando o primeiro artefato pulmonar – as linhas A.[2,5]

As linhas A nada mais são do que linhas hiperecogênicas, paralelas, equidistantes, que representam o eco da imagem formada pela pleura. Elas estão presentes quando existe ar depois da pleura e podem representar duas situações: um pulmão saudável (bem aerado) e pneumotórax (ar entre as pleuras parietal e visceral, criando a mesma interface pleura-ar).[2,5]

Na avaliação da região posterolateral, na linha axilar posterior, além dos achados de normalidade da linha pleural, deslizamento pleural e linhas A, por se tratar da transição toracoabdominal, é possível a visualização do pulmão e do andar superior do abdome (fígado à direita e baço à esquerda). Na presença de um pulmão bem aerado justapleural, durante a inspiração, com o aumento do volume pulmonar e a contração do diafragma, os artefatos formados pelo pulmão aparecem na tela do transdutor e deslocam o compartimento abdominal no sentido caudal – o sinal da cortina.[2,5]

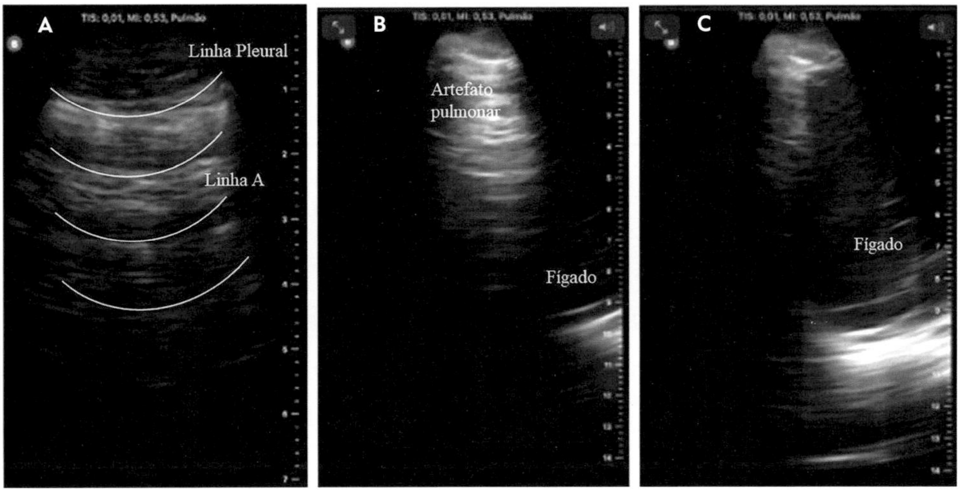

FIGURA 2 A: Região anterior com linha pleural e a representação das linhas A, demonstrando um pulmão bem aerado. B: rebordo costofrênico direito, representando sinal da cortina com aparecimento do pulmão na inspiração. C: rebordo costofrênico direito ao final da expiração. Deslizamento pleural.
Fonte: acervo dos autores.

Em um pulmão saudável, durante o movimento respiratório, a pleura visceral desliza sobre a pleura parietal percebida pelo ultrassom como *lung sliding* (deslizamento pleural), também conhecido como "marcha das formigas" pelo modo 2B. No modo M, o deslizamento se apresenta com sinal da praia no qual o subcutâneo, que não se movimenta com a inspiração, representa o mar calmo, e o pulmão deslizando, a areia (Figura 3). O deslizamento pode ser avaliado com qualquer transdutor, mas com maior definição pelo transdutor linear. A ausência de deslizamento pode ser causada por ausência de contato entre as pleuras (pneumotórax), ausência de movimento respiratório (apneia, broncoespasmo grave, atelectasia) ou aderência entre as pleuras (causa inflamatória ou cirúrgica). A ausência de movimento no modo M é vista como o sinal da estratosfera ou código de barras.[2,5]

PNEUMOTÓRAX

O ar pleural se acumula na parte menos dependente do tórax. Portanto a posição supina é ideal para detecção de pneumotórax, onde a parte menos dependente do tórax pode ser identificada em torno do 2º ao 4º espaço intercostal entre as linhas paraesternal e hemiclavicular, uma área facilmente acessível para imagens de ultrassom. Se a posição semissentada for usada, as regiões apicais do tórax tornam-se as menos dependentes. Embora a linha pleural seja visualizada com sondas de baixa e alta frequências, uma sonda linear de alta frequência é preferida.

Nesse contexto, no pneumotórax, o ar passa a ocupar o espaço pleural e separar as pleuras visceral e parietal, gerando um padrão de linhas A ao ultrassom pelo mesmo princípio de formação de imagem de

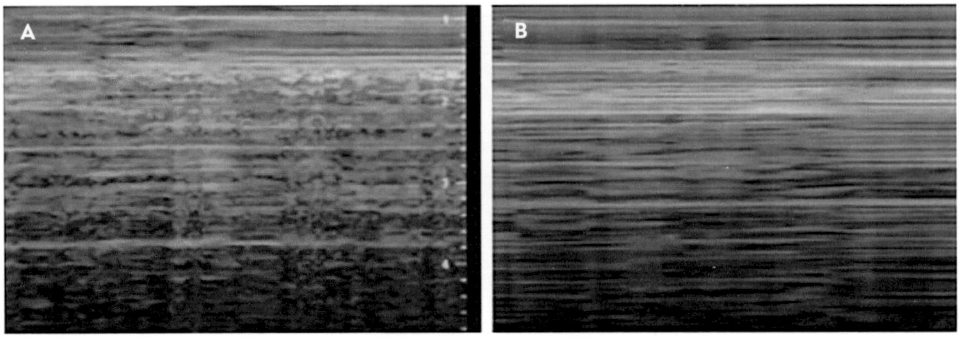

FIGURA 3 A: deslizamento pleural presente no modo M – sinal da praia. B: deslizamento pleural ausente – sinal da estratosfera.
Fonte: acervo dos autores.

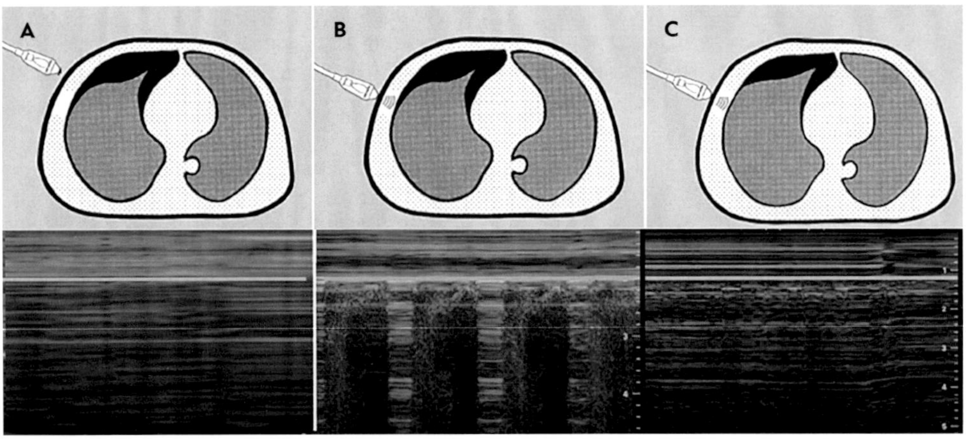

FIGURA 4 A: sinal do código de barra indicando ausência de deslizamento abaixo da pleura – estrutura indicada com a linha em destaque no modo M. B: *lung point* no modo M representando a exata transição da região com deslizamento e sem deslizamento. C: sinal da praia demonstrando presença de deslizamento abaixo da pleura.
Fonte: adaptada de Lichtenstein et al., 2000.

um pulmão bem aerado, no entanto sem deslizamento pleural. A presença de linhas B ou consolidações excluem o diagnóstico do pneumotórax.[7] A ausência de movimento entre as pleuras pode ser percebida no modo 2B e, no modo M, pelo sinal da estratosfera ou código de barras (Figura 3). A identificação da ausência de deslizamento parece ser um dado com alta sensibilidade para o diagnóstico de pneumotórax, mas com especificidade reduzida, já que ocorre em outras situações. No entanto, a identificação do exato local em que a pleura parietal e a visceral são separadas pela lâmina de ar gera um achado com alta especificidade para pneumotórax: o ponto P, ou *lung point*. O ponto P representa o local de transição em que parte do pulmão insonado desliza e parte não desliza. Pode ser visto no modo 2B e no modo M.

SÍNDROME INTERSTICIAL

O segundo artefato a ser aprendido no ultrassom pulmonar são as linhas B. Quando ocorre o aumento de água no interstício pulmonar, seja por aumento da pressão hidrostática dos capilares ou por processos inflamatórios, o aumento do espessamento e da densidade do material do interstício cria um meio de condução de ondas sonoras entre as extremidades dos lóbulos do pulmão, capaz de gerar um novo artefato pulmonar: as linhas B, linhas hiperecogênicas com origem na linha pleural, com extensão até o final da tela do ultrassom e que apagam as linhas A.[7]

Embora transdutores de alta frequência (13-6 MHz) possam ser usados, sondas de baixa frequência (5-1 MHz) são mais adequadas, pois o aumento da penetração em profundidade permite melhor visualização da extensão vertical das linhas B. O transdutor deve ser mantido sobre um espaço intercostal em uma orientação cefalocaudal para permitir a visualização de pelo menos duas costelas e da linha pleural intermediária. O ganho deve ser ajustado para maximizar o contraste e a visualização da linha pleural e das linhas B, se presentes. Todo o tórax deve ser sistematicamente insonado bilateralmente usando o protocolo de escaneamento correto adaptado a cenário clínico, questão clínica e condição e estado do paciente.[8]

O número de linhas B presentes em um espaço intercostal é proporcional à quantidade de água presente no pulmão. Quanto mais líquido, maior o espessamento do interstício e o preenchimento parcial dos alvéolos por líquido e, por consequência, maior o número de linhas B formadas pelo ultrassom. A progressão desse artefato ocorre de tal maneira que podemos classificar quantitativamente o número de linhas B por espaço intercostal: menos de 3 linhas B é considerado normal, 3 ou mais linhas B, não confluentes, 3 ou mais linhas B, confluentes, até um pulmão branco (que representa o preenchimento quase completo do alvéolo por líquido). Esse padrão quantitativo de descrição das Linhas B foi integrado ao LUS *score*, um protocolo de avaliação da aeração que pontua o padrão A em 0, linhas B não confluentes em 1, linhas B confluentes em 2, consolidação em 3.[6]

A tradução clínica de mais de 3 linhas B por espaço é de síndrome intersticial e pode representar diferentes etiologias: edema pulmonar cardiogênico, síndrome respiratória aguda grave (SRAG), pneumonia, pneumonite intersticial e fibrose pulmonar. Algumas características das linhas B podem auxiliar, junto à clínica do paciente, a estimar uma etiologia possível, ainda que a tomografia de tórax seja o padrão para identificar doenças do parênquima pulmonar. Por isso, quando o pulmão é insonado, busca-se não apenas identificar as linhas B, mas também quantificar número por espaço intercostal e o padrão de distribuição (anterior/posterior, superior/inferior, simétrico/assimétrico e a qualidade da linha pleural – regular/irregular). A exemplo do padrão de linhas B e etiologias:

1. Edema pulmonar cardiogênico: o aumento de água no interstício e parênquima pulmonar tem sua origem da sobrecarga volêmica ou pressórica intracardíaca, que se transfere de maneira retrógrada à circulação pulmonar gerando extravasamento de líquido. O padrão esperado no ultrassom é a presença de linhas B, com distribuição a favor da gravidade, bilateral, simétrica entre ambos os pulmões, com maior número de linhas B em base do que em ápice se ortostase. É acompanhado de uma linha pleural regular e geralmente

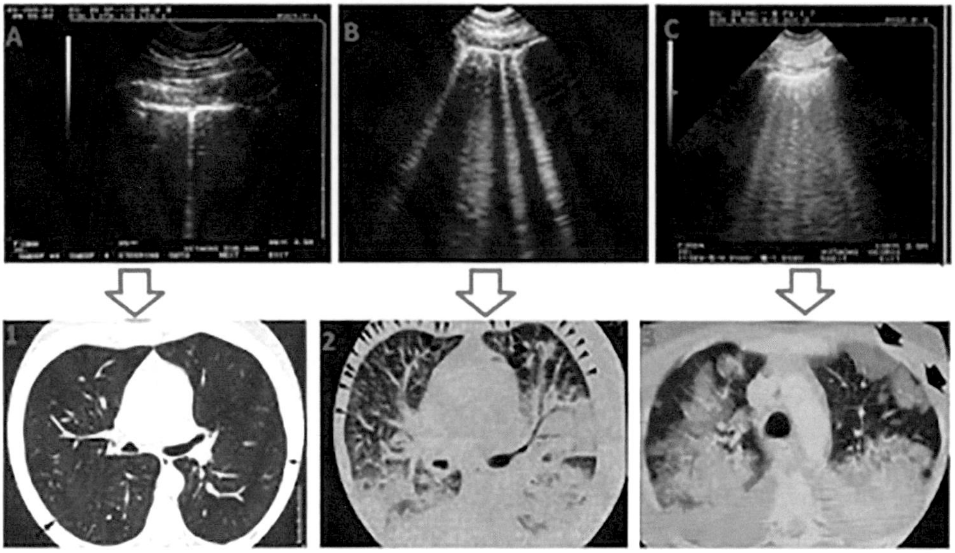

FIGURA 5 Imagem representando as linhas B e sua correlação com tomografia computadorizada de tórax.
Fonte: adaptada de Lichtenstein et al., 2009.[12]

associada à presença de derrame pleural bilateral.

2. SRAG/covid-19: o aumento da água no interstício pulmonar tem origem inflamatória, apresenta distribuição assimétrica entre ápice/base e entre pulmões, não respeitando a gravidade, associada a uma linha pleural irregular. O grau do acometimento pulmonar e o número de linhas B parece estar diretamente relacionado à extensão da doença na tomografia computadorizada de tórax.

SÍNDROME ALVEOLAR

O preenchimento da unidade alveolar por material, com o aumento da densidade pulmonar e a perda de aeração, cria um padrão anatômico de consolidação de tradução ultrassonográfica denominada síndrome alveolar. Entre as etiologias descritas, encontram-se consolidações infecciosas, atelectasias, infartos pulmonares, tumores, aspiração e contusões.[9,10]

A posição do paciente é menos importante para a avaliação da síndrome alveolar em comparação com pneumotórax, derrame pleural e síndrome intersticial. Portanto, as posições supina ou semissentada podem ser utilizadas. Como as consolidações pulmonares geralmente estão localizadas nas zonas dependentes (posteriores) do tórax, pode ser útil girar levemente o paciente para o lado contralateral para facilitar a insonação das áreas dorsais.[8]

A síndrome alveolar pode ser observada com sondas de baixa e alta frequências, embora os transdutores de baixa frequência sejam preferíveis para consolidações maiores, pois facilitam a melhor avaliação da extensão da condição.8 Idealmente deve haver uma insonação sistemática de todo o tórax bilateralmente para avaliar a síndrome alveolar.11

Na ultrassonografia pulmonar, uma área afetada pela síndrome alveolar pode aparecer de duas formas:

1. Imagem semelhante a tecido (*tissue-like*): imagem hipoecogênica (hepatização pulmonar) (Figura 6). Nela, pode-se visualizar broncograma aéreo como partículas puntiformes hiperecogênicas na região da síndrome alveolar. Utiliza-se a expressão broncograma aéreo dinâmico para a dinâmica respiratória dos broncogramas aéreos com a respiração. Esse achado indica que a síndrome alveolar é provavelmente uma pneumonia (Figura 7).[12]
2. Sinal do retalho (*shred sign*): imagem hipoecoica subpleural com uma borda profunda irregular junto ao pulmão normalmente aerado, que apresenta artefatos ecogênicos (Figura 7).

É essencial integrar as informações clínicas relevantes com os outros achados ultrassonográficos para estreitar o diagnóstico diferencial, pois a síndrome alveolar é um achado ultrassonográfico inespecífico em muitas doenças pulmonares. Por isso é importante identificar a forma, a margem, a distribuição e a presença de broncogramas aéreos para ajudar na identificação da etiologia.

As limitações do ultrassom devem ser consideradas. Modalidades alternativas de diagnóstico em pacientes com alta probabi-

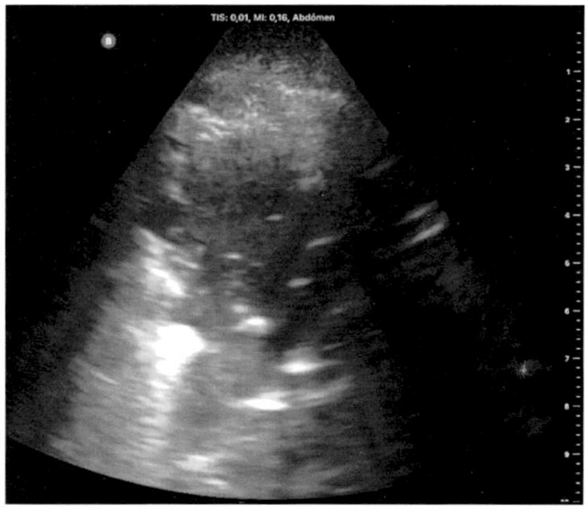

FIGURA 6 Sinal do retalho (*shred sign*): imagem hipoecoica subpleural que tem uma borda profunda irregular junto ao pulmão normalmente aerado.
Fonte: acervo dos autores.

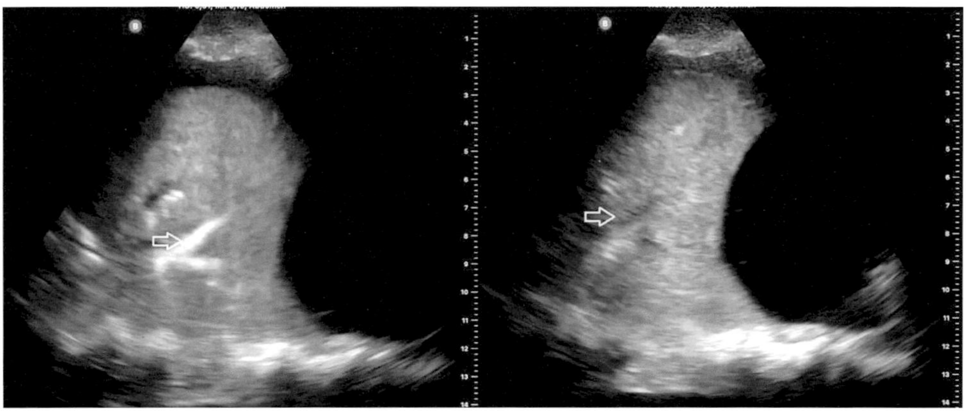

FIGURA 7 Imagem semelhante a tecido (hepatização pulmonar), broncograma aéreo dinâmico e derrame pleural. É possível ver a variação do broncograma aéreo dinâmico com a respiração (setas brancas).
Fonte: acervo dos autores.

lidade pré-teste e ultrassonografia pulmonar negativa para síndrome alveolar devem ser levadas em consideração, pois não serão identificadas consolidações que não confinam com a linha pleural. Ademais, uma causa comum de falso-negativo é a falha em explorar sistematicamente todo o tórax e em identificar áreas focais de síndrome alveolar.[9]

SÍNDROME PLEURAL

Líquido pleural é visto como estrutura anecoica (preta). Quando não loculado, distribui-se de forma gravitacional no tórax, portanto, quando pacientes estão na posição supina ou semissentada, o derrame distribui-se preferencialmente no ângulo costofrênico posterior. Para pequenos derrames, a posição semissentada maximiza o efeito da gravidade e, portanto, a sensibilidade do exame. Os derrames loculados, ao contrário, geralmente não são afetados pela posição do paciente.[8,11]

Na posição supina ou semissentada, a insonação do ângulo costofrênico posterior é obtida a partir da linha axilar média. Um transdutor de baixa frequência (setorial ou convexo) é necessário para penetração em profundidade suficiente.[8,11] Ele deve ser colocado no 8º-9º/9º-10º espaços intercostais, linha axilar média, em uma orientação cefalocaudal com leve rotação no sentido anti-horário para permitir que o feixe penetre em um espaço intercostal. A sonda deve ser direcionada posteriormente em direção à coluna vertebral para garantir a visualização da porção mais dependente da gravidade do espaço pleural. A imagem deve exibir o artefato pulmonar, o diafragma, o fígado/baço e a coluna vertebral. Em pulmões normalmente aerados há interrupção dos processos transversos da coluna acima do diafragma devido à presença de tecido pulmonar, normalmente aerado, impedindo sua visualização, chamado de sinal de coluna negativo.[8,11]

A visualização da coluna vertebral fornece a confirmação de que o feixe está examinando a região mais dependente da cavidade torácica, garantindo que pequenos derrames não sejam perdidos.[13] Na presença de derrame pleural, há o sinal da coluna positivo, definido como visualização dos processos transversos da coluna acima do diafragma. Além disso, devido ao derrame pleural, o parênquima pulmonar perde seu conteúdo de ar e é visível como uma estrutura sólida e flutuante dentro do líquido, chamado de sinal da água-viva (Figura 8). A sonda deve ser mantida imóvel enquanto o paciente inspira para avaliar o sinal da cortina, caracterizado por fechamento e abertura da visualização dos órgãos intra-abdominais quando o pulmão infla e esvazia.[11,14]

Quatro categorias são comumente referidas ao descrever a aparência do derrame: anecoico, complexo não septado, complexo septado e homogeneamente ecogênico. Os derrames transudativos têm aparência anecoica. Em contraste, derrames exsudativos podem demonstrar o sinal do plâncton (detritos hiperecoicos), septações e/ou ecogenicidade. O

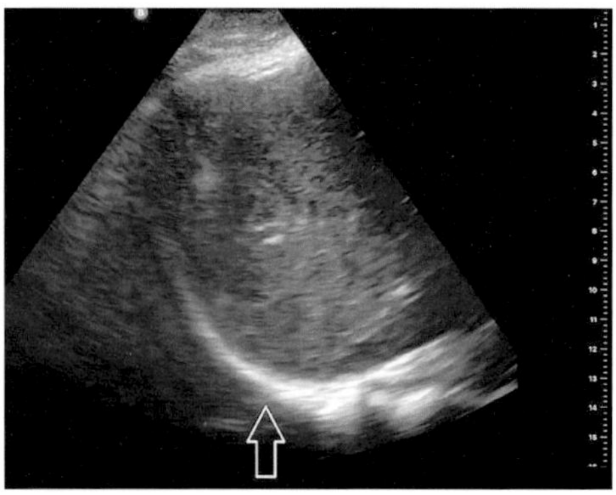

FIGURA 8 Sinal da coluna negativo (seta). Fonte: acervo dos autores.

sinal do plâncton tem uma forte correlação com processos exsudativos, embora este não seja um sinal específico. Septação são sugestivas de infecção pleural ou malignidade (Figura 9). Derrames pleurais homogeneamente ecogênicos são sugestivos de empiema ou hemotórax.[15]

Várias equações simples foram criadas para tentar estimar o volume de fluido com base na ultrassonografia. Segundo Hassan,[16] a equação mais precisa envolve a altura total do derrame (H) em centímetros e a distância do fundo do pulmão ao ápice do diafragma (D), também em centímetros:

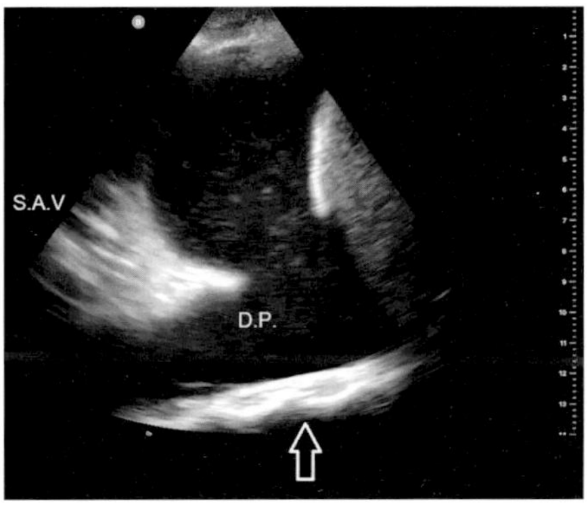

FIGURA 9 Derrame pleural.
D.P.: derrame pleural; S.A.V.: sinal da água-viva; seta: sinal da coluna positiva.
Fonte: acervo dos autores.

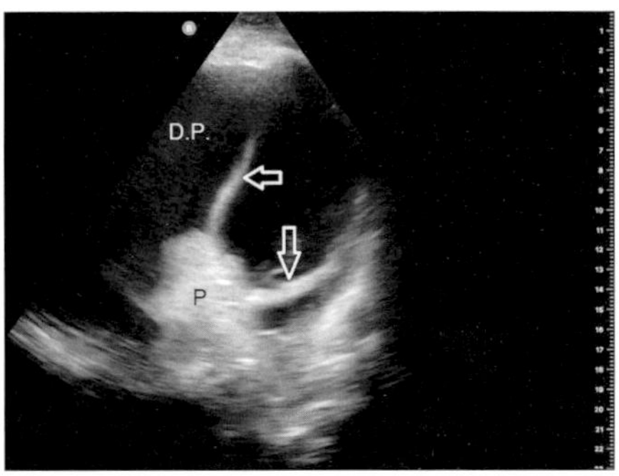

FIGURA 10 Derrame pleural complicado.
D.P.: derrame pleural; P: pulmão colapsado; setas: septações.
Fonte: acervo dos autores.

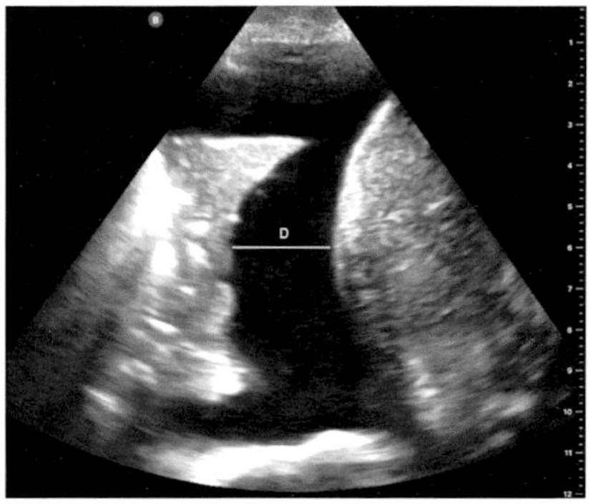

FIGURA 11 Representação esquemática para os parâmetros medidos na quantificação do derrame pleural.
D: diafragma.
Fonte: acervo dos autores.

$$\text{Volume de derrame pleural (mL)} = (H + D)\text{ cm} \times 70$$

A ultrassonografia pulmonar deve sempre ser considerada para guiar a toracocentese: técnicas estáticas (assistidas por ultrassom) ou dinâmicas (guiadas por ultrassom) podem ser usadas. Esse tópico será abordado no Capítulo 29.

REFERÊNCIAS

1. Soldati G, Demi M, Inchingolo R, Smargiassi A, Demi L. On the physical basis of pulmonary sonographic interstitial syndrome. J Ultrasound Med. 2016;35(10):2075-86.
2. Lichtenstein DA, Mezière GA. Relevance of lung ultrasound in the diagnosis of acute respiratory failure: The BLUE Protocol. Chest. 2008;134(1):117-25.
3. Matthias I, Panebianco NL, Maltenfort MG, Dean AJ, Baston C. Effect of machine settings on ultrasound assessment of B-lines. J Ultrasound Med. 2021;40(10):2039-46.
4. Rouby JJ, Arbelot C, Gao Y, Zhang M, Lv J, An Y, et al. Training for lung ultrasound score measurement in critically ill patients. Am J Respir Crit Care Med. 2018;198(3):398-401.
5. Lichtenstein DA. Current misconceptions in lung ultrasound: a short guide for experts. Chest. 2019;156(1):21-5.

6. Gargani L, Volpicelli G. How I do it: lung ultrasound. Cardiovascular Ultrasound. 2014; 4:12:25.
7. Volpicelli G, Elbarbary M, Blaivas M, Lichtenstein DA, Mathis G, Kirkpatrick AW, et al. International evidence-based recommendations for point-of-care lung ultrasound. Intensive Care Med. 2012;38(4):577-91.
8. Goffi A, Kruisselbrink R, Volpicelli G. The sound of air: point-of-care lung ultrasound in perioperative medicine. Can J Anesth. 2018;65(4):399-416.
9. Lichtenstein DA, Lascols N, Mezière G, Gepner A. Ultrasound diagnosis of alveolar consolidation in the critically ill. Intensive Care Med. 2004;30(2):276-81.
10. Volpicelli G. Lung sonography. J Ultrasound Med. 2013;32(1):165-71.
11. Kruisselbrink R, Chan V, Cibinel GA, Abrahamson S, Goffi A. I-AIM (indication, acquisition, interpretation, medical decision-making) framework for point of care lung ultrasound. Anesthesiology. 2017;127(3): 568-82.
12. Lichtenstein D, Mezière G, Seitz J. The dynamic air bronchogram. Chest. 2009;135(6):1421-5.
13. Dickman E, Terentiev V, Likourezos A, Derman A, Haines L. Extension of the thoracic spine sign. J Ultrasound Med. 2015;34(9):1555-61.
14. Lee FCY. The curtain sign in lung ultrasound. J Med Ultrasound. 2017;25(2):101-4.
15. Yang PC, Luh KT, Chang DB, Wu HD, Yu CJ, Kuo SH. Value of sonography in determining the nature of pleural effusion: analysis of 320 cases. Am J Roentgenology. 1992;159(1): 29-33.
16. Hassan M, Mercer RM, Rahman NM. Thoracic ultrasound in the modern management of pleural disease. Eur Respir Rev. 2020; 29(156).

CAPÍTULO 12

Avaliação abdominal e pélvica focada

Gabrielle Turnes Pereira Demetrio
Pery Medeiros Lopes
Analice Mezzomo Lauxen

Objetivos

- Demonstrar a técnica de aquisição das principais janelas que podem ser utilizadas na avaliação abdominal focada.
- Aprender a interpretar a imagem adquirida e reconhecer a sonoanatomia normal.
- Descrever os principais achados das patologias abdominais mais comuns e sua interpretação integrada ao quadro clínico.
- Compreender as limitações e armadilhas técnicas ou interpretativas durante o ultrassom abdominal focado, orientando boas práticas para uso seguro do método.

INTRODUÇÃO

O ultrassom abdominal focado é o exame de ultrassom realizado à beira leito pelo médico assistente com objetivo de responder uma dúvida clínica de forma rápida, simples e pontual.[1]

Ao realizar o exame, além da correta aquisição e interpretação dos achados, a etapa chave da POCUS é a correta correlação clínica. Portanto, ao insonar o paciente, a dúvida clínica e o objetivo do exame devem estar claros e, preferencialmente, organizados em forma de questionamentos binários (ausente/presente ou normal/alterado).[1,2]

Para além da correta execução, é essencial que o médico tenha clareza não só da indicação do exame, mas também das suas limitações, a fim de evitar a tomada de condutas erradas embasadas em um exame com interpretação e integração clínica incorreta.[1-3]

Ainda que o exame de ultrassom abdominal possar ser um exame extenso e inclua a avaliação das múltiplas vísceras abdominais, o exame à beira leito foi inicialmente descrito na avaliação do trauma com objetivo de identificar a presença de líquido livre abdominal.[4] Hoje, a POCUS abdominal transcende apenas a identificação de líquido livre e pode incluir a avaliação hepática, esplênica, renal, vesical, intestinal, biliar e de todos os órgãos abdominais, desde que de forma direcionada à queixa clínica do paciente e com a compreensão das limitações do exame a depender da experiência do examinador, anatomia do paciente e ausência do preparo ideal para exame em um contexto de urgência e emergência.[1-3]

O objetivo deste capítulo é apresentar as principais regiões e janelas abdominais, os ajustes do ultrassom e a sonoanatomia da normalidade. A aplicação prática e o reconhecimento das patologias serão o foco dos capítulos de E-FAST, abordagem da lesão renal aguda e dor abdominal.

COMO REALIZAR O EXAME

- **Preparação:** idealmente o exame deve ser realizado em jejum de 8 h para reduzir a distensão das alças e minimizar sua interposição entre transdutor e órgão insonado, nem sempre possível no contexto da emergência.[5]
- **Posição do paciente**: inicialmente posicionamos o paciente em decúbito dorsal, porém, para melhor avaliar estruturas mais posteriores, como os rins, pode-se pedir para o paciente assumir o decúbito lateral e realizar uma inspiração profunda seguida de apneia para melhorar a janela.[5]
- **Escolha do transdutor**: transdutor de escolha é o convexo de baixa frequência (2,5-5 Hz) por permitir uma varredura mais ampla e insonar estruturas mais profundas no abdome e na pelve. O transdutor linear pode ser utilizado para melhor avaliação da vesícula ou de qualquer estrutura mais superficial para melhor definição da imagem.[5]
- **Ajustes do aparelho**: antes de iniciar o exame, selecione o *preset*/exame de abdome, ajuste a menor profundidade possível que englobe todas as estruturas a serem avaliadas (12-20 cm), ajuste o foco do aparelho na altura da estrutura alvo, centralize a estrutura escolhida no centro da tela para minimizar as distorções geradas pelo feixe divergente, oriente índex cefálico ou para a direita do paciente (na tela do aparelho, o índex se localiza tradicionalmente na região superior esquerda) e, por fim, procure insonar formando um ângulo de 90° com o peritônio ou com a estrutura ensonada.[5]
- **Regiões de insonação**: hipocôndrio direito, mesogástrio, hipocôndrio esquerdo e pelve.

HIPOCÔNDRIO DIREITO

A. **Janela intercostal:** posicione o transdutor convexo na região lateral, transversal ao abdome, entre a linha axilar anterior e posterior, com índex cefálico e à direita, com orientação oblíqua entre as costelas. Em um corte anterior, com o feixe apontado para região mais superficial do abdome, identificamos o fígado, a veia cava inferior e as veias hepáticas direita, média e esquerda, vasos com parede fina, hipoecogênica e com fluxo azul ao Doppler colorido. Em um corte intermediário, identifica-se a veia porta, na parte mais superior da tela, com paredes hiperecogênicas e com fluxo em vermelho ao Doppler colorido. Continuando o exame com um movimento de báscula, direcionando o feixo para região posterior, identificamos o fígado, o rim e o espaço hepatorrenal.[5] O objetivo principal da janela é a identificação de líquido livre no espaço hepatorrenal, além da identificação de sinais de hepatopatia, avaliação da vesícula biliar e renal.

Com o deslizamento do transdutor em direção caudal e mais próximo da linha axilar posterior, identifique o rim e ajuste o transdutor para avaliar seu

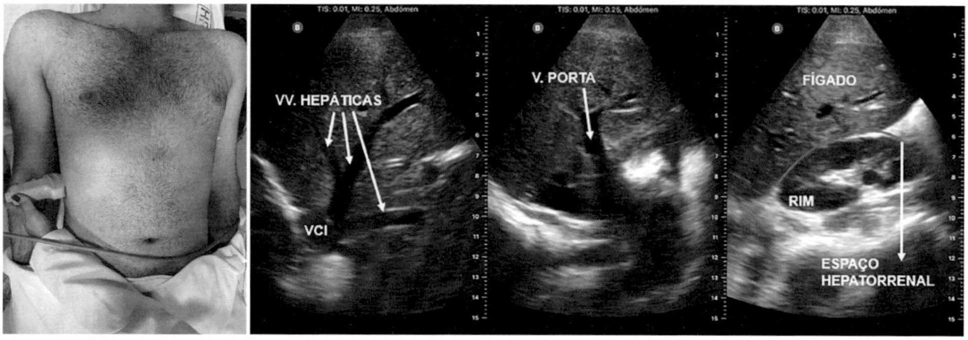

FIGURA 1 A: posicionamento do transdutor para janela intercostal. B: janela hepática com veias hepáticas, normal. C: janela hepática com V. Porta, normal. D: janela hepática e renal com espaço hepatorrenal, sem líquido livre.
Fonte: acervo dos autores.

maior diâmetro (corte longitudinal). Na sequência, rotacione o transdutor 90º para o corte transversal com varredura completa do polo superior ao inferior. Objetivamente, avalia-se o maior diâmetro renal (VR 9-13 cm), espessura cortico-medular (VR > 1,1 cm), ecogenicidade renal (normalidade quando hipoecogênico em relação ao fígado), além de identificar a presença de massas ou cistos e hidronefrose.[5]

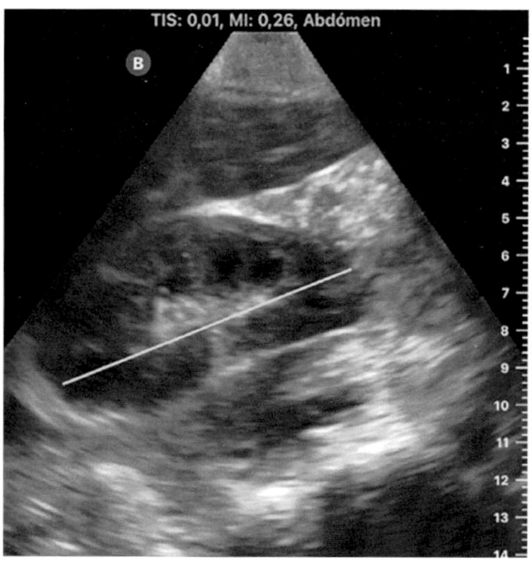

FIGURA 2 Janela longitudinal do rim direito com medida do seu maior diâmetro, ecogenicidade preservada e ausência de líquido no espaço hepatorrenal.
Fonte: acervo dos autores.

B. **Janela subcostal:** posicione o transdutor abaixo do rebordo costal direito, orientação oblíqua, com índex à direita do paciente e adquira um corte anterior com as veias hepáticas e intermediário com a veia porta.[5] O objetivo do exame é o mesmo da janela intercostal.

C. **Janela intercostal anterior – vesícula biliar:** com transdutor convexo ou linear na região anterior do abdome, com a inclinação a quase 90º com a pele, próximo ao espaço subcostal direito, adquire-se duas janelas principais: longitudinal e transversal da vesícula biliar. A vesícula está localizada na margem inferior do fígado, entre os lobos direito e esquerdo. Sua avaliação ao ultrassom inclui a forma, tamanho, parede e presença de estruturas intraluminais.

EPIGÁSTRIO E MESOGÁSTRIO

A. **Janela transversal da aorta abdominal:** com transdutor convexo posicionado na região subxifóidea, a 90º do abdome, realize uma compressão com objetivo de afastar as vísceras ocas, per-

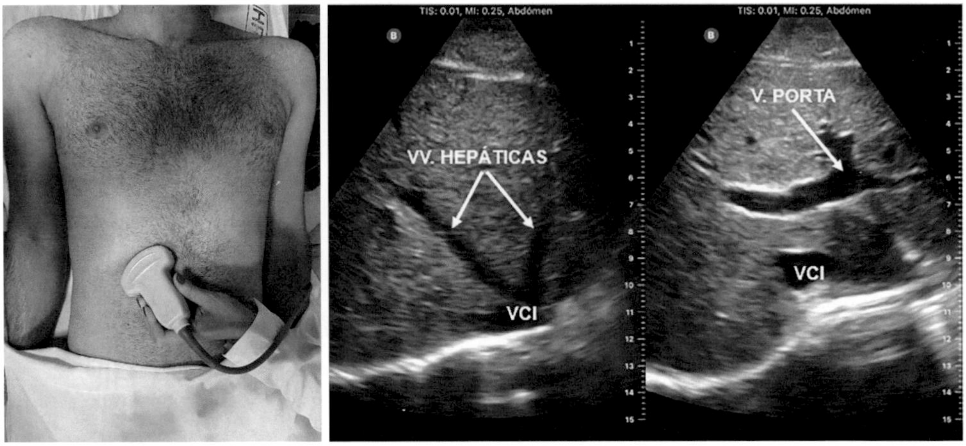

FIGURA 3 A: posicionamento do transdutor para janela subcostal. B: janela hepática com veias hepáticas, normal. C: janela hepática com veia porta, normal.
VCI: veia cava inferior.
Fonte: acervo dos autores.

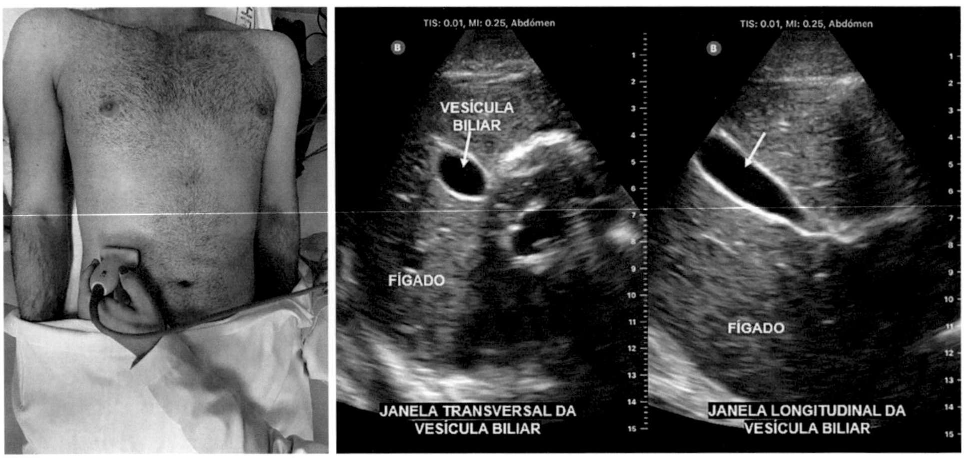

FIGURA 4 A: posicionamento do transdutor para janela intercostal anterior da vesícula biliar. B: janela transversal da vesícula biliar, normal. C: janela longitudinal da vesícula biliar, normal.
Fonte: acervo dos autores.

mitindo melhor avaliação da aorta abdominal. A aorta localiza-se ligeiramente à esquerda da coluna dorsal e a veia cava inferior à direita. Avalie seu diâmetro anteroposterior e a presença ou ausência de *flapping* de dissecção no seu lúmen. O tamanho normal da aorta abdominal supracelíaca varia de 2,5 a 2,7 cm no homem e de 2,1 a 2,3 cm nas mulheres. Um diâmetro antero-posterior de 3,0 cm ou mais indica dilatação da aorta com um acurácia de 98%.[5]

B. **Janela longitudinal da aorta abdominal:** após escanear a aorta transversalmente do epigástrio até mesogástrio, na bifurcação em artérias ilíacas comuns, realize uma rotação do transdutor de 90º com índex cefálico para o corte longitudinal da aorta.

HIPOCÔNDRIO ESQUERDO

1. **Janela intercostal lateral esquerda:** com transdutor na linha axilar posterior, com inclinação oblíqua entre os espaços intercostais, índex à esquerda do paciente, identifica-se o baço na janela longitudinal. Com báscula direcionando o feixe de ultrassom para região posterior, localiza-se o rim e o

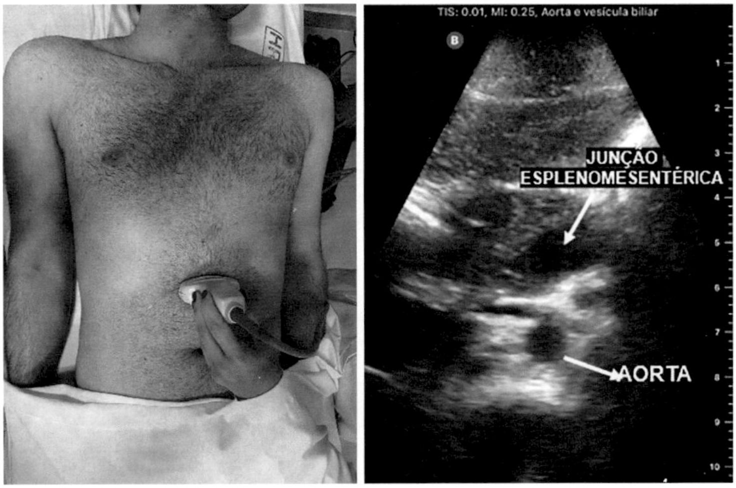

FIGURA 5 A: posicionamento do transdutor para janela transversal da aorta. B: janela epigástrica demonstrando a aborta abdominal no corte transversal, normal.
Fonte: acervo dos autores.

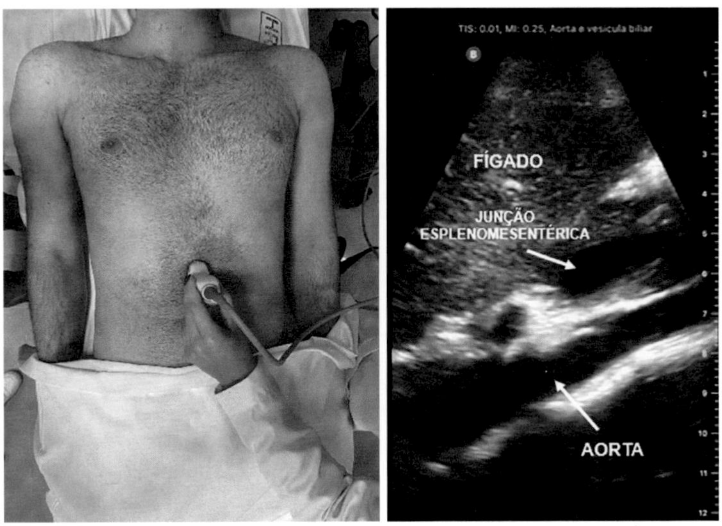

FIGURA 6 A: posicionamento do transdutor para janela longitudinal da aorta. B: janela epigástrica demonstrando a aborta abdominal no corte longitudinal, normal.
Fonte: acervo dos autores.

espaço esplenorrenal. Para melhor avaliação renal, deslize o transdutor em direção caudal e varra todo o parênquima renal. O objetivo principal dessa janela é a identificação de líquido livre no espaço esplenorrenal, a avaliação esplênica (forma e tamanho) e renal (tamanho, ecogenicidade, hidronefrose e massas, cistos ou cálculos).[5]

PELVE

A avaliação da pelve no contexto da POCUS objetiva é voltada, principalmente, para a identificação de líquido livre, a avaliação vesical e a identificação de gravidez uterina. Ainda que outras estruturas como útero e ovário na mulher e próstata e vesículas seminais no homem possam ser ava-

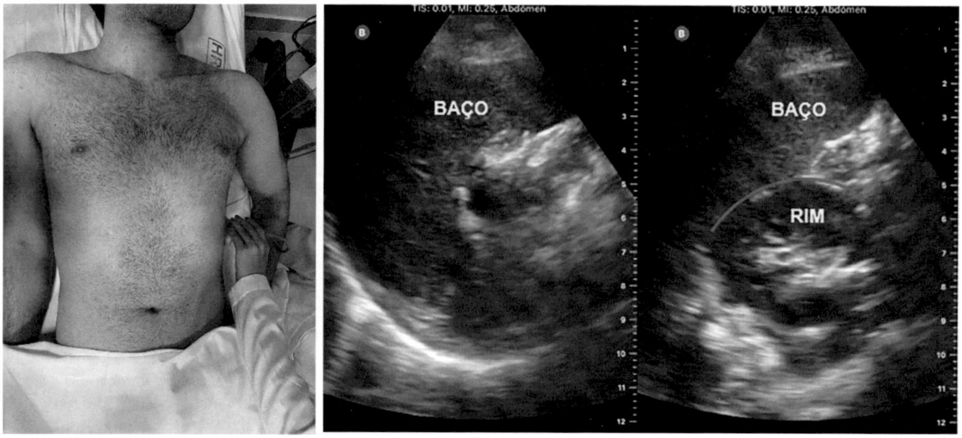

FIGURA 7 A: posicionamento do transdutor para janela intercostal esquerda. B: janela intercostal demonstrando o baço no corte longitudinal em seu formato de meia-lua. C: janela intercostal com baço, rim e espaço esplenorrenal normal, sem a presença de líquido livre.
Fonte: acervo dos autores.

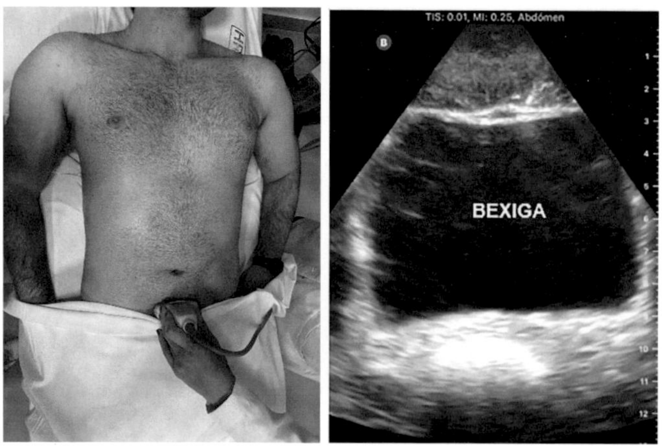

FIGURA 8 A: posicionamento do transdutor para janela transversal da pelve. B: janela transversal de uma pelve feminina demonstrando a bexiga repleta por urina e ausência de líquido livre.
Fonte: acervo dos autores.

liadas com a ultrassonografia, essa avaliação mais detalhada foge do escopo da POCUS e deve ser investigada pelo médico especialista em imagem.[1,4]

A. **Janela transversal:** com o paciente em decúbito dorsal, posicione o transdutor convexo transversal ao abdome, logo acima da sínfise púbica, com índex voltado para a direita do paciente. Realize inclinação do feixe em direção à pelve e identifique as estruturas: bexiga e presença ou ausência de líquido livre. A pelve feminina frequentemente é acometida por coleções líquidas intraperitoneais, podendo ser um achado fisiológico se for anecoico e homogêneo.[5]
B. **Janela longitudinal:** a partir da janela transversal, realize uma rotação de 90º do transdutor em sentido horário, com índex apontando para cabeça do paciente, para a janela longitudinal; realize uma varredura de um extremo lateral da bexiga a outro para visualizar todo o órgão.[5]

DICAS E *PITFALLS*

- Erros na técnica de posicionamento da sonda e na otimização das configurações do aparelho podem levar a imagens de baixa qualidade e comprometer a interpretação do exame.
- A preparação ideal para o exame do abdome é o jejum de 8 h, nem sempre possível no contexto de urgência e emergência, portanto compreenda essa limitação caso seu paciente não esteja em jejum.
- Caso o paciente esteja com sondagem vesical de demora, feche a sonda para a bexiga encher de urina e, assim, melhorar a janela acústica para a avaliação da pelve.

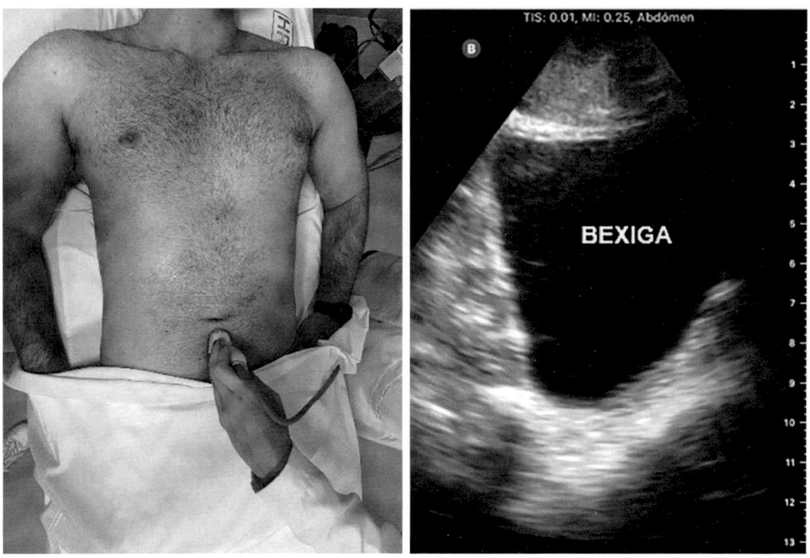

FIGURA 9 A: posicionamento do transdutor para janela longitudinal da pelve. B: janela transversal de uma pelve feminina, demonstrando bexiga repleta por urina e ausência de líquido livre.
Fonte: acervo dos autores.

- Sempre correlacione as descobertas ultrassonográficas com o quadro clínico do paciente e com outros exames complementares, um achado isolado pouco acrescenta na prática clínica.
- Insone suas dúvidas, o objetivo da POCUS abdominal não é ser um exame completo do abdome, mas um exame rápido à beira leito para responder uma dúvida clínica.

REFERÊNCIAS

1. Boccatonda A, D'Ardes D, Tallarico V, Vicari S, Bartoli E, Vidili G, et al. Gastrointestinal ultrasound in emergency setting. J Clin Med. 2023;12(3):799.
2. Revzin MV, Scoutt LM, Garner JG, Moore CL. Right upper quadrant pain: ultrasound first! J Ultrasound Med. 2017;36(10):1975-85.
3. Joshi G, Crawford KA, Hanna TN, Herr KD, Dahiya N, Menias CO. US of right upper quadrant pain in the emergency department: diagnosing beyond gallbladder and biliary disease. RadioGraphics. 2018;38(3):766-93.
4. Scalea TM, Rodriguez A, Chiu WC, Brenneman FD, Fallon WF, Kato K et al. Focused assessment with sonography for trauma (FAST). Journal Trauma. 1999;46(3):466-72.
5. Rumack CM, Levine D. Tratado de ultrassonografia diagnóstica. v.1 e 2. 4.ed. Rio de Janeiro: Guanabara Koogan; 2020.

CAPÍTULO 13

Avaliação das partes moles e articulações

Leonardo Afonso Costa
Luciano Moura de Assunção

Objetivos

- Demonstrar as técnicas corretas de realização da avaliação de partes moles e articulações utilizando a POCUS.
- Contextualizar os ultrassonográficos com as principais patologias que envolvem partes moles e articulações no contexto da emergência.
- Demonstrar as limitações e armadilhas durante a execução da POCUS envolvendo partes moles e articulações.

INTRODUÇÃO

As queixas musculoesqueléticas e de partes moles correspondem a uma parcela significativa dos atendimentos nos serviços médicos, sendo de suma importância o reconhecimento dos diagnósticos diferenciais devido às suas diferentes gravidades e condutas específicas. Muitas vezes, somente a história clínica e exame físico não são suficientes para tal, momento no qual a ultrassonografia à beira leito (POCUS – *point-of-care ultrasound*) tem seu papel pelo baixo custo, ausência de radiação ionizante, agilidade e potencial de ser o exame de imagem suficiente, evitando outros mais complexos e custosos.

Tecnicamente é possível avaliar processos patológicos em articulações, bursas, fáscias, músculos, tendões, avaliar edema, presença de celulite, abcessos cutâneos, presença de corpos estranhos, entre outros.

O transdutor mais adequado para a maioria das situações é o linear com menor penetração, mas melhor resolução para estruturas superficiais. Pode-se usar o transdutor convexo para estruturas mais profundas, como alguns grupos musculares.

SONOANATOMIA DAS PARTES MOLES

Na avaliação de partes moles, três estruturas hiperecoicas e contínuas podem ser vistas como marcos sonoanatômicos: uma camada superficial correspondente a pele e a derme; uma intermediária correspondente a fáscia; e uma mais profunda correspondente a superfície cortical do osso.[1,2]

O tecido subcutâneo está localizado entre a pele e a fáscia e é composto por tecido hipoecoico devido à presença de gordura com algumas septações internas hiperecoicas correspondentes ao tecido conjuntivo.[1,2]

Os músculos estão localizados abaixo da fáscia e são compostos por fibras musculares hipoecoicas circundadas por tecido conjuntivo ecogênico. Os ossos são altamente ecogênicos na superfície cortical e possuem sombra acústica (Figura 1).[1,2]

CELULITE

A celulite é o tipo mais comum de infecção de tecidos moles e está confinada ao compartimento subcutâneo. Na celulite ocorre espessamento da pele e do subcutâneo com aumento da ecogenicidade da gordura subcutânea, normalmente hipoecoica, e redução da ecogenicidade das septações internas, normalmente hiperecoicas.[1,2]

Assim, faz-se imagem ultrassonográfica do tecido subcutâneo em aspecto de paralelepípedos ou pedra de calçamento (*cobblestone-like pattern*) que pode ser visto na medida que o líquido intersticial hipoecoico a anecoico se interdigita entre os lóbulos de gordura ecogênicos (Figura 2).[1-3]

Esses achados são inespecíficos e são encontrados em diversas outras causas de edema subcutâneo, portanto devendo-se sempre correlacionar com a clínica do paciente.[1-3]

ABSCESSO SUBCUTÂNEO

Os abscessos são coleções arredondadas com conteúdo predominantemente anecoico ou hipoecoico, podendo ser de ecogeni-

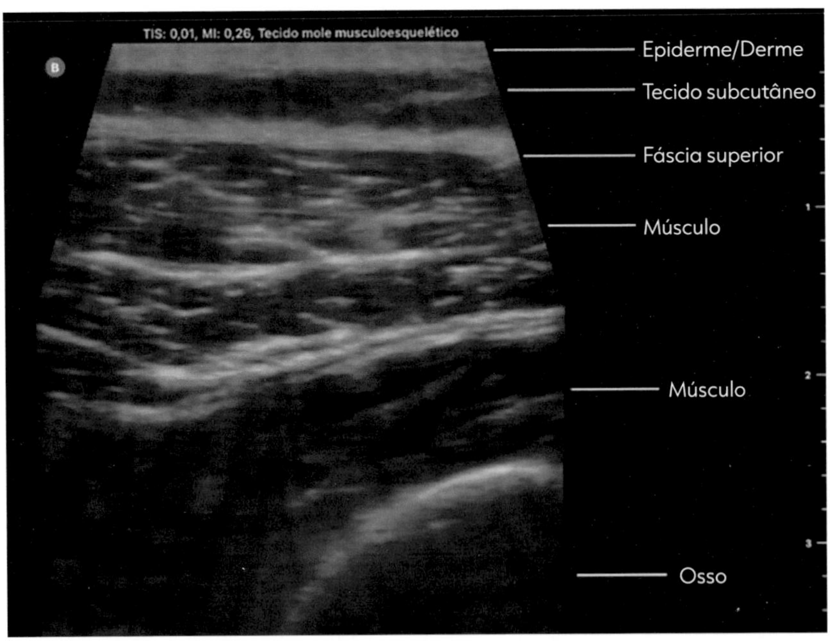

FIGURA 1 Sonoanatomia normal de partes moles e osso.
Fonte: acervo dos autores.

cidade mista com presença de septações ou debris em seu interior. Apresentam bordas bem ou mal definidas, com ou sem hiperemia periférica (Figura 3), porém com ausência de fluxo central dentro de um abscesso ao doppler colorido. Geralmente apresentam reforço acústico posterior e, quando aplicada pressão com o transdutor, podem apresentar o sinal de redemoinho (*squish sign* ou *swirling*) que corresponde ao movimento, como de um redemoinho, de partículas ecogênicas dentro do abscesso (Figura 4). A ultrassonografia também se presta para a drenagem guiada dos abscessos de forma segura e fácil tecnicamente.[2,3]

A POCUS pode ser usada para diagnosticar abscesso oculto, decidir a rota segura para incisão ou drenagem do abscesso.[12,13]

FASCIÍTE NECROSANTE

A fasciíte necrosante é uma infecção de tecidos moles com risco de vida e acompanhada por uma rápida progressão da doença e deterioração clínica. Foi demonstrado que a POCUS diagnostica fasciíte necrosante com grande precisão no pronto-socorro.[14]

O achado mais específico encontrado é o enfisema subcutâneo, com presença de

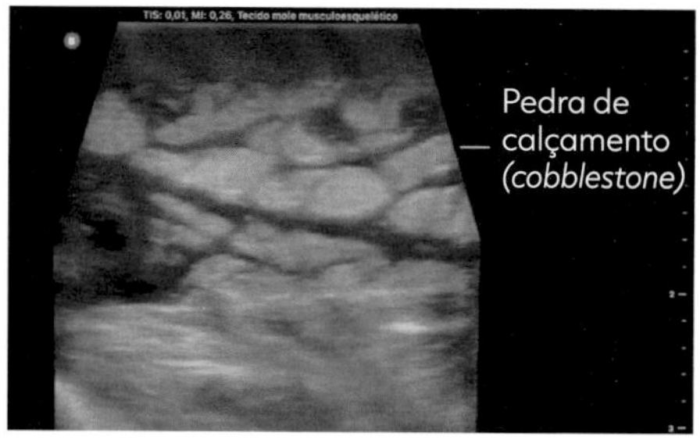

FIGURA 2 Achado de pedra de calçamento (*cobblestone-like pattern*) na celulite.
Fonte: acervo dos autores.

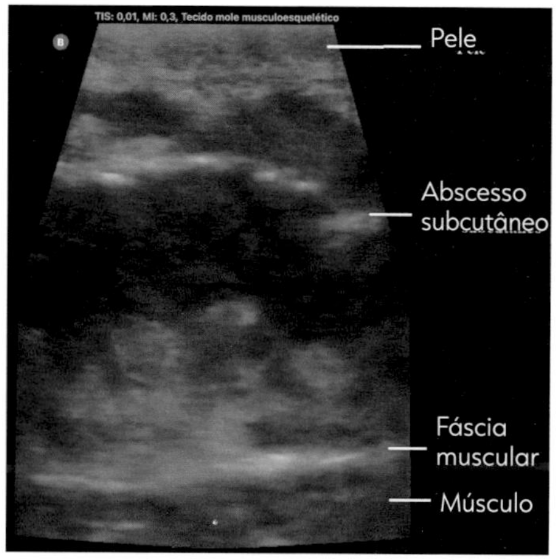

FIGURA 3 Presença de celulite (presença de pedra de calçamento) e abscesso subcutâneo (imagem hipoecoica com presença de debris em seu interior).
Fonte: acervo dos autores.

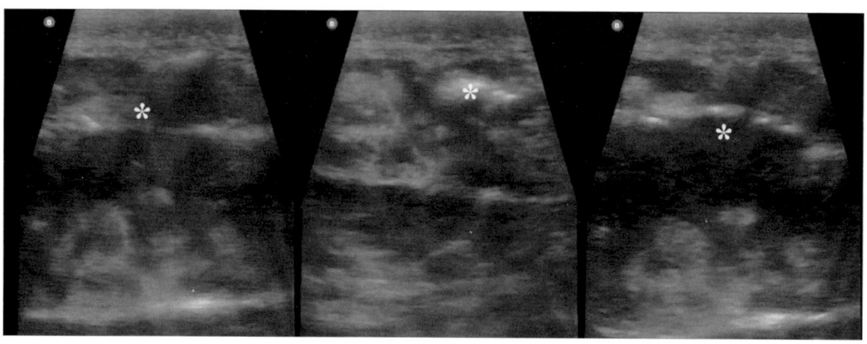

FIGURA 4 Abscesso subcutâneo (identificado pelo "*"): antes da compressão (imagem da esquerda), na compressão (imagem do meio) e após a compressão (imagem da direita), com achado do sinal do redemoinho (movimento de partículas ecogênicas dentro do abscesso).
Fonte: acervo dos autores.

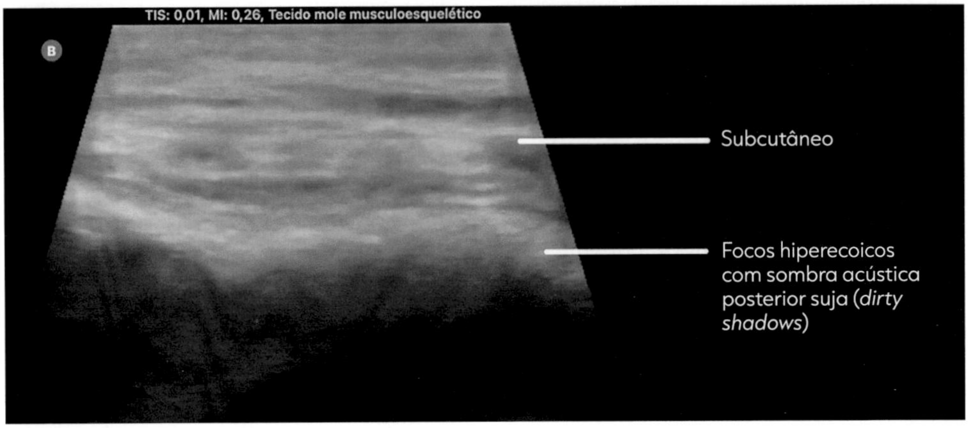

FIGURA 5 Paciente com fasciíte necrotizante, com achado de focos hiperecoicos e sombra acústica posterior "suja".
Fonte: acervo dos autores.

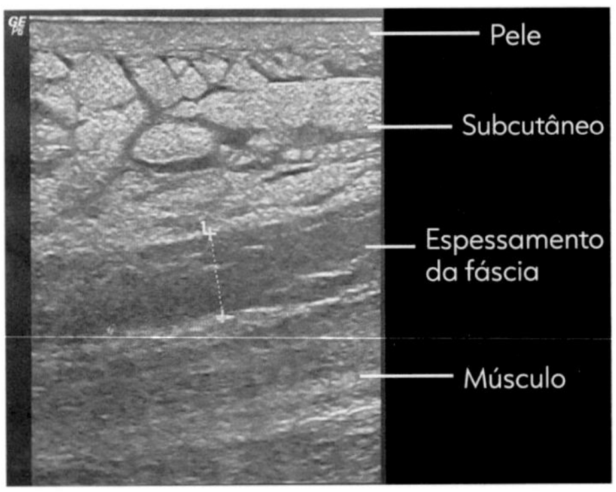

FIGURA 6 Paciente com fasciíte necrotizante e achado de espessamento da fáscia.
Fonte: acervo dos autores.

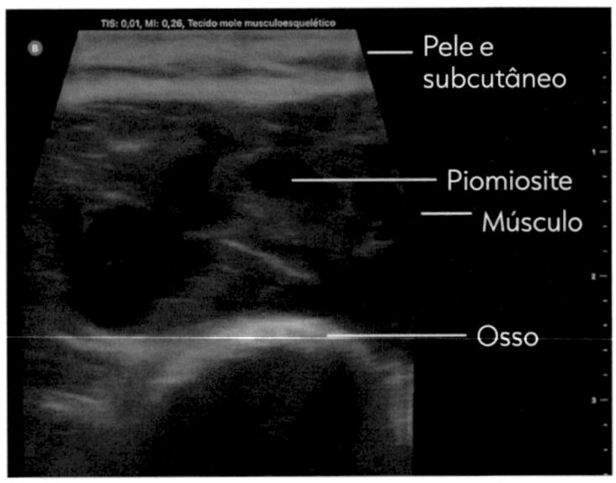

FIGURA 7 Paciente com achado de imagens com aspecto hipoecoicas sugestivas de piomiosite.
Fonte: acervo dos autores.

gás nos tecidos, aparecendo como focos hiperecogênicos com sombra acústica posterior borrada (*dirty shadow*) (Figura 5). Outros achados são o espessamento e irregularidade da fáscia, com acúmulo de fluido ao longo da fáscia profunda maior que 4 mm em espessura (Figura 6) (Castleberg).

PIOMIOSITE

Piomiosite é uma infecção dos músculos. Na maioria dos casos é detectado coleção com aspecto hipoecoico, podendo atingir a fáscia muscular; por vezes, septos finos são observados (Figura 7). Na menor parte dos casos, nenhuma evidência clara de coleção é visível, porém fibras musculares são deslocadas e infiltradas por uma quantidade moderada de líquido distribuído no tecido intersticial entre as fibras, seguindo o eixo principal do músculo. Nesse padrão intersticial, as próprias fibras apareceram levemente hipoecoicas em razão de edema (Luca).

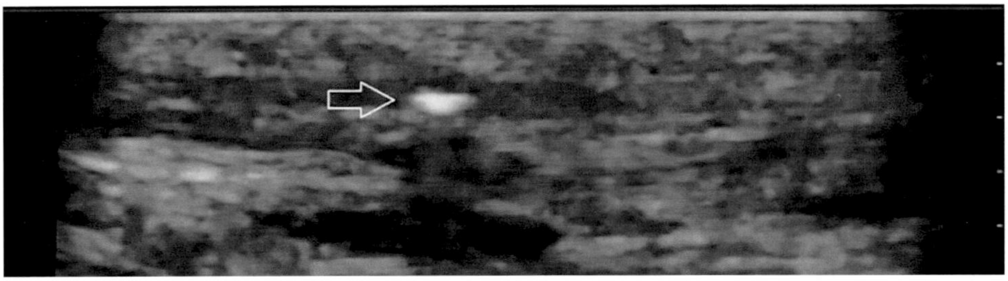

FIGURA 8 Imagem com ecogenicidade aumentada e sombra acústica posterior (seta). Sugestiva de corpo estranho em paciente usuário de drogas endovenosas.
Fonte: acervo dos autores.

CORPO ESTRANHO

A ultrassonografia pode detectar corpos estranhos e auxiliar na sua retirada. É importante, principalmente, naqueles radiotransparentes à radiografia como madeira, plástico, espinhos, pedaços de unha, borracha, vidro, entre outros. Conforme o material, podem aparecer como focos de ecogenicidade aumentada, associado a artefatos como sombra acústica posterior, calda de cometa e artefatos de reverberação (Figura 8).[1-3]

DICAS E *PITFALLS*

- Utilize a POCUS para buscar abscesso cutâneo ocultos nos casos suspeitos de celulite.
- Lembre-se sempre de realizar compressão em imagens suspeitas de abscessos subcutâneos para buscar o sinal do redemoinho e afastar diagnóstico diferenciais de tumores.
- Em pacientes com suspeita de fasciíte necrotizante a POCUS é uma ferramenta fundamental de rastreio, porém ela nunca deve ser utilizada para excluir esse diagnóstico.

REFERÊNCIAS

1. Nakashima Y, Sunagawa T, Shinomiya R, Kodama A, Adachi N. Point-of-care ultrasound in musculoskeletal field. J Med Ultrasonics. 2022;49(4):663-73.
2. Chen KC, Lin ACM, Chong CF, Wang TL. An overview of point-of-care ultrasound for soft tissue and musculoskeletal applications in the emergency department. J Intensive Care. 2016;15:4:55.
3. Perone M, Yablon CM. Musculoskeletal ultrasound in the emergency department: is there a role? Semin Roentgenol. 2021;56(1):115-23.
4. Marks A, Patel D, Sundaram T, Johnson J, Gottlieb M. Ultrasound for the diagnosis of necrotizing fasciitis: a systematic review of the literature. Am J Emerg Med. 2023;65:31-5.
5. Belli L, Reggiori A, Cocozza E, Riboldi L. Ultrasound in tropical pyomyositis. Skeletal Radiology. 1992;21(2):107-9.
6. Snelling PJ, Jones P, Bade D, Bindra R, Byrnes J, Davison M, et al. Ultrasonography or radiography for suspected pediatric distal forearm fractures. N Engl J Med. 2023;1;388(22):2049-57.
7. Helfgott SM. Monoarthritis in adults: etiology and evaluation. 2022. UpToDate. Disponível em: https://www.uptodate.com/contents/monoarthritis-in-adults-etiology-and-evaluation. Acesso em: 27 ago. 2024.
8. Kaeley GS, Bakewell C, Deodhar A. The importance of ultrasound in identifying and differentiating patients with early inflammatory

arthritis: a narrative review. Arthritis Res Ther. 2020;22(1):1.
9. Fernandes EDA, Bergamaschi SB, Rodrigues TC, Dias GC, Malmann R, Ramos GM et al. Aspectos relevantes do diagnóstico e seguimento por imagem na gota. Rev Bras Reumatol. 2017;57(1):64-72.
10. Manzano D, Jimenez F, Blasi M. Ultrasound-guided pain interventions in the knee region. Techniques in Regional Anesthesia and Pain Management. 2013;17(3):131-9.
11. Sahlani L, Thompson L, Vira A, Panchal AR. Bedside ultrasound procedures: musculoskeletal and non-musculoskeletal. Eur J Trauma Emerg Surg. 2016;42(2):127-38.
12. Tayal VS, Hasan N, Norton HJ, Tomaszewski CA. The effect of soft-tissue ultrasound on the management of cellulitis in the emergency department. Acad Emerg Med. 2006;13(4):3848.
13. Adhikari S, Blaivas M. Sonography first for subcutaneous abscess and cellulitis evaluation. J Ultrasound Med. 2012;31(10):1509-12.
14. Yen ZS, Wang HP, Ma HM, Chen SC, Chen WJ. Ultrasonographic screening of clinically-suspected necrotizing fasciitis. Acad Emerg Med. 2002;(12)9:1448-51.
15. Thiele RG, Schlesinger N. Diagnosis of gout by ultrasound. Rheumatology. 2007;46(7):1116-21.

CAPÍTULO 14

Avaliação do sistema vascular arterial

Thiago Dias Miranda
Giovanna Moreschi Peres Silva

Objetivos

- Descrever a anatomia do sistema arterial e venoso para auxiliar o profissional na realização da POCUS.
- Orientar o profissional sobre como obter a melhor janela para realização da POCUS.

INTRODUÇÃO

Após o advento da ultrassonografia *point-of-care* (conhecida pela sigla em inglês POCUS, tornou-se mais fácil e prática a obtenção de alguns diagnósticos por conta da praticidade em sua execução, levando a condutas mais eficazes, assertivas e rápidas. Alguns conhecimentos básicos de anatomia e uso do aparelho podem garantir que o atendimento de urgência dos pacientes seja mais resolutivo, por isso, é de suma importância o conhecimento da anatomia vascular dos sistemas arterial e venoso dos membros superiores e inferiores, a fim de obter acesso venoso periférico, acesso central, acesso arterial, pressão arterial invasiva (PAI), gasometria arterial ou venosa, ou para a identificação precoce de patologias como obstrução arterial aguda e trombose venosa profunda.[1,2]

ANATOMIA ARTERIAL DOS MEMBROS SUPERIORES

Artéria subclávia

Origina-se à direita do tronco braquiocefálico e à esquerda, diretamente, do arco aórtico. Apresenta íntima relação com músculo escaleno anterior, já que atravessa por sua borda medial e, logo após, está localizada posteriormente a ele, seguindo em direção à primeira costela, onde dará origem a artéria axilar.

Artéria axilar

Origina-se logo após a primeira costela e relaciona-se com o músculo peitoral. Seu trajeto continua em direção ao braço. Na transição da axila para o braço, na borda inferior do músculo redondo maior, origina a artéria braquial (Figura 1).

Artéria braquial

O trajeto da artéria braquial é superficial e recoberto apenas por pele, subcutâneo e fáscia. Localiza-se medialmente ao úmero, dirigindo-se anteriormente em seu terço distal. Situa-se lateralmente ao tendão do músculo bíceps braquial e medialmente ao nervo mediano (Figura 2). Termina na fossa cubital, onde se bifurca em artéria radial e ulnar.[3-6]

Artéria radial

É o menos calibroso dos ramos terminais da artéria braquial, iniciando-se na altura do colo do rádio. É mais superficial em seu terço distal do antebraço, onde se localiza lateralmente ao tendão do músculo flexor radial do carpo e medialmente à veia cefálica (Figura 3). Segue pela região da tabaqueira anatômica em direção à mão.

Artéria ulnar

É o maior ramo terminal da artéria braquial, originado no colo do rádio, que segue medial ao antebraço em sua porção proximal e assume trajeto oblíquo até posicionar-se sobre o músculo flexor profundo dos dedos. Logo após, segue superficialmente ao retináculo dos flexores, dando origem ao ramo palmar profundo.

POSICIONAMENTO DO PACIENTE PARA A AVALIAÇÃO ARTERIAL DOS MEMBROS SUPERIORES

Paciente deve ser posicionado em decúbito dorsal com os membros superiores ao longo do corpo e a palma da mão voltada para cima. Outra opção é permanecer sentado, com os membros superiores ao longo do corpo e a palma da mão voltada para cima.

AJUSTE DO APARELHO E LOCAL DA INSONAÇÃO NOS MEMBROS SUPERIORES

Artéria subclávia

- Transdutor linear na frequência de 3-7 MHz.
- Posicionar o transdutor na região supraclavicular e infraclavicular (Figuras 4 e 5).
- A artéria estará mais profunda em relação à veia.
- Em casos de dúvidas na identificação, realizar compressão com o transdutor para colabar a veia.

Artéria axilar

- Transdutor linear na frequência de 5-12 MHz.
- Posicionar o transdutor na região no cavo axilar ou na região frontal (Figura 6).
- A artéria estará mais profunda em relação à veia.
- Em caso de dúvida na identificação, realizar compressão com o transdutor para colabar a veia.

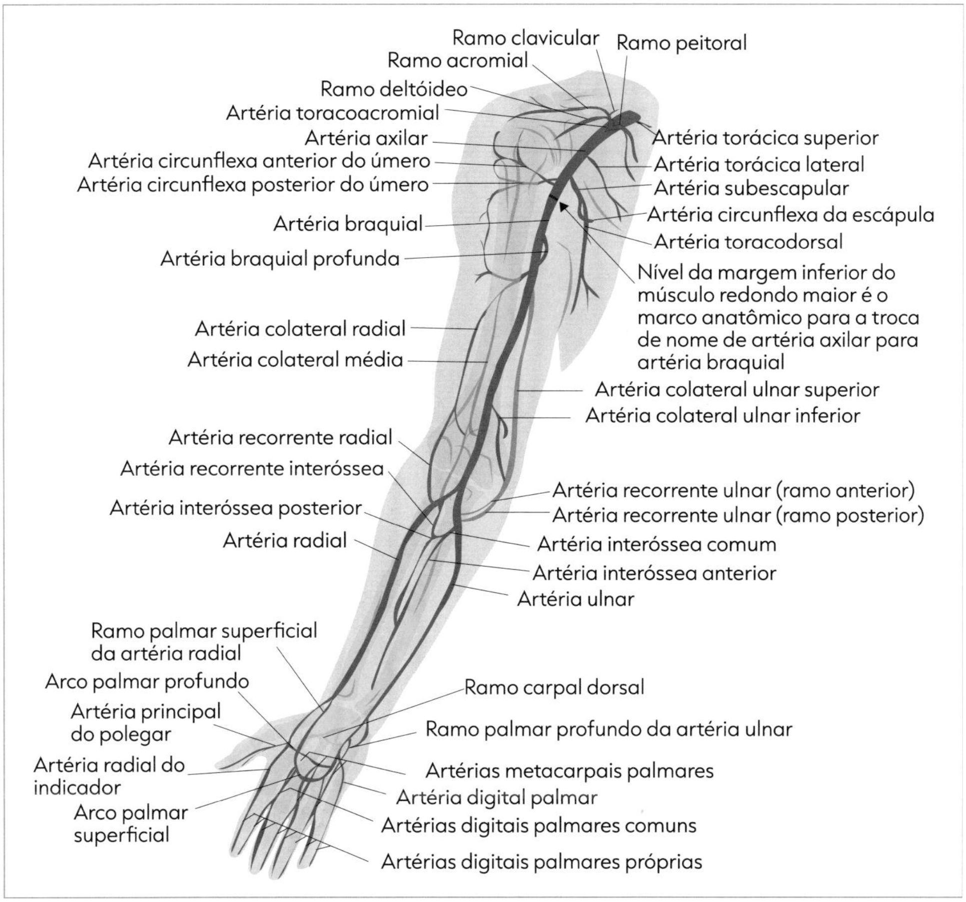

FIGURA 1 Sistema arterial dos membros superiores.
Fonte: adaptada de Frank, 2018.[7]

Artéria braquial

- Transdutor linear na frequência de 5-12 MHz.
- Posicionar o transdutor na transversal, na fossa antecubital (prega do cotovelo), podendo seguir na face medial do braço entre o bíceps e tríceps braquial. Avaliação espectral deve ser obtida na longitudinal (Figura 7).
- Ligar o Doppler colorido e regular a escala entre 15-20 cm/s. Pode ser necessário reduzir a velocidade em casos de hipotensão, por exemplo.
- A artéria estará mais lateral em relação à veia.
- Em caso de dúvida na identificação, realizar compressão com o transdutor para colabar a veia.

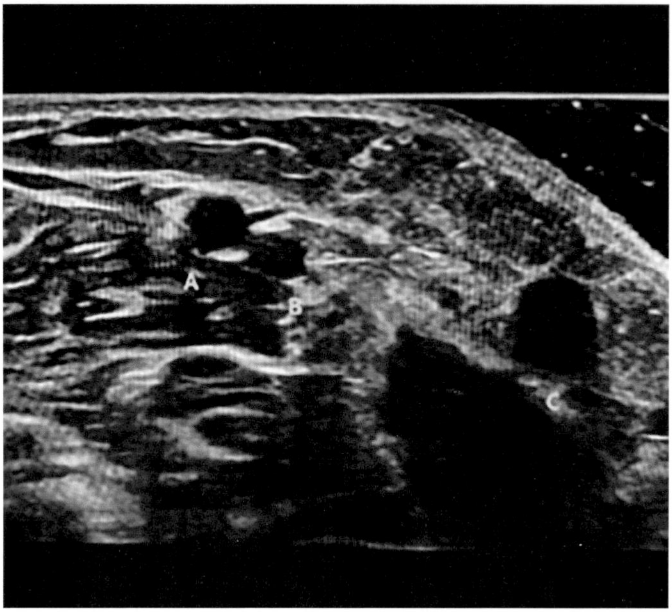

FIGURA 2 Prega antecubital. A: Artéria braquial; B: veia braquial; C: veia basílica.
Fonte: acervo dos autores.

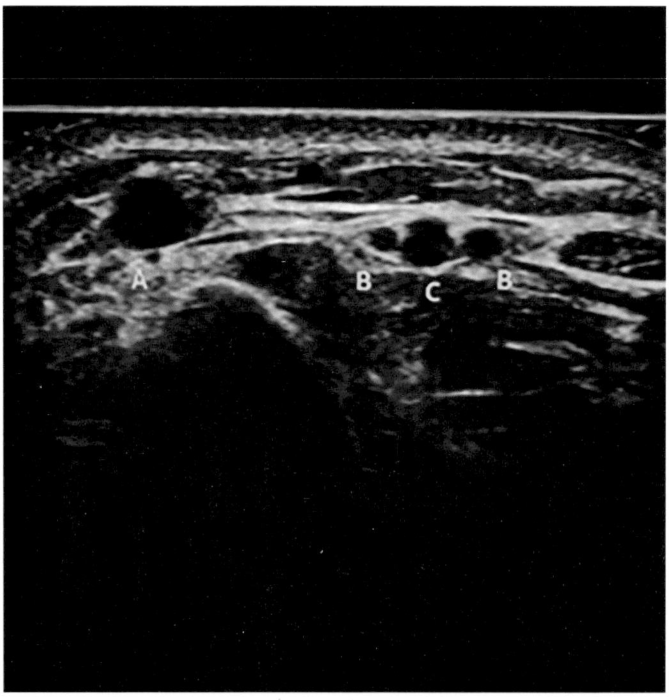

FIGURA 3 A: Veia cefálica; B: veias radiais; C: artéria radial.
Fonte: acervo dos autores.

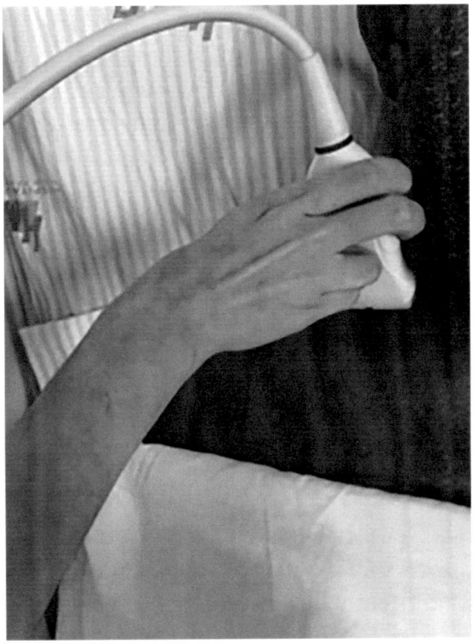

FIGURA 4 Avaliação da artéria subclávia; abordagem supraclavicular.
Fonte: acervo dos autores.

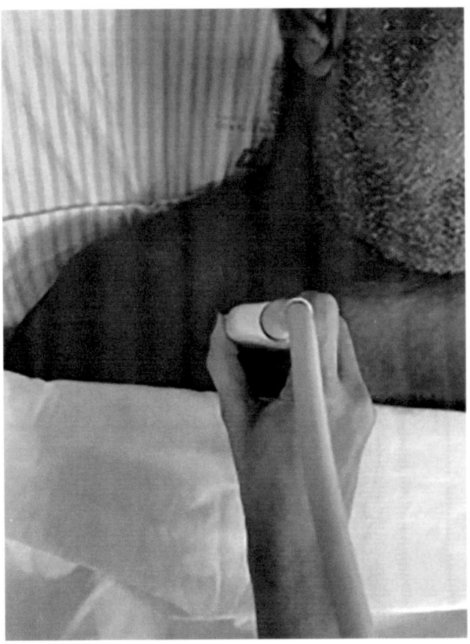

FIGURA 5 Avaliação da artéria subclávia; abordagem infraclavicular.
Fonte: acervo dos autores.

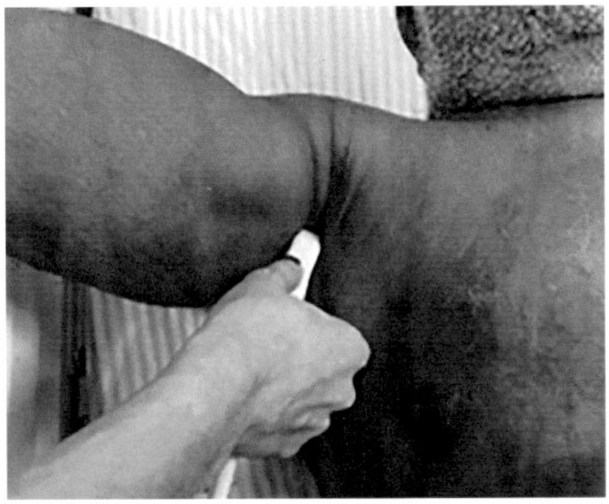

FIGURA 6 Avaliação da artéria axilar; abordagem pelo cavo axilar.
Fonte: acervo dos autores.

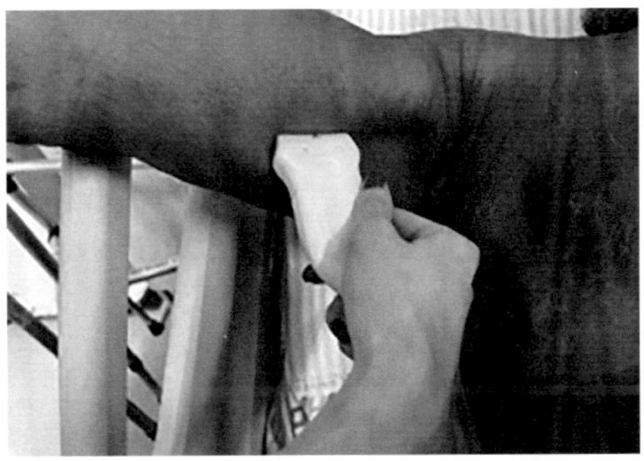

FIGURA 7 Avaliação da artéria braquial.
Fonte: acervo dos autores.

Artéria radial

- Transdutor linear na frequência de 5-12 MHz.
- Posicionar o transdutor na transversal no punho, próximo à cabeça do rádio (Figura 8). Nessa localização, a artéria encontra-se superficial (atenção para não comprimir a artéria). Avaliação espectral deve ser obtida na longitudinal.
- Ligar o Doppler colorido e regular a escala entre 15-20 cm/s. Pode ser necessário reduzir a velocidade em casos de hipotensão, frio intenso ou droga vasoativa.
- A artéria geralmente estará entre duas veias radiais.

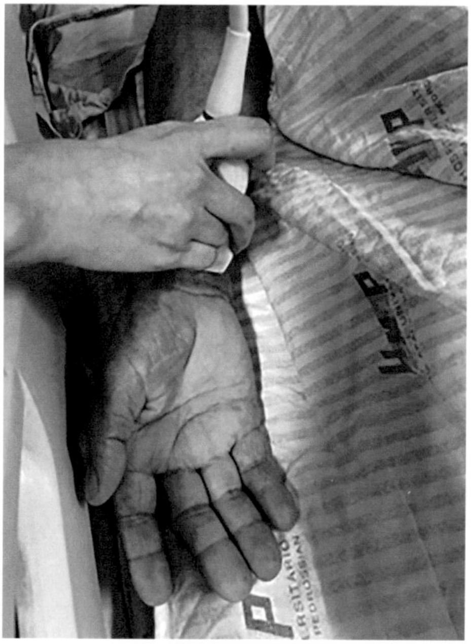

FIGURA 8 Avaliação da artéria radial; membro superior ao longo do corpo e a palma da mão para cima.
Fonte: acervo dos autores.

- Em caso de dúvida na identificação, realizar compressão com o transdutor para colabar as veias.

INTERPRETAÇÃO DO EXAME

Alguns ajustes são necessários para uma análise mais adequada, como de ganho para o máximo, porém sem haver extravasamento. A angulação do *box* deve estar sempre no sentido do fluxo; a escala de velocidade deve ser mantida na menor possível para garantir um preenchimento adequado e homogêneo, porém evitando *aliasing*.

O volume de amostra deve sempre ser posicionado no centro do vaso, com a abertura medindo cerca de um terço do diâmetro dele, e o *steer*, ou ângulo de insonação, o mais próximo possível do sentido do fluxo, entre 0° e 60°.

Ondas trifásicas possuindo um componente de fluxo reverso na diástole precoce e refletindo resistência periférica normal (Figura 9) sugerem ausência de obstrução arterial proximal. Onda monofásica de baixa amplitude ou ausência de fluxo ao Doppler, mesmo após ajustes de ganhos, PRF e *frame rate*, sugere obstrução grave ou oclusão proximal.

ANATOMIA ARTERIAL DOS MEMBROS INFERIORES

Artéria femoral

É a continuação da artéria ilíaca externa após cruzar o ligamento inguinal, passando pelo trígono de Scarpa. Os limites da artéria femoral são: lateralmente, a borda medial do músculo sartório; medialmente, a borda lateral do músculo adutor longo. Na sua porção distal, passa pelo canal dos adutores ou canal de Hunter.[2,4,7]

Artéria poplítea

Após atravessar o canal de Hunter, a artéria femoral dá origem à artéria poplítea, que está localizada na face medial do fêmur. A artéria poplítea, na altura do anel do sóleo, bifurca-se dando origem a artéria tibial anterior e tronco tibiofibular, que se divide em artéria fibular e artéria tibial posterior. A veia poplítea está situada medialmente à artéria.

Artérias tibiais anterior e posterior

A artéria tibial anterior, logo após sua origem, atravessa o músculo tibial anterior, posicionando-se na face anterior da perna. No decorrer de seu trajeto, no compartimento medial da perna, dispõe-se no sentido laterodistal, abaixo do músculo sóleo.

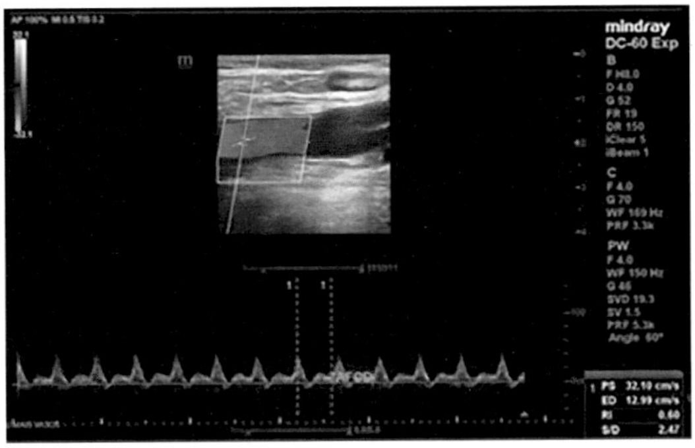

FIGURA 9 Fluxo trifásico na artéria braquial.
Fonte: acervo dos autores.

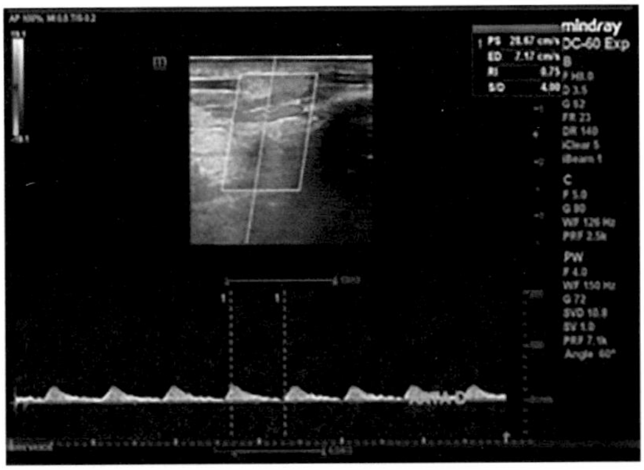

FIGURA 10 Fluxo monofásico.
Fonte: acervo dos autores.

Originada do ramo medial da bifurcação do tronco tibiofibular, a artéria tibial posterior acompanha a tíbia medialmente, dirigindo-se de forma oblíqua e vertical (Figura 11).

AJUSTE DO APARELHO E LOCAL DA INSONAÇÃO PARA A AVALIAÇÃO ARTERIAL NOS MEMBROS INFERIORES

Para a avaliação arterial dos membros inferiores, é necessário um transdutor com frequência de 5-12 MHz, porém, em pacientes obesos ou com edema acentuado, opta-se pelos de menor frequência, variando entre 3-5 MHz.[4,8]

Artéria femoral comum

- Transdutor linear na frequência de 5-12 MHz.
- Paciente em decúbito dorsal com o quadril em rotação externa e com joelho levemente fletido (Figuras 12 e 13).
- Posicionar transdutor na prega inguinal na transversal.
- Artéria femoral comum encontra-se mais lateral e de menor calibre em relação à veia femoral comum.

Artéria femoral superficial

- Transdutor linear na frequência de 5-12 MHz.

- Paciente em decúbito dorsal com o quadril em rotação externa e com joelho levemente fletido (Figura 14).
- Posicionar transdutor na face medial de coxa.
- Artéria femoral superficial encontra-se mais superficial em relação à veia femoral.

Artéria poplítea

- Transdutor linear na frequência de 5-12 MHz.
- Paciente em decúbito dorsal com o quadril em rotação externa e com joelho levemente fletido (Figura 12) ou em decúbito lateral (Figura 15).
- Posicionar transdutor na transversal em fossa poplítea (Figura 16).
- Artéria femoral superficial encontra-se mais profunda em relação à veia poplítea.

Artéria tibial anterior

- Transdutor linear na frequência de 5-12 MHz.
- Paciente em decúbito dorsal com o membro inferior estendido.
- Posicionar transdutor na transversal em face anterolateral de perna próximo do tornozelo para localizar a artéria que se encontra muito próximo da tíbia, entre duas veias tibiais anteriores. Para avaliação espectral, posicionar o transdutor na longitudinal (Figura 17).

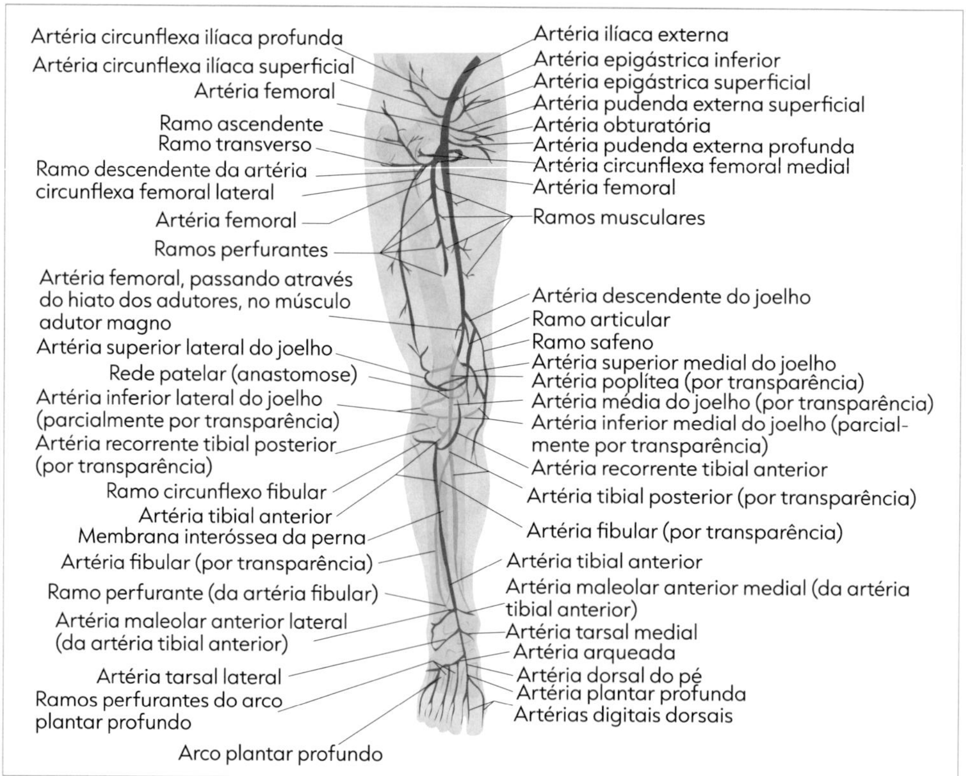

FIGURA 11 Anatomia arterial dos membros inferiores.
Fonte: adaptada de Schunke, 2019.[6]

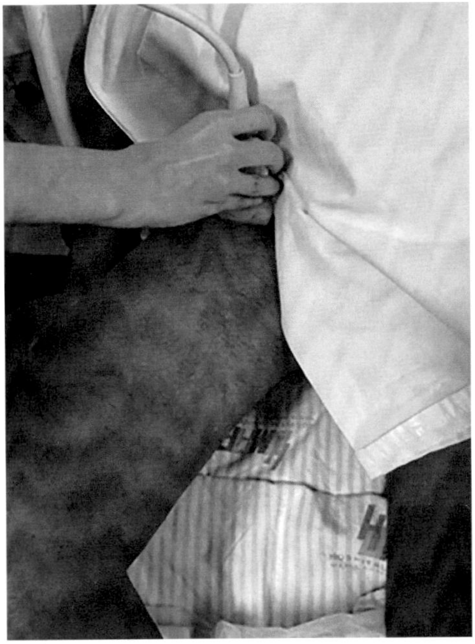

FIGURA 12 Paciente em decúbito dorsal com o quadril em rotação externa e com joelho levemente fletido.
Fonte: acervo dos autores.

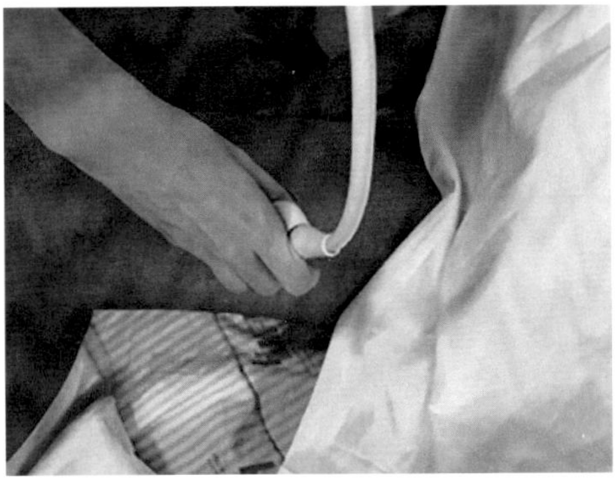

FIGURA 13 Exame da artéria femoral comum na região inguinal.
Fonte: acervo dos autores.

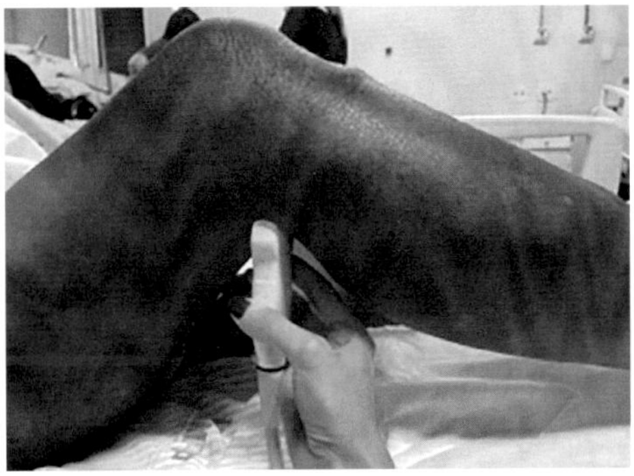

FIGURA 14 Análise da artéria femoral superficial na face medial da coxa.
Fonte: acervo dos autores.

Artéria tibial posterior

- Transdutor linear na frequência de 5-12 MHz.
- Paciente em decúbito dorsal com o membro inferior estendido.
- Posicionar transdutor na transversal em face medial de perna, abaixo do maléolo medial para localizar a artéria que se encontra entre duas veias tibiais posteriores. Para a avaliação espectral, posicionar o transdutor na longitudinal.

DICAS E *PITFALLS*

- Ao realizar o exame ultrassonográfico para avaliação da artéria ou veia femoral, o posicionamento em abdução do quadril facilita o estudo.
- Para a avaliação de artéria e veia poplítea proximal, no terço distal da coxa, próximo ao canal de Hunter, quando possível, realizar a troca do transdutor linear pelo convexo.
- A artéria tibial posterior possui íntima relação com o maléolo medial.
- Durante a avaliação arterial, deve-se atentar à temperatura do ambiente, pois locais frios podem alterar a análise por causa da vasoconstrição.

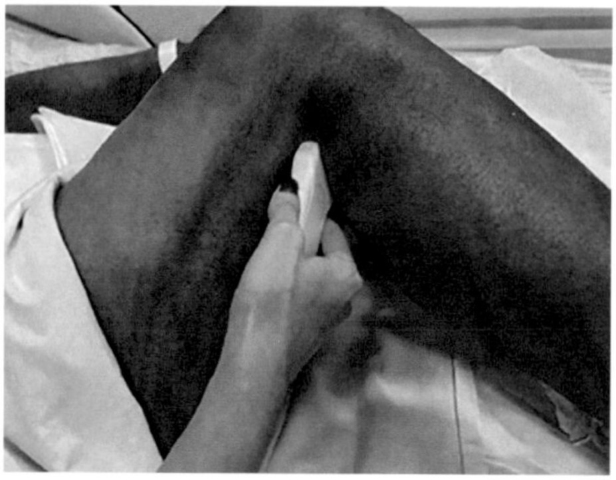

FIGURA 15 Paciente em decúbito dorsal com joelho fletido.
Fonte: acervo dos autores.

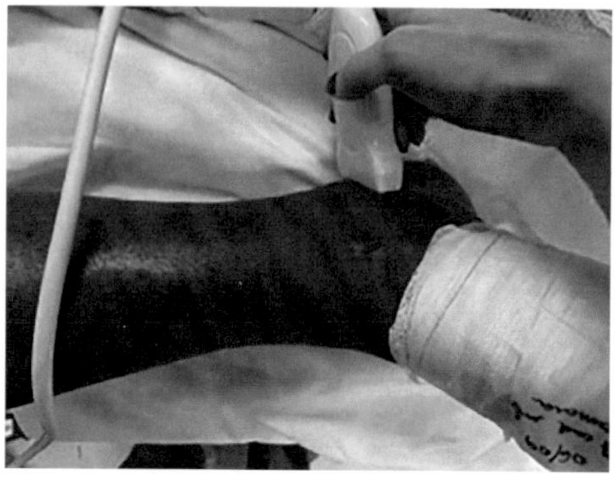

FIGURA 16 Paciente em decúbito lateral.
Fonte: acervo dos autores.

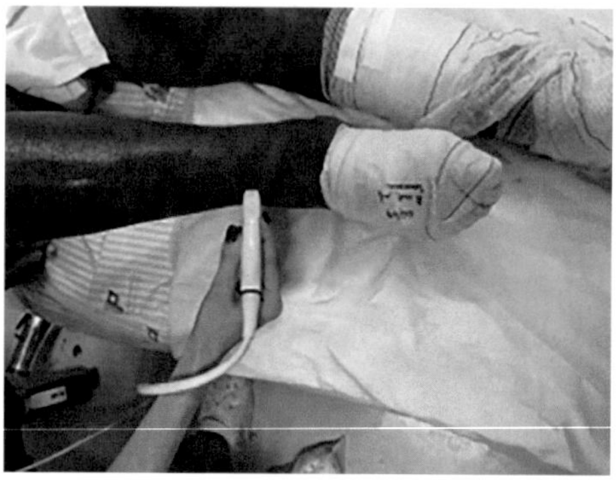

FIGURA 17 Avaliação da artéria tibial posterior.
Fonte: acervo dos autores.

REFERÊNCIAS

1. Andersen CA, Brodersen J, Davidsen AS, Graumann O, Jensen MBB. Use and impact of point-of-care ultrasonography in general practice: a prospective observational study. BMJ Open. 2020;10(9):e037664.
2. Pemberton M, Londres JNM. Imagem duplex de fluxo colorido de doença arterial oclusiva do membro inferior. Br J Surg. 1997;84(7):912-9.
3. Putz R, Pabst R. Sobotta: atlas de anatomia humana, vols. 1 e 2. 22.ed. Rio de Janeiro: Guanabara Koogan; 2002.
4. Uflaker R. Atlas da anatomia vascular. Rio de Janeiro: Revinter; 2003.
5. Brito CJ. Cirurgia vascular, cirurgia endovascular, angiologia. 2.ed. Rio de Janeiro: Revinter; 2008.
6. Schunke M. Prometheus: atlas de anatomia, 3 vols 4.ed. Rio de Janeiro: Guanabara Koogan; 2019.
7. Netter FH. Atlas de anatomia humana. 7.ed. Rio de Janeiro: Elsevier; 2018.
8. Engelhorn CA, Engelhorn AL, Filho DM, Barros FS, Coelho N (org.). Guia prático de ultrassonografia vascular. 3.ed. Rio de Janeiro: DiLivros; 2016.

Seção III

Aplicabilidade da POCUS nas emergências médicas

CAPÍTULO 15

Avaliação inicial ultrassonográfica do paciente politraumatizado: protocolo eFAST

Guilherme Mendes Zaqueo
Gleison Valle

Objetivos

- Auxiliar o profissional de saúde a utilizar a POCUS no diagnóstico de possíveis acometimentos dos sistemas avaliados.
- Demonstrar de forma prática e simplificada a avaliação ao politraumatizado pelo protocolo eFAST.
- Facilitar o entendimento do leitor quanto à sonoanatomia.
- Caracterizar os diferentes tipos de diagnóstico em pacientes politraumatizados, permitindo uma rápida e precisa intervenção.

INTRODUÇÃO

O trauma representa a principal causa de mortalidade em indivíduos de 1 a 44 anos, por isso a abordagem ao paciente traumatizado exige uma avaliação ágil e sistemática conduzida por equipe multidisciplinar.[1-3]

A ultrassonografia *point-of-care* (conhecida pela sigla em inglês POCUS) pode ser considerada o estetoscópio atual e está sendo amplamente adotada em diversas áreas da medicina para realizar exames à beira leito.[4]

O protocolo eFAST (sigla para *extended focused assessment with sonography for Trauma* – em português, avaliação focada com ultrassonografia em trauma estendido), é a pedra angular no manejo de pacientes traumatizados, desempenhando um papel valioso em sua avaliação dinâmica, imediata e precisa. Pode, ainda, ser realizado simultaneamente com a ressuscitação, ultrapassando as fronteiras da avaliação convencional.[5-8]

O uso do protocolo de ultrassonografia abdominal focada para trauma (FAST) e de sua extensão (eFAST) foi iniciado na década de 1990 e utiliza a ultrassonografia para identificar lesões nos sistemas analisados, proporcionando dados inestimáveis ao interpretar as imagens, aliados a uma avaliação holística que embasa a tomada de condutas imediatas.[2,9-11]

O eFAST representa uma evolução do FAST, que originalmente abrangia a avaliação de líquido livre na cavidade abdominal, hemotórax e tamponamento cardíaco, e teve sua eficácia aprimorada no eFAST ao incorporar a avaliação pleural, permitindo a detecção de pneumotórax.[5,7] Reconhecido como uma parte fundamental na avaliação inicial de trauma, o eFAST fortalece a capacidade de intervenções precoces, exercendo um impacto positivo nos desfechos clínicos.[5,12,13] Tem alta especificidade para diagnosticar patologias toracoabdominais associadas ao trauma e facilita a identificação do tipo de choque.[9,13-15]

COMO REALIZAR A AVALIAÇÃO?

O protocolo eFAST é uma avaliação rápida e fácil por meio de ultrassom dos principais sistemas acometidos em politraumatizados, e envolve a análise de oito pontos em busca de derrame pericárdico, hemotórax, pneumotórax e líquido livre na cavidade abdominal. São eles: recesso hepatorrenal, linha axilar direita anterior, linha hemiclavicular direita, recesso esplenorrenal, linha axilar esquerda anterior, linha hemiclavicular esquerda, espaço retrovesical e janela subxifóidea.[6,7]

- Inicie o protocolo eFAST: este exame completo pode ser efetuado em poucos minutos, utilizando dispositivos portáteis ou ultraportáteis com um transdutor macroconvexo de baixa frequência e gel adicionado em seu *footprint* para que haja propagação das ondas nos pontos demonstrados na Figura 1.[5]

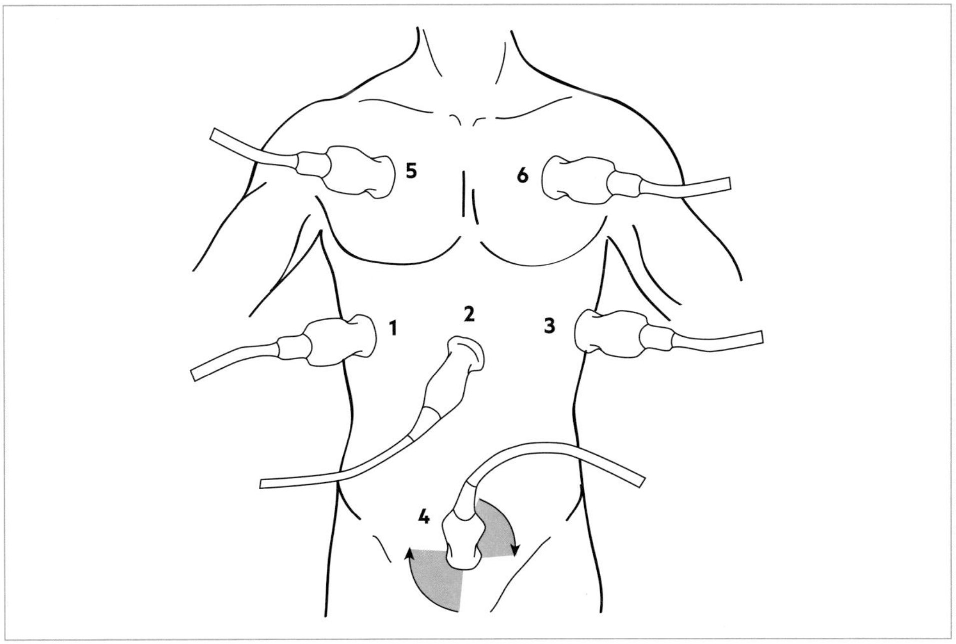

FIGURA 1 Pontos anatômicos de avaliação do eFAST. 1: recesso hepatorrenal e seio costofrênico direito. 2: janela pericárdica com corte subxifoídeo. 3: recesso esplenorrenal e seio costofrênico esquerdo. 4: espaço vesicoprostático/uterino e fundo de saco posterior. 5: linha hemiclavicular direita. 6: linha hemiclavicular esquerdo.
Fonte: https://www.sonosite.com/education/learn/understanding-efast-ultrasound.

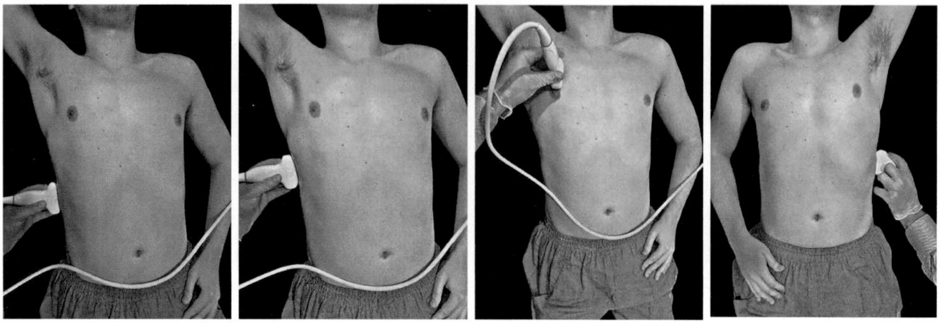

FIGURA 2 A: recesso hepatorrenal; B: seio costofrênico direito; C: linha hemiclavicular direita; D: recesso esplenorrenal.
Fonte: acervo dos autores.

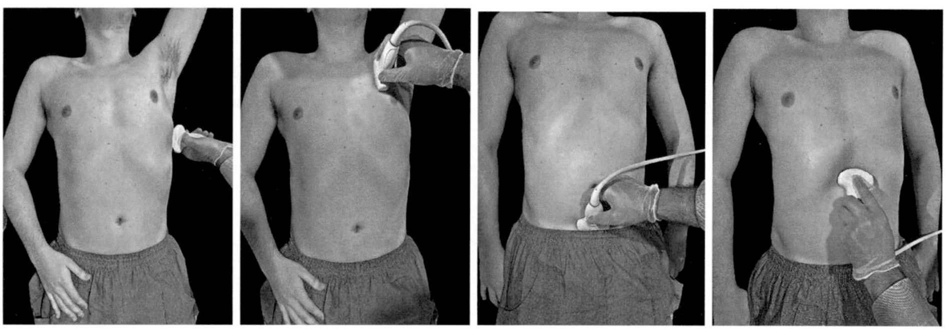

FIGURA 3 A: seio costofrênico esquerdo; B: linha hemiclavicular esquerda; C: espaço vesico-prostático/uterino e fundo de saco posterior; D: janela pericárdica com corte subxifóideo.
Fonte: acervo dos autores.

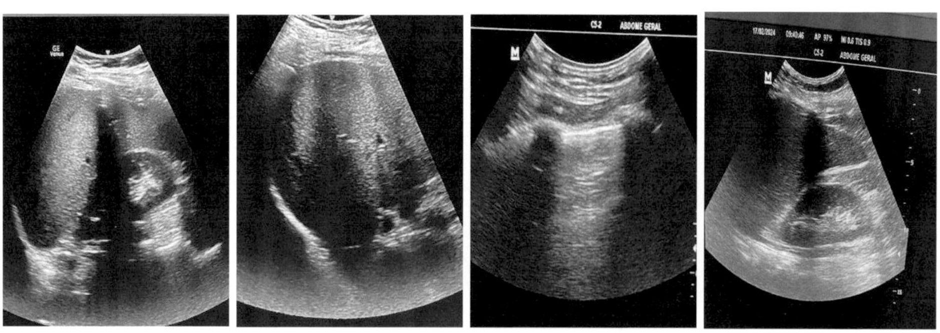

FIGURA 4 A: recesso hepatorrenal; B: seio costofrênico direito; C: linha hemiclavicular direita; D: recesso esplenorrenal.
Fonte: acervo dos autores.

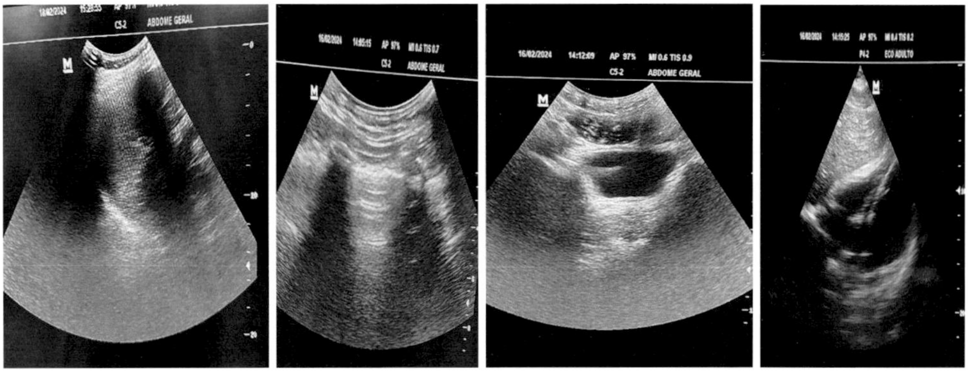

FIGURA 5 A: seio costofrênico esquerdo; B: linha hemiclavicular esquerda; C: espaço vesicoprostático/uterino e fundo de saco posterior; D: janela pericárdica com corte subxifóideo.
Fonte: acervo dos autores.

- **Posicionamento do paciente e do operador:** paciente deve estar em decúbito dorsal com o operador ao lado e, se possível, deve ser colocado em Trendelenburg para aumentar a sensibilidade para encontrar líquido livre. Respeitando a lei da gravitação, líquido livre será encontrado principalmente no quadrante superior direito, pois o sulco paracólico direito é mais profundo e menos obstruído que o esquerdo.
- **Passo 1:** insira a sonda (probe curvilíneo de baixa frequência) no 8º ao 11º espaço intercostal, imediatamente anterior à linha axilar média (Figuras 2A e 3A);[8,16] aponte o marcador de orientação do probe na direção cefálica; e avalie se há líquido livre no espaço hepatorrenal (espaço de Morrison).[8,16] Nesta janela, busca-se por hemoperitônio. O fluido tem aparência hipoecoica ou anecoica.[8,16]
- **Passo 2:** deslize a sonda cranialmente em um movimento de "trilho" para avaliar a presença de hemotórax (procure por uma linha ou faixa preta anecoica acima do diafragma) (Figuras 2B e 3B). As sombras das costelas podem ser proeminentes quando o indicador (probe *mark*) está na direção cefálica. É possível reduzir as sombras girando o probe *mark* em sentido anti-horário em direção à linha axilar posterior, resultando em um ângulo oblíquo intercostal.[8,16]
- **Passo 3:** leve a sonda para o tórax anterior, na linha hemiclavicular direita, do 2º ao 4º espaço intercostal, e avalie se há deslizamento pleural (Figuras 2C e 3C). Uma sonda linear de alta frequência pode ser utilizada neste passo. Ajustes na profundidade da sonda macroconvexa podem otimizar o exame e deixar a imagem mais fidedigna.[8,17]
- **Passo 4:** mova a sonda para o quadrante superior esquerdo para avaliar se há líquido livre no espaço esplenorrenal. Esta é, muitas vezes, a visão abdominal mais difícil de se obter. Coloque a sonda na linha axilar posterior aproximadamente do 6º ao 9º espaço intercostal, com o indicador em direção cefálica (Figuras 2D e 3D).
- **Passo 5:** deslize o probe em sentido cranial em movimento de "trilho" para avaliar a presença de hemotórax (Figuras 4A e 5A).
- **Passo 6:** leve o probe para o tórax anterior, na linha hemiclavicular esquerda, do 2º ao 4º espaço intercostal, e ava-

lie se há deslizamento pleural (Figuras 4B e 5B).

- **Passo 7:** coloque a sonda na região suprapúbica, com a sonda na transversal e/ou longitudinal, para avaliar presença de líquido livre nos espaços entre útero, bexiga e reto na mulher, e entre próstata, bexiga e reto no homem. Nessa região, avalia-se a presença de líquido livre no fundo de saco de Douglas (Figuras 4C e 5C).
- **Passo 8:** é realizado usando uma visão subcostal. Essa abordagem permite visualizar todas as quatro câmaras cardíacas e o pericárdio posicionando o probe no espaço subxifóideo, podendo-se utilizar probe macroconvexo ou setorial (Figuras 4D e 5D).

Ao longo do tempo este protocolo transcendeu sua natureza técnica para se tornar uma extensão integral do exame físico, oferecendo informações vitais instantâneas e, assim, destaca-se como uma ferramenta indispensável na abordagem de pacientes traumatizados, revolucionando a prontidão e eficácia na prestação de cuidados emergenciais.

Limitações e armadilhas

É relevante destacar que o ultrassom, além de ser operador dependente - não é capaz de identificar sangramento retroperitoneal e pode apresentar resultados falsos-negativos, principalmente quando a quantidade de líquido não tem um grande volume.[1,15]

Diversas lesões não são identificáveis pelo ultrassom. O exame não consegue discernir rupturas no diafragma, lesões pancreáticas, perfurações intestinais, trauma mesentérico e lesões abdominais que não geram fluido livre em quantidades detectáveis por ultrassom (geralmente > 200 mL). A capacidade de detecção de lesões nos rins e outras estruturas retroperitoneais é limitada. Além disso, o ultrassom não consegue distinguir entre urina e sangue, contribuindo para menor sensibilidade e especificidade em grandes traumas pélvicos.[8]

O ultrassom é influenciado pelas comorbidades do paciente. Em casos como obesidade grave ou enfisema subcutâneo, a obtenção de imagens cardíacas ou abdominais precisas pode ser desafiadora. Pulmões hiperinflados por doença pulmonar crônica também podem reduzir a precisão das imagens cardíacas.[8]

A sensibilidade geral do eFAST para lesões abdominais pode ser aumentada por meio de exames seriados de ultrassom.[3] A obtenção de imagens adequadas por meio da visão subcostal pode ser dificultada em pacientes obesos ou com grande volume de gás no estômago, proeminência do processo xifoide, espaço subxifóideo estreito ou abdome distendido ou sensível.[12,18] Alternativamente, as visões paraesternais longas, ou apicais das quatro câmaras, podem ser usadas para obter imagens adequadas em casos nos quais a visão subcostal é limitada.[8,18]

CASOS CLÍNICOS

Caso 1. Paciente de 35 anos, 70 kg, sem antecedentes patológicos, é trazido ao serviço de emergência pelo Samu por rebaixamento de nível de consciência após queda de 3 metros. Durante avaliação inicial, paciente com colar cervical e prancha rígida, sem exsanguinações, sob ventilação mecânica bem acoplada e tubo fixado em rima labial, hipoxêmico, com todos os ciclos ventilatórios controlados. Abdome flácido e sem alterações visíveis, com pelve estável. Escala de coma de Glasgow "3T", com pupilas isocóricas e fotorreagentes. Apresenta escoriações em membros inferiores, tórax e ferimento corto contuso em região temporal direita do crânio. Sinais vitais: FC 110 bpm, FR 20 irpm, $SatO_2$ 86% (FiO_2 100%), PA 88 x 45 mmHg, dextro 144 mg/dL.

1. POCUS (eFAST): apresenta derrame pericárdico de moderada monta, com ausência de colapso diastólico do ventrículo direito ou sistólico de átrio direito e veia cava de 1,2 cm com variabilidade adequada. Janela pélvica, espaço de Morrison e janela esplenorrenal sem presença de líquido. Ausência de deslizamento pleural em hemitórax esquerdo sem ***lung pulse*** ipsilateral e ausência de derrame pleural bilateral.

O diagnóstico mais provável do estado de choque nesse momento e sua provável etiologia são:

a. Choque obstrutivo por tamponamento cardíaco.
b. Choque obstrutivo por pneumotórax.
c. Choque neurogênico por traumatismo craniano grave.
d. Choque hipovolêmico por sangramento.

Comentário: Os achados da POCUS demonstram ausência de deslizamento pleural em um paciente politraumatizado com choque e isso nos denota pneumotórax com acometimento hemodinâmico (choque obstrutivo por pneumotórax hipertensivo). Em caso de presença de *lung pulse*, a hipótese de pneumotórax seria excluída. O pulso pulmonar (*lung pulse*) é encontrado em pulmão colapsado em que há movimento das pleuras associado ao batimento cardíaco. Um exemplo muito comum na prática é atelectasia pulmonar.[8,19]

Caso 2. Paciente de 18 anos, sem antecedentes patológicos, com história de trauma automobilístico de alto impacto, moto *versus* anteparo. Durante avaliação primária, foi instalado torniquete por amputação traumática do membro superior direito com interrupção da exsanguinação, protegeu-se a coluna cervical e a patência da via aérea foi checada. Tórax, abdome e pelve sem alterações e apresentando-se consciente e orientado. Sinais vitais: FC 104 bpm, FR 21 irpm, $SatO_2$ 92%, PA 98 x 75 mmHg (nos dois membros), dextro 121 mg/dL. Avaliação conforme o protocolo eFAST apresentou faixa preta (anecoica) no espaço de Morrison sem outros achados. Qual o diagnóstico?

a. Hemorragia intra-abdominal.
b. Hemoperitônio.
c. Líquido livre na cavidade abdominal.
d. Todas as alternativas anteriores.

Comentário: O achado da POCUS demonstrou presença de fluido não encapsulado em paciente traumatizado e sem antecedentes patológicos, o que permite interpretar que a "faixa preta no espaço de Morrison", que é o mesmo que líquido livre na cavidade abdominal, denota a presença de hemoperitônio. Todas as alternativas estão corretas.[8]

Caso 3. Homem de 45 anos, hipertenso há 3 anos, em uso de losartana 50 mg duas vezes ao dia. Trazido ao pronto-socorro (PS) após colidir com seu carro em um poste. No momento do acidente estava sem cinto de segurança e teve impacto de alta energia no volante do carro. Ainda no pré-hospitalar foi realizada avaliação com ultrassom *point-of-care*, que evidenciou a presença de deslizamento pleural, ausência de líquido livre na cavidade abdominal e presença de sangue no pericárdio com colapso diastólico do ventrículo direito, porém com ausência de colapso sistólico de átrio direito e veia cava com pouca oscilação e tamanho de aproximadamente 2 cm. Na chegada ao PS, o paciente estava confuso, pálido, hipotenso, com pulso paradoxal, turgência de jugular e abafamento de bulhas cardíacas. Qual provável diagnóstico está ocasionando tais alterações clínicas?

a. Choque hipovolêmico.
b. Choque obstrutivo.
c. Choque distributivo.
d. Choque séptico.

Comentário: Paciente apresentando derrame pericárdico com comprometimento diastólico do ventrículo direito na avaliação pré-hospitalar, que provavelmente continuou sangrando até apresentar colapso sistólico do átrio direito, ocasionando a tríade de Beck (abafamento de bulhas, hipotensão e turgência de jugular).

Gabarito: **1**: b; **2**: d; **3**: b.

REFERÊNCIAS

1. Advanced Trauma Life Support (ATLS). 10.ed. ACS American College of Surgeons; 2018.
2. Plummer D. Principles of emergency ultrasound and echocardiography. Ann Emerg Med. 1989;18(12):1291-7.
3. Manuais MSD. Conhecimento médico global. Disponível em: https://www.msdmanuals.com/pt-br. Acesso em: 10 fev. 2024.
4. Andersen CA, Holden S, Vela J, Rathleff MS, Jensen MB. Point-of-care ultrasound in general practice: a systematic review. Ann Fam Med. 2019;17(1):61-9.
5. Vincent JL, Moore FA, Bellomo R, Marini JJ. Textbook of critical care. 8.ed. Philadelphia: Elsevier; 2023.
6. Planquart F, Marcaggi E, Blondonnet R, Clovet O, Bobbia X, Boussat B, et al. Appropriateness of initial course of action in the management of blunt trauma based on a diagnostic workup including an extended ultrasonography scan. JAMA Netw Open. 2022;5(12):e2245432.
7. Flato UAP, Guimarães HP, Lopes RD, Valiatti JL, Flato EMS, Lorenzo RG. Usefulness of extended-FAST (EFAST-extended focused assessment with sonography for trauma) in critical care setting. Rev Bras Ter Intensiva. 2010;22(3):291-9.
8. American College of Emergency Physicians. Disponível em: https://www.ACEP.org. Acesso em: 10 fev. 2024.
9. Yazıcı MM, Yavasi O, Celik A, Altuntas G, Altuntas M, Bilir O et al. The role of repeated extended FAST in patients with stable blunt thoracoabdominal trauma. Ulus Travma Acil Cerrahi Derg. 2023;29(5):553-9.
10. Schellenberg M, Inaba K, Bardes JM, Orozco N, Chen J, Park C, et al. The combined utility of extended focused assessment with sonography for trauma and chest x-ray in blunt thoracic trauma. J Trauma Acute Care Surg. 2018;85(1):113-7.
11. Rippey JC, Royse AG. Ultrasound in trauma. Best Pract Res Clin Anaesthesiol. 2009;23(3):343-62.
12. Walls R, Hockberger R, Gausche M, Erickson TB. Rosen's emergency medicine: concepts and clinical practice. 10.ed. Philadelphia: Elsevier; 2023.
13. Zieleskiewicz L, Fresco R, Duclos G, Antonini F, Mathieu C, Medam S, et al. Integrating extended focused assessment with sonography for trauma (eFAST) in the initial assessment of severe trauma: impact on the management of 756 patients. Injury. 2018;49(10):1774-80.
14. Yoshida T, Noma H, Nomura T, Suzuki A, Mihara T. Diagnostic accuracy of point-of-care ultrasound for shock: a systematic review and meta-analysis. Crit Care. 2023;27(1):200.
15. Whitson MR, Mayo PH. Ultrasonography in the emergency department. Crit Care. 2016;20(1):227.
16. Checar com os autores, não existia no original
17. Mayo PH, Beaulieu Y, Doelken P, Feller-Kopman D, Harrod C, Kaplan A, et al. American College of Chest Physicians/La Société de Réanimation de Langue Française statement on competence in critical care ultrasonography. Chest. 2009;135(4):1050-60.
18. Spencer KT, Kimura BJ, Korcarz CE, Pellikka PA, Rahko PS, Siegel RJ. Focused cardiac ultrasound: recommendations from the American Society of Echocardiography. J Am Soc Echocardiogr. 2013;26(6):567-81.
19. Mowery NT, Gunter OL, Collier BR, Diaz JJJ, Haut E, Hildreth A, et al. Practice management guidelines for management of hemothorax and occult pneumothorax. J Trauma. 2011;70(2):510-8.

CAPÍTULO 16

A avaliação da insuficiência respiratória aguda: protocolo BLUE

Gabrielle Turnes Pereira Demetrio
Luciano Moura de Assunção
Victor Hugo Buarque Wanderley

Objetivos

- Demonstrar a execução passo a passo do protocolo BLUE, posicionando o transdutor nos seis pontos-chave e documentando sistematicamente os perfis pulmonar, pleural e venoso à beira-leito.
- Integrar os achados do exame em um fluxograma diagnóstico com base no algoritmo BLUE, favorecendo raciocínio rápido e maior acurácia clínica na sala de emergência.
- Demonstrar as limitações e armadilhas técnicas ou interpretativas do protocolo BLUE, indicando estratégias para minimizar falsos-positivos/negativos e orientar condutas complementares, quando necessário.

INTRODUÇÃO

A insuficiência respiratória aguda (IRA) é uma das principais emergências médicas e exige do médico assistente uma conduta imediata e assertiva. Ainda que a IRA seja uma situação prevalente no ambiente da emergência, nem sempre as condições e as ferramentas para o atendimento são ideais e de rápido acesso. Nesse contexto, o tempo entre o diagnóstico e a conduta é um fator-chave para a instituição do correto tratamento, com impacto direto na mortalidade em um paciente crítico.[1]

Dentre as ferramentas disponíveis para o rápido diagnóstico diferencial da IRA, além do exame físico, a radiografia de tórax e os exames laboratoriais são tempo-dependentes, e é esse tempo que deve ser minimizado com o uso de uma ferramenta à beira leito, de fácil acesso e interpretação e custo-efetiva: a ultrassonografia pulmonar (UP).

Nos últimos 30 anos, o aprendizado dos diferentes artefatos pulmonares tornou possível a inclusão da UP no contexto da IRA. Uma das primeiras publicações do tema foi a publicação do protocolo BLUE pelo médico intensivista francês Daniel Linchtensteins.[1]

Trata-se de um fluxograma de interpretação dos achados de UP em pacientes com IRA construído de uma maneira lógica, cuja interpretação sistemática tem como objetivo aumentar a acurácia do diagnóstico final. Seus pilares centrais são: presença ou ausência de deslizamento pleural e padrão pulmonar.[1]

A primeira publicação oficial consistiu em um estudo observacional que comparou a acurácia diagnóstica do protocolo BLUE com o diagnóstico final em pacientes admitidos em uma unidade de terapia intensiva (UTI) com insuficiência respiratória. A conclusão do estudo pioneiro, também já demonstrada por outros autores,[2] é que a aplicação da UP é capaz de auxiliar o médico clínico a diagnosticar rapidamente a causa da insuficiência respiratória com elevadas sensibilidade e especificidades, superando as da radiografia pulmonar.

COMO REALIZAR O EXAME

1. **Preparação do ultrassom:**
   A. Escolha do transdutor: inicialmente descrito com transdutor microconvexo de 5 MHz. Na indisponibilidade, a UP pode ser realizada com quaisquer transdutores, com preferência para sondas convexas de baixa frequência.
   B. Ajustes do aparelho: se disponíveis, *preset* de pulmão com ausência de filtros ou de abdome podem ser utilizados.
   C. Posição do transdutor: utiliza-se um corte longitudinal com orientação cefalocaudal do transdutor e índex apontando para a cabeça do paciente, com objetivo de gerar uma imagem com a linha pleural entre a sombra acústica de duas costelas.

2. **Posição do paciente:** tradicionalmente realizado em decúbito dorsal ou posição semirreclinada. Para melhor avaliação da região lateral e posterior, pode-se pedir para o paciente assumir decúbito lateral ou posição sentada, se possível.
3. Pontos de insonação e posição do transdutor (Figura 1).

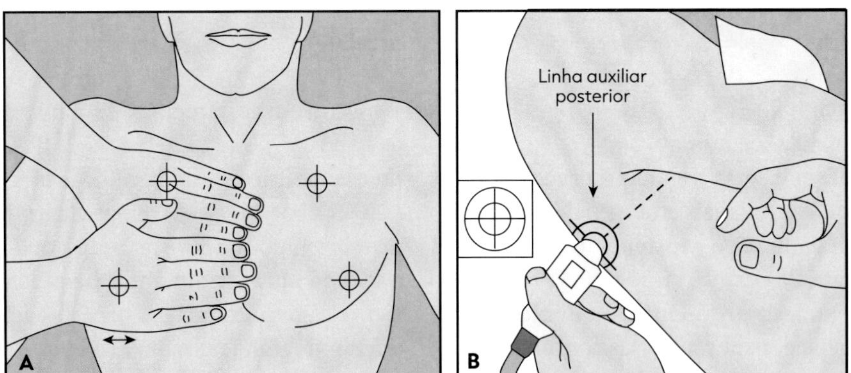

FIGURA 1 Os pontos do protocolo BLUE são localizados posicionando-se as duas mãos justapostas sobre o tórax do paciente logo abaixo das clavículas, dedões excluídos. Os pontos BLUE superiores localizam-se no centro da mão superior e o ponto BLUE inferior, no centro da mão inferior. Os pontos PLAPS são obtidos traçando-se uma linha horizontal a partir do ponto BLUE inferior e identificando sua intersecção com a linha axilar posterior. A avaliação desses seis pontos é suficiente para prover a acurácia dos diagnósticos a partir do protocolo BLUE.
Fonte: adaptada de Lichtenstein, 2014.[5]

FLUXOGRAMA

Ao realizar a ultrassonografia torácica à beira leito, o protocolo BLUE define sete padrões diferentes a partir da combinação de sinais e de sua localização. São eles:

1. Perfil A: apresenta deslizamento pleural e linhas A.
2. Perfil A': ausência de deslizamento pleural e linhas A.
3. Perfil B: apresenta deslizamento pleural e linhas B.
4. Perfil B': ausência de deslizamento pleural e linhas B.
5. Perfil C: representa consolidação na parte anterior do tórax ou irregularidade/espessamento pleural.
6. Perfil A/B: apresenta perfil A em um pulmão e perfil B no outro.
7. Perfil PLAPS: representa síndrome pleural e/ou alveolar posterolateral, incluindo consolidação pulmonar e derrame pleural no ponto em questão.

O primeiro passo para realização do protocolo BLUE é definir a presença ou

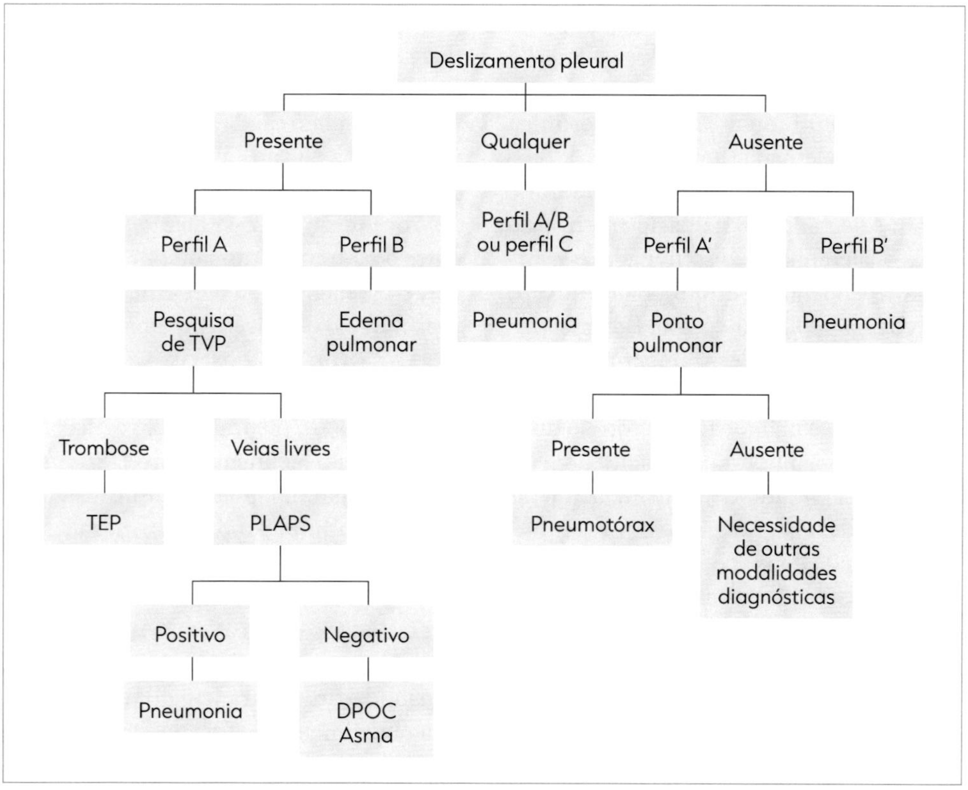

FIGURA 2 Fluxograma para a realização do protocolo BLUE. Destaca-se a combinação de deslizamento pleural, padrão pulmonar e pesquisa de TVP para indicar o correto diagnóstico de insuficiência respiratória na emergência.
DPOC: doença pulmonar obstrutiva crônica; TEP: tromboembolismo pulmonar; TVP: trombose venosa profunda.
Fonte: adaptada de Lichtenstein e Mezière, 2008.[1]

ausência de deslizamento pleural na parte anterior do tórax nos quatro pontos BLUE superior e inferior de cada hemitórax. O próximo passo é associar o primeiro achado (deslizamento pleural) com o padrão encontrado em cada ponto.

Se houver presença de deslizamento pleural associado ao achado de padrão A pulmonar, é mandatória a procura de trombose venosa profunda (TVP). Se presente, está confirmado o diagnóstico de tromboembolismo pulmonar (TEP) com sensibilidade de 81% e especificidade de 99%.[1] Por sua vez, na ausência de TVP deve-se insonar o ponto PLAPS. Se houver achado de consolidação ou derrame pleural (PLAPS positivo) o diagnóstico é indicativo de pneumonia. Na ausência de achados no PLAPS (PLAPS negativo), é provável que seja asma ou doença pulmonar obstrutiva crônica (DPOC) exacerbada (perfil nude).

Ao encontrar deslizamento pleural e achados de padrão B na parte anterior do tórax, bilateralmente, disseminadas e gravidade-dependentes (perfil B), o diagnóstico é de edema pulmonar com alta acurácia.[1]

Na ausência de deslizamento pleural e padrão A (padrão A'), é imperativa a pesquisa do ponto pulmonar para correto diagnóstico de pneumotórax. Sua ausência indica a necessidade de se utilizar outras modalidades diagnósticas (por exemplo, tomografia de tórax) para esclarecer a etiologia da insuficiência respiratória.

O diagnóstico de pneumonia pode ser dado ao encontrar quatro situações: perfil A/B, perfil C, perfil B' e o perfil A na ausência de TVP e com PLAPS positivo.

Apesar da alta acurácia relacionada ao uso do protocolo BLUE para elucidação da causa da insuficiência respiratória, deve-se atentar a alguns detalhes para evitar equívocos diagnósticos. Por exemplo, a ausência de deslizamento pleural pode estar presente em outras patologias que não o pneumotórax, como: aderência pleural inflamatória (síndrome do desconforto respiratório agudo – SARA) ou aderências crônicas (passado de cirurgia torácica), fibrose, intubação seletiva ou esofágica, paralisia do nervo frênico e utilização de configurações equivocadas no ultrassom. Dessa maneira, vale reforçar a necessidade de encontrar o ponto pulmonar (patognomônico) para diagnóstico de pneumotórax, relembrando que ele pode estar ausente em casos de pneumotórax de grande monta ou em casos complexos com grandes aderências.[5]

Outro ponto importante para correta utilização do protocolo é definir de forma precisa as linhas B a partir da identificação dos sete critérios, conforme descrito por Lichtenstein.[5] Outros achados, como as linhas Z (artefato cauda de cometa inespecífico) e linhas E (no caso de enfisema subcutâneo), podem confundir o diagnóstico.

Por último, deve-se atentar à distinção entre o padrão pulmonar com linhas B de origem relacionada a edema pulmonar (perfil B) e o de origem inflamatória/fibrótica. No primeiro, observa-se a presença de linhas B difusas, sem áreas "poupadas" (de padrão A), pleural fina e regular com deslizamento facilmente visível. Enquanto no de origem inflamatória/fibrótica, tem-se também linhas B difusas, mas elas seguem um padrão mais periférico e não homogêneo, apresentam áreas "poupadas" intercaladas com áreas afetadas (padrão A ao lado de padrão B) e estão associadas a consolidação, pleura irregular e prejuízo à sua movimentação (até possível ausência de deslizamento pleural). Esse padrão pode ser visto em casos de pneumonia não consolidativas, SARA (como na covid-19), fibrose pulmonar, doenças intersticiais pulmonares, pneumonia em organização e contusão pulmonar.[6]

CASOS CLÍNICOS

Caso 1: Paciente de 72 anos, masculino, com antecedente pessoal de hipertensão arterial mal controlada e transtorno por uso de álcool, deu entrada no serviço com queixa de dispneia progressiva aos esforços. Nega febre ou tosse produtiva. Sinais vitais: PA 150 x 80 mmHg, FC 122 bpm, tempo de enchimento capilar > 3 segundos, FR 38 irpm, SpO_2 85% em ar ambiente, temperatura 36,5°C. Realizado protocolo BLUE, evidenciando nas janelas pulmonares anteriores o que consta na Figura 3.

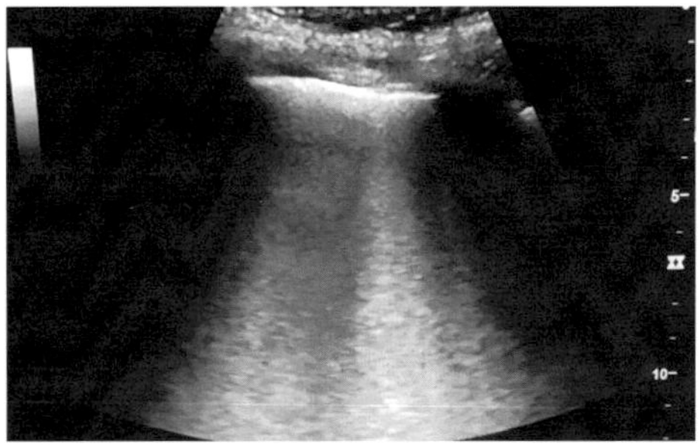

FIGURA 3 Janelas pulmonares anteriores – presença de deslizamento pleural e linhas B.
Fonte: acervo dos autores.

Qual o diagnóstico mais provável da insuficiência respiratória desse paciente?

Resposta: neste caso, o paciente apresenta deslizamento pleural e linhas B nos quatro pontos BLUE anteriores, portanto, trata-se de um perfil B. A hipótese diagnóstica do paciente é de edema pulmonar cardiogênico.

Caso 2: Paciente de 55 anos, feminino, com antecedente pessoal de câncer de mama, deu entrada no serviço de emergência com dispneia de início súbito. Nega dor, tosse ou febre. Sinais vitais: PA 135 x 97 mmHg, FC 134 bpm, FR 32 irpm, tempo de enchimento capilar < 3 segundos, SpO_2 87% em ar ambiente, temperatura 36,5°C. Realizado protocolo BLUE, foram evidenciados os elementos da Figura 4.

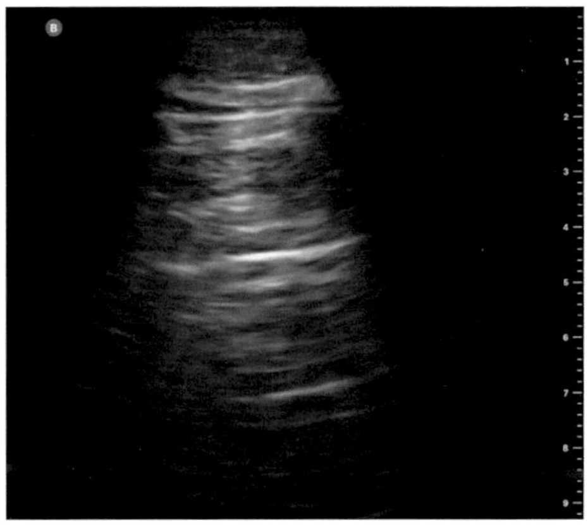

FIGURA 4 Janelas pulmonares anteriores – presença de deslizamento pleural e linhas A.
Fonte: acervo dos autores.

Como os quatro pontos das janelas pulmonares anteriores apresentaram presença de deslizamento pleural (não visualizado na imagem estática) com linhas A, trata-se do perfil A.

O próximo passo para a elucidação diagnóstica deste caso é buscar a trombose venosa profunda.

Ao evidenciar-se o não colabamento da veia femoral comum, é possível definir o diagnóstico de trombose venosa profunda (Figura 5). Portanto, segundo o protocolo BLUE, trata-se do perfil A-TVP, e o diagnóstico da insuficiência respiratória aguda é tromboembolismo pulmonar.

Caso 3. Paciente de 70 anos, masculino, com antecedente pessoal de hipertensão arterial sistêmica, diabetes ***mellitus*** tipo 2, transtorno por uso de álcool e tabagismo (70 maços/ano), deu entrada no serviço de emergência em razão de dispneia e tosse produtiva. Nega febre. Sinais vitais: PA 130 x 92 mmHg, FC 121 bpm, FR 35 irpm, tempo de enchimento capilar < 3 segundos, SpO_2 82% em ar ambiente, temperatura 36,2°C. Realizado protocolo BLUE, foram evidenciados os elementos da Figura 6.

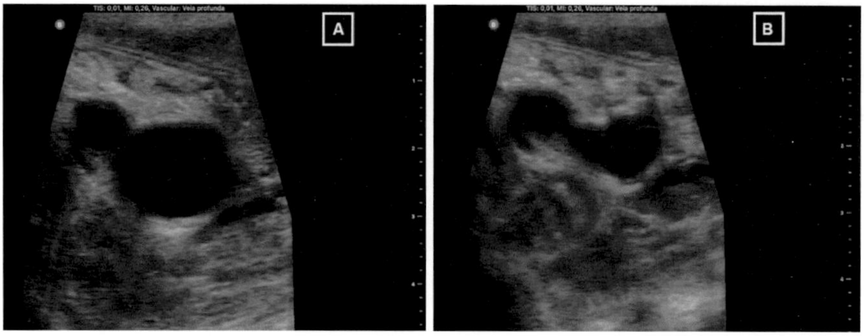

FIGURA 5 Busca de trombose venosa profunda em veia femoral comum. Em ambas as imagens o vaso da esquerda é a artéria femoral comum e o vaso da direita é a veia femoral comum. A: sem compressão da veia femoral comum; B: com compressão, a veia femoral comum não apresenta colabamento.
Fonte: acervo dos autores.

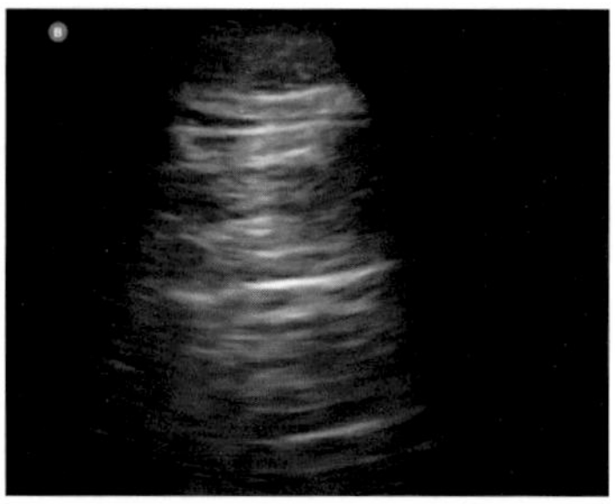

FIGURA 6 Janelas pulmonares anteriores – presença de deslizamento pleural e linhas A.
Fonte: acervo dos autores.

Novamente, como os quatro pontos das janelas pulmonares anteriores apresentaram a presença de deslizamento pleural com linhas A, trata-se do perfil A. O próximo passo é buscar a trombose venosa profunda (Figura 7).

Após a identificação do perfil A e na ausência de TVP, como você prosseguiria a investigação desse caso?

Resposta: como não foi identificado trombose venosa profunda, o próximo passo é avaliação do ponto PLAPS (Figura 8).

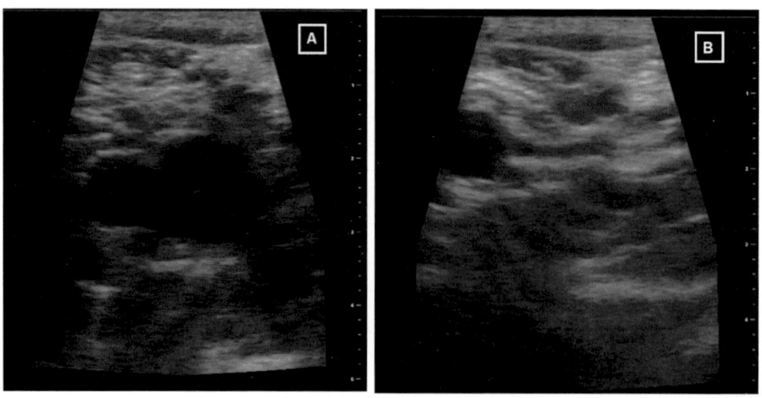

FIGURA 7 Busca de trombose venosa profunda em veia femoral comum. Em ambas as imagens o vaso da esquerda é a artéria femoral comum e o vaso a direita é a veia femoral comum: A: sem compressão da veia femoral comum; B: com compressão a veia femoral comum apresenta colabamento.
Fonte: acervo dos autores.

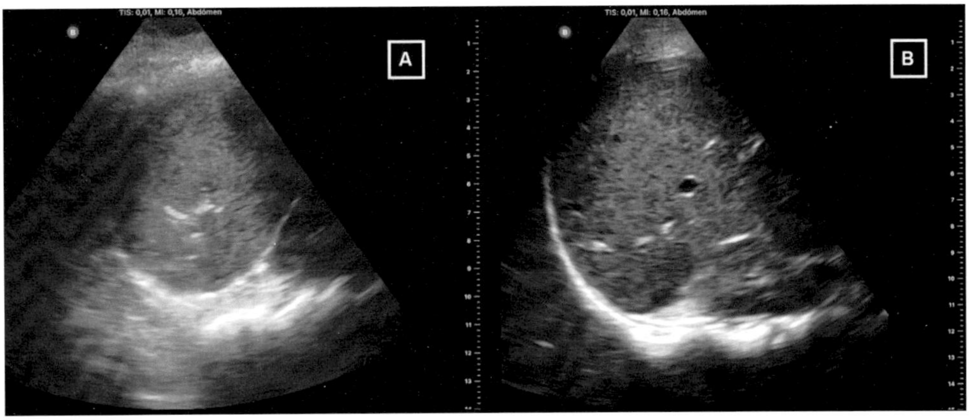

FIGURA 8 Avaliação dos pontos PLAPS. A: ponto PLAPS esquerdo sem derrame pleural ou consolidação; B: ponto PLAPS direito sem derrame pleural ou consolidação.
Fonte: acervo dos autores.

Os pontos PLAPS não evidenciaram consolidação ou derrame pleural, logo o paciente apresenta o perfil nude e a hipótese diagnóstica da IRA do paciente é de DPOC exacerbada.

CONCLUSÃO

O protocolo BLUE representa uma ferramenta essencial, de simples e rápida execução, para o diagnóstico rápido da IRA. Estudos demonstraram consistentemente que a ultrassonografia pulmonar possui alta sensibilidade e especificidade no diagnóstico da causa da IRA, superando até mesmo a radiografia pulmonar. Ao reduzir o tempo entre o diagnóstico e o início do tratamento adequado, ele desempenha papel crucial na maior acurácia dos diagnósticos, com consequente impacto na morbidade e mortalidade dessa condição.

REFERÊNCIAS

1. Lichtenstein DA, Mezière GA. Relevance of lung ultrasound in the diagnosis of acute respiratory failure: the BLUE protocol. Chest. 2008;134(1):117-25.
2. Alzahrani SA, Al-Salamah MA, Al-Madani WH, Elbarbary MA. Systematic review and meta-analysis for the use of ultrasound versus radiology in diagnosing of pneumonia. Crit Ultrasound J. 2017;9(1):6.
3. Lichtenstein DA. Current misconceptions in lung ultrasound: a short guide for experts. Chest. 2019;156(1):21-5.
4. Lichtenstein DA. BLUE-protocol and FALLS-protocol: two applications of lung ultrasound in the critically ill. Chest. 2015;147(6):1659-70.
5. Lichtenstein DA. Lung ultrasound in the critically ill. Ann Intensive Care. 2014;4(1):1.
6. Soldati G, Demi M, Demi L. Ultrasound patterns of pulmonary edema. Ann Transl Med. 2019;7(Suppl 1):S16.

CAPÍTULO 17

Avaliação da dor torácica e dispneia de origem cardíaca: protocolo FATE

Reiby Caetano Mustafá
Waldir Ferreira de Salvi Junior

Objetivos

- Demonstrar os tipos de transdutores e os movimentos realizados para a correta execução do protocolo FATE básico.
- Demonstrar as principais janelas acústicas cardiopulmonares utilizadas na aplicação do protocolo FATE básico.
- Demonstrar as aplicabilidades do protocolo FATE básico nos principais cenários das emergências cardiopulmonares.

INTRODUÇÃO

O ecocardiograma realizado à beira leito, em unidade de terapia intensiva ou em sala de urgência/emergência, permite uma avaliação rápida, não invasiva e no local de atendimento (ultrossonografia *point-of-care* – POCUS) podendo fornecer informações relevantes da morfologia e da função cardíaca, integridade valvular, estado do volume e capacidade de resposta a fluidos, contribuindo de maneira efetiva e decisiva para a melhor condução dos pacientes.[1,2]

Há diversos protocolos que podem ser empregados no uso da POCUS. O protocolo FATE (*Focused Assessed Transthoracic Echocardiography*) é um dos mais validados para uma avaliação cardiológica pelo clínico, com o objetivo de excluir as principais patologias cardíacas e pleuropulmonares nos cenários de emergências médicas.[3]

O protocolo originalmente foi desenvolvido pelo Dr. Erik Sloth em 1989, propondo um conjunto de habilidades que podem ser rapidamente assimiladas por médicos não ecocardiografistas; tanto é que ele serviu de base para surgirem outros protocolos com reprodutibilidade na avaliação cardíaca e pulmonar nos cenários de emergências.[3]

Os principais objetivos do protocolo FATE é, por meio de respostas binárias, auxiliar o médico a excluir patologias com acometimento cardiopulmonar de causas óbvias, por meio, por exemplo, da avaliação da contratilidade do ventrículo esquerdo (VE), da estimativa da espessura da parede do VE e do tamanho das câmaras, da avaliação das patologias que acometem a pleura. Além disso, sempre relacionar a informação ecocardiográfica com o contexto clínico do paciente.[4-6]

Existem dois tipos de protocolos quando se fala em FATE: o básico e o avançado. O FATE básico baseia-se, principalmente, em responder questionamentos binários por meio da avaliação qualitativa cardiopulmonar. Já o avançado tem como objetivo a avaliação hemodinâmica, como estimativa do débito cardíaco e pressões de enchimento ventricular, diastologia e gravidade das principais valvopatias, as quais serão abordadas de forma específica em outros capítulos deste manual prático.

Neste capítulo será discutido o protocolo FATE básico, que se baseia na avaliação cardíaca por meio das janelas subcostal (ou subxifoide), apical 4 câmaras, paraesternal eixo longo e curto, além da avaliação pleuropulmonar, que envolve duas janelas costofrênicas, direita e esquerda. Esse protocolo é aplicável na avaliação do estado de choque e de volemia, na suspeita de tamponamento cardíaco, na avaliação de sobrecarga ou falência do ventrículo direito (VD) e em casos de tromboembolismo pulmonar (TEP). Além disso, permite a avaliação da presença de alterações da contratilidade global ou falência do ventrículo esquerdo (VE), como em situações de pós-infarto agudo do miocárdio (IAM), e a avaliação da aorta ascendente para sinais de dissecção aguda, além de derrames pleurais e sinais de consolidação pulmonares.[5,6]

COMO REALIZAR A AVALIAÇÃO?

Tipo de transdutor

O primeiro passo é a escolha mais adequada do probe (transdutor). O transdutor setorial (*phased array*) ou cardíaco (Figura 1) é o mais utilizado porque possui um *footprint* (pegada) pequeno, permitindo "encaixe" adequado no espaço entre as costelas e a faixa de frequência baixa (2-4 MHz) e gerando imagens de boa qualidade, além da boa penetração do feixe de ultrassom, o que possibilita o estudo de órgãos mais profundos, como o coração e o fígado.

Porém, o transdutor convexo (abdominal) também pode ser utilizado (Figura 2), pois possui uma faixa de frequência baixa, à semelhança do transdutor cardíaco, mantendo o padrão de imagem e a penetração do feixe ultrassônico em estruturas mais profundas, mas, por possuir um *footprint* grande, pode dificultar a avaliação das janelas torácicas, com exceção da janela subcostal.

Mais recentemente, e com a evolução da tecnologia, existem transdutores ultraportáteis de bolso, ou *handheld* (Figura 3), com *presets* (configurações) apropriadas para cada tipo de estudo.

Movimentos básicos com o transdutor

Para a correta aquisição das imagens ecocardiográficas, é necessário reprisar (ver Capítulo 10 - Avaliação cardíaca focada) os

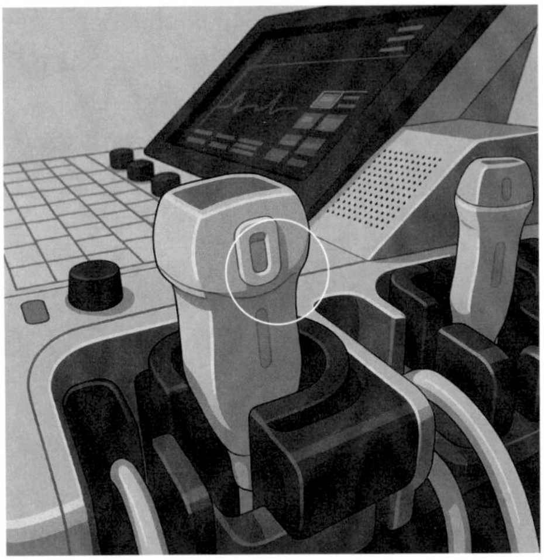

FIGURA 1 Transdutor cardíaco (setorial). Note, ao manusear o equipamento, que aparecerá uma luz verde, que é o *index* do transdutor, fundamental para saber a orientação da imagem.
Fonte: acervo dos autores.

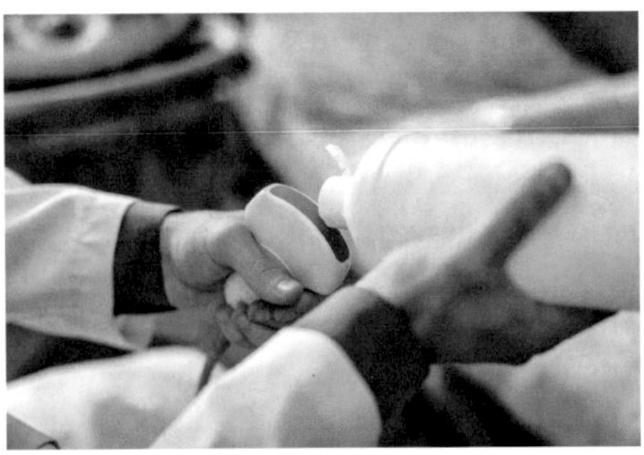

FIGURA 2 Transdutor abdominal (convexo).
Fonte: acervo dos autores.

principais movimentos de manipulação do transdutor em contado com a pele:

- **Deslizamento:** com o auxílio do gel condutor, o transdutor é movido no tórax para qualquer posição a fim de obter a "janela" acústica mais adequada.

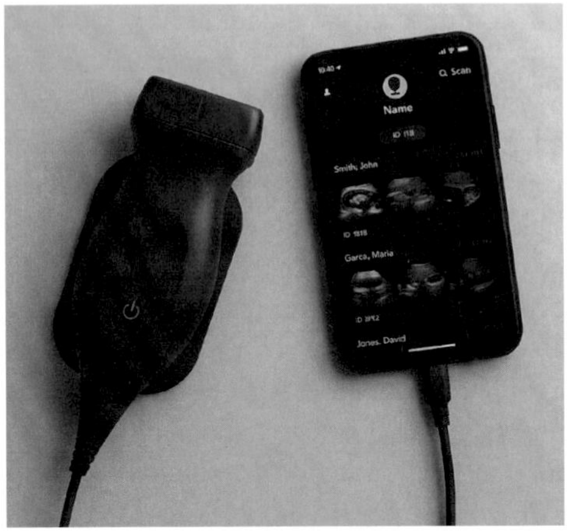

FIGURA 3 Transdutor *handheld*.

- **Inclinação:** a extremidade do transdutor é mantida fixa na pele, o corpo do transdutor movimenta-se para os lados direito e esquerdo.
- **Angulação:** a extremidade do transdutor é mantida fixa na pele, o corpo do transdutor movimenta-se nos sentidos cranial e caudal.
- **Rotação:** o corpo do transdutor rotaciona em torno de seu eixo maior, em sentido horário e anti-horário.

> Os *index* dos transdutores servem como a seta de uma bússola, definindo a direção e o sentido das imagens na tela do aparelho.

Janelas acústicas do FATE básico

Paraesternal esquerda do eixo longo ou longitudinal

O transdutor deve estar "encaixado" no espaço intercostal, próximo à borda esternal. Geralmente, do segundo até o quarto espaço intercostal, é possível obter imagens adequadas com o *index* apontado para o ombro direito, por volta de 10-11 horas.

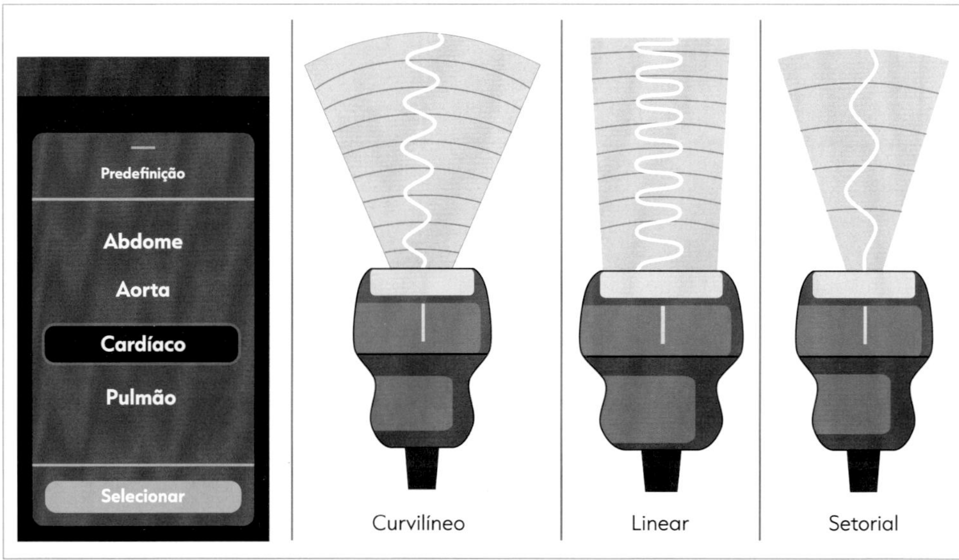

FIGURA 4 Transdutor *handheld*, com capacidade de gerar vários tipos de feixes de ultrassom para os vários tipos de insonação.

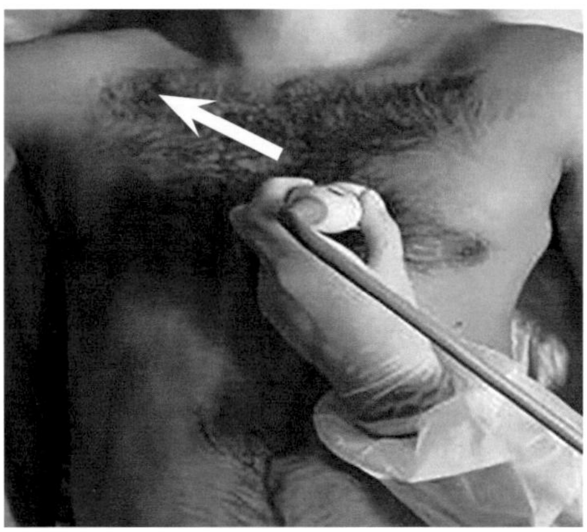

FIGURA 5 Posição correta do transdutor no tórax do paciente e orientação do indexador (seta).
Fonte: acervo dos autores.

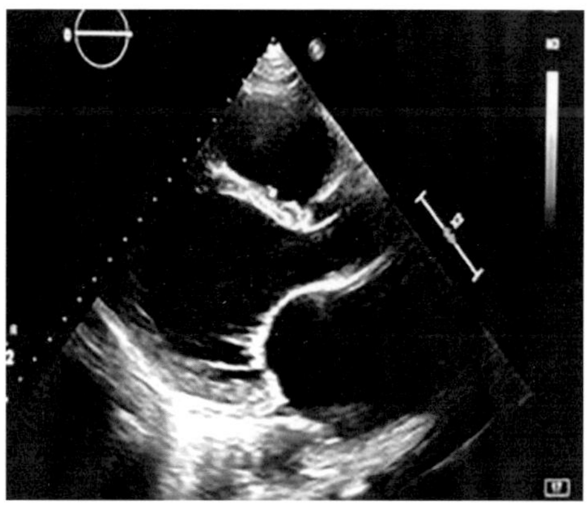

FIGURA 6 Sonoanatomia da janela paraesternal eixo longo ou longitudinal.
Fonte: acervo dos autores.

Paraesternal esquerda eixo curto

A posição do transdutor permanece a mesma e agora será realizado um movimento de rotação no sentido horário com o *index* apontado para o ombro esquerdo, por volta de 1-2 horas.

Janela apical 4 câmaras

O transdutor deve estar posicionado no *ictus* cardíaco (ponta do coração) com o *index* apontado para a esquerda do paciente, ao redor de 3 horas.

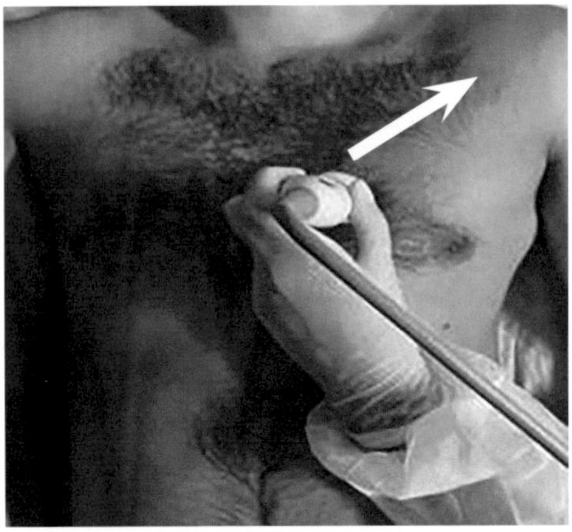

FIGURA 7 Posição correta do transdutor no tórax do paciente e orientação do indexador (seta).
Fonte: acervo dos autores.

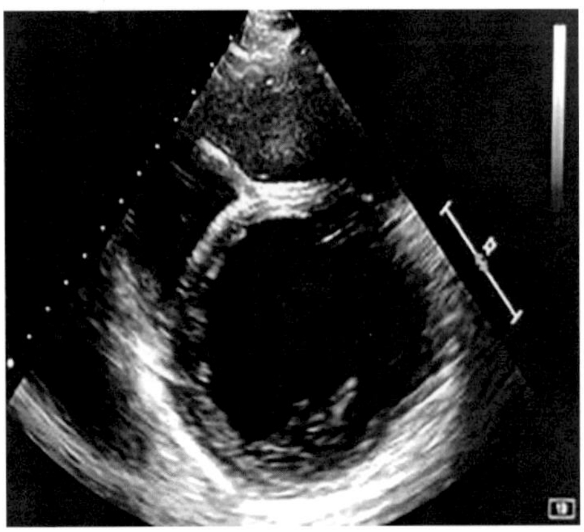

FIGURA 8 Sonoanatomia da janela paraesternal eixo curto ou transversal.
Fonte: acervo dos autores.

Janela subcostal – plano 4 câmaras

O transdutor deve estar posicionado no espaço subxifoide, a 45º no sentido cranial

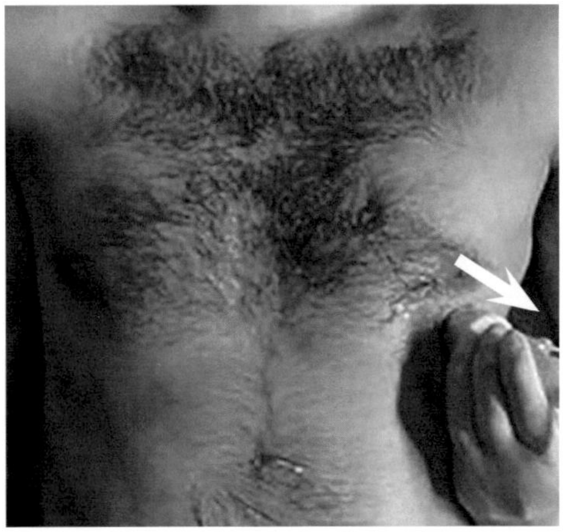

FIGURA 9 Posição correta do transdutor no tórax do paciente e orientação do indexador (seta).
Fonte: acervo dos autores.

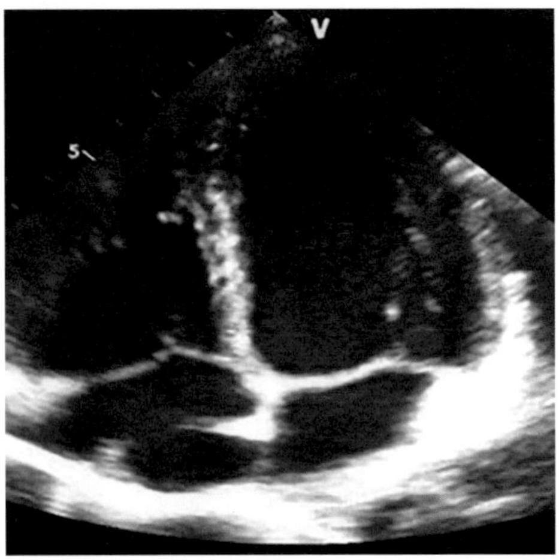

FIGURA 10 Sonoanatomia da janela apical 4 câmaras.
Fonte: acervo dos autores.

com o *index* apontado para a esquerda do paciente, por volta de 3 horas.

Janela subcostal – plano da veia cava inferior (VCI)

Essa janela já faz parte do FATE avançado, porém é extremamente importante na avaliação do estado de volemia e na avaliação hemodinâmica relacionada, principalmente a fluido tolerância e responsividade (abordadas em capítulos específicos neste manual).

A partir do plano 4 câmaras, deve-se realizar uma rotação do transdutor no sentido anti-horário de 3 horas para 0 hora ou de 15 horas para 12 horas, basculando levemente o transdutor no sentido caudal e, a partir daí, visualizar a VCI desembocando no átrio direito.

Janelas costofrênicas direita e esquerda

O protocolo FATE também compreende a varredura da pleura, já detalhado no capítulo ultrassom pulmonar focado neste manual. O transdutor é colocado na parede torácica lateral na altura da 10ª costela, aproximadamente, com o marcador de orientação direcionado para cima. A varredura é iniciada posteriormente na parte superior do abdome e progride na direção cranial até que o diafragma seja visível, identificados o derrame pleural, o colapso pulmonar ou a atelectasia.

Aplicabilidade do protocolo FATE nos diversos cenários clínicos

Estudos demonstraram que médicos emergencistas e intensivistas com um treinamento de curto período já podem determinar a função ventricular esquerda global de forma qualitativa, avaliar o volume intravascular, detectar e quantificar a presença de derrame pericárdico, identificar patologias valvulares grosseiras como insuficiência mitral e aórtica significativas, além de auxiliar na orientação para pericardiocentese e confirmação da colocação de fio de marca-passo.[6,7]

FATE na avaliação da contratilidade do ventrículo esquerdo

Parâmetros globais da função ventricular esquerda

- **Geometria ventricular:** volumes ventriculares esquerdos (diastólico/sistólico).

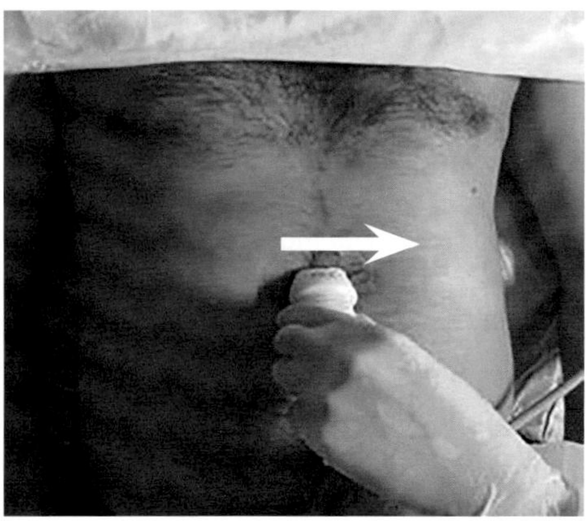

FIGURA 11 Posição correta do transdutor no paciente e orientação do indexador (seta).
Fonte: acervo dos autores.

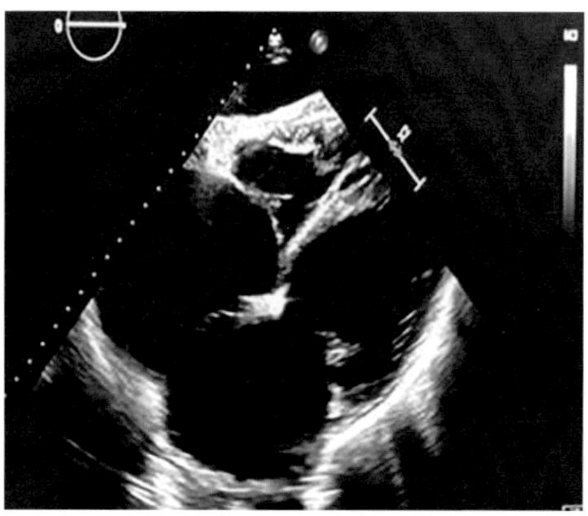

FIGURA 12 Sonoanatomia da janela apical 4 câmaras.
Fonte: acervo dos autores.

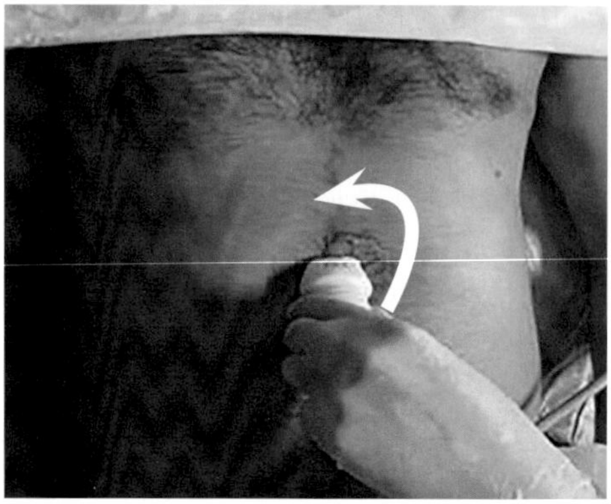

FIGURA 13 Posição correta do transdutor no paciente e orientação do indexador (seta).
Fonte: acervo dos autores.

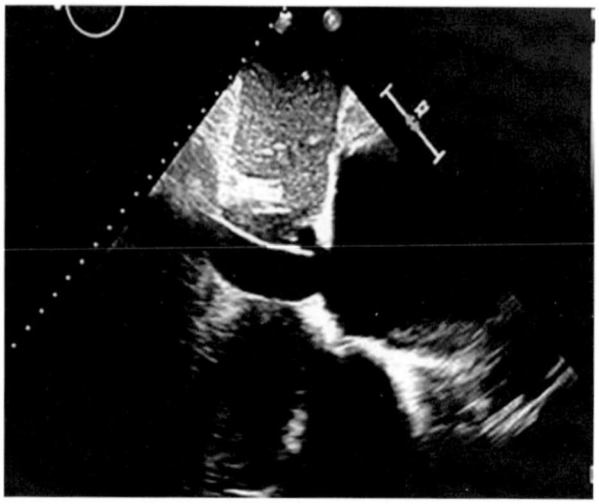

FIGURA 14 Sonoanatomia da janela subcostal – plano da veia cava inferior.
Fonte: acervo dos autores.

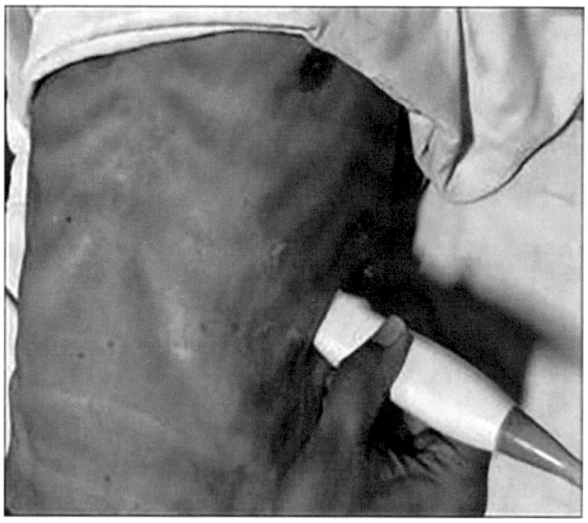

FIGURA 15 Posição correta do transdutor para se obter a janela pleural esquerda.
Fonte: acervo dos autores.

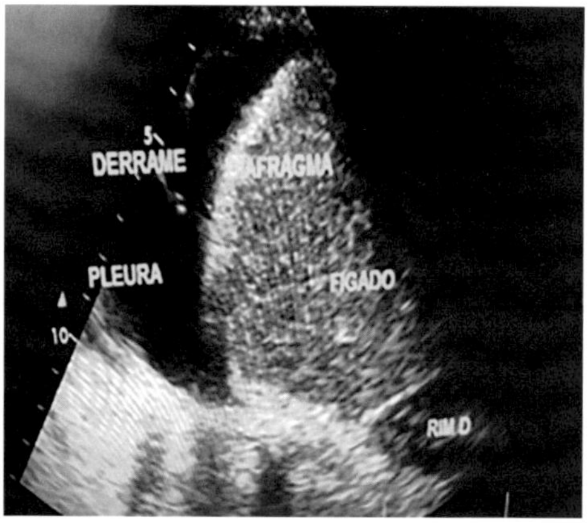

FIGURA 16 Derrame pleural pela janela à direita.
Fonte: acervo dos autores.

- **Doppler:** volume corrente inspirado (VTI) da via de saída do ventrículo esquerdo (VSVE) (avaliação do débito cardíaco).
- **Deslocamento anular:** excursão sistólica do plano do anel tricúspide (TAPSE) e excursão sistólica do plano do anel mitral (MAPSE).
- **EPSS (separação septal do ponto E):** distância da borda do folheto anterior da valva mitral até o septo interventricular, na diástole.

Análise regional: avaliação qualitativa (técnica de eye*balling*)

- **Normal.**
- **Hipercinética:** contratilidade hipernormal (p. ex., sepse, hipovolemia).
- **Hipocinética:** contratilidade reduzida (p. ex., miocardiopatia dilatada).
- **Acinética:** contratilidade muito reduzida ou ausente (p. ex., IAM).

- **Presença de cicatriz ou aneurisma:** movimento paradoxal ("abaulamento").

Para quê? Suspeita clínica de doença arterial coronariana – infarto agudo do miocárdio

Quando há suspeita de IAM, recomenda-se realizar a comparação da contratilidade entre as paredes do VE. Um exemplo na Figura 17, obtida pela janela paraesternal eixo longo, em que as setas mostram grande diferença de espessura e de contratilidade entre a parede septal e a parede inferolateral (antiga posterior, acinética), levantando a suspeita de IAM.[8-10]

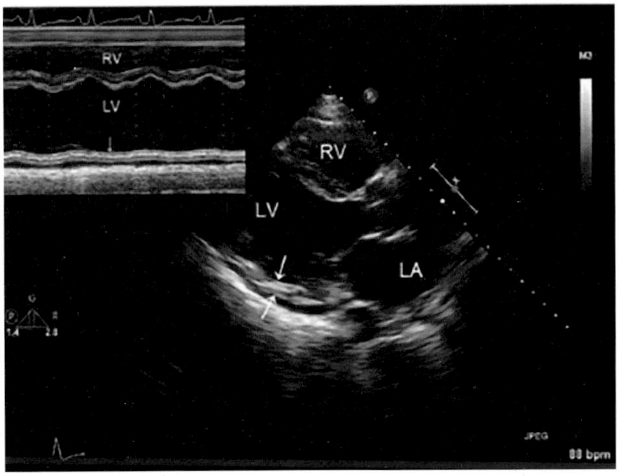

FIGURA 17 Corte paraesternal eixo longo (setas) mostrando a redução da contratilidade segmentar do ventrículo esquerdo.
Fonte: Armstrong WF, Ryan T. Feigenbaum's echocardiography. Eighth edition. Philadelphia: Wolters Kluwer; 2019.

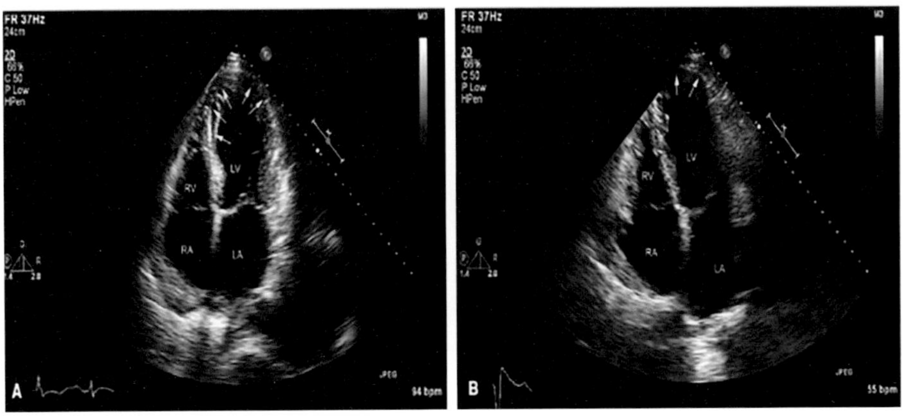

FIGURA 18 Pela janela apical 4 câmaras, as setas indicam expressiva diferença de espessura e contratilidade (acinesia) da parede apical do ventrículo esquerdo em relação às demais paredes ventriculares (normais), levando à suspeita de IAM.
Fonte: Armstrong WF, Ryan T. Feigenbaum's echocardiography. Eighth edition. Philadelphia: Wolters Kluwer; 2019.

> O aspecto mais importante ao procurar alterações de contratilidade ventricular é o estudo comparativo entre as paredes. A diferença de contração entre as paredes sugere o IAM, sempre no contexto clínico.

FATE na avaliação da geometria ventricular

O estudo da geometria ventricular esquerda é de grande utilidade para a suspeita de miocardiopatia dilatada. A geometria do VE normal é de "cone truncado" (Figura 19). Já o ventrículo hipocontrátil adquire a geometria "esférica" (Figura 20).

FATE na avaliação das disfunções valvares

As disfunções valvares podem ser diagnosticadas por meio da avaliação, principalmente relacionadas às valvas mitral e aórtica, focando basicamente a detectação de sinais de estenoses e regurgitações. Para isso, devem-se procurar sinais de restrição ou imobilidade das válvulas aórtica ou cúspides mitral, espessamento e/ou calcificações, presença de vegetações, falha de coaptação, prolapso valvar, entre outros (ver Capítulo 34 - Fundamentos da avaliação das valvopatias com o ultrassom focado e Capítulo 35 - Avaliação das principais valvopatias usando o ultrassom focado).

FATE na avaliação da presença de derrame pericárdico e sinais de tamponamento cardíaco

O derrame pericárdico aparece como um conteúdo anecoico (líquido) entre as duas camadas do pericárdio, podendo ser classificado em termos quantitativos em:

- **Discreto:** quando < 10 mm, presente posteriormente ao coração.
- **Moderado:** entre 10 e 20 mm, presente lateral e apicalmente.
- **Importante:** quando > 20 mm, presente circunferencialmente.

O tamponamento cardíaco é uma condição com risco iminente de vida em razão

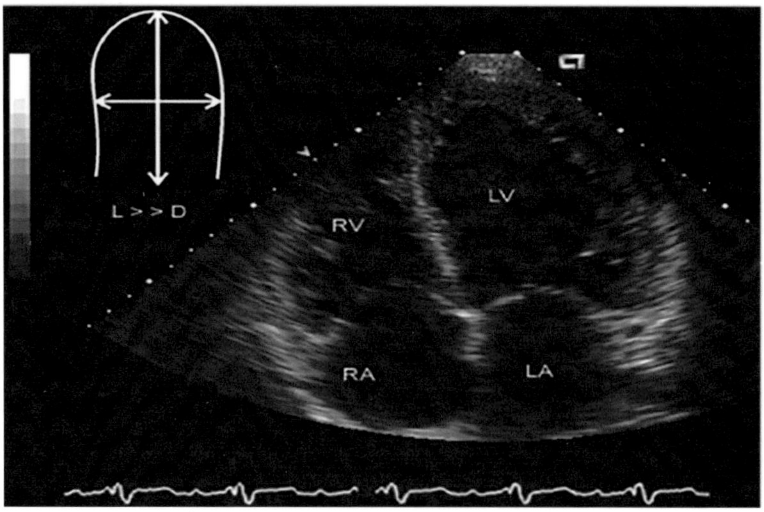

FIGURA 19 Janela apical 4 câmaras. Ventrículo esquerdo (VE) com dimensões normais, com aparência de cone truncado. A ilustração esquemática evidencia o formato do VE.
Fonte: Armstrong WF, Ryan T. Feigenbaum's echocardiography. Eighth edition. Philadelphia: Wolters Kluwer; 2019.

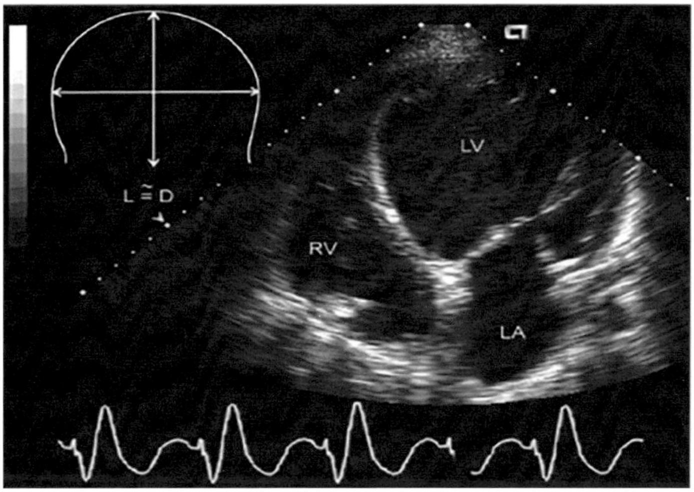

FIGURA 20 Janela apical 4 câmaras. Exemplo de miocardiopatia dilatada do VE. As dimensões ventriculares estão muito aumentadas. O formato de cone truncado dá lugar ao aspecto esférico. Ilustração esquemática evidencia o "arredondamento" do ventrículo.
Fonte: Armstrong WF, Ryan T. Feigenbaum's echocardiography. Eighth edition. Philadelphia: Wolters Kluwer; 2019.

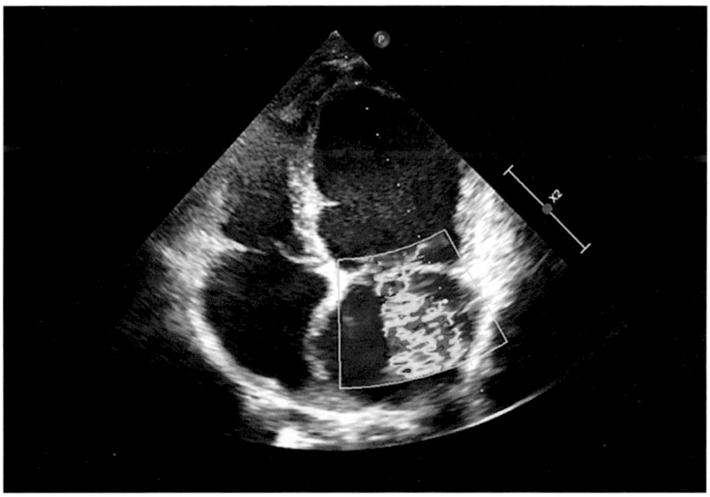

FIGURA 21 Refluxo mitral significativo (presença de mosaico – fluxo turbilhonar – até o teto do átrio esquerdo) demonstrado pela janela apical 4 câmaras por meio do Doppler colorido (ver Apêndice A - Imagens coloridas).
Fonte: acervo do autor.

do acúmulo de líquido no espaço pericárdico, o qual provoca restrição ao enchimento normal das câmaras.[11,12] Entre os achados clássicos e mais relevantes, pode-se citar a presença de:

- Colapso sistólico do AD (+ sensível) e diastólico do VD (+ específico).
- Movimento paradoxal inspiratório do septo interventricular, *septal bounce*, em direção ao VE.

- Interdependência ventricular.
- Variação respiratória das velocidades de influxo mitral ou tricúspide na inspiração: há diminuição da onda E mitral > 25% e da onda E tricúspide > 40%.
- Presença de pletora da VCI: dilatação da VCI > 21 mm sem variabilidade respiratória traduzindo em pressão venosa central elevada.

FATE na avaliação de sinais de hipovolemia

A avaliação da volemia é extremamente importante nos cenários das emergências médicas e alguns parâmetros básicos são possíveis de serem avaliados durante a aplicabilidade do protocolo FATE, principalmente os relacionados ao diagnóstico de hipovolemia.[13] Entre esses achados, podem-se citar:

- De forma qualitativa pela presença do *kissing wall*: obliteração das porções média e apical do VE durante a sístole.
- Diâmetro diastólico final do VE < 25 mm.
- Área diastólica final do VE (AEDVE) < 10 cm^2 ou Índice LVEDA (LVEDA/BSA) < 5,5 cm^2/m^2.
- Lembrando que no caso de hipovolemia verdadeira, as áreas do VE tanto na sístole como na diástole são pequenas, enquanto no caso de vasodilatação com hipotensão, apenas a área sistólica do VE é pequena.

FATE na avaliação de tromboembolismo pulmonar agudo

A POCUS é uma ferramenta extremamente útil, de fácil aplicabilidade à beira leito e com valor prognóstico nesse tipo de cenário. Em casos graves (TEP com repercussão hemodinâmica) há sinais de *cor pulmonale* agudo (dilatação das câmaras direitas, movimento paradoxal do septo interventricular e disfunção sistólica do VD).[14] A forte suspeita pode ser confirmada com base em achados de forma qualitativa e quantitativa, como demonstrado na Tabela 1.

FATE na avaliação de derrame pleural

O derrame pleural é caracterizado por um conteúdo anecoico localizado entre a pleura visceral e a parietal. Os derrames pequenos a moderados estão presentes nas partes dependentes e nas regiões laterais,

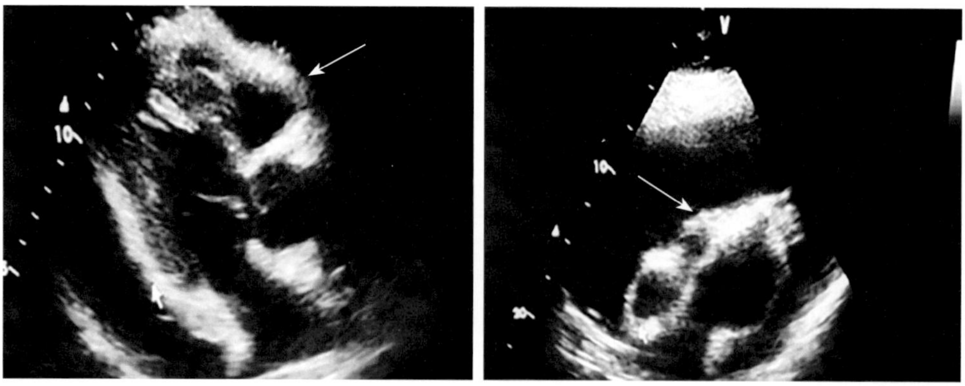

FIGURA 22 Volumosa efusão pericárdica com sinais de restrição ao enchimento das câmaras direitas (setas).
Fonte: acervo dos autores.

TABELA 1 Achados qualitativos e quantitativos na avaliação do tromboembolismo pulmonar agudo

▪ Qualitativos	▪ Quantitativos
▪ Dilatação e hipocinesia do VD ▪ Movimento paradoxal do SIV ▪ Sinal de McConnell: acinesia da parede livre do VD com parede livre média do VD com movimento normal no ápice	▪ Relação diastólica final VD/VE > 1 ▪ Área diastólica final do VD e do VE > 0,6 ▪ Diâmetro diastólico final do VD > 30 mm ▪ Pressão sistólica da artéria pulmonar > 30 mmHg ▪ Pressão média da artéria pulmonar > 20 mmHg ▪ Dilatação da artéria pulmonar direita > 30 mm ▪ Velocidade de regurgitação tricúspide > 2,8 m/s

Fonte: adaptada de Nagre, 2019.[3]

enquanto os derrames mais volumosos na área anterior e estão frequentemente associados a atelectasias de compressão, sob a forma de tecido pulmonar consolidado que flutua no derrame.[15]

O diagnóstico precoce de um derrame pleural provocando repercussão é fundamental, uma vez que pode se apresentar de forma semelhante a um tamponamento cardíaco, em razão do aumento da pressão intrapleural que se transmite ao pericárdio, podendo provocar colapso diastólico das câmaras cardíacas, principalmente de menores pressões.[16]

Outras aplicabilidades do FATE

O protocolo FATE é extremamente útil em todos os aspectos dos cuidados perioperatórios, por exemplo, em paciente com necessidade de ECMO, pois permite a avaliação cardíaca, auxilia na orientação, na inserção e no posicionamento correto de cânulas, além de monitorizar o paciente, detectar possíveis complica-

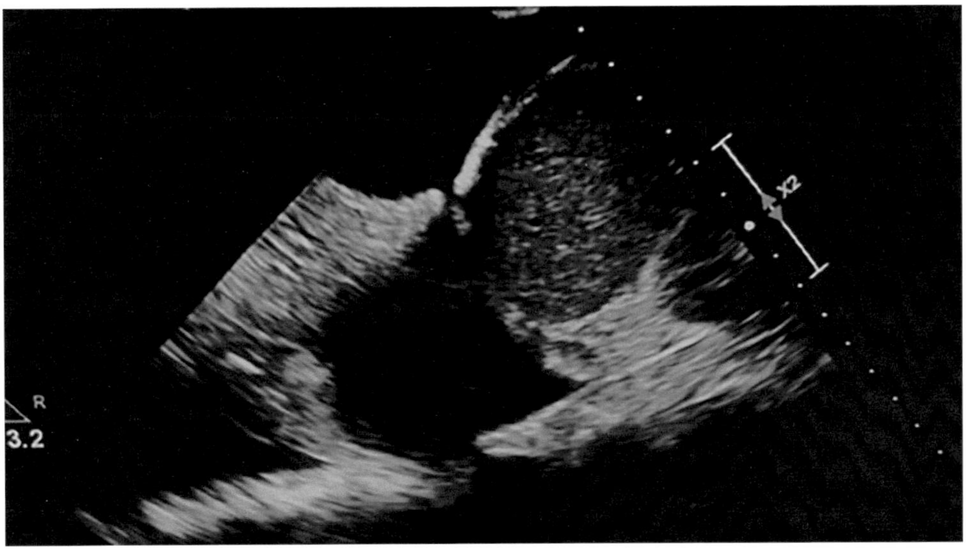

FIGURA 23 Janela costofrênica identificando o derrame pleural volumoso e a atelectasia pulmonar compressiva.
Fonte: acervo dos autores.

ções, melhorar o desempenho cardíaco e o desmame da ECMO.[17]

Serão abordados em capítulos específicos deste manual as dimensões do VE e do VD, a avaliação da função sistólica global, a presença de *cor pulmonale* agudo por TEP, os sinais de tamponamento cardíaco e a volemia.

DICAS E *PITFALLS*

1. As janelas cardíacas do protocolo FATE são complementares, e as alterações não contempladas em uma janela podem ser mais bem avaliadas em outra.
2. Na avaliação de dor torácica e na suspeita de IAM, a avaliação mais efetiva é a comparação entre as paredes ventriculares, procurando o contraste na contratilidade.
3. Na avaliação da dispneia de provável origem cardíaca, a avaliação mais efetiva é o estudo das dimensões e do formato ventricular.
4. É fato que pode haver muitas dificuldades na avaliação cardíaca pelo FATE: decúbito dorsal, doença pulmonar obstrutiva crônica (DPOC), ventilação mecânica, curativos, drenos, enfisema subcutâneo, obesidade etc. Por isso, se as imagens obtidas são de qualidade reduzida, a avaliação cardíaca pode ser inconclusiva.

REFERÊNCIAS

1. Labovitz AJ, Noble VE, Bierig M, Goldstein SA, Jones R, Kort S, et al. Focused cardiac ultrasound in the emergent setting: a consensus statement of the American Society of Echocardiography and American College of Emergency Physicians. J Am Soc Echocardiogr. 2010;23(12):1225-30.
2. Douglas PS, Garcia MJ, Haines DE, Lai WW, Manning WJ, Patel AR, et al. ACCF/ASE/ACEP/ASNC/SCAI/SCCT/SCMR 2011 appropriate use criteria for echocardiography. J Am Coll Cardiol. 2011;57(9):1126-66.
3. Nagre AS. Focus-assessed transthoracic echocardiography: Implications in perioperative and intensive care. Ann Card Anaesth. 2019;22(3):302-8.
4. Holm JH, Frederiksen CA, JuhlOlsen P, Sloth E. Perioperative use of focus assessed transthoracic echocardiography (FATE). Anesth Analg. 2012;115(5):1029-32.
5. Jensen MB, Sloth E, Larsen KM, Schmidt MB. Transthoracic echocardiography for cardiopulmonary monitoring in intensive care. Eur J Anaesthesiol. 2004;21(9):700-7.
6. Price S, Via G, Sloth E, Guarracino F, Breitkreutz R, Catena E, et al. Echocardiography practice, training and accreditation in the intensive care: document for the world interactive network focused on critical ultrasound (WINFOCUS). Cardiovasc Ultrasound 2008;6:49.
7. Nelson BP, Sanghvi A. Point-of-care cardiac ultrasound: feasibility of performance by noncardiologists. Glob Heart. 2013;8(4):293-7.
8. Kumar N, Oommen R, Thomson VS, Jose JV. Assessment of left ventricular systolic function by velocity vector imaging. Indian Heart J. 2012;64:(2):146-9.
9. Andrus P, Dean A. Focused cardiac ultrasound. Global Heart. 2013;8(4):299-303.
10. Savage RM, Aronson S, Shernan SK. Comprehensive Textbook of Perioperative Transesophageal Echocardiography. 2.ed. Philadelphia: Wolters Kluwer/Lippincott Williams & Wilkins; 2011.
11. PérezCasares A, Cesar S, BrunetGarcia L, SanchezdeToledo J. Echocardiographic evaluation of pericardial effusion and cardiac tamponade. Front Pediatr. 2017;5:79.
12. Goodman A, Perera P, Mailhot T, Mandavia D. The role of bedside ultrasound in the diagnosis of pericardial effusion and cardiac tamponade. J Emerg Trauma Shock. 2012;5(1):72-5.
13. Sarti A, Lorini FL. Echocardiography for intensivists. Milan: Springer Science & Business Media; 2012.

14. Sosland RP, Gupta K. Images in cardiovascular medicine: McConnell's sign. Circulation. 2008;118(15):e517-8.
15. Oveland NP, Bogale N, Waldron B, Bech K, Sloth E. Focus assessed transthoracic echocardiography (FATE) to diagnose pleural effusions causing haemodynamic compromise. Case Rep Clin Med. 2013;2(3):189-93.
16. Cowie BS. Focused transthoracic echocardiography in the perioperative period. Anaesth Intensive Care. 2010;38(5):823-36.
17. Platts DG, Sedgwick JF, Burstow DJ, Mullany DV, Fraser JF. The role of echocardiography in the management of patients supported by extracorporeal membrane oxygenation. J Am Soc Echocardiogr. 2012;25(2):131-41.

CAPÍTULO 18

Avaliação da trombose venosa profunda: protocolo de 3 pontos

Paulo Ricardo Mottin Rosa
Mateus Correa Lech

Objetivos

- Auxiliar e encorajar o profissional a utilizar a POCUS para a avaliação de trombose venosa profunda em membros inferiores.
- Demonstrar os principais protocolos descritos para a avaliação de trombose venosa profunda em membros inferiores.

INTRODUÇÃO

Trombose venosa profunda (TVP) em membros inferiores requer diagnóstico e tratamento acurados e rápidos para prevenir complicações potencialmente graves, como tromboembolismo pulmonar. Em pacientes com tromboembolismo pulmonar com fonte embólica identificada, cerca de 90% dos casos decorrem de TVP proximal em membros inferiores. Embora o exame padrão-ouro para o diagnóstico de TVP seja a venografia com contraste, o ultrassom é o exame mais utilizado por causa de sua acurácia e disponibilidade. A ultrassonografia *point-of-care* (conhecida pela sigla em inglês POCUS) pode ter acurácia comparável à ultrassonografia com Doppler realizada por radiologistas para diagnosticar TVP proximal em membros inferiores, com sensibilidade e especificidade superiores a 95% quando realizada por médicos treinados.[1-3]

O American College of Emergency Physicians estipula que de 25 a 50 exames para avaliação de TVP em membros inferiores devem, em um curso de pelo menos dois dias, ser realizados junto a profissionais capacitados para que a pessoa seja considerada proficiente.[4] Profissionais habilitados costumam realizar o exame de 3 a 5 minutos.[5,6] Os protocolos de avaliação de TVP mais usados são o de 2 e de 3 pontos, e ambos apresentam acurácia semelhante.[7] O protocolo de 2 pontos avalia a veia femoral comum e a poplítea[8-11] e o de 3 pontos avalia as veias femoral comum, femoral e poplítea.[12,13]

COMO REALIZAR A AVALIAÇÃO?

Anatomia

O sistema venoso profundo nos membros inferiores é dividido em proximal e distal. O primeiro é composto pelas veias ilíacas externas, femoral comum, femoral profunda, femoral e poplítea. Já o segundo é composto pelo tronco tibiofibular e pelas veias tibial anterior, tibial posterior e fibular. As artérias costumam estar laterais às veias na região inguinal e a veia poplítea costuma estar superficial ou lateral à artéria poplítea na fossa poplítea (Figura 1). Trombos isolados na veia safena magna, o primeiro ramo da veia femoral comum, são considerados tromboses venosas superficiais, e não profundas. Mas, caso o trombo esteja a menos de 3 cm da junção da veia safena magna com a veia femoral comum, ele deve ser tratado como uma TVP por seu maior risco de embolização.

A veia ilíaca externa, a partir do ligamento inguinal, é nomeada veia femoral comum. Após a veia safena magna, adjacente à veia femoral comum, a artéria femoral comum se bifurca em artéria femoral, antigamente nomeada femoral superficial, e artéria femoral profunda. Logo abaixo, as veias perfurantes laterais, ramos da veia femoral comum, costumam ser visualizadas. Distal às veias perfurantes, a veia femoral comum se divide em femoral profunda, posteriormente, e em veia femoral, anteriormente. Na fossa poplítea, a veia poplítea costuma ser superficial à artéria poplítea, até se trifurcar nas veias tibial anterior, tibial posterior e fibular.

Posicionamento do paciente e do examinador

O paciente deve ficar na posição supina, com a cabeceira elevada a 30º, para aumentar o acúmulo de sangue nos membros inferiores.[14] O membro inferior a ser avaliado deve ficar na posição *frog leg* (pata de sapo), isto é, o quadril deve ser rotado externamente e o joelho deve ser flexionado próximo a 90º. Nessa posição, as veias femorais são facilmente visualizadas.

A avaliação da veia poplítea pode ser feita em decúbitos dorsal, ventral ou lateral. Deve-se evitar estender a perna, porque a extensão dela reduz o diâmetro da veia poplítea e prejudica sua avaliação. Se o paciente for avaliado em decúbito dorsal, em posição supina, o joelho deve ficar levemente flexionado e o transdutor deve ser posicionado com delicadeza na fossa poplítea. Quando possível, sugere-se a avaliação das veias poplíteas com o paciente em decúbito ventral, ou seja, em posição prona.

Geralmente, o modo mais ergonômico para o examinador é se posicionar ao lado do membro avaliado. Quando realizado por um dispositivo que é transportado sobre um carrinho ou um suporte, a cama do paciente deve ser posicionada próxima à altura do ultrassom para maior conforto durante o exame.

Aquisição da imagem

Para a avaliação de TVP, utiliza-se o transdutor linear (5-12 MHz), que possui alta frequência e é, portanto, melhor para a visualização de estruturas superficiais. A frequência ideal é a de 7,5 MHz. Em pacientes portadores de obesidade ou com edema grave, o transdutor linear pode não oferecer profundidade suficiente para examinar as veias profundas. Caso o aparelho

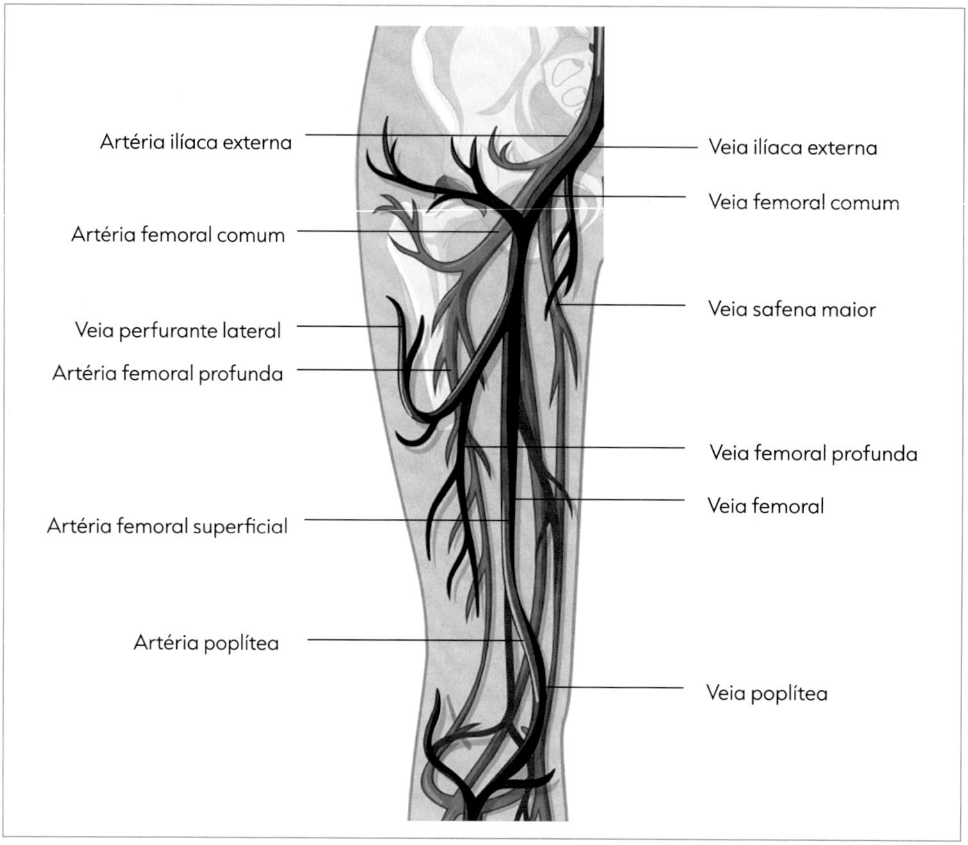

FIGURA 1 Anatomia vascular do membro inferior direito.
Fonte: adaptada de Soni et al., 2019.[14]

de ultrassom tenha o *preset* "vascular" ou o "venoso", ele deve ser priorizado.

Equipamentos portáteis (*pocket-sized*) podem apresentar transdutores únicos com múltiplas funções. Para a avaliação de TVP nesses aparelhos, seleciona-se o modo "vascular profundo".

O transdutor é posicionado em orientação transversal, levemente acima do ligamento inguinal e perpendicular à pele do paciente; o marcador deve estar direcionado à direita dele. Para descartar TVP no sítio avaliado, a veia deve comprimir facilmente, com suas paredes se encostando. Atenção especial deve ser dada às junções venosas, porque trombos tendem a se formar nos pontos de confluência dos vasos.

O diagnóstico de TVP é feito com a visualização de trombos ecogênicos no interior das veias ou pela ausência de colapsibilidade à compressão. Trombos agudos costumam ser anecoicos, com cor semelhante ao sangue. Nesses casos, o diagnóstico é feito com a não compressibilidade da veia. Para garantir que não se está diante de um exame falso-positivo, por estar aplicando pouca força na compressão, deve-se aplicar força suficiente para quase comprimir a artéria adjacente. Trombos crônicos costumam ser hiperecoicos.

FLUXOGRAMA DE AVALIAÇÃO

Os dois principais protocolos para a avaliação de TVP são o de 2 e o de 3 pontos. Para o diagnóstico, avalia-se a compressibilidade das veias. Isso é feito por meio do modo B com o transdutor linear em orientação transversa ao vaso e o orientador apontado para a direita do paciente.

Protocolo de 3 pontos: a descrição do exame é a partir da região proximal, isto é, da veia femoral comum, para a região distal e consiste na avaliação da veia poplítea.

Ponto 1: posicione o transdutor na região inguinal e localize a veia femoral comum ao lado da artéria femoral comum (Figura 2A). Deslize distalmente o transdutor, até a junção da veia femoral comum com o seu primeiro ramo, a veia safena magna. É necessário comprimir o vaso 2 cm acima e abaixo da junção (Figura 2B). Ao longo da veia femoral comum, veias perfurantes laterais são vistas cursando lateralmente entre as artérias femorais superficial e profunda (Figura 2C).

Ponto 2: seguindo-se distalmente, o próximo ponto é caracterizado pela confluência da veia femoral comum nas veias femoral e femoral profunda (Figura 2D). É necessário comprimir o vaso 2 cm acima e abaixo da confluência. As artérias costumam ter um trajeto mais superficial nas regiões inguinal e da coxa que as veias; a ramificação da artéria femoral comum em femoral e femoral profunda costuma ser anterior/proximal à da veia de mesmo nome.

Ponto 2 "estendido": siga acompanhando a veia femoral ao deslizar o transdutor mais distal, em um trajeto de anterior para a região medial da coxa até o canal dos adutores, onde ela passa a ter um trajeto profundo em direção à região posterior do joelho. Nota-se que a veia femoral profunda logo desaparecerá da tela conforme aprofunda seu trajeto.

Ponto 3: é necessário transpor o transdutor da coxa para a região posterior do

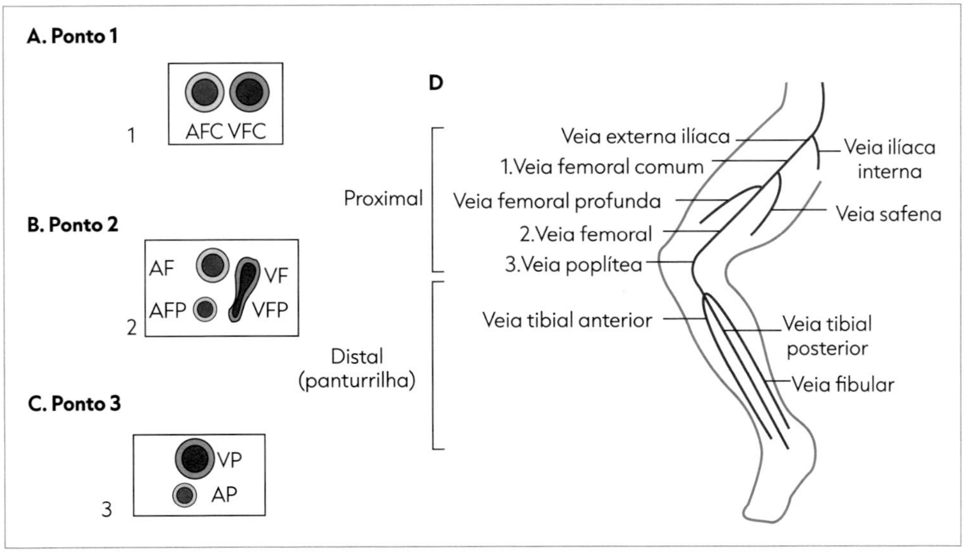

FIGURA 2 Anatomia venosa do membro inferior com a localização dos pontos 1, 2 e 3 do protocolo de 3 pontos.
Fonte: acervo da autora.

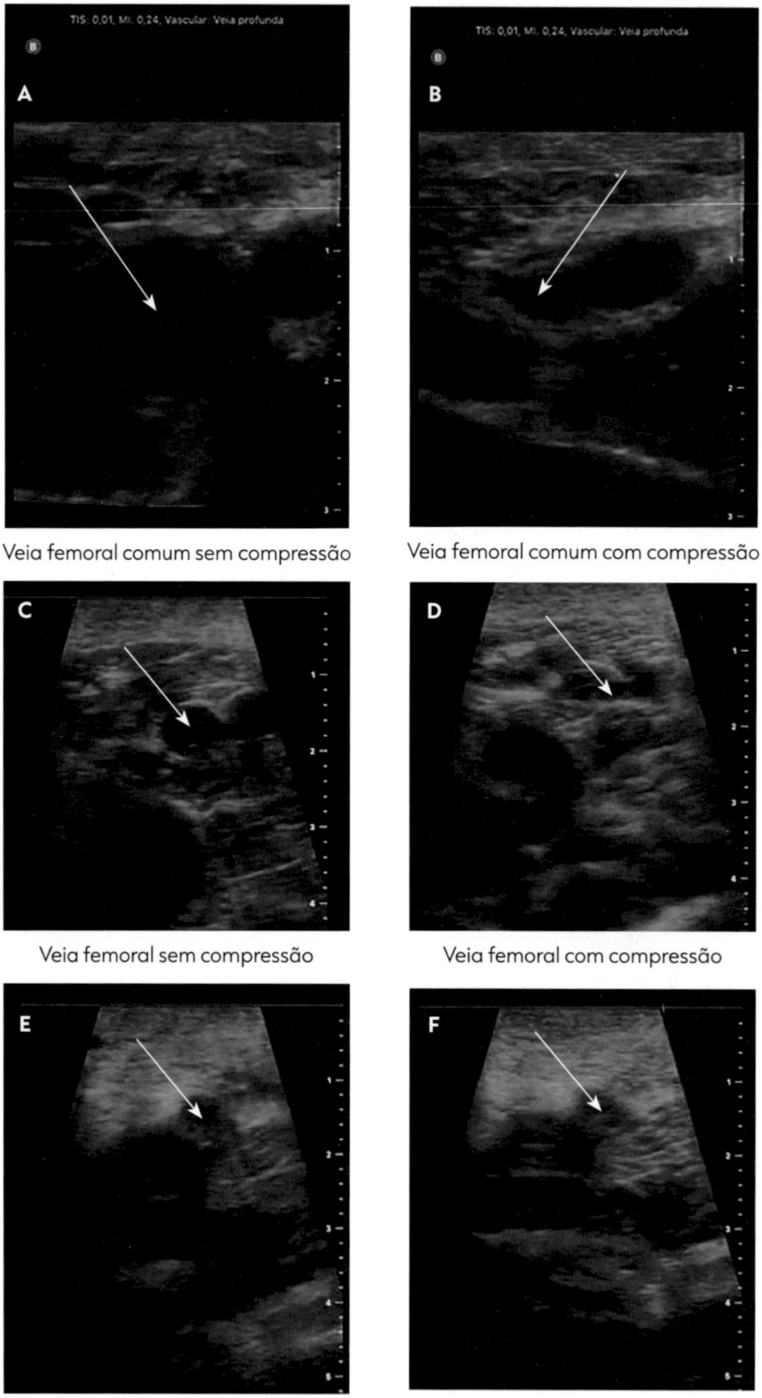

Veia femoral comum sem compressão

Veia femoral comum com compressão

Veia femoral sem compressão

Veia femoral com compressão

Veia poplítea sem compressão

Veia poplítea com compressão

FIGURA 3 Pontos do protocolo de 3 pontos para avaliação de trombose venosa profunda: sem compressão (esquerda) e com compressão (direita).

Fonte: acervo dos autores.

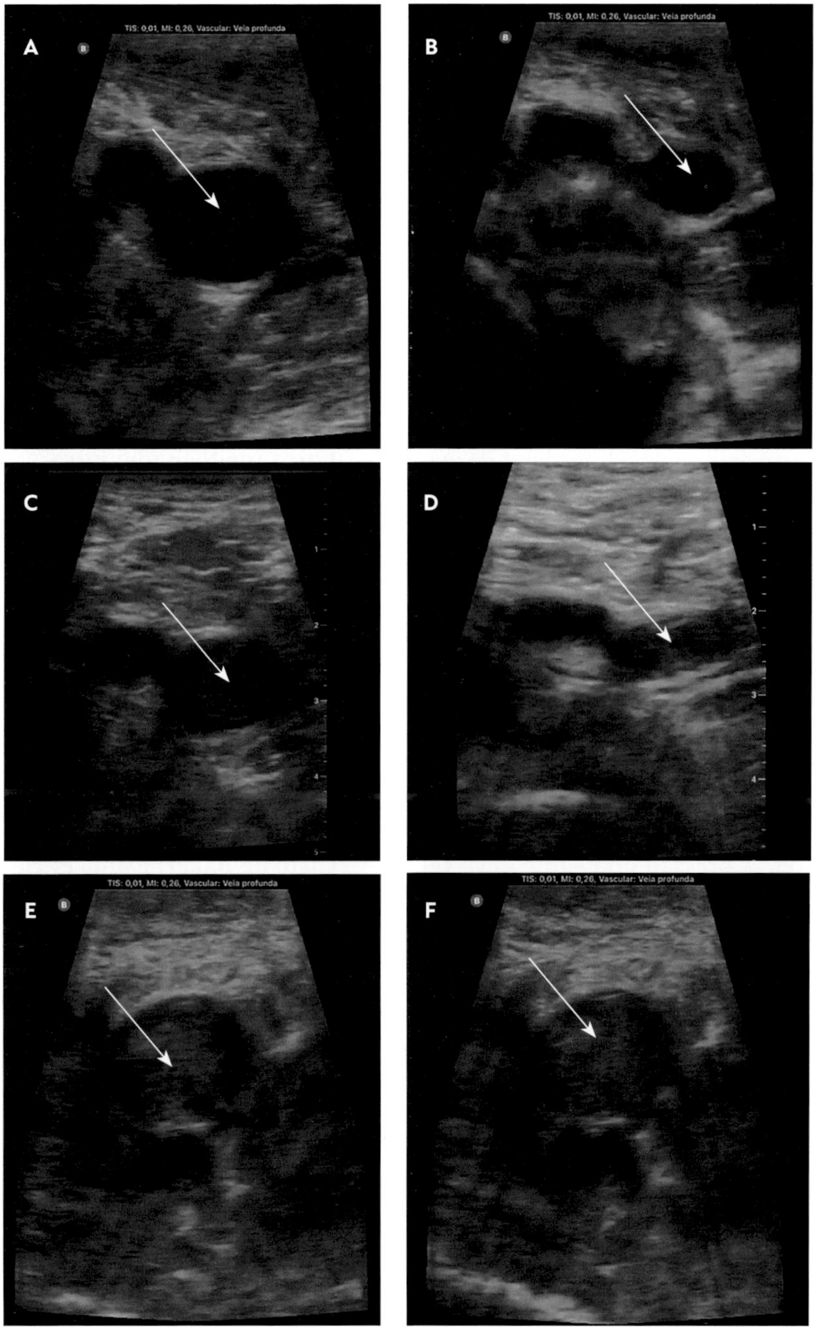

FIGURA 4 Vasos dos 3 pontos com presença de trombo. E e F: um trombo com aspecto subagudo, de ecogenicidade hipoecoica, semelhante ao próprio vaso (A), que não colaba com a compressão (B). C a F: trombo com aspecto subagudo (hiperecogênico), pré (figuras da esquerda) e pós-compressão (figuras da direita).
Fonte: acervo de Luciano Moura de Assunção.

joelho de forma transversal, com *index* apontando para a direita do paciente e o feixe de ultrassom em direção à margem superior da patela. A veia poplítea é tipicamente superficial ou lateral à artéria no centro da fossa poplítea. Se apenas pequenas veias forem visualizadas, o feixe de ultrassom está direcionado para a região inferior da patela, o transdutor está posicionado muito distal e deve ser deslizado em direção à coxa posterior, ou o feixe pode estar direcionado para a região superior da patela. Deve-se avaliar a veia poplítea comprimindo o vaso e deslizando o transdutor de maneira mais distal até a confluência das veias tibiais anterior e posterior e fibular.

Em todos esses pontos, o diagnóstico de trombose é feito quando as veias não são totalmente compressíveis. A presença de trombose aguda é caracterizada por um vaso não compressível, anecoico, muito similar à ecogenicidade dos vasos venosos. Posteriormente, na fase subaguda ou crônica, o trombo se torna mais ecogênico e observável no interior do vaso não compressível. A pressão do exame deve ser suficiente para comprimir totalmente as paredes do vaso venoso, observando-se leve compressão das artérias, de característica pulsátil.

DICAS E *PITFALLS*

- É fundamental ter adequado conhecimento da anatomia do sistema vascular nos membros inferiores para avaliar a TVP.
- Compressões em orientação longitudinal (*in-plane*) devem ser evitadas, porque o operador pode estar visualizando a porção mais lateral do vaso e interpretar inadequadamente o exame. A seguir, são apresentados os principais motivos para exames falso-positivos e falso-negativos na avaliação de TVP.

Falsos-negativos

- **Força excessiva:** força aplicada em excesso com o transdutor pode, infrequentemente, conduzir à interpretação de que o paciente não possui TVP. Para saber a força ideal, o parâmetro de avaliação deve ser as artérias adjacentes. As paredes das artérias devem ser apenas levemente comprimidas durante a avaliação de TVP.

Falsos-positivos

- **Força inadequada:** força aplicada de modo muito sutil pode deixar passar o diagnóstico de TVP. A força deve ser capaz de deformar levemente as paredes da artéria adjacente.
- **Ângulo inadequado:** se o ângulo da imagem do ultrassom estiver diferente do ângulo da força aplicada pelo examinador, o colapso venoso pode não ser visualizado. Esse erro na aquisição da imagem é uma das principais causas de exames falsos-positivos.
- **Cisto de Baker:** é uma estrutura anecoica, circular, na fossa poplítea, que não costuma ser compressível.
- **Linfonodos:** linfonodos aumentados em tamanho podem ser confundidos com vasos sanguíneos. Os linfonodos aparecem como estruturas anecoicas na região periférica e hipercoicas na região medular, em formato oval.

CASOS CLÍNICOS

Caso 1. Mulher de 63 anos possui diagnóstico de hipertensão e doença pulmonar obstrutiva crônica. É tabagista ativa e está no quarto dia pós-operatório de nefrectomia parcial à esquerda por lesão exofítica renal sugestiva de neoplasia. Iniciou com edema

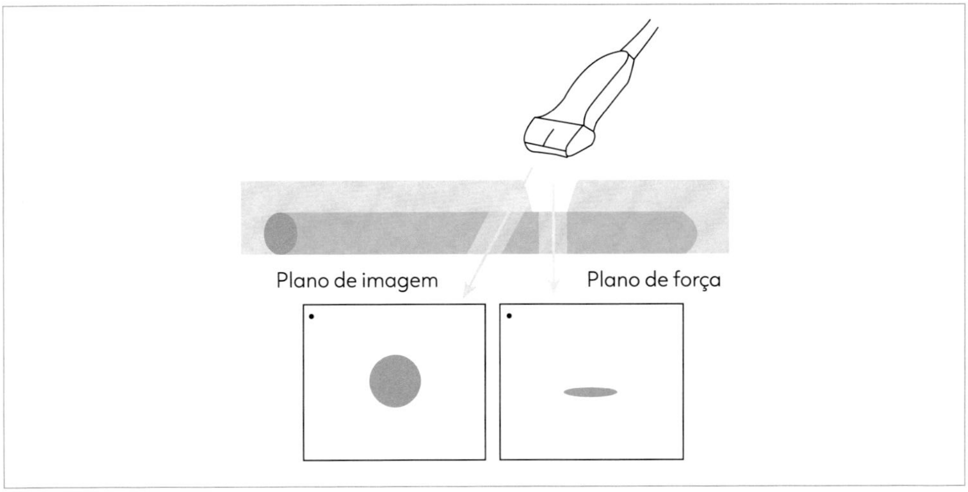

FIGURA 5 Compressão em eixo inadequado.
Fonte: adaptada de Barrosse-Antle et al., 2021.[15]

em membro inferior direito, dor e eritema. Os pulsos tibiais e pediosos são simétricos e palpáveis, e o tempo de enchimento capilar nos membros inferiores é normal. Assinale a melhor opção:

a. O protocolo de 3 pontos de avaliação de TVP em membros inferiores é superior ao protocolo de avaliação em 2 pontos.
b. Trombos agudos tendem a ser mais hiperecoicos que trombos crônicos.
c. O transdutor linear é o preferencial para a avaliação de TVP. Em pacientes com edema grave em membros inferiores, por conta da profundidade, pode ser necessário o uso de transdutor convexo.
d. Na maioria dos pacientes, próximo ao ligamento inguinal, os vasos arteriais costumam estar mediais em relação aos vasos venosos.

Caso 2. Homem de 55 anos possui diagnóstico de depressão e dislipidemia. O paciente é tabagista, com um índice tabágico de 50 maços/ano. Trabalha como caminhoneiro, realizando viagens longas. Notou edema assimétrico em membro inferior direito há 2 semanas. Em um primeiro momento, não procurou atendimento médico. Procura hoje a UBS por persistência de edema. Assinale a melhor alternativa.

a. Ruptura de cisto de Baker é um diagnóstico diferencial a ser realizado. Ao ultrassom, o cisto de Baker, à semelhança dos linfonodos, costuma ser hiperecoico.
b. Por conta da maior mobilização das regiões distais dos membros inferiores, é mais provável que um trombo nas veias tibiais anterior ou posterior ou na veia fibular leve a um quadro de tromboembolismo pulmonar que um trombo na veia femoral comum.
c. Caso o paciente apresente TVP no membro inferior, é mais provável que o trombo esteja anecoico.
d. A veia safena magna é o primeiro ramo da veia femoral comum. Deve-se dar atenção aos sítios de junções venosas, que apresentam maior propensão à formação de trombos.

Respostas
Caso 1: alternativa **c**.

Alternativa a: falsa. Os protocolos de avaliação de TVP de 2 ou 3 pontos possui em acurácia semelhante quando realizados por profissionais habilitados, com sensibilidade e especificidade superiores a 95%.

Alternativa b: falsa. Trombos agudos costumam ser anecoicos, com ecogenicidade semelhante ao sangue. Não são visualizados com frequência e o diagnóstico de TVP é realizado, com aplicação adequada de pressão, ao não visualizar a compressibilidade das paredes da veia.

Alternativa c: verdadeira. De fato, em pacientes portadores de obesidade ou com edema grave, eventualmente, em razão da maior profundidade das estruturas vasculares, é preciso usar transdutores com menor frequência e, portanto, melhores para a avaliação de estruturas mais profundas.

Alternativa d: falsa. Na maioria dos pacientes, próximo ao ligamento inguinal, os vasos que costumam estar mais mediais são os vasos venosos. Os vasos arteriais costumam estar mais laterais nessa topografia.

Caso 2: alternativa **d**.

a. Alternativa a: falsa. De fato, ruptura de cisto de Baker é um importante diagnóstico diferencial na avaliação de edema assimétrico em membros inferiores. Porém, o cisto de Baker costuma ser uma estrutura anecoica.
b. Alternativa b: falsa. Nos pacientes com tromboembolismo pulmonar em que são detectadas as fontes embólicas, cerca de 90% dos casos costumam estar nos vasos venosos proximais. O sistema venoso profundo é composto das veias ilíacas externas, femoral comum, femoral profunda, femoral e poplítea. Os vasos tibiais anterior e posterior e fibular compõem o sistema venoso superficial.
c. Alternativa c: falsa. Embora não haja exatamente um ponto de corte de tempo uniformemente descrito para determinar a cronicidade de um trombo, após 2 semanas do evento é mais provável que o trombo esteja hiperecoico.
d. Alternativa d: verdadeira. Sítios de junções venosas costumam ter fluxo mais turbilhonado, o que faz os sítios terem maior risco para a formação de trombos venosos.

REFERÊNCIAS

1. Pomero F, Dentali F, Borretta V, Bonzini M, Melchio R, Douketis JD, et al. Accuracy of emergency physician-performed ultrasonography in the diagnosis of deep-vein thrombosis: a systematic review and meta-analysis. Thromb Haemost. 2013;109(1):137-45.
2. Blaivas M. Point-of-care ultrasonographic deep venous thrombosis evaluation after just ten minutes' training: is this offer too good to be true? Ann Emerg Med. 2010;56(6):611-3.
3. Magazzini S, Vanni S, Toccafondi S, Paladini B, Zanobetti M, Giannazzo G, et al. Duplex ultrasound in the emergency department for the diagnosis of clinically suspected deep vein thrombosis. Acad Emerg Med. 2007;14(3):216-20.
4. Ultrasound guidelines: emergency, point-of-care and clinical ultrasound guidelines in medicine. Ann Emerg Med. 2017;69(5):e27-e54.
5. García JP, Alonso JV, García PC, Rodríguez FR, López MAA, Muñoz-Villanueva MDC. Comparison of the accuracy of emergency department-performed point-of-care (POCUS) in the diagnosis of lower-extremity deep vein thrombosis. J Emerg Med. 2018;54(5):656-64.
6. Andersen CA, Brodersen J, Davidsen AS, Graumann O, Jensen MBB. Use and impact of point-of-care ultrasonography in general practice: a prospective observational study. BMJ Open. 2020;10(9):e037664.
7. Lee JH, Lee SH, Yun SJ. Comparison of 2-point and 3-point point-of-care ultrasound techniques for deep vein thrombosis at the emergency department: a meta-analysis. Medicine (Baltimore). 2019;98(22):e15791.
8. Adhikari S, Zeger W, Thom C, Fields JM. Isolated deep venous thrombosis: implications

for 2-point compression ultrasonography of the lower extremity. Ann Emerg Med. 2015; 66(3):262-6.

9. Farahmed S, Farnia M, Shahriaran S, Khashayar P. The accuracy of limited B-mode compression technique in diagnosing deep venous thrombosis in lower extremities. Am J Emerg Med. 2011;29(6):687-90.
10. Jacoby J, Cesta M, Axelband J, Melanson S, Heller M, Reed J. Can emergency medicine residents detect acute deep venous thrombosis with a limited, two-site ultrasound examination? J Emerg Med. 2007;32(2):197-200.
11. Theodoro D, Blaivas M, Duggal S, Snyder G, Lucas M. Real-time B-mode ultrasound in the ED saves time in the diagnosis of deep vein thrombosis (DVT). Am J Emerg Med. 2004;22(33):197-200.
12. Jang T, Docherty M, Aubin C, Polites G. Resident-performed compression ultrasonography for the detection of proximal deep vein thrombosis: fast and accurate. Acad Emerg Med. 2004;11(3):319-22.
13. Kline JA, O'Malley PM, Tayal VS, Snead GR, Mitchell AM. Emergency clinician-performed compression ultrasonography for deep vein thrombosis of the lower extremity. Ann Emerg Med. 2008;52(4):437-45.
14. Soni NJ, Arntfield R, Kory P. Lower extremity deep venous thrombosis. Point-of-care ultrasound. 2.ed. Philadelphia: Elsevier, 2019.
15. Barrosse-Antle MR, Patel KM, Kramer JA, Baston CM. How I do it: point-of-care ultrasound for bedside diagnosis of lower extremity DVT. Chest. 2021;160(5):1853-63.

CAPÍTULO 19

Monitorização hemodinâmica não invasiva: fluidorresponsividade

Zulmi Evelyn Aranda Scarpellini
Reiby Caetano Mustafá
Jéssica Ribeiro Dal Vesco

Objetivos

- Demonstrar os principais parâmetros ultrassonográficos estáticos preditores de fluidorresponsividade.
- Demonstrar os principais parâmetros ultrassonográficos dinâmicos preditores de fluidorresponsividade.
- Relatar os principais *pitfalls* e limitações das técnicas mencionadas.

INTRODUÇÃO

A finalidade do manejo hemodinâmico é garantir uma entrega de oxigênio adequada aos tecidos visando preservar funções metabólicas e, consequentemente, a manutenção das principais funções orgânicas por meio da respiração celular e da entrega de substratos e de fármacos.[1]

Ao avaliar um paciente em estado de choque que já foi reanimado com fluidos, mas continua com sinais clínicos e laboratoriais de hipoperfusão, o questionamento primordial está relacionado à necessidade ou não de mais volume, de acordo com os sinais de baixo débito. Será que esses pacientes vão responder à expansão com fluidos, já que 50% não apresentam melhora no débito cardíaco, ou seja, não são fluidorresponsivos?[1-3]

Percebe-se que mesmo diante de um choque séptico, em que as recomendações da Surviving Sepsis Campaign indicam fluidoterapia, dependendo do momento da curva de Frank-Starling em que o paciente se encontra, ela será ineficaz. Por isso, é necessário prever se o paciente se beneficiará da fluidoterapia, ou seja, se terá um aumento do volume sistólico (VS) decorrente do aumento da pré-carga ventricular; neste caso o chamamos de fluidorresponsivos (FR).

Para considerar um paciente fluidorresponsivo, deve haver um aumento no débito cardíaco de aproximadamente 15% após receber um desafio volêmico. No entanto, a fluidoterapia intravenosa excessiva pode criar edema pulmonar, periférico e abdominal, além de outras síndromes compartimentais que prejudicam a difusão do oxigênio, ocasionando piora do prognóstico.

É importante entender que a elevação da pressão arterial (PA) ou a redução da frequência cardíaca (FC) não são preditores de fluidorresponsividade, portanto, um paciente pode ser fluidorresponsivo sem elevar a PA após a infusão de volume e/ou sem diminuir a FC. Além disso, deve-se salientar que um doente fluidorresponsivo não necessariamente tem a indicação da infusão de volume, já que se entende que uma pessoa em condição normal (saudável) também é fluidorresponsiva. Logo, fluidorresponsividade não é sinônimo da necessidade de fluidos.

Para entender o conceito de fluidorresponsividade, serão revisados alguns princípios da física do coração.

CURVA DE FRANK-STARLING

O conhecimento da curva de Frank-Starling é fundamental, pois explica por que muitas vezes o paciente, apesar de receber quantidades baixas de volume, em vez de aumentar o débito cardíaco (DC), desenvolve complicações relacionadas ao excesso de fluido e congestão. Portanto, demonstra como a terapia pode piorar o prognóstico do paciente.

Trata-se da representação de um mecanismo cardíaco que amplifica a força de contração do coração em resposta a um aumento no retorno venoso, conhecido como pré-carga. Durante esse processo, a energia de contração está diretamente relacionada ao comprimento inicial das fibras cardíacas. A pré-carga é definida como a pressão exercida na parede ventricular após a contração atrial. Ela é influenciada pelo retorno venoso e determina o grau de estiramento do sarcômero no final da diástole. Assim, quanto maior o estiramento, maior será o número de locais onde ocorrerá o acoplamento entre as proteínas actina e miosina, até atingir certo limite. Após esse ponto, a capacidade de contração começa a diminuir.

Portanto, inicialmente a relação é linear e qualquer alteração na pré-carga é acompanhada por aumento no volume sistólico, definido a fase dependente da pré-carga. Posteriormente, na fase de platô, as alterações na pré-carga estão associadas a uma alteração mínima ou a nenhuma alteração no débito cardíaco, o que se denomina independente da pré-carga.[2]

Assim, se durante a ressuscitação volêmica o paciente tem um incremento do VS e consequentemente do DC, considera-se que ele está na "fase de rampa da curva de Frank-Starling", sendo então identificado como respondedor ou fluidorresponsivo (FR). Do contrário, se durante a ressuscitação volêmica o paciente não apresentar elevação do VS e do DC, considera-se que ele está na "fase de platô da curva", sendo um não respondedor ou não fluidorresponsivo.

A curva demonstrando a interação entre o VS (componente essencial do DC) e a pré-carga ventricular é apresentada na Figura 1.

COMO AVALIAR A FLUIDORRESPONSIVIDADE PELO ECOCARDIOGRAMA?

Inicialmente, deve-se dividir a avaliação entre parâmetros estáticos e dinâmicos. Atualmente, a determinação das pressões estáticas por meio da ultrassonografia indica um limite de segurança na fluidoterapia, pois nos pacientes que receberam vo-

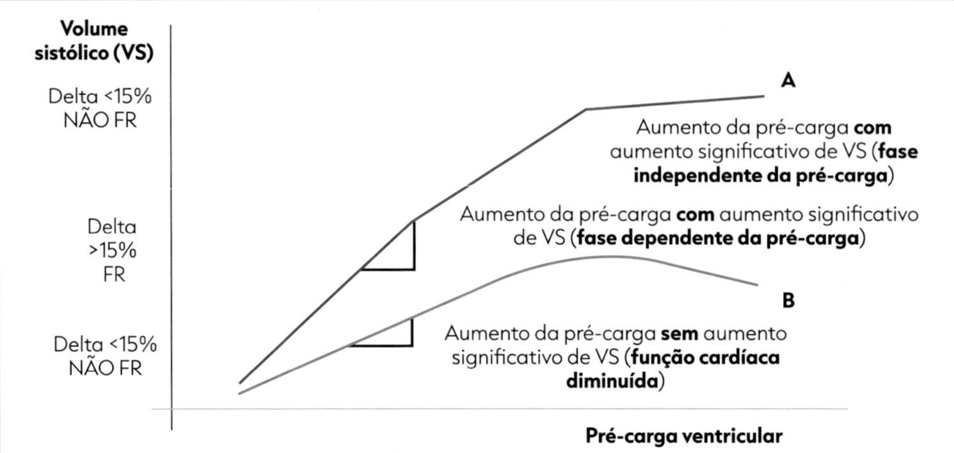

FIGURA 1 Curva de Frank-Starling representando a relação entre volume sistólico (VS) e pré-carga ventricular. Representa o aumento esperado do volume sistólico com a administração de fluidos que depende da função cardíaca e da pré-carga inicial. Para uma mesma quantidade de fluidos administrados e para uma pré-carga inicial semelhante, a variação do volume sistólico resultante deve ser diferente dependendo da função cardíaca. A: paciente com função cardíaca normal. O resultado da administração de fluidos depende apenas da pré-carga inicial: se for baixa (fase ascendente da curva), verifica-se aumento significativo do volume sistólico; se for elevada (fase plana da curva), não há aumento significativo do volume sistólico. B: paciente com função cardíaca diminuída. Neste caso, a administração de fluidos, mesmo com pré-carga inicial baixa, pode resultar em sobrecarga sem aumento significativo do volume sistólico.
Fonte: elaborada pelos autores.

lume e apresentam valores elevados de pressões de enchimento, como a pressão venosa central (PVC), ou da pressão atrial esquerda por meio da estimativa da pressão capilar pulmonar (PCP) pode-se sugerir a suspensão da administração de fluidos por causa do alto risco de sobrecarga.[4,5]

Medições estáticas isoladas não são mais recomendadas, pois não refletem de forma confiável a pressão de enchimento do ventrículo esquerdo em estados de choque com hipertensão pulmonar ou alterações de distensibilidade: pressão venosa central, pressão de oclusão pulmonar, volumes diastólicos finais ventriculares, área diastólica ventricular, volume diastólico final global e volume sanguíneo intratorácico.[6]

Durante o ciclo respiratório, há variações na pressão intratorácica que determinam mudanças cíclicas na pré-carga dos ventrículos direito e esquerdo. Em pacientes ventilados, durante a inspiração, a insuflação mecânica diminui a pré-carga do ventrículo direito (VD) como consequência da diminuição do retorno venoso do gradiente de pressão através da caixa torácica, e aumenta a pós-carga do VD em razão do aumento da pressão transpulmonar. Ambas as condições contribuem para uma diminuição do volume sistólico do VD.[7]

Por sua vez, também durante a inspiração em pacientes ventilados, há aumento na pré-carga do ventrículo esquerdo (VE) em decorrência do aumento da pressão transpulmonar e diminuição na pós-carga do VE por conta do aumento da pressão pleural. Ambas as condições levam ao aumento no volume sistólico do VE.

A redução inspiratória da ejeção do VD gera uma diminuição do enchimento do VE após fase retardada de dois a três batimentos cardíacos pelo tempo de trânsito do sangue pulmonar. Assim, a pré-carga do VE é reduzida e induz a uma diminuição no volume sistólico do VE, que é mínimo durante o período expiratório, quando a ventilação mecânica convencional é usada. Essas alterações cíclicas no volume sistólico do VD e do VE são maiores quando os ventrículos operam na zona íngreme da curva de Frank-Starling.[7]

Parâmetros estáticos de fluidorresponsividade

Estimativa da pressão no átrio direito a partir da medida da veia cava inferior

Avaliar e medir a variação do diâmetro da veia cava inferior (VCI) através da janela subxifóidea ou subcostal (de preferência com o probe setorial/cardíaco) com o *index* na direção de 15 horas e o transdutor fazendo um ângulo de aproximadamente 15° com a pele a fim de encontrar a imagem do coração (subcostal 4AC). Após encontrada a imagem cardíaca, realizar uma rotação do *index* para 12 horas seguindo a imagem de maneira que a veia cava seja visualizada saindo do átrio direito com o transdutor, agora em 90° com a pele do paciente e com um leve movimento de báscula para a direita, conforme a Figura 2.

Após encontrar a imagem correspondente ao número 4 da Figura 2 com o modo *freeze,* medir o diâmetro da VCI a 2 cm do átrio direito ou logo após a comunicação com a veia hepática nos eixos transversal e longitudinal. Há a possibilidade de utilizar o modo M para medir o diâmetro.

Pitfalls e limitações da técnica incluem deslocamento lateral inspiratório da VCI, ventilação com PEEP alta e/ou volumes correntes baixos, modalidades de ventilação assistida, respiração espontânea, exacerbação de asma ou doença pulmonar obstrutiva crônica (DPOC), disfunção crônica do ventrículo direito, infarto do miocárdio do VD, tamponamento cardíaco, hipertensão intra-abdominal, gravidez e fatores mecânicos locais. Eles interferem na medida da VCI, uma vez que falseiam para mais ou para menos o diâmetro.[9,10]

No entanto, em outros achados da ultrassonografia *point-of-care* (conhecida pela sigla em inglês POCUS), por exemplo, durante um estado de colapso circulatório, a veia cava depletada sugere pressões extremamente baixas associadas a um coração hiperdinâmico provavelmente se trata de um paciente com *FR*.

A Tabela 1 mostra a correlação dos valores do tamanho da *VCI* e sua variabilidade com o ciclo respiratório e o valor da PVC.[11]

Estimativa da pressão no átrio direito a partir da medida da veia jugular interna

A ideia neste caso é semelhante à relação entre PVC e VCI mencionada no tópico anterior. Utilizando o probe linear, na altura da cartilagem cricoide, buscar a imagem centralizada da veia jugular interna (VJI), dando preferência sempre para o lado direito, e selecionar o modo *freeze* no final da expiração para obter o maior diâmetro seja no modo 2D ou M.

Se o paciente estiver em ventilação espontânea com cabeceira a 0°:

- Diâmetro ≤ 7 mm equivale a PVC inferior a 10 mmHg.
- Diâmetro ≥ 12 mm equivale a PVC superior a 10 mmHg.

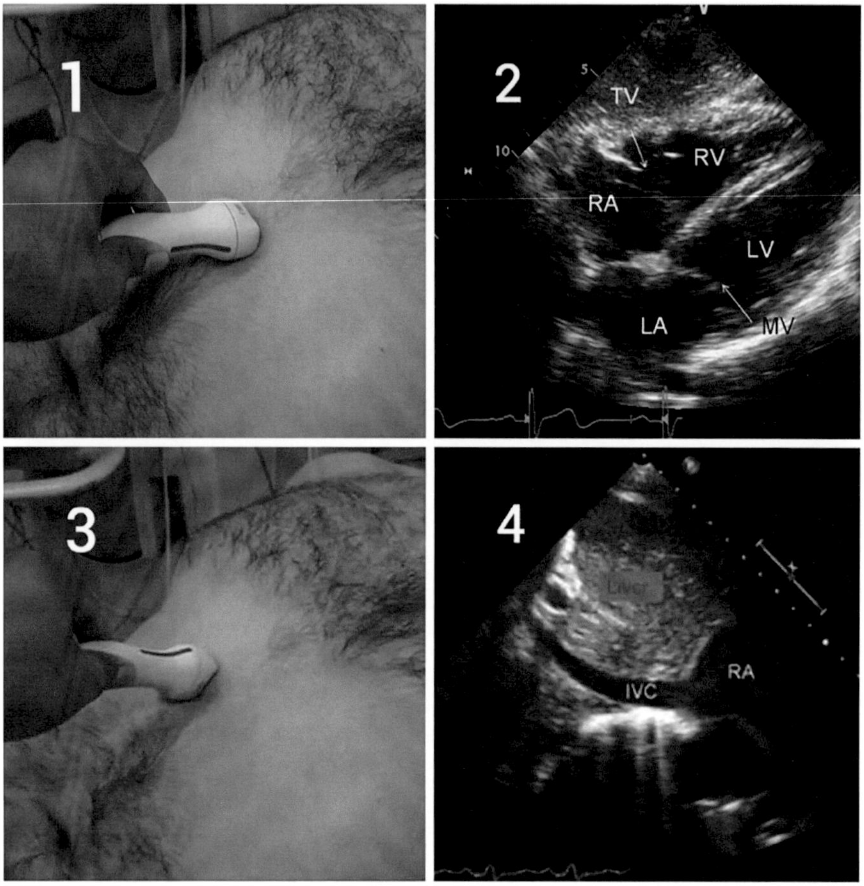

FIGURA 2 Posicionamento para obter a imagem da veia cava inferior IVC: veia cava inferior; LA: átrio direito; LV: ventrículo esquerdo; MV: ; RA: átrio direito; RV: ventrículo direito; TV: valva tricúspide.
Fonte: retirada de https://www.echocardiographer.org.

TABELA 1 **Correlação da medida do diâmetro da *veia cava inferior* (VCI) com a pressão venosa central (PVC)**

VCI	Variação do diâmetro com a respiração	PVC	Interpretação
≤ 21 mm	Colapso > 50%	0-5 mmHg	Sugere hipovolemia ou PVC reduzida
≤ 21 mm	Colapso < 50%	5-10 mmHg	Sugere normovolemia e PVC normal
> 21 mm	Colapso > 50%	5-10 mmHg	Sugere disfunção cardíaca ou pericárdio constritivo
>21 mm	Colapso < 50%	15 mmHg	Sugere hipervolemia ou PVC aumentada

Fonte: elaborada pelos autores.

Se o paciente estiver em ventilação mecânica, a medida deve ser realizada em dois tempos, com cabeceira a 0º e a 30º:

- Diâmetro com 30º/diâmetro com 0º ≤ 0,45 mm equivale a PVC inferior a 5 mmHg.
- Diâmetro com 30º/diâmetro com 0º ≥ 0,65 mm equivale a PVC superior a 10 mmHg.

Área diastólica final do ventrículo esquerdo

Um VE hiperdinâmico com área diastólica final na janela paraesternal em eixo curto ou PSAX inferior a 10 cm² ou aposição papilar (*kissing ventricles*) é um forte indicativo de hipovolemia. A área diastólica final varia entre 9,5 e 22 cm² e valores diminuídos, como inferior a 5,5 cm² (*kissing walls*), são preditores de fluidorresponsividade (Figura 3).

Essa aparência também é encontrada na hipertrofia do VE, no estado inotrópico elevado e em estados de vasodilatação e, portanto, é preciso ter cuidado ao interpretar esses achados. Geralmente os sinais clínicos são óbvios quando há hipovolemia profunda. Sugere-se complementar com outros achados clínicos e da POCUS, caso a caso.[9]

Parâmetros dinâmicos de fluidorreponsividade

Elevação passiva dos membros inferiores (*passive leg raising*)

É um teste realizado à beira leito sem a necessidade de administração real de fluidos, por meio da elevação passiva dos membros inferiores. Essa manobra determina uma "autotransfusão" de aproximadamente 250-300 mL para aumentar o retorno venoso e, portanto, a pré-carga. Posterior-

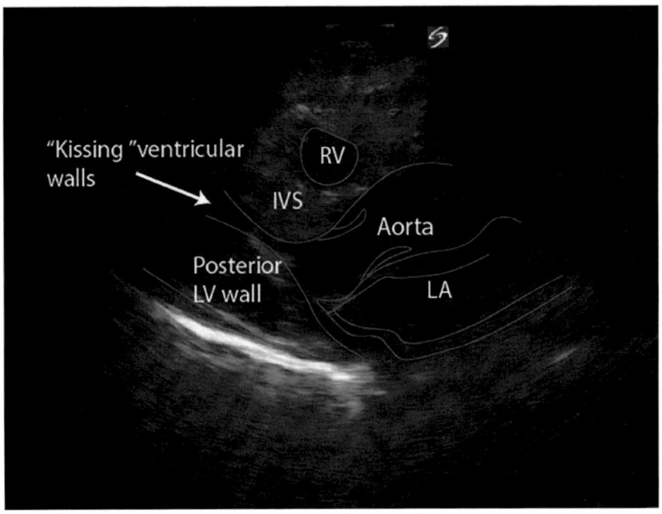

FIGURA 3 Achado sugestivo de hipovolemia e preditor de fluidorreponsividade, conhecido como *kissing walls*.
IVS: septo interventricular; "*kissing*" ventricular *walls*: o beijo das paredes ventricular; LA: átrio esquerdo; *posterior LV wall*: parede posterior do ventrículo esquerdo; RV: ventrículo direito.
Fonte: Sepsis. Disponível em: https://www.criticalcare-sonography.com/2016/09/15/sepsis.

mente, verifica-se se houve aumento no débito cardíaco.[6,8]

Primeiramente, deve-se saber medir a integral velocidade-tempo (VTI, do inglês *velocity-time integral*). Ela é obtida na via de saída do ventrículo esquerdo (VSVE), na janela apical 5 câmaras, posicionando o cursor de Doppler pulsado no local em que o fluxo aparecer. É possível observar melhor colocando o marcador do Doppler colorido em cima da válvula aórtica e ajustando o módulo do Doppler pulsado na direção do fluxo, com o cursor idealmente paralelo ao septo interventricular. Pressionando novamente o botão de Doppler pulsado para obter o gráfico do fluxo por meio da VSVE,

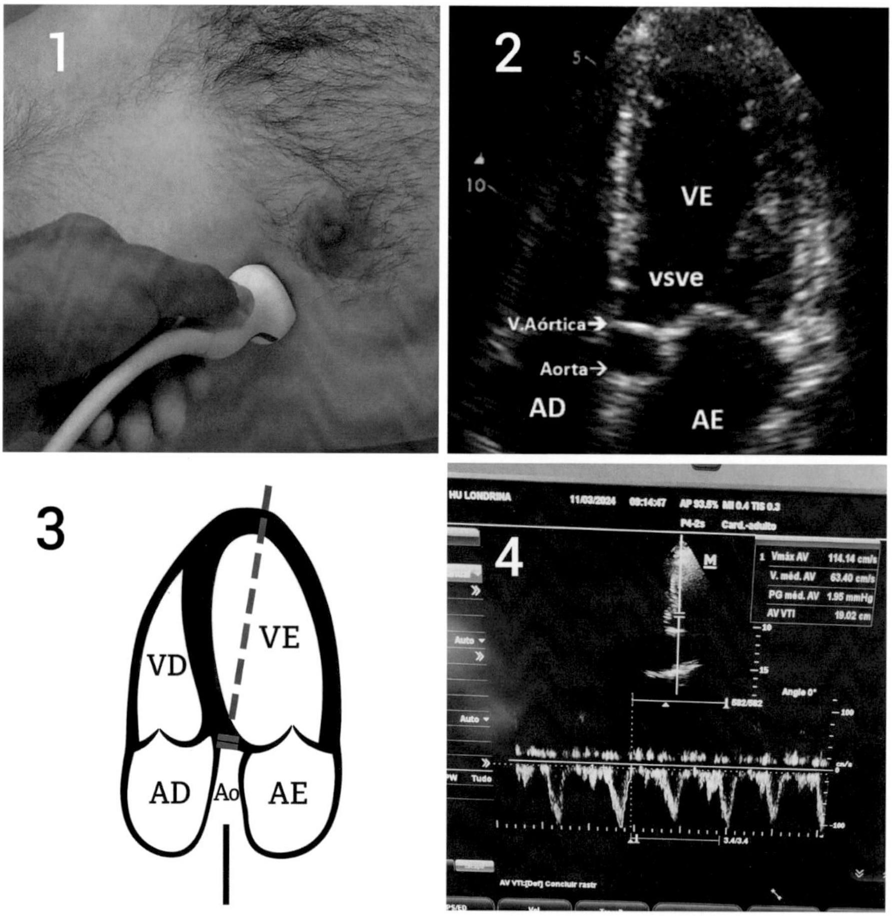

FIGURA 4 Obtenção da integral velocidade-tempo (VTI). 1: localização do probe no tórax do paciente para obtenção da imagem apical 5 câmaras; 2: janela ecocardiográfica no plano 5 câmaras, demonstrando a via de saída do ventrículo esquerdo; 3: local a ser aplicado o Doppler pulsátil; 4: gráfico com a medida do VTI após o envelopamento. AD: átrio direito; AE: átrio esquerdo; Ao: aorta; VD: ventrículo direito; VE: ventrículo esquerdo; VSVE: via de saída do ventrículo esquerdo.
Fonte: Disponível em: https://www.echocardiographer.org/; autoria própria.

este, por estar afastando-se da medição Doppler, será negativo como mostrado na Figura 4. Com o *software* apropriado do aparelho para a obtenção da VTI, é preciso envelopar o gráfico do fluxo com precisão, pois se a técnica de envelopar estiver irregular o valor da VTI não será fidedigno.

Agora que já sabemos obter a VTI, podemos prosseguir. Faça, então, a medição do VS por meio da VTI com o tronco do paciente a 45º e membros inferiores horizontalizados (Figura 5). Após a primeira medida, posicione o tronco do paciente na horizontal e eleve as pernas a 45º, mantendo por 1 minuto, e depois realize a segunda medida de VS.

Para prever a fluidorresponsividade com a *passive leg raising*, deve-se utilizar a seguinte fórmula:

$$\frac{\text{VTI inicial} - \text{VTI final}}{\text{VTI final}} \times 100\%$$

Se o valor for maior que 12-15%, considera-se o paciente FR.

Pitfalls e limitações da técnica incluem não poder ser utilizada em pacientes com amputação, gestantes, fratura de fêmur ou pelve e pacientes com síndrome compartimental abdominal.

Avaliação da veia cava inferior

Como já mencionado na avaliação das medidas estáticas, acredita-se que um tamanho menor de VCI faz o estado mais provável ser o de fluidorresponsividade, sempre que associado a outros achados da POCUS, porém com pontos de corte difíceis de se identificar. Do mesmo modo, um maior grau de colapsabilidade da VCI (em pacientes em respiração espontânea) ou distensibilidade (em pacientes ventilados) são propostos como índices a serem associados com FR.

Embora a VCI possa oferecer informações úteis como parte da avaliação de volemia do paciente, é essencial o examinador estar bem treinado e ciente das caraterísticas e das limitações do método e que seu produto seja considerado peça de um conjunto holístico da POCUS somado à avaliação clínica.[3]

As limitações do uso de parâmetros que dependem da interação cardiopulmonar foram validadas em condições que não são encontradas atualmente no ambiente cotidiano: pacientes profundamente sedados e em uso de bloqueadores neuromusculares, ventilados com volume corrente de 8 mL/kg de peso previsto, PEEP baixa, ausência de arritmias, pressão intra-abdominal menor que 12 mmHg. Portanto, apesar da simplicidade da realização da variabilidade do diâmetro da veia cava, ela é mais útil em conjunto com outros elementos da POCUS para análise da volemia e do estado de tolerância a fluidos, que serão discutidos posteriormente, e não é recomendada como parâmetro confiável para avaliar a FR.

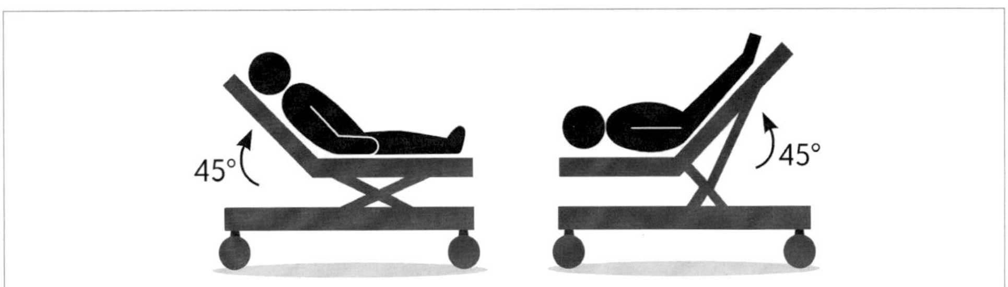

FIGURA 5 *Passive leg raising* com alternância de posição do paciente entre as medições da integral velocidade-tempo (VTI).

Índice de colapsabilidade da veia cava inferior

Na técnica da janela subcostal, comece visualizando o coração usando a janela subcostal. Na maioria dos pacientes utiliza-se a posição supina, com um probe setorial (cardíaco) ou convexo (curvilíneo/abdominal). Então gire verticalmente o probe (90º), com o *index* de orientação em sentido cranial, e realize o movimento de báscula cerca de 1 a 2 cm para a direita da linha média do paciente, mantendo a visualização do átrio direito (AD) em que desemboca a VCI. Ela será observada em seu eixo longitudinal, assim como mostrado na Figura 2.

Depois, deve-se girar o probe para ver intencionalmente a aorta descendente à esquerda da linha média do paciente e se assegurar de que não esteja confundindo-a com a VCI, além de observar outra vez sua união com o átrio direito (AD). Há poucos casos em que se pode visualizar a VCI sem conseguir ver a aorta, porém, quando somente a aorta é detectada, pode ser indicativo de que a VCI está totalmente colapsada. Os diâmetros máximo e mínimo da VCI estão relacionados com a respiração/ventilação e são medidos com maior precisão a 2 cm do AD ou aproximadamente 1 cm distal à junção da veia hepática (Figura 6).[13]

Algumas outras utilidades atribuídas à análise da VCI em conjunto com a POCUS são: avaliar diariamente o volume intravascular relativo, diferenciar tipos de choque e de injúria renal aguda e guiar o manejo terapêutico com diuréticos ou ultrafiltração na diálise.[13]

O índice de colapsabilidade é calculado por:

$$\frac{\text{Diâmetro máximo} - \text{Diâmetro mínimo}}{\text{Diâmetro máximo}}$$

É considerado padrão de FR se o valor for > 42%.

Índice de distensibilidade da veia cava inferior

Utiliza-se a mesma técnica de medida do índice de colapsabilidade, com a ecocardiografia transtorácica. O diâmetro da VCI é medido no final da inspiração (diâmetro máximo – D_{max}) e no final da expiração (diâmetro mínimo – D_{min}), sendo calculado o índice de distensibilidade (IDvci) por meio de duas fórmulas possíveis:

$$ID_{vci} = \frac{(D_{max} - D_{min})}{[(D_{max} - D_{min})/2]} > 12\%$$

$$ID_{vci} = \frac{(D_{max} - D_{min})}{D_{min}} > 18\%$$

Na primeira fórmula, é considerado significativo, ou seja, preditor de resposta a fluidos, se > 12-15%; na segunda, se > 18%.[1]

Avaliação da variação do diâmetro da veia jugular interna

Assim como a avaliação da VCI, a variação do diâmetro da VJI depende do estado de inotropismo de ambos os ventrículos e de outros fatores que podem modificar a pressão intratorácica, relacionados ou não com a ventilação mecânica. A técnica também tem as mesmas limitações dos parâmetros que dependem da interação cardiopulmonar e das condições aplicadas nos estudos em que esses valores foram validados.

Com o doente em ventilação mecânica controlada e a cabeceira elevada a 30º, utilize o probe linear ou vascular (maior frequência) posicionado de forma horizontal na região lateral do pescoço, na altura da cartilagem cricoide, para visualizar o eixo curto dos vasos. Verifique que se trata da VJI em razão de sua compressibilidade, das paredes mais finas e por intermédio do Doppler. Logo, ative o modo M posicionando

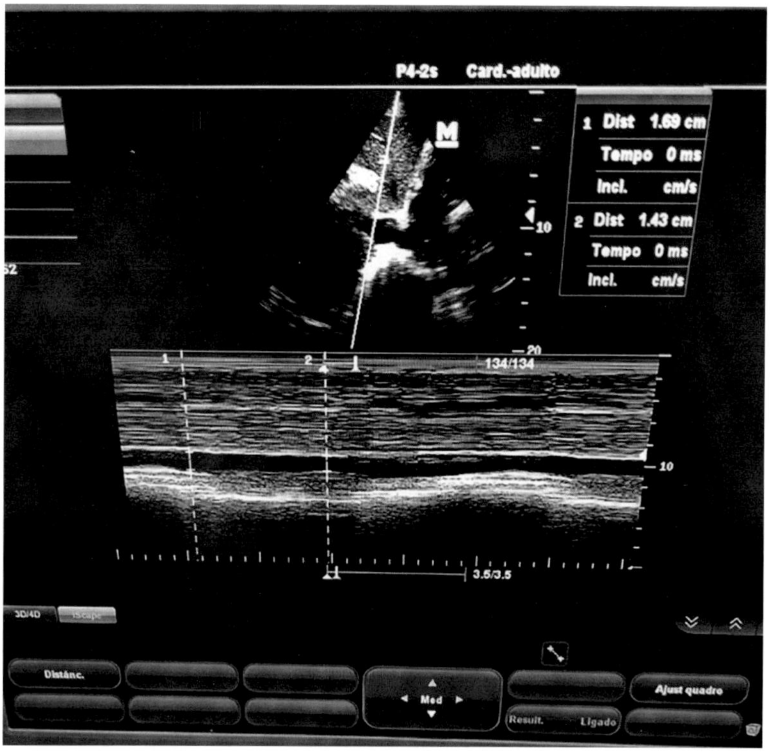

FIGURA 6 Medida do diâmetro máximo e do diâmetro mínimo da veia cava inferior (VCI) durante o ciclo respiratório.
Fonte: acervo dos autores.

o cursor no centro do vaso e registre um ciclo respiratório completo. A partir daí, deve-se obter o diâmetro máximo e o diâmetro mínimo (Figura 7). Utilize a seguinte fórmula:

$$\frac{\text{Diâmetro máximo} - \text{Diâmetro mínimo}}{(\text{Diâmetro máximo} - \text{Diâmetro mínimo})/2} \times 100\%$$

Se o valor for maior que 18%, é possível predizer com uma sensibilidade de 80% e especificidade de 95% que o paciente é fluidorresponsivo.[14]

Avaliação da variação respirofásica da integral velocidade-tempo (VTI)

Já foi detalhada anteriormente a técnica de obtenção da VTI. Para avaliar sua variação, basta registrar um ciclo respiratório e, por meio do envelopamento, registrar os valores durante a inspiração e a expiração (Figura 8).

Para prever fluidorresponsividade com a VTI, deve-se obter a VTI máxima e a VTI mínima utilizando a seguinte fórmula:

$$\frac{\text{VTI máxima} - \text{VTI mínima}}{(\text{VTI máxima} + \text{VTI mínima})/2} \times 100\%$$

Se o valor for maior que 15%, considera-se o paciente FR.

Avaliação da variação respirofásica do pico do fluxo aórtico

A depender do modelo do aparelho que estiver sendo usado, algumas funções mais complexas podem estar ausentes, como no

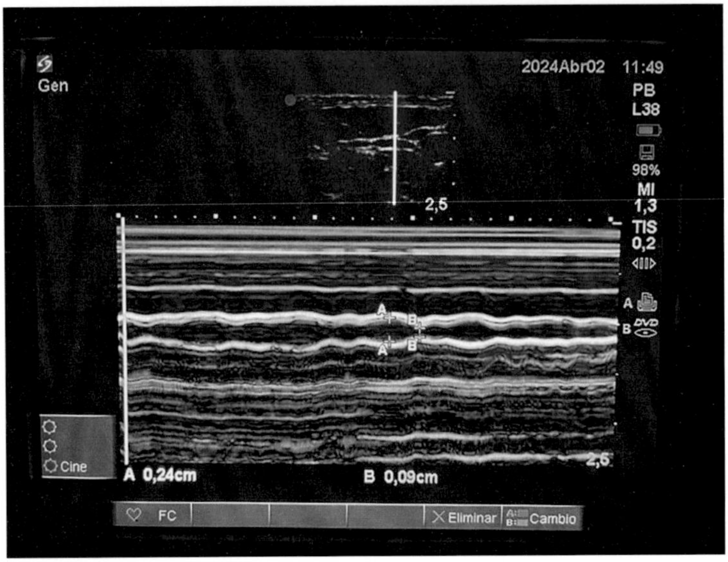

FIGURA 7 Medida da variação da veia jugular interna durante a inspiração e a expiração.
Fonte: acervo dos autores.

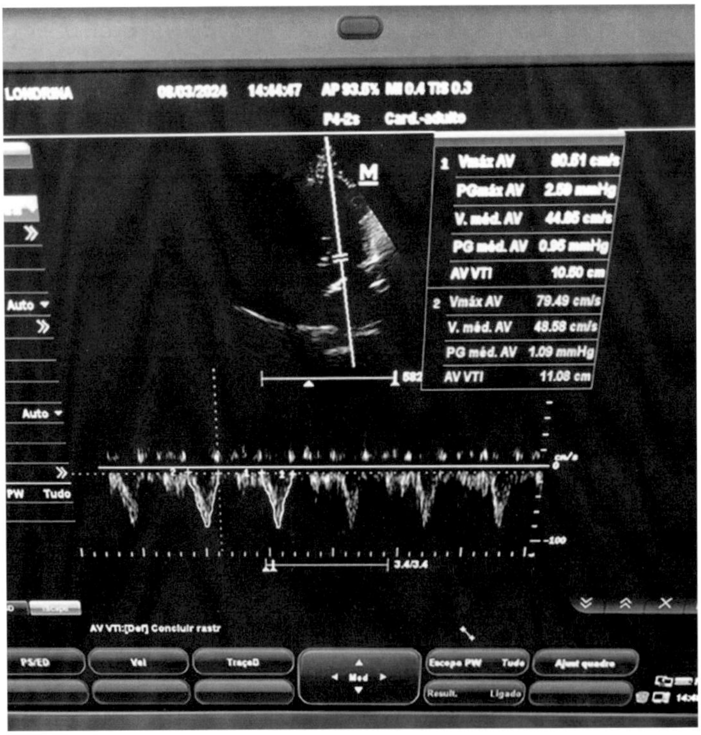

FIGURA 8 Envelopamento da integral velocidade-tempo (VTI) durante a inspiração e a expiração.
Fonte: acervo dos autores.

caso dos ultraportáteis, nos quais muitas vezes não é possível envelopar o gráfico de fluxo da VSVE para obter a VTI. Apesar disso, é possível medir a velocidade máxima do fluxo aórtico (Figura 9) e analisar sua porcentagem de variação utilizando a seguinte fórmula:

$$\Delta \text{Vpico Ao respirofásica} =$$

$$\frac{\text{Vpico Aomax} - \text{Vpico Aomin}}{\left(\text{Vpico max} + \text{Vpico min}\right)/2} \times 100\%$$

Se o valor for maior que 13%, considera-se o paciente FR.

A obtenção desses valores deriva de um registro simultâneo da curva de pressão das vias aéreas e do fluxo sanguíneo aórtico que permitiu a medição batimento a batimento da velocidade de pico (Vpico) e a determinação dos valores máximos (Vpico max) e mínimos de Vpico (Vpico min) durante um único ciclo respiratório.[15]

Pitfalls e limitações da técnica incluem disfunção do VD, como em caso de cor *pulmonale*, hipertensão pulmonar grave, síndrome do desconforto respiratório agudo e crise asmática, bem como movimento excessivo do coração em situações agudas como derrame pericárdico, e PEEP elevada.

Avaliação da variação respirofásica da velocidade de pico do fluxo carotídeo

Identifique a carótida na região cervical com o auxílio do Doppler colorido e testando a não compressibilidade do vaso. Com o transdutor em sentido horizontal, observe o vaso em seu eixo transversal, acompanhe o trajeto em sentido cranial até observar sua bifurcação, volte logo antes da bifurcação e gire o *index* para posicionar o vaso em seu eixo longitudinal. Depois, aperte o botão de Doppler pulsado e, na parte inferior da tela, aparece o

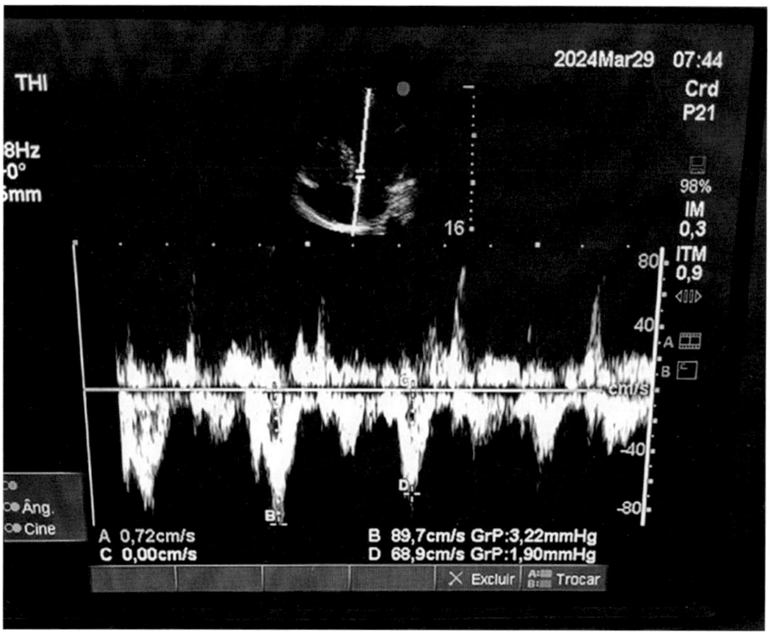

FIGURA 9 Medida do pico de fluxo aórtico durante a inspiração e a expiração.
Fonte: acervo dos autores.

gráfico Doppler do fluxo carotídeo, que deve ser registrado durante um ciclo respiratório completo, por fim obtendo a velocidade máxima e a mínima.[16]

É possível medir o valor máximo e o mínimo de velocidade de pico durante um mesmo ciclo respiratório utilizando a seguinte fórmula:

$$\frac{\text{Diâmetro máximo} - \text{Diâmetro mínimo}}{(\text{Diâmetro máximo} + \text{Diâmetro mínimo})/2} \times 100\%$$

Se o valor obtido for superior a 11%, considera-se o paciente como fluidorresponsivo.

Avaliação da variação do débito cardíaco após desafio volêmico

Para se obter o débito cardíaco, é necessário calcular o diâmetro da via de saída do ventrículo esquerdo (DVSVE); a VTI da VSVE, que corresponde ao volume sistólico; e estar atento à frequência cardíaca do paciente. Será analisada a VTI antes e após o incremento da pré-carga.

A medição da VTI pós-desafio volêmico é vantajosa, pois não depende da interação cardiopulmonar e o doente pode inclusive estar em ventilação espontânea. A técnica consiste em medir a VTI do paciente antes e após a infusão de 500 mL de cristaloides em 30 minutos. Para evitar efeitos deletérios após vários desafios volêmicos, é preferível realizar alternativas, como o minidesafio volêmico, em que a infusão de volume é menor (100 mL de cristaloide em 5 minutos e alguns estudos recentes também abordaram a dose de 4 mL/kg em 5 minutos).

Após as medidas, basta adicionar os valores na seguinte fórmula:

$$\frac{\{\text{VTI inicial} \times \text{FC} \times (\text{DVSVE}/2)^2\} - \{\text{VTI final} \times \text{FC} \times (\text{DVSVE}/2)^2\}}{\text{VTI final} \times \text{FC} \times (\text{DVSVE}/2)^2} \times 100\%$$

Se o valor for maior que 12-15%, considera-se o paciente FR.

Agora vamos simplificar um pouco! Tratando-se apenas da avaliação de fluidorresponsividade, a variável DVSVE está "sobrando" nessa fórmula. A importância desse dado na precisão do débito cardíaco será vista mais adiante, porém fica a dica: não há necessidade de medir o DVSDE neste momento, e o resultado continua o mesmo.

$$\frac{\{\text{VTI inicial} \times \text{FC} \times (\cancel{\text{DVSVE}/2})^2\} - \{\text{VTI final} \times \text{FC} \times (\cancel{\text{DVSVE}/2})^2\}}{\text{VTI final} \times \text{FC} \times (\cancel{\text{DVSVE}/2})^2} \times 100\%$$

CASOS CLÍNICOS

Caso 1. Homem de 60 anos foi admitido na unidade de terapia intensiva (UTI) após sofrer uma parada cardíaca fora do hospital causada por uma fibrilação ventricular. Ele foi ressuscitado com sucesso, mas desenvolveu choque cardiogênico em razão de uma disfunção grave do ventrículo esquerdo. Então, foi iniciado em suporte inotrópico e vasopressor para estabilizar sua condição hemodinâmica, porém sua resposta ao tratamento foi limitada.

Um exame de ultrassom foi realizado à beira leito. Durante a avaliação, foi observada VCI distendida e não colapsável, juntamente com uma fração de ejeção ventricular esquerda (FEVE) reduzida.

Qual é a interpretação mais provável da VCI distendida e não colapsável em um paciente com choque cardiogênico?

a. Indica que o paciente está hipervolêmico.
b. Sugere que o paciente seja fluidorresponsivo.
c. Reflete disfunção cardíaca aguda e comprometimento do retorno venoso.
d. É um achado normal em pacientes com choque cardiogênico.

Caso 2. Mulher de 55 anos foi internada na UTI em razão de um quadro de sepse grave de origem pulmonar. Ela apresentava hipotensão persistente, com uma pressão arterial sistólica (PAS) de 85 mmHg, apesar da terapia com fluidos intravenosos e vasopressores. A equipe médica decidiu avaliar a fluidorresponsividade por ultrassom, incluindo a medida da variação de tempo de ejeção ventricular esquerda (VTI). A variação de VTI foi calculada como 20%, com VTI inspiratório de 20 cm e VTI expiratório de 16 cm.

Com base nos resultados da medida da variação de VTI, a paciente é considerada fluidorresponsiva?

a. Sim, porque a variação de VTI é maior que 15%.
b. Não, porque a variação de VTI é menor que 10%.
c. Sim, porque VTI inspiratório é maior que VTI expiratório.
d. Não, porque a medida da variação de VTI não é uma ferramenta confiável para determinar a fluidorresponsividade.

Respostas

Caso 1: alternativa **c**.

Em pacientes com choque cardiogênico, a presença de uma VCI distendida e não colapsável é indicativa de disfunção cardíaca aguda e comprometimento do retorno venoso. Nesse cenário, a administração de fluidos pode levar a edema pulmonar e piorar a função cardíaca.

Caso 2: alternativa **a**.

A variação de VTI durante o ciclo respiratório é um indicador confiável de fluidorresponsividade em pacientes críticos. Uma variação de VTI maior que 15% sugere resposta positiva ao fluido. No caso, a variação de VTI foi calculada como 20%, indicando que a paciente é fluidorresponsiva.

REFERÊNCIAS

1. Bentzer P, Griesdale DE, Boyd J, MacLean K, Sirounis D, Ayas NT. Will this hemodynamically unstable patient respond to a bolus of intravenous fluids? JAMA. 2016;316(12):1298-309.
2. De Backer D, Cholley B, Slama M, Baron V, Vignon P. Hemodynamic monitoring using echocardiography in the critically ill. Springer Berlin Heidelberg; 2011.
3. Millington SJ, Wiskar K, Hobbs H, Koenig S. Risks and benefits of fluid administration as assessed by ultrasound. Chest. 2021;160(6):2196-208.
4. Osman D, Ridel C, Ray P, Monnet X, Anguel N, Richard C, et al. Cardiac filling pressures are not appropriate to predict hemodynamic response to volume challenge. Crit Care Med. 2007;35(1):64-8.
5. Wiedemann HP, Wheeler AP, Bernard GR, Thompson BT, Hayden D, deBoisblanc B, et al.; National Heart, Lung, and Blood Institute Acute Respiratory Distress Syndrome (ARDS) Clinical Trials Network. Comparison of two fluid-management strategies in acute lung injury. N Engl J Med. 2006;354(24):2564-75.
6. Pinsky MR, Teboul JL, Vincent JL. Hemodynamic monitoring. Springer Berlin Heidelberg; 2019.
7. Marik PE, Monnet X, Teboul JL. Hemodynamic parameters to guide fluid therapy. Ann Intensive Care. 2011;1(1):1.
8. Monnet X, Rienzo M, Osman D, Anguel N, Richard C, Pinsky MR, et al. Passive leg raising predicts fluid responsiveness in the critically ill. Crit Care Med. 2006;34(5):1402-7.
9. Miller A, Mandeville J. Predicting and measuring fluid responsiveness with echocardiography. Echo Res Pract. 2016;3(2):G1-G12.
10. Via G, Tavazzi G, Price S. Ten situations where inferior vena cava ultrasound may fail to accurately predict fluid responsiveness: a physiologically based point of view. Intensive Care Med. 2016;42(7):1164-7.
11. Zaidi A, Knight DS, Augustine DX, Harkness A, Oxborough D, Pearce K, et al. Education Committee of the British Society of Echocardiography. Echocardiographic assessment of the right heart in adults: a practical guideline from the British Society of Echocardiography. Echo Res Pract. 2020;7(1):G19-G41.

12. Monnet X, Teboul JL. Passive leg raising. Intensive Care Med. 2008;34:659-63.
13. Kaptein MJ, Kaptein EM. Inferior vena cava collapsibility index: clinical validation and application for assessment of relative intravascular volume. Adv Chronic Kidney Dis. 2021;28(3):218-26.
14. Guarracino F, Ferro B, Forfori F, Bertini P, Magliacano L, Pinsky MR. Jugular vein distensibility predicts fluid responsiveness in septic patients. Crit Care. 2014;18(6):647.
15. Feissel M, Michard F, Mangin I, Ruyer O, Faller JP, Teboul JL. Respiratory changes in aortic blood velocity as an indicator of fluid responsiveness in ventilated patients with septic shock. Chest. 2001;119(3):867-73.
16. Song Y, Kwak YL, Song JW, Kim YJ, Shim JK. Respirophasic carotid artery peak velocity variation as a predictor of fluid responsiveness in mechanically ventilated patients with coronary artery disease. Br J Anaesth. 2014;113(1):61-6.

CAPÍTULO 20

Monitorização hemodinâmica não invasiva: avaliação do débito cardíaco

Reiby Caetano Mustafá
Zulmi Evelyn Aranda Scarpellini

Objetivos

- Demonstrar as principais janelas acústicas para a obtenção do débito cardíaco a partir do ecocardiograma.
- Demonstrar a correta medição do diâmetro da via de saída do ventrículo esquerdo e o correto posicionamento do cursor na via de saída do ventrículo esquerdo para a estimativa da integral velocidade-tempo.
- Demonstrar a fórmula mais utilizada para o cálculo do débito cardíaco utilizando o ecocardiograma, bem como para a estimativa da resistência vascular sistêmica.
- Citar as principais limitações e armadilhas na determinação do débito cardíaco pelo ecocardiograma.

INTRODUÇÃO

A otimização da perfusão tecidual e consequente oferta de oxigênio aos tecidos é um dos pilares no tratamento dos pacientes em colapso circulatório, sendo a avaliação, obtenção e a manutenção do débito cardíaco (DC) de extrema importância neste cenário.[1,2]

Um dos parâmetros mais importantes na avaliação do paciente grave, principalmente em colapso circulatório, é a estimativa da função sistólica tanto do ventrículo esquerdo (VE) quanto direito (VD); porém, sabe-se que não existe uma correlação linear entre essa estimativa e o grau de disfunção hemodinâmica, podendo existir situações de prejuízo significativo da função sistólica do VE sem evidência de sinais de choque. Por sua vez, pode-se identificar o choque mesmo em pacientes com a função sistólica pouco deprimida.[1,2] Assim, a avaliação do DC é extremamente importante. Vários estudos já demonstraram ser possível, sem ser invasivo, estimar o DC pelo ecocardiograma, que possui boa acurácia quando comparado com as medidas obtidas pelo cateter de oclusão de artéria pulmonar (Swan-Ganz), considerado até os dias de hoje o padrão-ouro.[1-3]

COMO AVALIAR O DÉBITO CARDÍACO PELO ECOCARDIOGRAMA?

De acordo com a fórmula hidráulica básica, o fluxo através de um orifício fixo é igual ao produto da velocidade do fluxo pela área de sua secção transversal. O cálculo do DC utiliza esse mesmo conceito: o fluxo sanguíneo que atravessa uma área circular fixa equivale ao produto da área seccional transversal (AST) dessa região pela integral velocidade-tempo (VTI) do fluxo sanguíneo que a percorre.[4-6]

Sabendo que o DC é o produto da multiplicação do volume sistólico (VS) pela frequência cardíaca (FC), portanto, ao se obter o VS é possível calcular o DC. Quando este valor é indexado à superfície corpórea, obtém-se o índice cardíaco (IC). A fórmula mais utilizada para se estimar o VS pelo ecocardiograma é multiplicando a AST da VSVE pela VTI do fluxo sanguíneo pela VSVE:[4-6]

VS (mL) = AST (VSVE) x IVT (VSVE) (cm).

Para calcular a AST da VSVE), deve-se medir o diâmetro (d) da VSVE na incidência paraesternal longitudinal, 3 a 10 mm abaixo do anel valvar aórtico (plano de inserção das válvulas coronariana direita e não coronariana) (Figura 1).[7]

Uma vez obtida a AST da VSVE, calcula-se a medida da VTI utilizando a curva espectral do Doppler pulsátil do fluxo sanguíneo na VSVE, utilizando-se a incidência apical cinco câmaras (5C). Para isso, deve-se posicionar a caixa de amostragem do Doppler pulsátil no nível da VSVE imediatamente antes da valva aórtica (cerca de 1 cm acima do plano valvar). Ao ativar o Doppler pulsátil, aparecerá a curva espectral da velocidade do fluxo sanguíneo ao longo do tempo neste local, sendo a medida estimada em centímetros (Figura 2).[8-10]

Para entender melhor o conceito da VTI, imagine que a cada batimento cardíaco passará na VSVE um volume de sangue em forma de cilindro, que representa o VS. Sendo assim, para o cálculo do volume des-

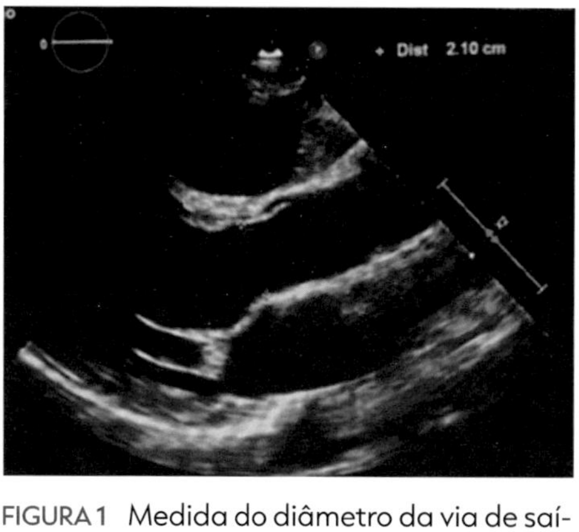

FIGURA 1 Medida do diâmetro da via de saída do ventrículo esquerdo (DVSVE) por meio da janela paraesternal longitudinal.
Fonte: acervo dos autores.

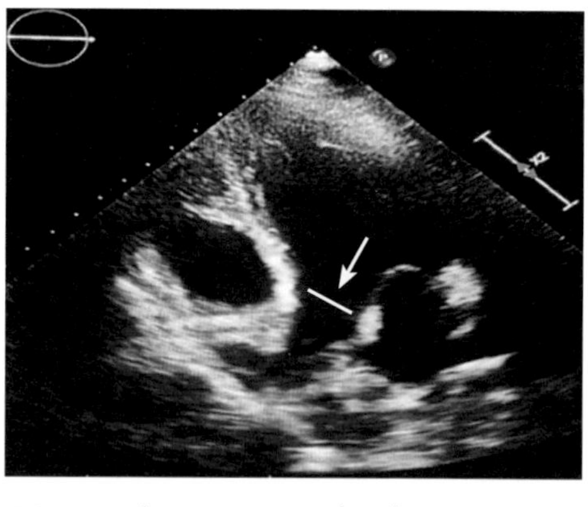

FIGURA 2 A seta mostra o local correto para a posição do cursor do Doppler pulsátil para a estimativa do intervalo velocidade-tempo (VTI).
Fonte: acervo dos autores.

te cilindro, deve-se multiplicar a área da base pela altura do cilindro. A área da base é a AST da VSVE e a altura, a distância que o sangue avança em cada batimento sistólico. Essa distância é conhecida como a VTI da VSVE (Figura 3). Em indivíduos saudáveis, o diâmetro da VSVE encontra-se igual ou maior que 17 cm.[9,10]

Uma vez estimada a VIT da VSVE e multiplicando-a pela AST da VSVE, tem-se o VS por cada batimento cardíaco e, a partir do produto do VS pela FC, tem-se o DC (Figura 4).[7,9,10]

Por sua vez, ao calcular o DC é possível também avaliar a resistência vascular sistêmica ou periférica (RVS), obtida pela seguinte fórmula:

$$RVS = (PAM - PVC) / DC \times 79{,}9 \ (dyn.s.cm^5)$$

As estimativas de DC, IC e RVS permitem definir o perfil hemodinâmico e a ori-

Em resumo: Para estimar o VS, deve-se calcular a AST da VSVE × VTI da VSVE.

↓

A AST = πr^2, sendo que $r = d/2$; logo a AST pode ser estimada por $\pi \times d/2^2$, ou seja, $(d)^2 \times 3{,}14/4$

↓

AST = $d^2 \times 0{,}785$

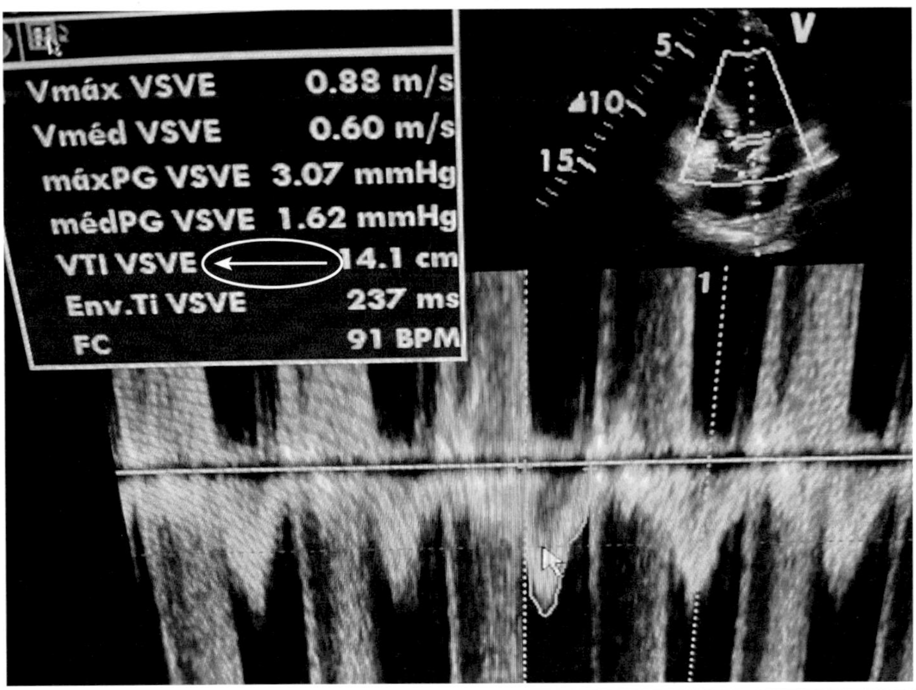

FIGURA 3 Envelopamento do fluxo da via de saída do ventrículo esquerdo (VSVE) pelo Doppler pulsátil para se obter a integral velocidade-tempo (VTI) (seta destacada).
Fonte: acervo dos autores.

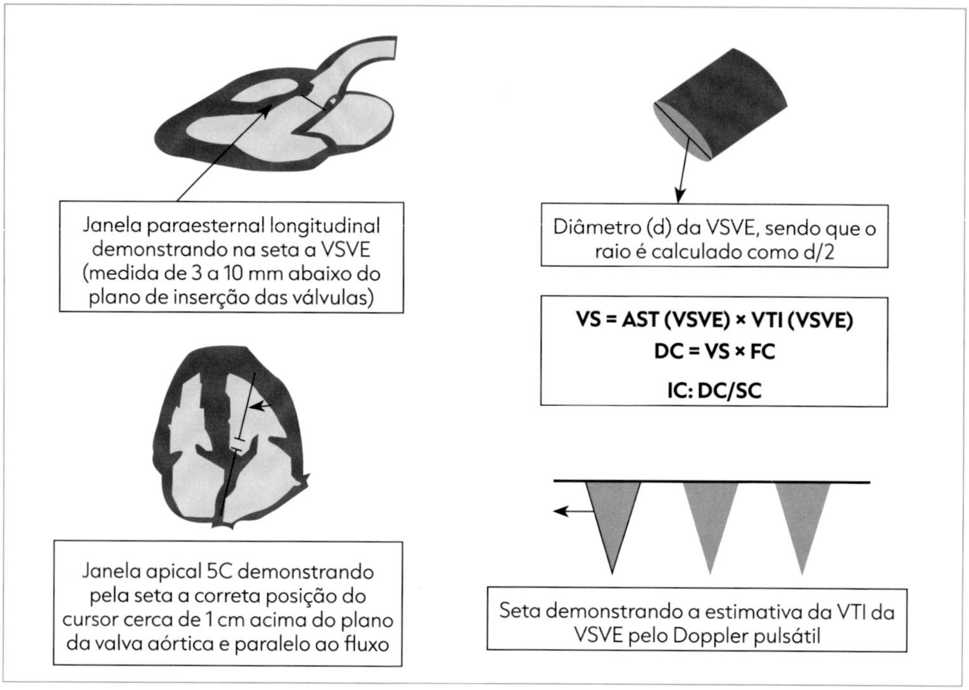

FIGURA 4 Determinação do volume sistólico e do débito cardíaco pelo ecocardiograma.
AST: área seccional transversal da VSVE; d: diâmetro da VSVE; DC: débito cardíaco; FC: frequência cardíaca; IC: índice cardíaco; r: raio; SC: superfície corpórea; VE: ventrículo esquerdo; VS: volume sistólico; VSVE: via de saída do ventrículo esquerdo; VTI: integral velocidade-tempo.
Fonte: adaptada de Koratala e Kazory, 2021.[9]

gem da hipotensão do paciente crítico; isto é, se a hipotensão se relaciona a baixo débito ou vasoplegia. É importante lembrar que a pressão arterial sistêmica (PAS) é igual ao produto do DC pela RVS, ou seja, caso a RVS seja baixa na vigência de um quadro de hipotensão e sinais de choque, é bem provável que o tipo de choque seja distributivo e, entre os diagnósticos diferenciais, deve-se pensar em sepse. Caso a RVS esteja normal (entre: 800-1.400 dinas x seg/cm^2) e o IC diminuído (entre 2,8-4,2 L/min/m^2), sugere-se choque cardiogênico.[7,10,11]

Ainda não existe consenso quanto ao número de avaliações necessárias para o médico não ecocardiografista estar apto para estimar o DC de forma precisa e fidedigna, porém, em 2018, a Sociedade Brasileira de Anestesiologia publicou um estudo desenvolvido em UTI com médicos não cardiologistas justamente avaliando se intensivistas não cardiologistas poderiam determinar o DC de forma correta em pacientes mecanicamente ventilados e hemodinamicamente instáveis. Os resultados demonstraram que mais de 80% dos exames foram realizados de forma correta, com excelente reprodutibilidade entre operadores.[12]

Ainda no mesmo estudo foi demonstrado que um treinamento específico em torno de 25 exames focado na determinação do DVSVE e da VTI, adicionado a um treinamento padrão em ecocardiografia transtorácica básica, permitiu que médicos intensivistas não cardiologistas obtivessem uma avaliação rápida, reprodutível e precisa do DC instantâneo na maioria dos pacientes mecanicamente ventilados em UTI.[12]

DICAS E *PITFALLS*

- A estimativa do DC pelo ecocardiograma já existe desde o século passado e possui boa acurácia quando comparada com dispositivos invasivos, como o cateter de oclusão de artéria pulmonar.
- A literatura reporta variabilidade interobservador de até 6% na estimativa do DC. A variação na medida do diâmetro da VSVE é fator importante de erro de cálculo.
- Para a obtenção do DVSVE, deve-se posicionar a VSVE de forma mais centralizada possível na tela, congelar a tela e na sequência ampliá-la (*zoom*), medindo-a pelos bordos internos da VSVE.
- O posicionamento adequado do cursor na janela apical 5C é fundamental para uma estimativa correta da VTI da VSVE, e uma angulação acima de 20º já poderá subestimá-la.
- Quanto mais paralelo o cursor estiver do fluxo da VSVE na janela apical 5C, mais fidedigna será a VTI da VSVE.
- Uma forma de facilitar o correto posicionamento do cursor na VSVE é ligando o Doppler colorido para localizar o ponto na VSVE em que o fluxo se encontra em azul (afastando-se do transdutor). Geralmente, isso ocorre cerca de 1 cm acima do plano de coaptação da valva aórtica.
- Em paciente com arritmia (por exemplo, fibrilação atrial), deve-se realizar a média de 3 a 5 VTI obtidas pela janela apical 5C.
- A estimativa da VTI em pacientes com diagnóstico de hipertrofia septal assimétrica de forma obstrutiva é limitada, uma vez que o fluxo no local é extremamente acelerado, gerando *aliasing* e, consequentemente, dificultando a avaliação da VTI da VSVE.
- Em pacientes que apresentam insuficiência aórtica mais significativa, a estimativa da VTI também será limitada, uma vez que o fluxo no local sofrerá influência da própria valvopatia, podendo superestimá-la.

CASOS CLÍNICOS

Caso 1. Paciente feminina, 60 anos, hipertensa, admitida na UTI com hipótese diagnóstica de sepse de foco pulmonar. Encontrava-se confusa, hipotensa com PAs 70 x 40 mmHg, extremidades frias e tempo de enchimento capilar lentificado. Foi iniciada antibioticoterapia empírica com ceftriaxona e azitromicina por via endovenosa. Realizou-se prova volêmica com 500 mL de soro fisiológico, sem reversão do quadro. A ultrassonografia ***point-of-care*** (conhecida pela sigla do inglês POCUS) evidenciou:

- Avaliação pulmonar focada: perfil AB, sem outras alterações.
- Avaliação cardíaca focada: VTI de: 14 cm e veia cava inferior sem variabilidade e distendida.

Com base na história clínica e nos achados da POCUS, a conduta terapêutica mais assertiva nesse momento é:

a. Realizar nova prova volêmica devido a sinais claros de baixo débito cardíaco e hipovolemia.
b. Nova etapa de cristaloide, só que desta vez com 500 mL de Ringer-lactato e iniciar noradrenalina.
c. Instalar monitorização hemodinâmica minimamente invasiva e depois avaliar a necessidade de iniciar noradrenalina.

a. Deve-se evitar nova prova volêmica, iniciar noradrenalina e introduzir inotrópico, uma vez que a VTI está baixa.

Caso 2. Paciente masculino, 55 anos, com história de infarto agudo do miocárdio recente, foi submetido à cirurgia de revascularização miocárdica evoluindo no pós-operatório imediato sem intercorrências e depois admitido na UTI sem drogas vasoativas e já extubado. Durante a madrugada você foi chamado pelo enfermeiro que relatou que o paciente não estava se "sentindo bem". Ao avaliar o paciente, percebeu sinais de confusão mental, hipotensão (PAM = 55 mmHg), FC: 74 bpm, extremidades frias e PVC de 15 mmHg. Como tinha conhecimento em POCUS, realizou avaliação hemodinâmica focada:

- Função sistólica do ventrículo esquerdo deprimida, sem sinais de restrição ao enchimento das câmaras, VCI distendida e sem variabilidade respiratória.
- Diâmetro da VSVE de 1,8 cm e estimativa da VTI da VSVE de 11 cm.
- Presença de linhas B bilaterais com sinais de derrame pleural bilateral pequeno.

Com base na história clínica e nos achados da POCUS, qual a resposta correta:

a. O débito cardíaco está normal e deve-se realizar resgate volêmico com cristaloide.
b. O débito cardíaco está baixo e a RVS alta é compatível com choque cardiogênico, devendo-se iniciar dobutamina imediatamente.
c. O débito cardíaco está normal e a RVS está baixa, devendo-se introduzir antibiótico e iniciar noradrenalina.
d. O débito cardíaco está baixo e a RVS está baixa, caracterizando um quadro de choque distributivo por provável vasoplegia.

Respostas

Caso 1: alternativa **d**.

Trata-se de um provável choque misto, já que a paciente em questão apresentava sinais de colapso circulatório com a POCUS, evidenciando perfil pulmonar AB e sugerindo pneumonia, VTI baixa (VR acima de 17 cm) e sinais de sobrecarga hídrica (veia cava inferior em "pletora").

Caso 2: alternativa **b**.

Trata-se de um quadro de choque cardiogênico demonstrado pelo quadro clínico associado aos achados da POCUS (PVC elevada, débito cardíaco baixo e elevada RVS).

REFERÊNCIAS

1. Flato UA, Campos AL, Trindade MR, Guimarães HP, Vieira MLC, Brunori F. Ecocardiografia à beira do leito em terapia intensiva. Rev Bras Ter Intensiva. 2009;21(4):437-445.
2. Santucci M, Barros DS, Bravim BA. Ecografia em terapia intensiva e na medicina de urgência. Rio de Janeiro: Atheneu; 2019.
3. Graziozi P. Análise ecocardiográfica da estrutura e da função sistólica ventricular esquerda na hipertensão arterial. HiperAtivo. 1998;3:161-74.
4. Lewis JF, Kuo LC, Nelson JG, Limacher MC, Quinones MA. Pulsed Doppler echocardiographic determination of stroke volume and cardiac output: clinical validation of two new methods using the apical window. Circulation. 1984;70(3):425-31.
5. Huntsman LL, Stewart DK, Barnes SR, Franklin SB, Colocousis JS, Hessel EA. Noninvasive Doppler determination of cardiac output in man – clinical validation. Circulation. 1983;67(3):595-602.
6. Fernandes RM, Souza AC, Leite BF, Kawaoka JR. Avaliação ecocardiográfica do paciente com choque circulatório. Arq Bras Cardiol Imagem Cardiovasc. 2023;36(1):e20230013.
7. Mitchell C, Rahko PS, Blauwet LA, Finstuen JA, Foster MC, Horton K, et al. Guidelines for performing a comprehensive transthoracic echocardiographic examination in adults: recommendations from the American Society

of Echocardiography. J Am Soc Echocardiogr. 2019;32(1):1-64.

8. Gaspar A, Azevedo P, Roncon-Albuquerque R. Avaliação hemodinâmica não invasiva por ecocardiograma Doppler. Rev Bras Ter Intensiva. 2018;30(3):385-93.
9. Koratala A, Kazory A. Point of care ultrasonography for objective assessment of heart failure: integration of cardiac, vascular, and extravascular determinants of volume status. Cardiorenal Med. 2021;11(1):5-17.
10. Lewis JF, Kuo LC, Nelson JG, Limacher MC, Quinones MA. Pulsed Doppler echocardiographic determination of stroke volume and cardiac output: clinical validation of two new methods using the apical window. Circulation. 1984;70(3):425-31.
11. Dubin J, Wallerson DC, Cody RJ, Devereux RB. Comparative accuracy of Doppler echocardiographic methods for clinical stroke volume determination. Am Heart J. 1990;120(1):116-23.
12. Bergamaschi V, Vignazia GL, Messina A, Colombo D, Cammarota G, Corte FD, et al. Avaliação ecocardiográfica transtorácica do débito cardíaco feita por médicos da unidade de terapia intensiva em pacientes críticos sob ventilação mecânica. Rev Bras Anestesiol. 2019;69(1):20-6.

CAPÍTULO 21

Monitorização hemodinâmica não invasiva: fluido-tolerância

Gabrielle Turnes Pereira Demetrio
Victor Hugo Buarque Wanderley

Objetivos

- Entender o conceito de fluido-tolerância.
- Saber realizar a avaliação ultrassonográfica à beira-leito para detecção de congestão volêmica.
- Conhecer as limitações do método na aplicabilidade prática.

INTRODUÇÃO

A ressuscitação com fluido é um componente-chaveno manejo do doente crítico. No entanto, o foco na avaliação apenas de parâmetros de fluido-responsividade é insuficiente para uma avaliação adequada do seu *status* volêmico. Antes da avaliação a resposta a fluido, é necessário avaliar a indicação para fluido-terapia e a fluido-tolerância do paciente, ou seja, a sua capacidade de receber fluidos sem gerar novas disfunções orgânicas (conforme Tabela 1).

A perfusão tecidual depende tanto da pressão arterial média (PAM) quanto da pressão venosa central (PVC). A redução do gradiente arteriovenoso (PAM-PVC), seja pela redução da PAM ou pelo aumento da PVC, compromete a perfusão, principalmente dos órgãos capsulados, como rim, fígado e baço. Diferentes contextos no paciente crítico se relacionam com o aumento da PVC, como hipervolemia, disfunção de

TABELA 1 Disfunções orgânicas induzidas pela sobrecarga volêmica

Órgão	Disfunção
Pulmão	Alteração da troca gasosa Redução da complacência Aumento do trabalho respiratório
Coração	Distúrbios de condução Alteração da contratilidade Disfunção diastólica
Cérebro	Disfunção cognitiva *Delirium*
Rim	Aumento da pressão intersticial Redução do fluxo sanguíneo renal Redução da taxa de filtração glomerular Uremia Retenção de sal e água
Fígado	Colestase Disfunção de síntese hepática
Intestino	Íleo Má absorção
Pele	Redução do processo de cicatrização Úlcera por pressão Infecção de feridas

Fonte: retirada de Melo et al., 2023.[2]

ventrículo direito e disfunção hepática, que, por consequência, podem comprometer a perfusão orgânica.

Pressão de perfusão = PAM – PVC

A avaliação da fluido-tolerância do doente crítico envolve estimar o grau de congestão sistêmica do paciente e deve ser feito por meio de uma análise multiorgânica direcionada.

O exame físico tradicional tem baixa sensibilidade para detectar sinais de sobrecarga hídrica, conforme demonstra uma metanálise realizada por Wang (2005): a sensibilidade dos achados de ortopneia, edema periférico, turgência jugular, terceira bulha (B3) e crepitantes pulmonares foram de apenas 50%, 51%, 39%, 13% e 60%, respectivamente, para diagnóstico de insuficiência cardíaca congestiva.[1]

Nesse contexto, a ultrassonografia à beira-leito surge como uma ferramenta não invasiva, reprodutível, capaz de auxiliar o diagnóstico de sobrecarga volêmica a partir da avaliação seriada desses diversos órgãos afetados pela congestão (direita ou esquerda), como câmaras cardíacas (forma/tamanho e pressões de enchimento), pulmão, veia cava inferior (VCI) e Doppler venoso de órgãos alvos (VExUS *score*).

COMO REALIZAR A AVALIAÇÃO?

Podemos dividir a fluido-intolerância em fluido-intolerância direita e esquerda.

Enquanto a primeira está relacionada à congestão sistêmica e sobrecarga de câmaras cardíacas direitas, a intolerância esquerda se associa ao aumento de pressões nas câmaras esquerdas e congestão pulmonar.[2]

Fluido-tolerância esquerda

A. **Avaliação pulmonar**

A ultrassonografia (US) do pulmão ganhou destaque nos últimos anos como ferramenta útil na avaliação pulmonar por ser um método à beira-leito, que pode ser repetido de forma seriada e ser livre de radiação.[3]

A US pulmonar é uma forte aliada na detecção de tolerância na medida em que pode detectar congestão pulmonar com maior sensibilidade e especificidade que a radiografia de tórax.[4] A utilização do método de 8 pontos (Figura 1) tem boa acurácia e é de fácil execução no ambiente de emergência para detecção de aumento de água pulmonar extravascular.[5] A presença de Linhas B (> 3 por campo), difusas e bilaterais, denota síndrome interstício alveolar e perda da aeração pulmonar, achados comumente encontrados em casos de congestão pulmonar.[6] A detecção de derrame pleural pode ser facilmente realizada em regiões inferiores e posteriores (zona 4).

O número de Linhas B se correlaciona com o grau de edema pulmonar e varia de forma dinâmica de acordo com as intervenções (fluido ou diálise).[7] Logo, tanto a detecção de aumento de água extravascular antes da terapia com fluidos (risco de sobrecarga hídrica) quanto o acompanhamento do padrão pulmonar em exames seriados durante a expansão volêmica, são de fundamental importância para identificação precoce de fluido-intolerância.

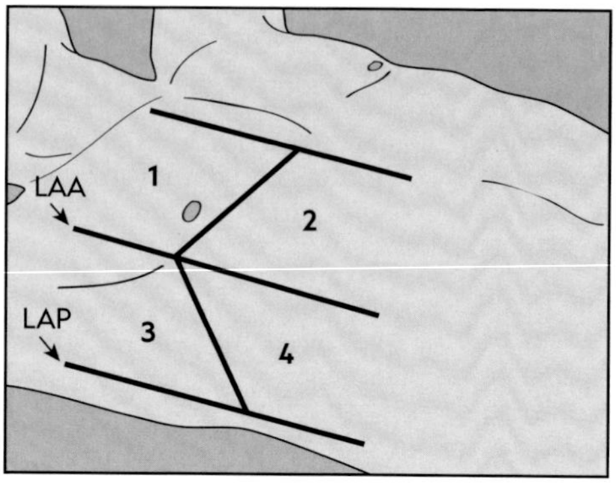

FIGURA 1 Protocolo de 8 pontos (4 de cada lado) para avaliação pulmonar. LAA: linha axilar anterior; LAP: linha axilar posterior.
Fonte: adaptada de Volpicelli, 2006.[20]

B. **Avaliação cardíaca esquerda**

A estimativa subjetiva da função sistólica do ventrículo esquerdo (*eye balling*) proporciona uma avaliação estimada do tamanho do VE, sua contratilidade e da fração de ejeção, sendo uma ferramenta útil de estratificação de risco de sobrecarga hídrica ao infundir fluidos (função cardíaca reduzida correspondendo à maior risco).[8]

Além da função sistólica, a avaliação de disfunção diastólica vem ganhando destaque na medida em que sua presença está associada à fluido-intolerância e à maior mortalidade na sepse.[9] A avaliação diastólica também é útil para o correto manejo hemodinâmico do paciente grave, uma vez que pode predizer o risco de edema pulmonar (aumento das pressões de enchimento) frente à diversas situações, como expansão volêmica e ajuste de ultrafiltração no paciente dialítico. De forma simplificada e adaptada ao paciente crítico, uma relação E/e'> 14 e uma onda e' < 8 cm/s detectada pelo Doppler tecidual no plano do anel valvar mitral septal ou e' < 10 cm/s, no plano do anel valvar mitral lateral, sugerem disfunção diastólica, mais detalhada no Capítulo 10 - Avaliação cardíaca focada.

Fluido-tolerância direita

A. **Avaliação cardíaca direita**

As situações de sobrecarga volêmica podem tanto gerar disfunção de ventrículo direito com o risco de sobrecarga é aumentado em paciente com disfunção de VD. A avaliação do VD pode ser detectada pelo aumento da proporção VD:VE > 1,0, pelo achatamento do septo interventricular (levando a um VE em forma da letra "D", avaliado na janela paraesternal transversal de VE ou eixo curto).[11] Para além , a função sistólica do VD pode ser avaliada utilizando o modo M e medindo o TAPSE (Excursão Sistólica do Plano do Anel Tricúspide) na janela 4 câmaras, sendo seu valor normal maior que 17 mm.[12]

B. **Avaliação VCI**

Medidas estáticas de pressões de enchimento, como PVC e pressão de oclusão da artéria pulmonar (PAOP), sofrem interações diversas pelo acoplamento ventrículo arterial e a interação cardiopulmonar, tornando-as limitadas para prever fluido -responsividade de fluido-tolerância de forma isolada. No entanto, ainda são parâmetros úteis na prática clínica se interpretados nas suas limitações em combinação com a avaliação de outros órgãos.

Ainda que o método padrão-ouro para aferição da PVC seja a partir da cateterização da artéria pulmonar, um método invasivo e menos acessível, estudos já demonstram uma boa acurácia da PVC encontrada pelo cateter e a estimada pela ultrassonografia à beira-leito a partir do diâmetro da VCI e sua variabilidade inspiratória em pacientes em ventilação espontânea, com melhor acurácia quando PVC > 10 mmHg.[13]

TABELA 2 Valores de referência para pacientes em ventilação espontânea

PVC estimada	Diâmetro máximo VCI	Variabilidade inspiratória
0-5 mmHg	< 2,1 cm	> 50%
5-10 mmHg	< 2,1 cm	> 50%
5-10 mmHg	< 2,1 cm	> 50%
10-20 mmHg	< 2,1 cm	> 50%

Fonte: adaptada de Lang et al., 2015.[21]

Uma PVC acima de 12 mmHg geralmente se relaciona com prejuízo à microcirculação (reveja fórmula da pressão de perfusão mencionada anteriormente).[14]

Não há ainda consenso na literatura quanto à utilidade da medição do diâmetro da VCI e sua variação com a inspiração para predizer fluido-responsividade. Em uma metanálise elaborada por Orso (2018), a sensibilidade e a especificidade do método foram intermediárias (em torno de 70%).[15] Enquanto em outra, conduzida por Kim (2021), o método teve sensibilidade de 75% e especificidade de 83%.[16]

Outro ponto controverso é a avaliação em pacientes em ventilação mecânica. Em um estudo conduzido por Vignon et al. (2017), a variação da VCI em torno de 12% obteve sensibilidade de 44% e especificidade de 85% para predizer resposta à fluido. Os parâmetros utilizados na ventilação mecânica também podem influenciar os resultados. A utilização de volume corrente < 8 mL/kg e PEEP > 5 cmH_2O parecem piorar ainda mais a eficácia do método.[17]

Apesar de não ser um bom modo para avaliação de fluido-responsividade, como demonstrado anteriormente, podemos utilizar a VCI como marcador de fluido-tolerância. A VCI, por estar mais próxima do coração, demonstra sinais mais precoces de congestão sistêmica do que outros leitos venosos, sendo, assim, o passo inicial na avaliação de congestão venosa. Portanto, o achado de VCI pletórica (diâmetro > 2 cm e pouca variação com inspiração) deve ser um alerta de que talvez esse paciente não tolere mais fluidos e, desse modo, indica a necessidade de investigarmos outros sinais de congestão (por exemplo, o protocolo VExUS).[18]

C. **VExUS *score***

Diferentes vasos e seus padrões no Doppler venoso foram estudados com a finalidade de estimar o grau de congestão sistêmica, como VCI, veia jugular interna, veia hepática, veia porta, veia esplênica e veia renal. Todos eles permitem uma estimativa da congestão orgânica, no entanto, quando avaliados isoladamente, possuem limitações inerentes da avaliação orgânica isolada. Porém, quando combinados, passam a ter melhor acurácia para predizer congestão orgânica sistêmica e servir como parâmetro guia para intervenções de ressuscitação volêmica como diureticoterapia e hemodiálise.

Como forma de criar um parâmetro objetivo a partir de uma avaliação qualitativa dos padrões de Doppler venoso, um grupo canadense desenvolveu um protocolo que combina a avaliação da veia cava inferior, da veia porta, da veia hepática e de uma veia intrarrenal e classifica os padrões do Doppler venoso encontrados em normais, alterações leves e severas: *venous excess ultrasound grading system* (também conhecido como VExUS *score*). *Scores* mais elevados do VExUS foram correlacionados com aumento de injúria renal aguda. No estudo original foram incluídos paciente em ventilação espontânea e ventilação mecânica em pós-operatório de cirurgia cardíaca.

COMPONENTE DO VEXUS

Como realizar?

Diâmetro da veia cava inferior

Com um transdutor setorial, a partir da janela subxifoide em um corte longitudinal da VCI, o diâmetro máximo é medido na porção intra-hepática a 2 cm da junção do átrio direito com a veia hepática (Figura 3).

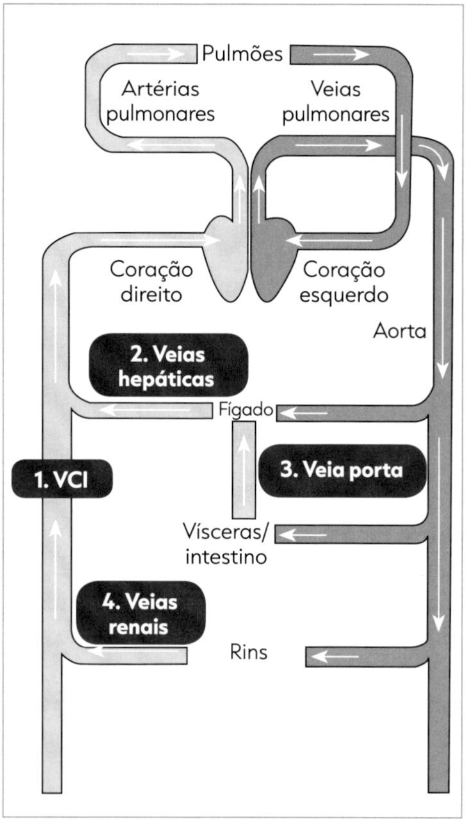

FIGURA 2 Ultrassonografia do excesso venoso. Fonte: VExUS Ultrasound Score, 2024.[28]

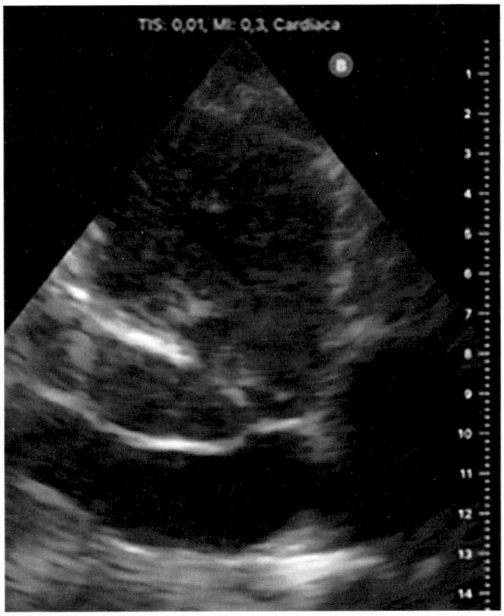

FIGURA 3 Veia cava inferior com diâmetro máximo: > 2 cm em um corte longitudinal.
Fonte: acervo do autor.

Doppler da veia hepática:

Com transdutor convexo, a partir de uma janela hepática subcostal (medial) ou intercostal (lateral com o transdutor transversal ao tórax na linha axilar posterior), com o *index* para a direita do paciente, adquirir uma janela das veias hepáticas.

Elas se encontram em um corte mais anterior do fígado e são estruturas hipoecogênicas com paredes quase imperceptíveis e com fluxo normal, se afastando do transdutor com coloração usual em azul, na janela subcostal. Após localizar o vaso, aciona-se o Doppler pulsado com volume de amostra dentro da veia hepática (direita, média ou esquerda).

Nessa janela, avalia-se o padrão das ondas A (contração atrial), S (sístole) e D (diástole), preferencialmente guiadas pelo eletrocardiograma pelas ondas P, R e T, respectivamente (Figura 5).

- Normal: onda A pequena positiva, seguida da onda S negativa e a onda D também negativa. No padrão normal, a onda S tem velocidades maiores que a D.
- Alteração leve: onda A positiva com velocidades maiores que a S negativa, e onda D negativa maior que a onda S.
- Alteração grave: onda S reversa (positiva) e onda D aumentada negativa.

Avaliação do Doppler da veia porta

Com transdutor convexo em uma janela hepática subcostal (medial) ou intercostal (lateral), visualiza-se a veia porta como uma estrutura hipoecogênica com paredes hiperecogênicas encontradas em um corte mediano do fígado, com fluxo se aproximando do transdutor e, portanto, vermelho no Doppler colorido. Nessa janela, avalia-se o padrão do fluxo venoso e sua variabilidade por meio da fração de pulsatilidade (fórmula a seguir).

$$\text{Fração de pulsatilidade} = 100x\ [(V_{máx} - V_{mín})/V_{máx}]$$

O padrão de normalidade possui baixa variação com o ciclo respiratório e se torna fásico com o aumento das pressões de enchimento (Figura 5).

- **Normal:** < 30%
- **Alteração leve:** 30-49%
- **Alteração grave:** > 50%

Avaliação do Doppler da veia intrarrenal

Com transdutor convexo, em uma janela intercostal lateral, próximo à linha axilar média no 10º espaço intercostal, localiza-se o rim. Ao Doppler colorido, identificamos fluxo de uma veia intrarrenal, preferencialmente a veia interlobar, com um fluxo em azul no

Doppler colorido e com um fluxo sistólico e diastólico a partir do Doppler pulsado.

A aquisição da janela renal com fluxo ao Doppler é a mais desafiadora de todo protocolo. Os movimentos respiratórios podem mobilizar a veia alvo e dificultar a aquisição do fluxo de forma clara.

- **Normal:** fluxo contínuo entre sístole (maior) e diástole (menor).
- **Alteração leve:** padrão não contínuo entre sístole e diástole.
- **Alteração grave:** padrão não contínuo monofásico, com apenas fase diastólica negativa.

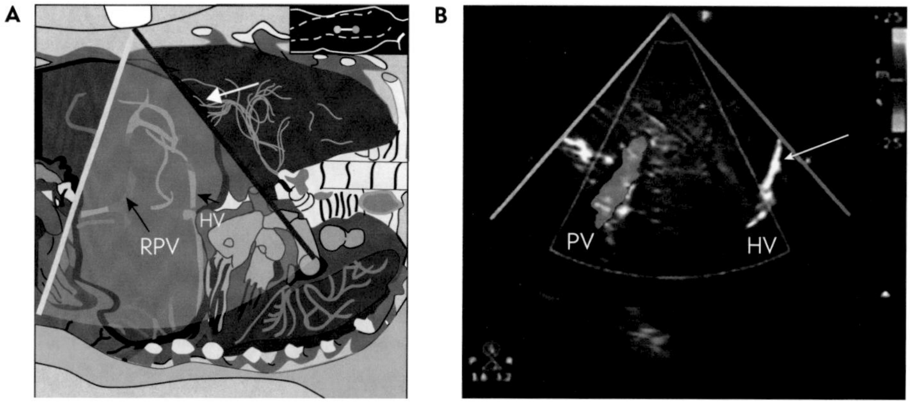

FIGURA 4 A imagem da esquerda demonstra o feixe de ultrassom do transdutor convexo posicionado na janela lateral intercostal do fígado. O fluxo à esquerda da imagem representa a veia porta (PV) e vai apresentar, no equipamento, durante o exame, a coloração vermelha ao ultrassom - em direção ao transdutor. O fluxo da direita representa a veia hepática (HV) que terá a coloração azul ao ultrassom – fugindo do transdutor.
Fonte: Beaubien-Souligny, 2018.[22]

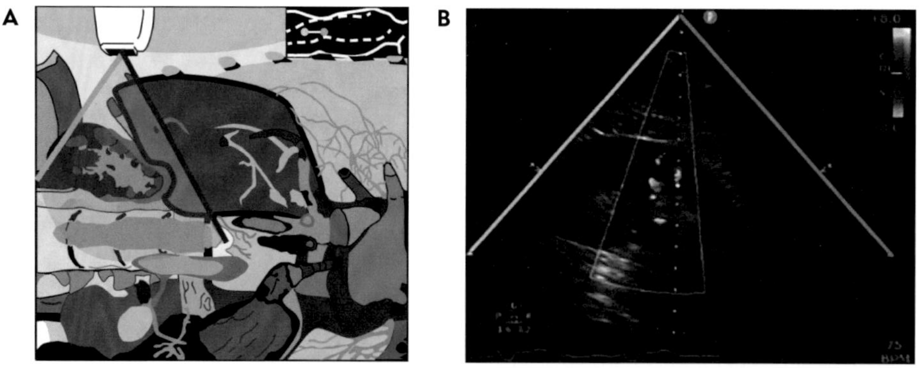

FIGURA 5 A imagem da esquerda demonstra o feixe de ultrassom do transdutor convexo posicionado na janela lateral intercostal do rim. A imagem da direita demonstra o modo B, acionado Doppler colorido e com volume de amostra do Doppler pulsado sob uma veia interlobar.
Fonte: Beaubien-Souligny, 2018.[22]

O protocolo VExUS classifica as alterações em 4 graus (0-3) e 5 padrões de VExUS (A-E), conforme Figura 7. O VExUS C apresenta maior correlação com injúria renal aguda em pós-operatório de cirurgia cardíaca. Por mais que alguns estudos já correlacionem VExUS maiores, com aumento risco de lesão renal aguda em outras populações de pacientes (sepse, UTI geral), ainda são necessários mais estudos para a compreensão das suas limitações.

DICAS E *PITFALLS*

- A presença de Linhas B na US pulmonar podem estar presentes em outras patologias que não a congestão pulmonar, como: pneumonia difusa, fibrose pulmonar, doenças intersticiais, contusão pulmonar.
- A síndrome compartimental abdominal pode reduzir o diâmetro da veia cava inferior falseando sua correlação com a PVC.
- Doppler da veia hepática sofre influência de regurgitação tricúspide, portanto, insuficiências moderadas a graves podem alterar o padrão do Doppler.
- Pacientes com cirrose, por conta da maior rigidez hepática, a transmissão de pressão do átrio direito por meio do sistema sinusoide pode não ocorrer e gerar um padrão não pulsátil de veia porta mesmo na presença de congestão venosa severa.
- Pulsatilidade da veia porta e VCI pode ser vista em indivíduos saudáveis, com aumento de risco de falsos positivos.
- O Doppler intrarrenal é o exame tecnicamente mais difícil de ser obtido com aumento de erros de avaliação.
- Todo exame de Doppler depende do ângulo de insonação para correta aferição dos valores. No entanto, visto que o objetivo do protocolo VExUS é o reconhecimento de padrões e não as medidas de valores, não é necessário se ater a correções pelo ângulo; apenas a aquisição correta da imagem.

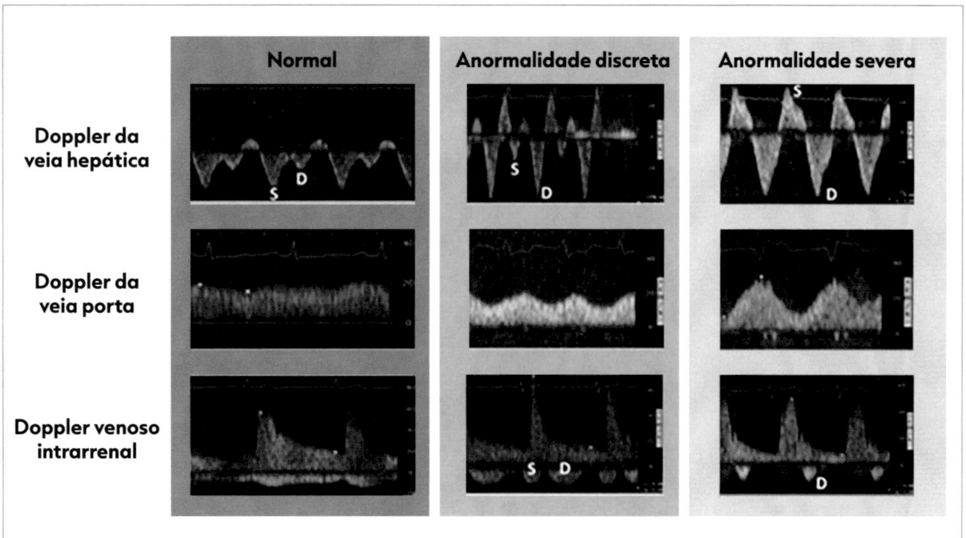

FIGURA 6 Padrão do Doppler normal, com alteração leve e com alteração severa da veia hepática, veia porta, veia intrarrenal.
Fonte: Beaubien-Souligny, 2020.[23]

Graduação	Alterações no US e Doppler	Grau da congestão venosa
0	VCI < 2 cm	Nenhum
1	VCI ≥ 2 cm + alterações leves	Leve
2	VCI ≥ 2 cm + apenas 1 alteração severa	Moderada
3	VCI ≥ 2 cm ou mais de 2 alterações severas	Grave

FIGURA 7 Classificação do VExUS pela alteração do padrão de Doppler.
Fonte: adaptada de Beaubien-Souligny, 2018.[22]

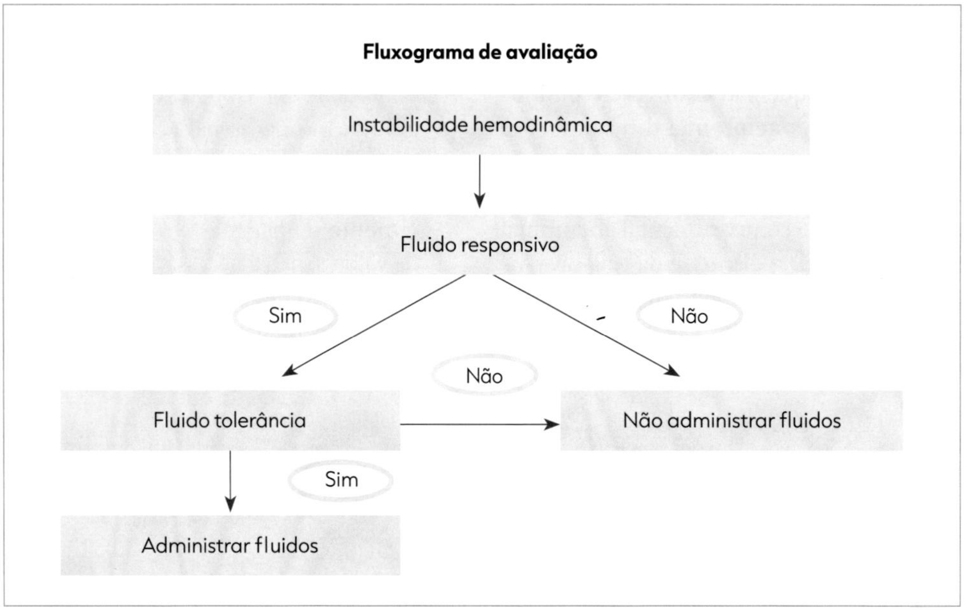

FIGURA 8 Fluxograma de avaliação de ressuscitação volêmica em pacientes com instabilidade hemodinâmica.
Fonte: elaborada pelos autores.

REFERÊNCIAS

1. Gabriele et al. International Evidence-Based Recommendations for Focused Cardiac Ultrasound Via. Journal of the American Society of Echocardiography, Volume 27, Issue 7, 683.e1 - 683.e33.
2. Melo RH, Santos MHC dos, Ramos FJ da S. Beyond fluid responsiveness: The concept of fluid tolerance and its potential implication in hemodynamic management. Crit Care Sci. 2023;35(2):226-9.
3. Mojoli F, Bouhemad B, Mongodi S, Lichtenstein D. Lung ultrasound for critically ill patients. Am J Respir Crit Care Med. 2019;199:701-14.

4. Chiu L, Jairam MP, Chow R, Chiu N, Shen M, Alhassan A et al. Meta-analysis of point-of-care lung ultrasonography versus chest radiography in adults with symptoms of acute decompensated heart failure. Am J Cardiol. 2022;174:89-95.
5. Reisinger N, Lohani S, Hagemeier J, Panebianco N, Baston C. Lung ultrasound to diagnose pulmonary congestion among patients on hemodialysis: comparison of full versus abbreviated scanning protocols. Am J Kidney Dis. 2022;79(1):193-201.
6. Lichtenstein D, Mézière G, Biderman P, Gepner A, Barré O. The comet tail artifact. An ultrasound sign of alveolar-interstitial syndrome. Am J Respir Crit Care Med. 1997; 156(5): 1640-6.
7. Noble VE, Murray AF, Capp R, Sylvia-Reardon MH, Steele DJR, Liteplo A. Ultrasound assessment for extravascular lung water in patients undergoing hemodialysis. Time course for resolution. Chest. 2009;135(6):1433-9.
8. Moore CL, Rose GA, Tayal VS, Sullivan DM, Arrowood JA, Kline JA. Determination of left ventricular function by emergency physician echocardiography of hypotensive patients. Acad Emerg Med. 2002; 9(3):186-93.
9. Sanfilippo F, Corredor C, Fletcher N, Landesberg G, Benedetto U, Foex P, et al. Diastolic dysfunction and mortality in septic patients: a systematic review and meta-analysis. Intensive Care Med. 2015;41(6):1004-13.
10. Greenstein YY, Mayo PH. Evaluation of Left Ventricular Diastolic Function by the Intensivist. Chest. 2018;153(3):723-32.
11. Denault AY, Langevin S, Lessard MR, Courval JF, Desjardins G. Transthoracic echocardiographic evaluation of the heart and great vessels. Can J Anaesth. 2018;65(4): 449-72.
12. Rudski LG, Lai WW, Afilalo J, Hua L, Handschumacher MD, Chandrasekaran K, et al. Guidelines for the echocardiographic assessment of the right heart in adults: a report from the American Society of Echocardiography. J Am Soc Echocardiogr. 2010;23(7):685-713.
13. Szymczyk T, Sauzet O, Paluszkiewicz LJ, Costard-Jäckle A, Potratz M, Rudolph V, et al. Non-invasive assessment of central venous pressure in heart failure: a systematic prospective comparison of echocardiography and Swan-Ganz catheter. Int J Cardiovasc Imaging. 2020 Oct;36(10):1821-1829.
14. Vellinga NA, Ince C, Boerma EC. Elevated central venous pressure is associated with impairment of microcirculatory blood flow in sepsis: a hypothesis generating post hoc analysis. BMC Anesthesiol. 2013 Aug 7;13:17.
15. Orso D, Paoli I, Piani T, Cilenti FL, Cristiani L, Guglielmo N. Accuracy of ultrasonographic measurements of inferior vena cava to determine fluid responsiveness: A systematic review and meta-analysis. Journal of Intensive Care Medicine. 2020;35(4):354-63.
16. Kim DW, Chung S, Kang WS, Kim J. Diagnostic accuracy of ultrasonographic respiratory variation in the inferior vena cava, subclavian vein, internal jugular vein, and femoral vein diameter to predict fluid responsiveness: A systematic review and meta-analysis. Diagnostics (Basel). 2021; 12(1):49.
17. Vignon P, Repessé X, Bégot E, Léger J, Jacob C, Bouferrache K, et al. Comparison of echocardiographic indices used to predict fluid responsiveness in ventilated patients. Am J Respir Crit Care Med. 2017 Apr 15;195(8):1022-1032.
18. Si X, Xu H, Liu Z, Wu J, Cao D, Chen J, et al. Does respiratory variation in inferior vena cava diameter predict fluid responsiveness in mechanically ventilated patients? A systematic review and meta-analysis. Anesth Analg. 2018;127(5):1157-64.
19. Koratala A, Ronco C, Kazory A. Diagnosis of fluid overload: From conventional to contemporary concepts. Cardiorenal Med. 2022;12(4):141-154.
20. Volpicelli G, Mussa A, Garofalo G, Cardinale L, Casoli G, Perotto F. Bedside lung ultrasound in the assessment of alveolar-interstitial syndrome. Am J Emerg Med. 2006;24(6):689-96.
21. Lang RM, Badano LP, Mor-Avi V, Afilalo J, Armstrong A, Ernande L, et al. Recommendations for cardiac chamber quantification by echocardiography in adults: an update from the American Society of Echocardiography and the European Association of Cardiovascular Imaging. J Am Soc Echocardiogr. 2015;28(1):1-39.
22. Beaubien-Souligny W, Benkreira A, Robillard P, Bouabdallaoui N, Chassé M, Desjardins G, et al. Alterations in portal vein flow and intra-

renal venous flow are associated with acute kidney injury after cardiac surgery: A prospective observational cohort study. J Am Heart Assoc. 2018;7(19):e009961.

23. Beaubien-Souligny W, Rola P, Haycock K, Bouchard J, Lamarche Y, Spiegel R, Denault AY. Quantifying systemic congestion with point-of-care ultrasound: development of the venous excess ultrasound grading system. Ultrasound J. 2020;12(1):16.
24. Rudski LG, Lai WW, Afilalo J, Hua L, Handschumacher MD, Chandrasekaran K, et al. Guidelines for the echocardiographic assessment of the right heart in adults: a report from the American Society of Echocardiography. J Am Soc Echocardiogr. 2010;23(7):685-713.
25. Szymczyk T, Sauzet O, Paluszkiewicz LJ, Costard-Jäckle A, Potratz M, Rudolph V, et al. Non-invasive assessment of central venous pressure in heart failure: a systematic prospective comparison of echocardiography and Swan-Ganz catheter. Int J Cardiovasc Imaging. 2020 Oct;36(10):1821-1829.
26. Vellinga NA, Ince C, Boerma EC. Elevated central venous pressure is associated with impairment of microcirculatory blood flow in sepsis: A hypothesis generating post hoc analysis. BMC Anesthesiol. 2013 Aug 7;13:17.
27. Vignon P, Repessé X, Bégot E, Léger J, Jacob C, Bouferrache K, et al. Comparison of echocardiographic indices used to predict fluid responsiveness in ventilated patients. Am J Respir Crit Care Med. 2017 Apr 15;195(8):1022-1032.
28. VExUS Ultrasound Score – Fluid Overload and Venous Congestion Assessment. Disponível em: www.pocus101.com/vexus-ultrasound-score-fluid-overload-and-venous-congestion-assessment/. Acessado em: 10 jul. 2024.
29. Koratala A, Reisinger N. Venous excess Doppler ultrasound for the Nephrologist: Pearls and pitfalls. Kidney Med. 2022 May 19;4(7):100482.
30. Rola P, Miralles-Aguiar F, Argaiz E, Beaubien-Souligny W, Haycock K, Karimov T, et al. Clinical applications of the venous excess ultrasound (VExUS) score: conceptual review and case series. Ultrasound J. 2021 Jun 19;13(1):32.

CAPÍTULO 22

Avaliação de hipotensão e estado de choque: protocolo RUSH

Reiby Caetano Mustafá
Gabrielle Turnes Pereira Demetrio
Luciano Moura de Assunção

Objetivos

- Demonstrar os tipos de transdutores e os movimentos realizados para a correta execução do protocolo FATE básico.
- Demonstrar as principais janelas acústicas cardiopulmonares utilizadas na aplicação do protocolo FATE básico.
- Demonstrar as aplicabilidades do protocolo FATE básico nos principais cenários das emergências cardiopulmonares.
- Auxiliar o profissional a utilizar a POCUS para realizar diagnóstico diferencial do estado de choque.
- Demonstrar de forma prática as principais topografias a serem avaliadas durante a aplicabilidade do protocolo RUSH por meio da abordagem simplificada em três etapas (bomba, tanque e canos) e/ou pelo mnemônico HI-MAP.
- Caracterizar os diferentes tipos de choque durante a aplicação do protocolo.

INTRODUÇÃO

O estado de choque consiste em um colapso circulatório agudo resultando em um desbalanço entre a oferta e consumo de oxigênio, o qual culminará em baixa perfusão tecidual. É classicamente caracterizado por um estado de hipotensão persistente (pressão arterial sistólica < 90 mmHg) associada à hipoperfusão tecidual que se traduz, entre outros achados, como alteração do nível de consciência, diminuição do débito urinário (< 0,5 mL/kg/h), extremidades frias e/ou cianóticas.[1,2]

Por ser uma condição de alta morbimortalidade, esse tipo de emergência deve ser prontamente identificada e tratada. Nesse contexto, é sabido que os exames laboratoriais e de imagiologia convencionais, como o raio -X, podem ser demorados e não ser úteis o bastante para distinguir os diferentes tipos de choque (cardiogênico, hipovolêmico, obstrutivo e distributivo).[2] Nesse caso, a POCUS, principalmente com a praticidade da manipulação dos transdutores portáveis, vem ganhando papel de destaque, uma vez que sensibiliza mais os diagnósticos do estado hemodinâmico do paciente e, consequentemente, a tomada rápida de conduta.[2]

Atualmente, existem vários protocolos para a avaliação do estado de choque amplamente difundidos entre os praticantes da POCUS e, entre eles, este capítulo destacará o protocolo RUSH. Isso porque existe na literatura uma ampla quantidade de publicações sobre a sua aplicabilidade e efetividade na avaliação do choque.

Em 2019, um estudo observacional feito com mais de 69 pacientes internados em UTI, publicado na *Revista Europeia de Pneumologia*, demonstrou a acurácia do protocolo RUSH aplicado por médicos intensivistas na avaliação no diagnóstico diferencial do estado de choque.[3] Não obstante, uma metanálise com mais de 12 estudos, incluindo mais de 1.000 pacientes em colapso circulatório, demonstrou alta sensibilidade da POCUS no diagnóstico diferencial do estado de choque, principalmente do tipo obstrutivo.[4]

Mas o que é e do que consiste o protocolo RUSH? Do nome em inglês *Rapid Ultrasound in Shock and Hypotension*, RUSH é um protocolo para avaliação de pacientes em colapso circulatório, com objetivo de identificar o tipo de choque e sua provável causa, publicado pela primeira vez por Weingart, em 2006. Ele considera o sistema cardiovascular semelhante a um sistema hidráulico fechado composto por uma bomba de ejeção (coração), os canos (vasos sanguíneos) e reservatório (pulmão, abdome e veia cava inferior.[5] Em termos simples, esse protocolo aborda os componentes do sistema cardiopulmonar, resumidos por meio do mnemônico, em inglês HI-MAP, o qual será abordado com mais detalhes a seguir.[5,6]

Além disso, vale a pena destacar que, diferentemente de outros protocolos, como o FAST, que tem como objetivo investigar causas traumáticas de choque principalmente relacionadas a hemorragias, o protocolo RUSH permite uma avaliação mais ampla e completa dos diferentes cenários de choque.[5,6]

COMO REALIZAR A AVALIAÇÃO?

O protocolo RUSH, de forma simplificada, é uma compilação de protocolos de avaliação cardíaca, abdominal e pulmonar focada além dos vasos, nesse caso, aorta, veia cava inferior e sistema venoso de membros inferiores. A partir da avaliação da bomba, do tanque e dos canos, é possível realizar o diagnóstico diferencial de choque em hipovolêmico, cardiogênico, obstrutivo e distributivo a partir dos achados no ultrassom, conforme Tabelas 1 e 2.

Como forma de facilitar a recordação de todos os passos a serem avaliados, criou-se o mnemônico HI-MAP com as janelas a serem adquiridas na realização do protocolo (Tabela 2 e Figura 2).

Para fins didáticos e para facilitar o aprendizado, o protocolo será apresentado por completo em uma determinada ordem, porém, o bom senso do examinador associado ao contexto clínico é o que ditará a topografia mais adequada para se iniciar a avaliação.[7,8,9]

TABELA 1 Abordagem diagnóstica do choque com o Protocolo RUSH

	Hipovolêmico	Cardiogênico	Obstrutivo	Distributivo
Bomba	▪ Câmaras cardíacas com pequenos volumes. ▪ VE hiperdinâmico.	▪ VE muitas vezes aumentado e hipocontrátil (*eyeballying*).	Tamponamento: ▪ VE normal ou restrito. ▪ VD com restrição diastólica. Tromboembolismo pulmonar: ▪ VE: hiperdinâmico. ▪ VD: dilatado e hipocontrátil.	▪ VE hiperdinâmico (pré-carga dependente fase inicial da sepse). ▪ VE hipocontrátil (pré-carga não dependente [fase tardia] comprometimento miocárdico da sepse).
Tanque	▪ VCI colapsada e com grande variabilidade respiratória. ▪ Presença de líquido intraperitoneal ou pleural (choque hemorrágico).	▪ VCI dilatada e com pouco ou nenhuma variabilidade respiratória. ▪ Linhas B pulmonares. ▪ Derrame pleural e ascite.	Tamponamento e tromboembolismo pulmonar: ▪ VCI turgida e sem variabilidade respiratória (pletora). Pneumotórax: ▪ Ausência de *lung sliding*.	▪ VCI grande ou pequena com variabilidade respiratória.
Canos	▪ Aneurisma de aorta abdominal.	▪ Normal.	▪ Sinais de TVP pelos protocolos 2 ou 3 pontos.	▪ Normal.

Fonte: adaptada de Perera et al., 2010.[6]

TABELA 2 Janelas no protocolo RUSH

RUSH: bomba/tanque/canos		RUSH: HI-MAP
Bomba	Coração	H (***Heart***)
Tanque	VCI	I (IVC)
	Espaço de Morrison protocolo FAST	M (*Morrison's*)
	Pulmões	A (Aorta)
Canos	Aorta	P (*Pulmonary*)
	TVP	± TVP

Fonte: adaptada pelos autores.

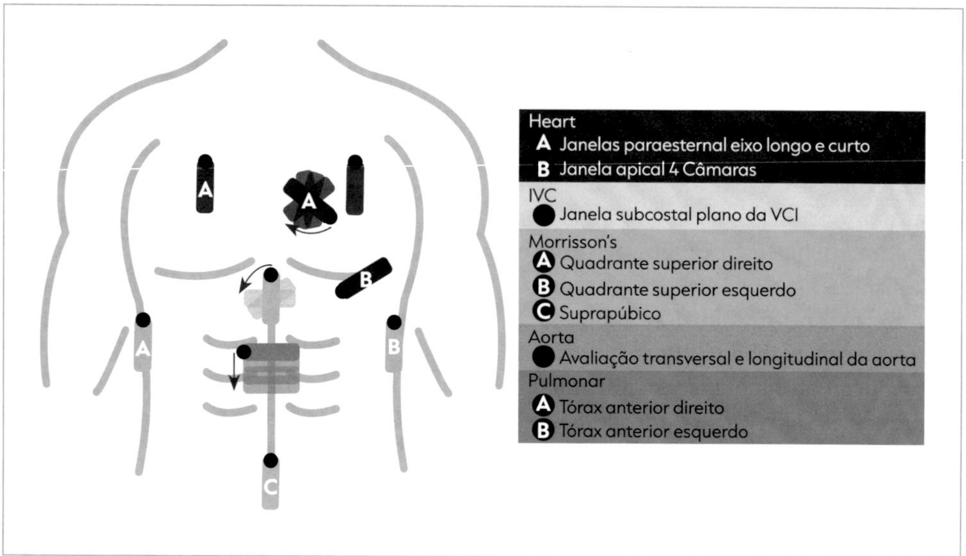

FIGURA 2 Sequência aplicada na avaliação do estado de choque por meio do HI-MAP.
Fonte: Kelly et al., 2024.[10]

PROTOCOLO RUSH

1. **Avaliação inicial:** comece com uma avaliação clínica rápida, incluindo sinais vitais, histórico médico e exame físico.
2. **Inicie protocolo RUSH com avaliação da bomba, do tanque e dos canos:** esse exame completo pode ser efetuado em menos de 2 minutos, utilizando dispositivos portáteis ou ultraportáteis, de preferência com um transdutor *phased array* ou cardíaco, porém também pode-se utilizar o macroconvexo.[7,8,9]
3. **Avaliação da bomba**
   3.1 **Avaliação cardíaca focada**
   - **Janelas:** parasternal eixo longo, curto e apical 4 câmaras.
   - **Objetivo:** avaliar função sistólica de ventrículo esquerdo, o tamanho das câmaras (aumento de ventrículo direito) e a presença de efusão pericárdica.
   - **Raciocínio:** uma contratilidade ruim do ventrículo esquerdo deve direcionar o raciocínio para choque cardiogênico e, nesse contexto, deve-se considerar início de inotrópico e ajuste volêmico. Já a presença de derrame pericárdico em conjunto com VCI túrgida, deve direcionar o raciocínio para choque obstrutivo por tamponamento e, dependendo da etiologia, com indicação de pericardiocentese de urgência. O aumento de câmaras direitas em conjunto com VCI túrgida e pulmão padrão A, em contexto de choque e insuficiência respiratória, deve direcionar o raciocínio para choque obstrutivo por TEP.

4. **Avaliação do tanque**
   4.1 **Tanque está cheio? Avaliação da veia cava inferior (VCI)**
   - **Janela:** subxifoide ou subcostal.
   - **Objetivo:** medir o diâmetro da VCI e sua variabilidade durante a respiração para avaliar o estado volêmico.
   - **Raciocínio:** a presença de uma VCI túrgida e com pouca ou nenhuma variabilidade respiratória deve direcionar o raciocínio para choque obstrutivo ou cardiogênico e se colapsada e/ou com grande variabilidade respiratória para hipovolêmico ou distributivo (por exemplo: séptico). As limitações da VCI como preditor de pressão venosa central e avaliação do estado volêmico serão abordadas nos capítulos de avaliação hemodinâmica.

   4.2 **O tanque está vazando? Avaliação abdominal focada e avaliação de derrame pleural**
   - **Janelas:** as mesmas do protocolo FAST (espaço hepatorrenal e recesso costofrênico direito, espaço esplenorrenal e recesso costofrênico esquerdo, pelve transversal e longitudinal). Uma abordagem detalhada desse assunto pode ser encontrada no Capítulo 15 - Avaliação inicial ultrassonográfica do paciente politraumatizado: protocolo eFAST.
   - **Objetivo:** avaliar a presença de líquido livre no abdome e de derrama pleural, indicando uma potencial hemorragia interna.
   - **Raciocínio:** se for identificado sinais de líquido livre na cavidade abdominal, considerar possibilidade

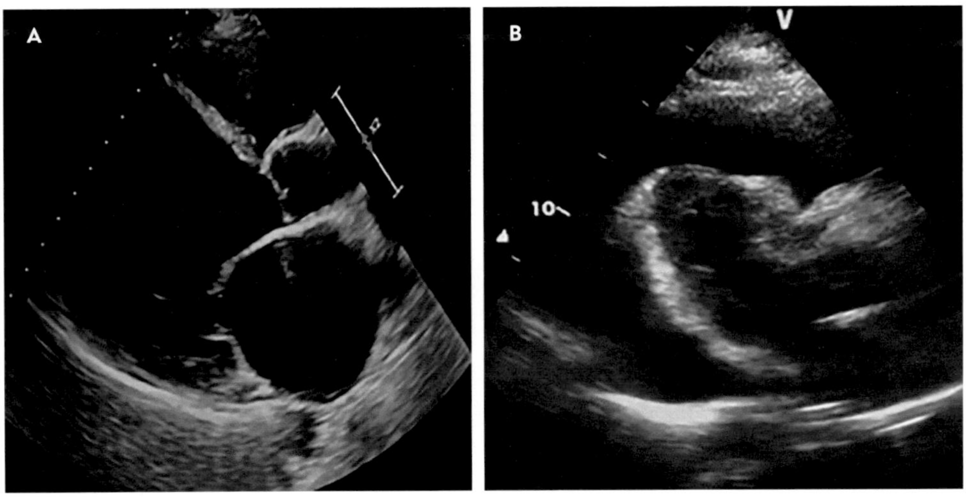

FIGURA 3 Avaliação da bomba a partir da janela paraesternal longitudinal. A: imagem representando um ventrículo esquerdo dilatado, com paredes finas e com função sistólica global reduzida. B: presença de volumosa efusão pericárdica envolvendo todo o coração como demonstrada pela janela paraesternal longitudinal (PLAX).
Fonte: acervo dos autores.

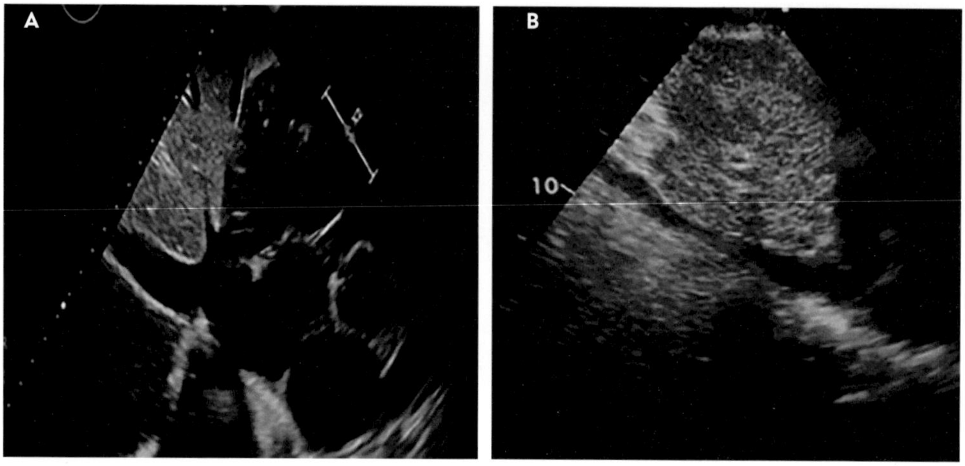

FIGURA 4 Janela longitudinal da veia cava inferior. A: exemplo demonstrando veia cava inferior turgida. B: exemplo demonstrando veia cava inferior colapsada.
Fonte: acervo dos autores.

de choque hemorrágico com foco abdominal (tanque vazando) ou ascite em contexto de cirrose ou insuficiência cardíaca (tanque cheio), conforme suspeita clínica.

4.3 **Tanque comprometido? Avaliação pulmonar**

- **Janelas:** escanear as regiões anterolaterais do tórax entre 2-5 espaços intercostais.
- **Objetivo:** avaliar o deslizamento pleural.
- **Raciocínio:** a ausência de deslizamento, Linhas A e ponto pulmonar identifica pneumotórax, quando combinado com veia cava túrgida, deve-se levantar a hipótese de choque obstrutivo por pneumotórax hipertensivo.

4.4 **Tanque extravasando? Avaliação pulmonar**

- **Janelas:** escanear as regiões anterolaterais do tórax entre 2-5 espaços intercostais.
- **Objetivo:** identificar o padrão do ultrassom pulmonar anterior.
- **Raciocínio:** a presença de Linhas B bilaterais e simétricas, associadas ou não a derrame pleural bilateral, traduz-se em uma síndrome intersticial, que combinada a achados de função cardíaca ruim e veia cava inferior túrgida, devem ser interpretados como congestão pulmonar e direcionar o raciocínio para choque cardiogênico.

5. **Avaliação dos canos**

5.1 **Canos rompidos? Avaliação da aorta**

- **Janelas:** angular transdutor mais posteriormente ao plano da VCI, obtendo a aorta abdominal no seu plano transversal. Rotacionar o transdutor no sentido anti-horário com o indexador apontado para 9h.
- **Objetivo:** identificar possíveis aneurismas e sinais de dissecção como causas de choque hipovolêmico.
- **Raciocínio:** uma vez identificado aneurismas com sinais de dissecção, presença de úlcera penetrante e/ou hematoma intramural, deve-

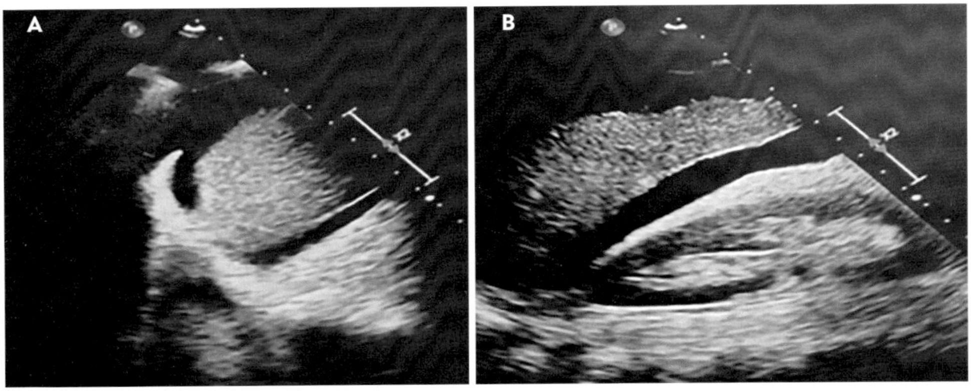

FIGURA 5 Avaliação do tanque a procura de vazamento a partir da avaliação do hipocôndrio direito e hipocôndrio esquerdo. A: presença de líquido livre no espaço espleno-renal. B: presença de líquido livre no espaço hepatorrenal.
Fonte: acervo dos autores.

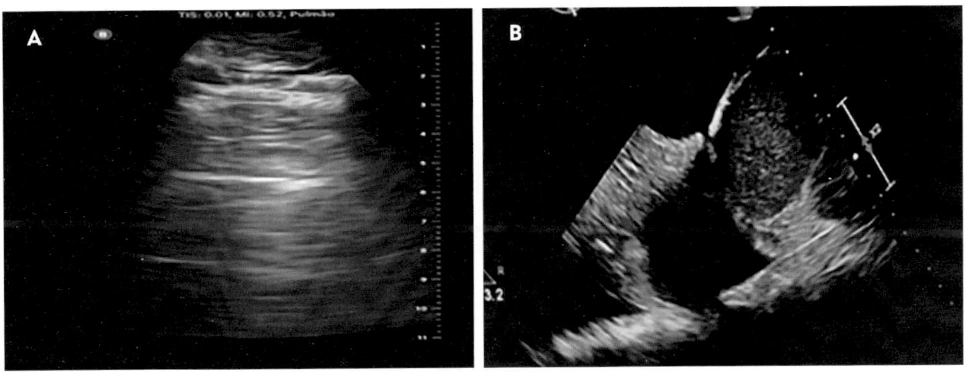

FIGURA 6 Avaliação do tanque por meio das janelas pulmonares. A: imagem demonstrando a linha pleural e linha A pela janela hemiclavicular anterior na avaliação pulmonar. B: imagem demonstrando o sinal da coluna positivo compatível com líquido pleural.
Fonte: acervo dos autores.

se direcionar para o acionamento imediato da equipe da cirurgia vascular e/ou cardiotorácica.

5.2 **Canos entupidos? Avaliação de trombose venosa profunda**

- **Janelas:** abordagem sobre avaliação de TVP pode ser encontrada no capítulo "Avaliação da trombose venosa profunda".
- **Objetivo:** detectar a presença de trombose venosa profunda por meio de uma compressão das veias.
- **Raciocínio:** a ausência de colapso do vaso, a compressão, indica a trombose dele. Este achado, quando combinado com aumento das câmaras direitas e VCI túrgida, deve direcional o raciocínio para choque obstrutivo por TEP.

6. **Correlacionar os achados obtidos durante a aplicação do protocolo com a clínica**

   O protocolo tem como objetivo sistematizar o atendimento do paciente hipotenso com ultrassom e permitir o diagnóstico diferencial do choque a partir dos achados. No entanto, os achados da POCUS devem ser sempre integrados a clínica do paciente. Apesar do ultrassom ter uma boa acurácia no diagnóstico de choque, principalmente no caso obstrutivo, na prática, os tipos de choque se sobrepõem e a adequada integração clínica deve ser realizada para garantir a melhor assistência ao paciente.

LIMITAÇÕES E ARMADILHAS

- É importante lembrar que o protocolo RUSH abrange uma avaliação rápida das principais etiologias de colapso circulatório e as limitações enfrentadas durante a sua aplicabilidade estão principalmente relacionadas à estrutura corporal do paciente, posicionamento, além de restrições físicas que dificultam a obtenção de imagens ideais.
- Por ser operador dependente, o treinamento e a experiência no manuseio do ultrassom são fundamentais para uma correta interpretação dos achados e integração clínica correta. Além disso, as próprias características do paciente podem dificultar a boa execução do método, como na obesidade e na doença pulmonar obstrutiva, dificultando a penetração das ondas sonoras e, consequentemente, limitando a geração de imagens adequadas.
- Outro aspecto importante é a presença de interferências elétricas, fatores externos e movimentação do paciente que podem gerar artefatos, produzindo imagens imprecisas e dificultando a interpretação correta dos achados ultrassonográficos.
- Não esquecer do excesso de confiança do operador. Por ser um método de extensão de exame físico utilizado para responder questionamentos binários, muitas vezes será necessário um exame mais detalhado feito por especialistas em imagem.
- Utilizar aparelhos com recursos mais atualizados, lembrar das limitações do

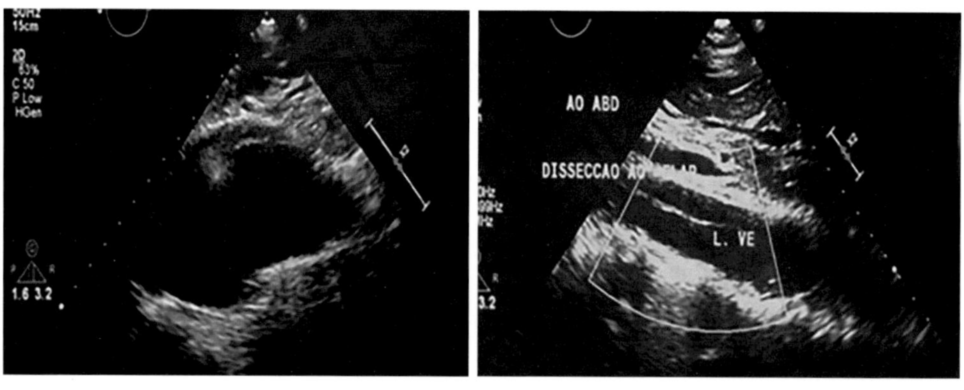

FIGURA 7 Avaliação dos canos por meio da janela abdominal da aorta. A: imagem demonstrando aneurisma gigante em aorta com trombo mural pelo plano transversal. B: imagem demonstrando pela janela longitudinal da aorta presença de dissecção do tipo B de Stanford com Doppler colorido identificando a luz verdadeira.
Fonte: acervo dos autores.

método e manter seus treinamentos em POCUS atualizados são fundamentais para aumentar a eficácia durante a execução do protocolo RUSH.

QUESTÕES

1. Paciente 65 anos, 60 kg, sabidamente hipertenso em uso regular de anlodipina e losartana, dá entrada na UTI com quadro de sepse de foco urinário. Evoluiu para choque séptico já em uso de noradrenalina 1 mcg/kg/min infundida em cateter venoso central (CVC) pela veia jugular interna esquerda (VJI). Foi intubado na urgência devido a rebaixamento de nível de consciência seguido por broncoaspiração. Colocado em modo assistido-controlado a pressão (PCV) com pressão inspiratória (PI) de 22 mmHg, resultando em um VC 769 mL, FiO_2 60%, PEEP 14 mmHg, FR 20 IRPM. Evolui com SaO_2 89%, FC 130 bpm e PA 80 x 50 mmHg, sendo aumentado a FiO_2 e a vazão de drogas vasoativas. Você, que possuía conhecimento em POCUS, aplicou o protocolo RUSH e evidenciou:
   - Coração com sinais de hipertrofia e hiperdinamismo.
   - Veia cava inferior distendida e sem oscilação.
   - Pulmão direito com padrão A', ponto pulmonar+, PLAPS-.
   - Pulmão esquerdo com padrão A, sem ponto pulmonar, PLAPS -.
   - Sistema venoso de membros inferiores (MMII) compressíveis.

   O diagnóstico do estado de choque e sua provável etiologia são:
   a. Choque obstrutivo por tamponamento cardíaco.
   b. Choque obstrutivo por pneumotórax.
   c. Choque obstrutivo por tromboembolismo pulmonar.
   d. Choque cardiogênico – infarto agudo do miocárdio.

Comentários: Os achados da POCUS demonstram uma bomba normofuncionante com sinais de tanque comprometido. Uma vez realizada avaliação pulmonar, foi evidenciado no pulmão direito padrão A' (ausência ou pouco deslizamento pleural e presença de Linhas A), além do ponto pulmonar, o que levanta a hipótese de pneumotórax. Quando esses achados estão combinados a VCI tugida, como no caso, deve levantar a hipótese de choque obstrutivo por pneumotórax hipertensivo. A alternativa correta é b.

2. Durante a sua passagem do plantão na UTI, um paciente evoluiu em parada cardiorrespiratória em ritmo não chocável (AESP). Você, juntamente com o colega e a equipe do plantão, inicia o atendimento da PCR e após 3 ciclos o paciente apresenta RCE. Após estabelecer prontamente os cuidados pós PCR você, que tinha conhecimento em POCUS, aplicou o protocolo RUSH e evidenciou as Figuras 8A e 8B.

   Qual é o tipo de choque a provável etiologia e a conduta mais apropriada neste caso?
   a. Choque obstrutivo por tromboembolismo pulmonar – trombólise.
   b. Choque obstrutivo por tamponamento cardíaco – toracotomia de reanimação.
   c. Choque hipovolêmico/hemorrágico por hemotórax – toracocentese de alívio.
   d. Choque cardiogênico por infarto agudo do miocárdio – dobutamina.

Comentários: Após paciente apresentar recuperação da circulação espontânea (RCE) foi visualizado na POCUS pela janela paraesternal eixo longo desproporção VD/VE com VD dilatado (Figura 8A), e pela janela paraesternal eixo curto, retificação do sep-

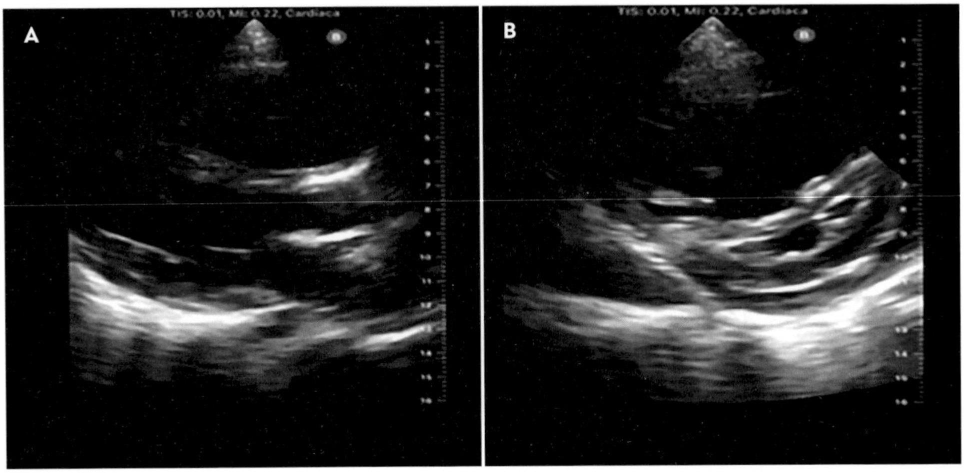

FIGURA 8 A: janela paraesternal longitudinal com aumento do ventrículo direito. B: janela paraesternal curta com sinal do D, representando sobrecarga do ventrículo direito.
Fonte: acervo dos autores.

to interventricular com o sinal do D sugerindo sobrecarga aguda do VD (Figura 8B). Nesse cenário de colapso circulatório, deve-se pensar em TEP com repercussão hemodinâmica e, consequentemente, em paciente instável deve-se proceder com trombólise. A alternativa correta é a.

REFERÊNCIAS

1. Martins HS, Brandão RA, Velasco IT. Medicina de emergência: abordagem prática. 12. ed. Barueri: Manole; 2017.
2. McLean, A.S. Echocardiography in shock management. Crit Care. 2016;20:275.
3. Mahmoud H, Agamy GM, Ahmad AM, Ahmad EF. Rule of RUSH protocol in management of shocked patients. European Respiratory Journal. 2019;54:PA4830.
4. Yoshida T, Yoshida T, Noma H, Nomura T, Suzuki A, Mihara T. Diagnostic accuracy of point-of-care ultrasound for shock: a systematic review and meta-analysis. Critical Care. 2023;27(1):200.
5. Estoos E, Nakitende D. Diagnostic Ultrasound Use In Undifferentiated Hypotension. In: StatPearls [Internet]. Treasure Island (FL): StatPearls Publishing; 2024 Jan.
6. Perera P, Mailhot T, Riley D, Mandavia D. The RUSH exam: Rapid ultrasound in shock in the evaluation of the critically III. Emerg Med Clin N Am. 2010;28(1):29-56.
7. Santucci M, Barros DS, Bravim BA. Ecografia em Terapia Intensiva e na Medicina de Urgência. Rio de Janeiro: Atheneu; 2019.
8. Reim P, Moore L, Minalyan A, Dinh V. RUSH exam ultrasound protocol: step-by-step guide. Pocus 101. Disponível em: https://www.pocus101.com/rush-exam-ultrasound-protocol-step-by-step-guide/. Acesso em: 10 jan. 2024.
9. Kelly N, VandeHei M, Damm T, Macias M, Riscinti M. Critical care POCUS: Assessing our sickest patients. The Pocus Atlas. Disponível em: https://www.thepocusatlas.com/shock/. Acesso em: 10 jan. 2024.

CAPÍTULO 23

Ultrassom *point-of-care* na avaliação de *cor pulmonale* agudo por tromboembolismo pulmonar

Reiby Caetano Mustafá
Renato Garcia Lisboa Borges

Objetivos

- Demonstrar os tipos de transdutores e os movimentos realizados para a correta execução do protocolo FATE básico.
- Demonstrar as principais janelas acústicas cardiopulmonares utilizadas na aplicação do protocolo FATE básico.
- Demonstrar as aplicabilidades do protocolo FATE básico nos principais cenários das emergências cardiopulmonares.

INTRODUÇÃO

O tromboembolismo pulmonar (TEP) é uma condição médica potencialmente fatal causada pela obstrução das artérias pulmonares por coágulos sanguíneos secundária principalmente à trombose venosa profunda (TVP). A detecção precoce e precisa do TEP é crucial para um manejo adequado e para reduzir complicações associadas e potencialmente fatais.[1]

O TEP é uma das principais causas de morbidade e mortalidade em todo o mundo, com sintomas variáveis que podem dificultar o diagnóstico. A identificação precoce do TEP é essencial para a tomada de conduta mais adequada, em muitos dos casos prevenindo complicações graves, que podem cursar com colapso circulatório e óbito.[1]

Neste contexto, a ultrassonografia *point-of-care* (POCUS) tem emergido como uma ferramenta de triagem extremamente útil e eficaz na avaliação inicial de pacientes com suspeita de TEP. Sua capacidade de fornecer imagens em tempo real, sem necessidade de exposição à radiação ionizante, a facilidade de uso e sua portabilidade a tornam uma ferramenta valiosa na avaliação inicial de pacientes com suspeita de TEP, especialmente em ambientes de emergências médicas.[2]

Os casos graves de TEP geralmente estão associados à elevação da resistência vascular pulmonar, hipoxemia, instabilidade hemodinâmica e sinais de *cor pulmonale* agudo, os quais cursam com sinais de sobrecarga das câmaras direitas e que podem ser detectados pela POCUS.[2] Porém, é importante destacar que apenas 30 a 40% dos pacientes com o quadro agudo apresentarão alterações pelo ecocardiograma focado, uma vez que este tem baixa sensibilidade no diagnóstico de quadros de TEP menos graves. Não obstante, a ausência de sinais de *cor pulmonale* na vigência de um paciente em colapso circulatório exclui a possibilidade de TEP como etiologia do choque.[3]

COMO REALIZAR A AVALIAÇÃO DOS ACHADOS ECOCARDIOGRÁFICOS DE TROMBOEMBOLISMO PULMONAR

Em um cenário de TEP, a POCUS tem por objetivo avaliar se existem sinais ecocardiográficos de *cor pulmonale* agudo, ou seja, se há sinais de sobrecarga pressórica do ventrículo direito (VD) e, para isso, existem alguns parâmetros que podem ser facilmente avaliados à beira do leito por um médico não ecocardiografista devidamente treinado.[3,4]

Vários são os parâmetros identificados em pacientes que apresentam *cor pulmonale* agudo secundário a TEP, com destaque para a presença de aumento do VD, desproporção VD/VE, o "sinal do D" (imagem estática) e o movimento paradoxal do septo interventricular (imagem dinâmica), além do padrão em "pletora" da veia cava inferior (VCI).[3,4]

Além disso, profissionais com maior treinamento podem estimar a pressão sistólica da artéria pulmonar pelo Doppler contínuo por meio do refluxo tricúspide e tempo de aceleração, além de avaliar a função sistólica do VD, principalmente por meio da excursão sistólica do plano do anel tricúspide (Tapse) que se relaciona com mortalidade intra-hospitalar e prognóstico neste tipo de cenário.[3,4]

Avaliação da dilatação do ventrículo direito

Eyeballing

O ventrículo direito em condições fisiológicas é 60% do tamanho do ventrículo esquerdo. Assim, uma forma simples de avaliar se há aumento do VD por sobrecarga pressórica é comparar de forma qualitativa sua dimensão com a do VE; caso haja uma desproporção entre o VD e o VE, sugere-se um aumento do VD.[3-5]

Relação do diâmetro diastólico VD/VE

Outra forma bastante difundida e comentada anteriormente é estimar a medida do diâmetro basal do VD e do VE e posteriormente calcular sua relação. Para isso, utiliza-se a janela apical 4C, na fase diastólica final. Há 1 cm das valvas atrioventriculares; uma relação VD/VE < 0,6 indica VD de tamanho normal (Figura 1), uma relação VD/VE entre > 0,6 e < 1 já demonstra aumento e acima de 1, aumento mais significativo (Figura 2).[3-5]

Sinal do D ou índice de excentricidade

Medido pela relação entre o diâmetro anteroposterior e o septo lateral do VE obtido pelo eixo curto; há sinais de sobrecarga quando a relação for > 1. Esse achado também é conhecido como "sinal do D" (Figura 3). De forma dinâmica, pode-se evidenciar sobrecarga do VD visualizando a presença do movimento paradoxal do septo interventricular (Figura 4), facilmente avaliado no plano paraesternal transversal ou eixo curto; nesse cenário, é mais proeminente na sístole ventricular em decorrência da sobrecarga pressórica.[3-5]

Sinal de McConnell

Consiste na presença de acinesia ou hipocinesia da parede livre médio-basal do VD (Figura 5), com motilidade normal ou aumentada do ápice visualizada na janela apical 4C e com boa especificidade. O achado está associado à gravidade da obstrução no leito vascular pulmonar ou à sobrecarga aguda do VD. De maneira geral, o ecocardiograma focado tem baixa sensibilidade no diagnóstico de embolia pulmonar, porém sua acurácia é muito maior nos casos de embolia maciça e, quando presente, o sinal de McConnell tem sensibilidade de 77% e especificidade de 94% para TEP.[3-5]

Sinal do 60/60

Quando há presença de dilatação do ventrículo direito associada ao sinal 60/60 – combinação tempo de aceleração do fluxo pulmonar (TAC) < 60 ms e ao gradiente de pico sistólico valvar tricúspide < 60 mmHg –, ou com sinal de McConnell, o valor preditivo positivo para embolia pulmonar maciça é alto. No entanto, o sinal 60/60 está presente em apenas 12% e o sinal de McConnell, em 20% dos casos.[3-5]

Importante lembrar que sinais de sobrecarga pressórica de VD ajudam a diferenciar hipocinesia ou acinesia de parede livre decorrente de TEP daquela causada por infarto agudo do ventrículo direito (que pode mimetizar o sinal de McConnell).

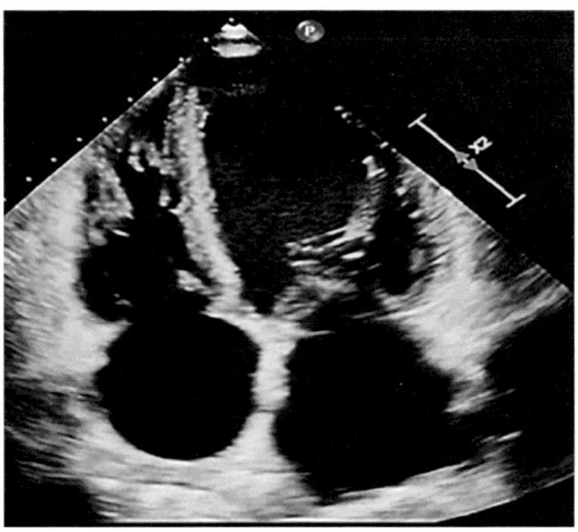

FIGURA 1 Diferenciação VD/VE normal.
Fonte: acervo dos autores.

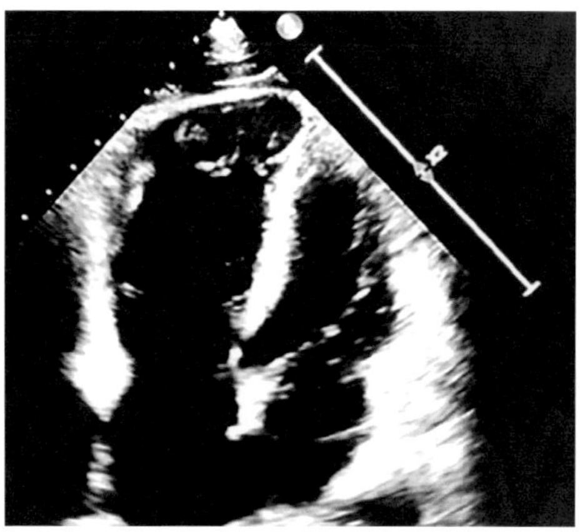

FIGURA 2 Diferenciação VD/VE alterada. Observe VD bem maior que VE.
Fonte: acervo dos autores.

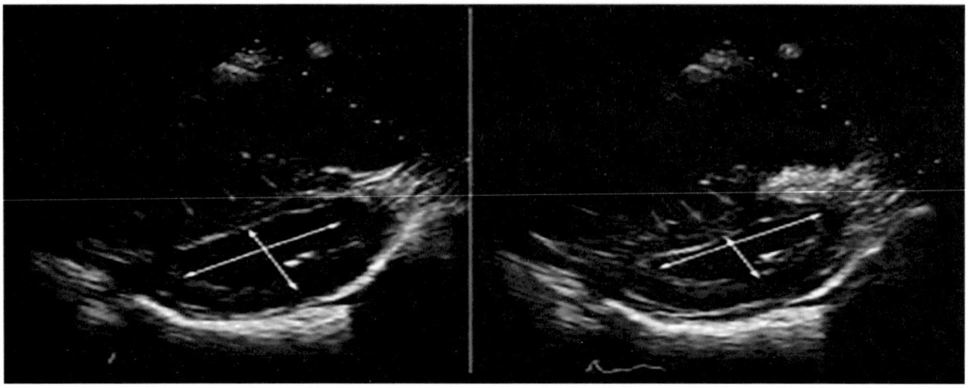

FIGURA 3 Índice de excentricidade do VE ou "sinal do D" sugestivo de sobrecarga pressórica do VD.
Fonte: Rudski et al., 2010.[6]

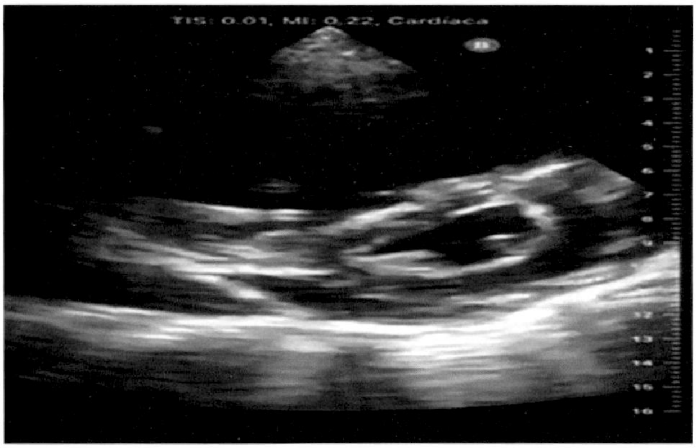

FIGURA 4 Movimento paradoxal do septo interventricular sugerindo sobrecarga pressórica do ventrículo direito.
Fonte: acervo dos autores.

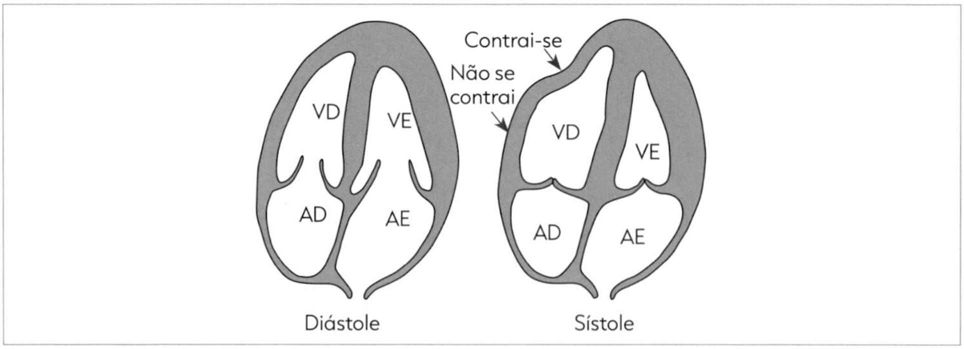

FIGURA 5 Sinal de McConnell.
Fonte: https://blog.escolaecope.com.br/mcconnells-sign-um-importante-achado-ecocardiografico/.

Veia cava inferior distendida e/ou em "pletora"

Outro parâmetro presente principalmente em situações nas quais haja repercussão secundária ao quadro de TEP é a presença de dilatação da VCI (Figura 6) com redução da variabilidade respiratória e em muitos casos em "pletora", decorrente da transmissão retrograda das elevadas pressões das câmaras direitas cardíacas.[3-5]

Estimando a pressão sistólica de artéria pulmonar

Além disso, para aqueles com conhecimento mais avançado em POCUS, é possível estimar através do refluxo tricúspide a pressão sistólica da artéria pulmonar ou pressão sistólica da artéria pulmonar (PSAP).

Estimativa da pressão sistólica da artéria pulmonar através do refluxo tricúspide utilizando o Doppler contínuo

Pressupondo não haver estenose da via de saída do VD ou da valva pulmonar, a PSAP é semelhante à pressão sistólica da via de saída do VD (PSVD). De acordo com a equação de Bernoulli, se há um fluxo de sangue passando de uma câmara (átrio direito) para outra câmara (ventrículo direito), a velocidade desse fluxo é proporcional ao gradiente de pressão entre eles; logo, se assumirmos que a PSVD é igual à PSAP na ausência de estenose pulmonar, podemos estimar a PSAP, sendo PSVD – PAD (gradiente) = 4 × velocidade máxima ao quadrado (Figura 7). Assim, a PSVD = PSAP = 4 × velocidade máxima ao quadrado + PAD; logo, sabendo os valores da velocidade máxima do jato regurgitante tricúspide e a PAD, pode-se calcular a PSAP.[3]

Resumindo = PSAP = 4 × v2 + PAD

A PAD pode ser estimada pelo FOCUS avaliando o diâmetro da VCI e sua variabilidade respiratória (Tabela 1) em pacientes em ventilação espontânea tendo uma boa validação na literatura. Porém, se o paciente está em ventilação mecânica, pelas influências da pressão positiva proveniente do ventilador sob o tórax, as evidências para a utilização da VCI não são robustas e é recomendado utilizar diretamente a medida da PAD obtida pelo cateter venoso central; contudo, caso a VCI tenha um diâmetro < 12 mm, pode-se considerar a PAD normal.[3]

Estimativa da pressão sistólica da artéria pulmonar pelo tempo de aceleração do fluxo pulmonar

Não são raros os casos em que não há refluxo tricúspide ou em que se tem uma dificuldade de obtenção de uma curva de fluxo adequada. Nesse tipo de cenário, o cálculo do TAC pode ser uma ferramenta útil para estimar a pressão sistólica da artéria pulmonar e, para isso, deve-se obter a janela paraesternal em eixo curto no plano dos vasos da base posicionando o cursor ao nível da valva pulmonar, mais especificamente na via de saída do VD, imediatamente antes da valva pulmonar. A partir daí, utiliza-se o Doppler pulsátil, que demonstrará um padrão de fluxo muito semelhante ao obtido na via de saída do ventrículo esquerdo (Figura 8). O tempo decorrido entre o início do fluxo sistólico a partir da valva pulmonar até a velocidade máxima é denominado TAC. Nos casos em que há hipertensão pulmonar, o TAC encontra-se encurtado (< 100 ms). Valores inferiores a 80 ms indicam aumento da pressão sistólica pulmonar superior a 40 mmHg, não haven-

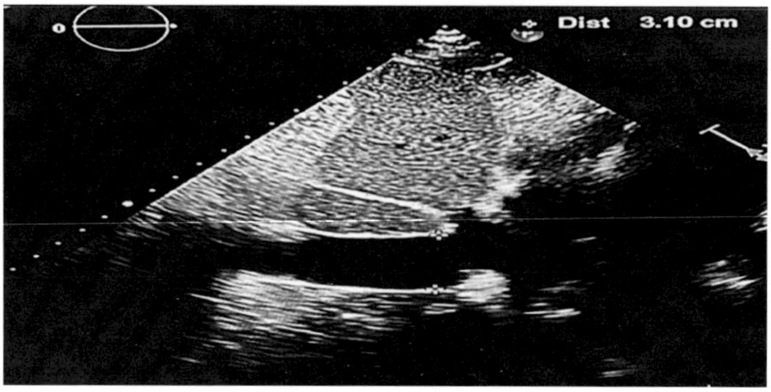

FIGURA 6 Desembocadura da veia cava inferior no átrio direito e a correta posição para a avaliação de seu diâmetro.
Fonte: acervo dos autores.

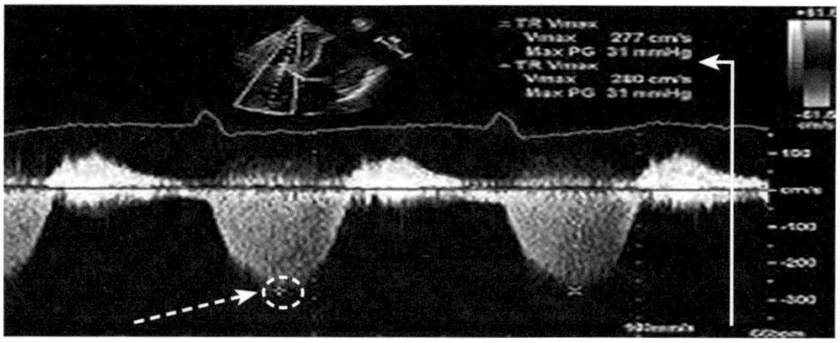

FIGURA 7 Obtenção da velocidade máxima do refluxo tricúspide (seta) e o gradiente máximo (seta tracejada) através do Doppler contínuo.
Fonte: acervo dos autores.

TABELA 1 **Variações da pressão do átrio direito**

Variável	Normal (0-5 (3) mmHg)	Intermediária (5-10 (8) mmHg)	Alta (15 mmHg)
Diâmetro da VCI	≤ 2,1 cm	≤ 2,1 cm > 2,1 cm	> 2,1 cm
Colapso inspiratório	> 50%	< 50% > 50%	< 50%
Índices secundários de aumento da pressão de AD			Padrão restritivo Tricúspide E/E' > 6 Fluxo diastólico predominante nas veias hepáticas (fração de enchimento sistólico < 55%)

AD: átrio direito; VCI: veia cava inferior.
Fonte: Rudski et al., 2010.[6]

do, entretanto, relação entre o grau de encurtamento e a pressão pulmonar. Contudo, esse índice apenas sugere a presença de hipertensão pulmonar sem quantificá-la.[3]

Resumindo = PSAP = 79 – (TAC × 0,45)

Outro parâmetro extremamente importante e com relevância prognóstica nesse tipo de cenário é a avaliação da presença de disfunção sistólica aguda do ventrículo direito, principalmente por meio do Tapse que, quando reduzido, na vigência de um quadro agudo de TEP, está relacionado a pior prognóstico. Esse parâmetro de avaliação da função sistólica do VD, bem como o Doppler tecidual do VD e a área fracionada ou FAC, já foram abordados no capítulo de ultrassom cardíaco focado (FOCUS).[7]

O único achado pelo método que é considerado patognomônico de TEP é a presença de trombos móveis em cavidades direitas, tronco e/ou ramos de artéria pulmonar, os quais se associam a alta mortalidade precoce, ocorrendo em apenas 4% dos casos de embolia pulmonar em geral, porém podendo alcançar até 18% de prevalência nos pacientes com TEP em unidades de terapia intensiva.[8]

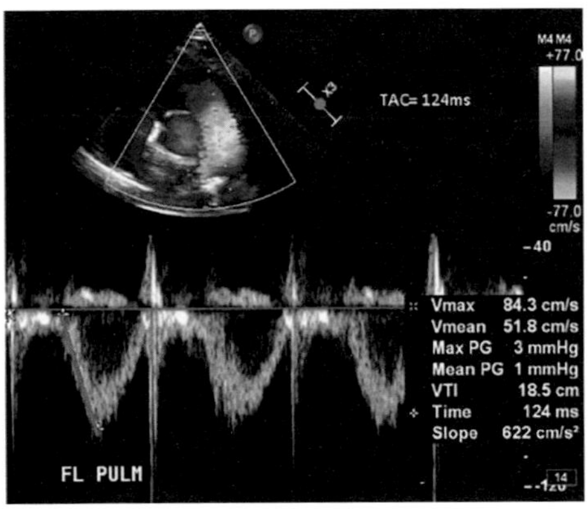

FIGURA 8 Como avaliar a pressão sistólica da artéria pulmonar (PSAP) utilizando o tempo de aceleração do fluxo pulmonar (TAC). Neste caso, o TAC obtido foi de 124 ms, ou seja, uma PSAP estimada em 79 – (124 × 0,45) ≈ 23 mmHg.
Fonte: www.escolaecope.com.br.

Nos pacientes com suspeita de TEP agudo, mas que apresentem espessura aumentada da parede livre de VD ou velocidades do jato regurgitante valvar tricúspide > 3,8 m/s, ou gradiente de pico sistólico valvar tricúspide > 60 mmHg, deve-se incluir diagnóstico diferencial com hipertensão arterial pulmonar tromboembólica crônica.[9]

A POCUS habitualmente não identifica alterações significativas nos pacientes com TEP de baixa gravidade, tendo baixa sensibilidade diagnóstica. Porém, em todos os pacientes com alta suspeita clínica de TEP e clinicamente instáveis, a detecção de sinais de sobrecarga pressórica e disfunção do VD (na ausência de outras causas óbvias de diagnóstico diferencial) permite o diagnóstico de TEP maciço e autoriza a terapia de reperfusão de emergência, mesmo na impossibilidade de realização de angiotomografia de tórax ou cintilografia de ventilação e perfusão.[9]

As últimas diretrizes brasileiras publicadas sobre o tema em 2022 recomendam o ecocardiograma à beira do leito como exame obrigatório em todo paciente com suspeita clínica de TEP e instabilidade hemodinâmica (classe I/nível de evidência C). Não é obrigatório nos pacientes com suspeita de TEP e hemodinamicamente estáveis, nos algoritmos de investigação; no entanto, representa uma importante ferramenta para discriminação e definição do diagnóstico diferencial (classe IIa/nível de evidência B).[9]

FLUXOGRAMA

Uma diretriz conjunta publicada em 2022 sobre tromboembolismo venoso demonstrou que a utilização do ecocardiograma à beira do leito, associada aos achados clínicos obtidos por probabilidade pré-teste pelo *Pulmonary Embolism Severity Index* (Pesi) e à dosagem de dímero-D, aumentou a acurácia na avaliação do pacientes com forte suspeita de TEP, principalmente naqueles hemodinamicamente instáveis, como demonstrado no fluxograma da Figura 9.[9,10]

DICAS E *PITFALLS*

A qualidade das imagens obtidas pela POCUS pode variar dependendo da habilidade e experiência do operador. A interpretação das imagens também requer treinamento adequado, o que pode limitar a precisão no diagnóstico, especialmente para operadores menos experientes.

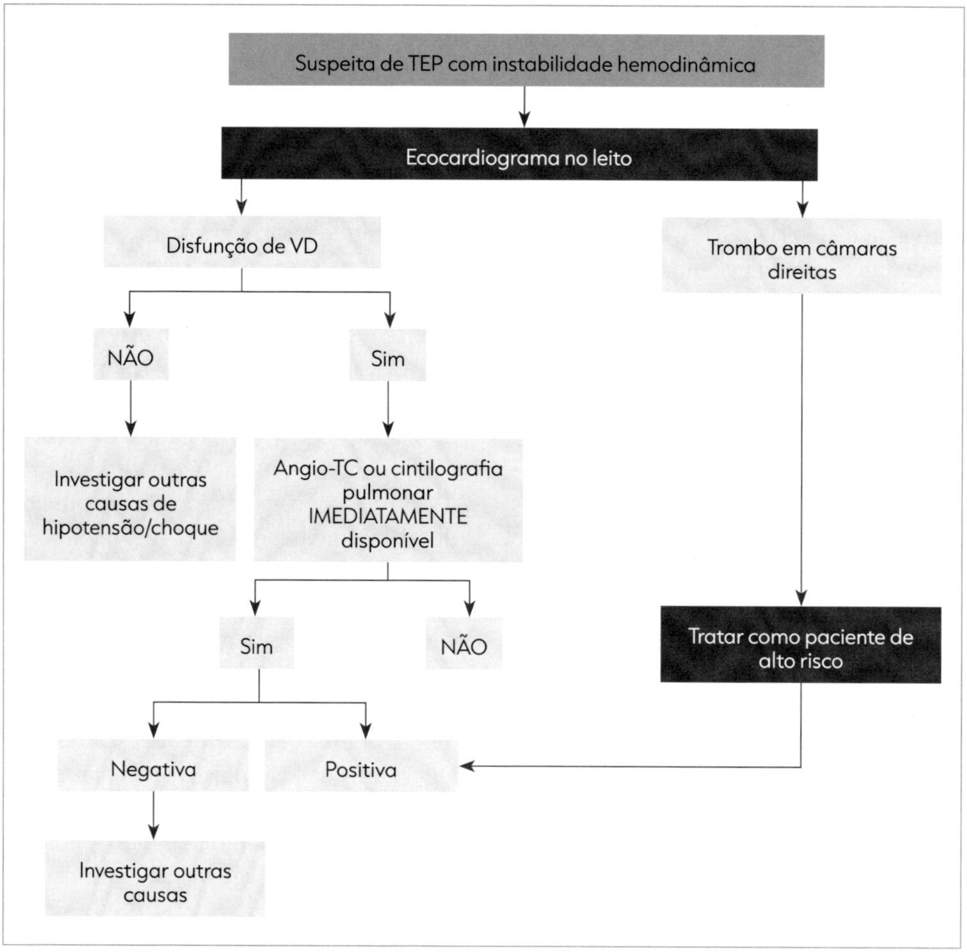

FIGURA 9 Fluxograma proposto pelo Departamento de Imagem Cardiovascular da Sociedade Brasileira de Cardiologia para abordagem do pacientes com alta probabilidade de tromboembolismo pulmonar apresentando instabilidade hemodinâmica.
TC: tomografia computadorizada; TEP: tromboembolismo pulmonar; VD: ventrículo direito.
Fonte: Albricker et al., 2022.[10]

A detecção de trombos pelo método, principalmente quando pequenos, é desafiadora e extremamente limitada em pacientes obesos.

Sinais de sobrecarga do VD não são específicos para TEP, e outras patologias que cursam com hipertensão pulmonar também podem apresentá-los. Logo, é fundamental sempre correlacionar os achados durante a insonação com a história clínica.

QUESTÕES

1. Na avaliação de um paciente com choque, o uso da POCUS é cada vez mais difundido por muitas vezes poder esclarecer a causa. No caso da avaliação cardíaca com o ultrassom em paciente com choque, foram achados os seguintes dados: aumento de câmaras cardíacas direitas, desvio de septo interventricular para a esquerda, contratilidade preservada de ventrículo esquerdo, PSAP 58 mmHg, pequena variabilidade de veia cava inferior.

Com esta descrição, qual a causa e o tipo de choque que o paciente apresenta?

a. Infarto agudo de ventrículo esquerdo, choque cardiogênico.
b. Tromboembolismo pulmonar, choque obstrutivo.
c. Hipovolemia, choque hipovolêmico/hemorrágico.
d. Insuficiência cardíaca descompensada.

Alternativa correta: b.

2. Paciente do sexo masculino, 60 anos, hipertenso, obeso, submetido a cirurgia bariátrica. Evoluiu no primeiro pós-operatório com quadro de insuficiência respiratória aguda (IRpA), necessitando de suporte ventilatório invasivo. Você, que possui conhecimento em POCUS, insonou seu paciente, evidenciando os seguintes achados:

Qual é a principal hipótese diagnóstica da etiologia da IRpA?

a. Infarto agudo do miocárdio.
b. Dissecção aguda da aorta.
c. Tamponamento cardíaco.
d. Pericardite constritiva.
e. Tromboembolismo pulmonar.

Alternativa correta: e.

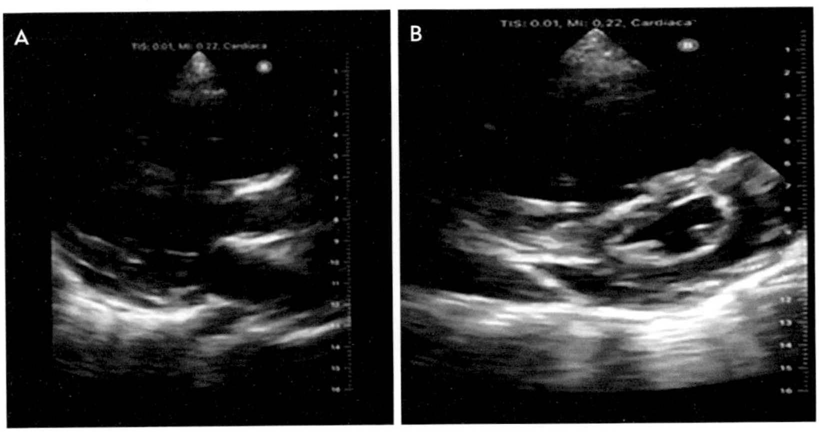

FIGURA 10 A: janela paraesternal longitudinal demonstrando dilatação do ventrículo direito; B: demonstra a retificação do septo interventricular por sobrecarga pressórica.
Fonte: acervo dos autores.

REFERÊNCIAS

1. Fernandes CJ, Calderaro D, Assad APL, Salibe-Filho W, Kato-Morinaga LT, Hoette S, et al. Atualização no tratamento da hipertensão arterial pulmonar. Arq Bras Cardiol. 2021;117(4):750-64.
2. Squizzato A, Galli L, Gerdes VE. Point-of-care ultrasound in the diagnosis of pulmonary embolism. Crit Ultrasound J. 2015;7:7.
3. Assunção MSC, Barros DS, Bravim BA, editores. Ecografia em terapia intensiva e na medicina de urgência. Rio de Janeiro: Atheneu; 2019.
4. Dresden S, Mitchell P, Rahimi L, Leo M, Rubin-Smith J, Bibi S, et al. Right ventricular dilatation on bedside echocardiography performed by emergency physicians aids in the diagnosis of pulmonary embolism. Ann Emerg Med. 2014;63(1):16-24.
5. Kurnicka K, Lichodziejewska B, Goliszek S, Dzikowska-Diduch O, Zdończyk O, Kozłowska M, et al. Echocardiographic pattern of acute pulmonary embolism: analysis of 511 consecutive patients. J Am Soc Ecocardiogr. 2016;29(9):907-13.
6. Rudski LG, Lai WW, Afilalo J, Hua L, Handschumacher MD, Chandrasekaran K, et al. Guidelines for the echocardiographic assessment of the right heart in adults: a report from the American Society of Echocardiography endorsed by the European Association of Echocardiography, a registered branch of the European Society of Cardiology, and the Canadian Society of Echocardiography. J Am Soc Echocardiogr. 2010;23(7):685-713; quiz 786-8.
7. Kurzyna M, Torbicki A, Pruszczyk P, Burakowska B, Fijałkowska A, Kober J, et al. Disturbed right ventricular ejection pattern as a new doppler echocardiographic sign of acute pulmonary embolism. Am J Cardiol. 2002;90(5):507-11.
8. Torbicki A, Galie N, Covezzoli A, Rossi E, De Rosa M, Goldhaber SZ; ICOPER Study Group. Right heart thrombi in pulmonary embolism: results from the International Cooperative Pulmonary Embolism Registry. J Am Coll Cardiol. 2003;41(12):2245-51.
9. Konstantinides SV, Meyer G, Becattini C, Bueno H, Geersing GJ, Harjola VP, et al. 2019 ESC Guidelines for the diagnosis and management of acute pulmonar embolism developed in collaboration with the European Respiratory Society (ERS). Eur Heart J. 2020;41(4):543-603.
10. Albricker ACL, Freire CMV, Santos SND, Alcantara ML, Saleh MH, Cantisano AL, Teodoro JAR, et al. Diretriz Conjunta sobre Tromboembolismo Venoso – 2022. Arq Bras Cardiol. 2022;118(4):797-857.

CAPÍTULO 24

Avaliação de derrame pericárdico e sinais de tamponamento cardíaco

Reiby Caetano Mustafá
Waldir Ferreira de Salvi Junior

Objetivos

- Demonstrar as principais janelas ecocardiográficas na avaliação de derrame pericárdico.
- Demonstrar os principais achados ecocardiográficos de repercussão hemodinâmica no cenário de tamponamento cardíaco.
- Propor uma abordagem sistematizada nos pacientes com derrame pericárdico por meio de fluxograma, utilizando escore proposto pela Sociedade Europeia de Cardiologia, desde diagnóstico etiológico, manifestação clínica, alterações radiológicas, eletrocardiográficas e ecocardiograma, a fim de determinar precocemente qual é o risco de tamponamento cardíaco e a necessidade de intervenção imediata em centro cirúrgico ou pericardiocentese.

INTRODUÇÃO

O pericárdio é um tecido que envolve todo o coração, sendo formado pela parte mais externa ou fibrosa, conhecida como pericárdio parietal, uma camada interna mais serosa, que é o pericárdio visceral, e o espaço entre as camadas, preenchido por líquido pericárdico, variando em torno de 15 a 35 mL, de aspecto seroso, fisiológico e com características lubrificantes. O acúmulo de líquido nesse espaço (sangue, pus, líquido seroso ou mais raramente gás) acima dos valores normais constitui o derrame pericárdico, podendo variar em quantidade e qualidade conforme sua etiologia. Dentre elas, podem-se citar principalmente causas inflamatórias, pós-operatório de cirurgia cardíaca e complicação de procedimentos cardíacos percutâneos.[1]

O tamponamento cardíaco é sabidamente um diagnóstico clínico, e acontece quando a pressão exercida pelo líquido pericárdico ultrapassa a pressão das câmaras cardíacas, levando à redução do débito cardíaco, manifesto como colapso circulatório, o que, juntamente com os sinais clínicos de hipotensão, taquicardia, pulso paradoxal e distensão venosa jugular, caracterizará um cenário de tamponamento cardíaco que, se não tratado, pode levar à parada cardiorrespiratória.[2,3]

O saco pericárdico é uma estrutura relativamente rígida e o tamanho do derrame, bem como sua distribuição, podem variar, principalmente de acordo com sua etiologia. Sabe-se que, na fisiopatologia do tamponamento cardíaco, a velocidade de instalação e a magnitude do derrame têm papel determinante. Essas informações são extremamente relevantes, por exemplo, em cenários nos quais a rápida instalação do derrame, mesmo que em pequena monta (200-300 mL de líquido), por exemplo, secundário à rotura de parede livre do ventrículo esquerdo (VE) após infarto, hemopericárdio como complicação pós-dissecção aguda da aorta ascendente ou durante procedimentos cardíacos percutâneos, já pode ser o suficiente para determinar repercussão hemodinâmica.[2,3]

Por outro lado, o acúmulo lento e gradual de líquido no saco pericárdico, como em pacientes com doença renal crônica e lúpicos, pode ser assintomático, e eventuais sintomas de tamponamento podem ocorrer de forma mais tardia. Isso explica por que pequenos volumes de líquido aspirados durante uma pericardiocentese, por exemplo, já podem ser o suficiente para aliviar a sintomatologia. Na prática clínica, o tamponamento cardíaco é geralmente causado por derrames circunferenciais de moderada a grande monta; no entanto, em situações específicas (p. ex., após cirurgia cardíaca ou traumatismo torácico), os derrames mais localizados também podem causar repercussão hemodinâmica.[4,5]

Os sinais clássicos de tamponamento (tríade de Beck: hipotensão, turgência jugular e abafamento de bulhas) têm sensibilidade limitada, o que torna o diagnóstico clínico extremamente desafiador. Nesse cenário, o ecocardiograma pode ser uma ferramenta fundamental tanto para a quantificação do derrame pericárdico quanto para a definição da suspeita etiológica e avaliação de repercussão no enchimento ventricular, sobretudo nos achados ecocardiográficos precoces e que muitas vezes antecedem o tamponamento.[6,7] Estudos demonstraram alto grau de sensibilidade e especificidade do ecocardiograma na detecção de derrame pericárdico, em pacientes apresentando patologias clínicas ou após trauma e desde 2003 o método é considerado pelas Sociedades Americana de Cardiologia e de Ecocardiografia como exame de primeira linha na avaliação dos pacientes com suspeita de afecções pericárdicas.

Nos quadros em que há a suspeita de tamponamento cardíaco, a ultrassonografia *point-of-care* (POCUS) é uma ferramenta extremamente útil para o diagnóstico do derrame pericárdico, sua quantificação e caracterização, além de fornecer informações relevantes quanto à repercussão hemodinâmica.

COMO REALIZAR A AVALIAÇÃO?

De maneira prática, a seguir são citadas, de forma sequenciada, as estratégias de como avaliar um paciente com suspeita clínica de tamponamento.

Transdutor

Idealmente transdutor setorial ou *phased array* 2-5 MHz.

Janelas ecocardiográficas

Paraesternal eixo longo (PLAX), eixo curto (PSAX), apical 4C, subcostal ou subxifoide no plano 4C e VCI (já demonstradas no Capítulo 10 - Avaliação cardíaca focada). É importante ressaltar que em um cenário de colapso circulatório é preferível utilizar a janela subxifoide pela praticidade da posição do paciente (decúbito dorsal) e pela urgência em descartar choque obstrutivo secundário a derrame pericárdico com restrição ao enchimento das câmaras cardíacas.[8]

Identificar a presença do derrame pericárdico e avaliar seu tamanho

O derrame pericárdico é caracterizado por uma área anecoica ou hipoecoica ao redor da silhueta cardíaca, que pode ser difusa ou localizada (Figura 1). Uma vez identificado o derrame, deve-se estimar o volume na diástole e sua localização; para isso, considera-se derrame discreto aquele que, durante o ciclo cardíaco na fase dias tólica, apresenta espessura < 1 cm; moderado entre 1 e 2 cm e importante acima 2 cm, principalmente quando circunferencial.[8]

Pesquisar os achados ecocardiográficos de derrame pericárdico com repercussão hemodinâmica

Para isso, o Quadro 1 resume as alterações mais relevantes.

QUADRO 1.

Colapso sistólico do átrio direito (mais sensível)
Colapso diastólico do ventrículo direito (mais específico)
Dilatação da veia cava inferior ou veia cava em "pletora"
Variação respiratória acentuadas nas velocidades de fluxo através das valvas tricúspide e mitral
Compressão atrial e ventricular esquerda
Swimming heart

Fonte: adaptado de Santucci et al., 2019.[9]

Colapso sistólico do átrio direito

Em relação à avaliação da presença de sinais de repercussão hemodinâmica que se traduz como restrição ao enchimento das câmaras ventriculares, deve-se averiguar, por meio do método bidimensional (2D), a presença de colapso do enchimento principalmente das câmaras direitas (menor pressão). A primeira a sofrer repercussão é o átrio direito (AD), ocorrendo na sístole ventricular e por isso chamado de colapso sistólico do AD. Um colapso mais prolongado, que se inicia no final da sístole atrial e se prolonga por mais um terço da sua diástole, é altamente sugestivo de repercussão hemodinâmica pelo derrame, sendo o sinal mais sensível (Figura 2).[8]

Colapso diastólico do ventrículo direito

Ocorre quando a pressão intrapericárdica vence a pressão interna do ventrículo direito (VD), causando um colapso diastólico do ventrículo. É o sinal mais específico de repercussão hemodinâmica (Figura 3). Importante não confundir com colapso sistólico do VD, que pode ocorrer em situações de hipovolemia e estados hiperdinâmicos.[8]

Veia cava inferior distendida ou em "pletora"

Outro achado de fácil visualização pelo modo bidimensional é a dilatação da veia cava inferior (VCI) durante a inspiração, pois, em casos de derrame pericárdico im-

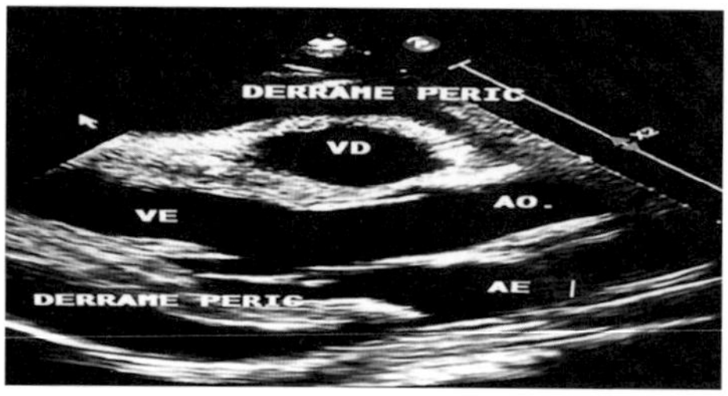

FIGURA 1 Janela paraesternal longitudinal revelando presença de lâmina de derrame pericárdico posteriormente ao ventrículo esquerdo e anteriormente ao ventrículo direito.
Fonte: acervo dos autores.

portante com repercussão, a VCI encontra-se dilatada (> 2,1 cm), com pouca variação ou em pletora (Figura 4).[8]

Presença de variação respiratória acentuadas nas velocidades de fluxo através das valvas tricúspide e mitral

Por meio do Doppler pulsado também se pode avaliar a repercussão hemodinâmica. Em virtude da interdependência dos ventrículos pela pressão extrínseca exercida pelo líquido pericárdico, há uma exacerbação das variações de fluxos diastólicos transvalvares durante o ciclo respiratório, podendo ser um sinal de repercussão. Para esse tipo de avaliação, deve-se reduzir a velocidade de varredura do Doppler pulsado para 25 a 50 mm/s e observar se, durante a inspiração, há uma redução inspiratória do fluxo transmitral > 25-30% (Figura 5) e/ou um aumento do fluxo tricúspide > 40-50% (Figura 6). Caso essas alterações sejam visualizadas, sugere-se repercussão hemodinâmica.[8]

Evidência pelo modo bidimensional (2D) de *swimming* ou *swinging heart*

Em casos mais graves e extremos, pode-se encontrar uma situação em que há um acúmulo exagerado de líquido dentro do

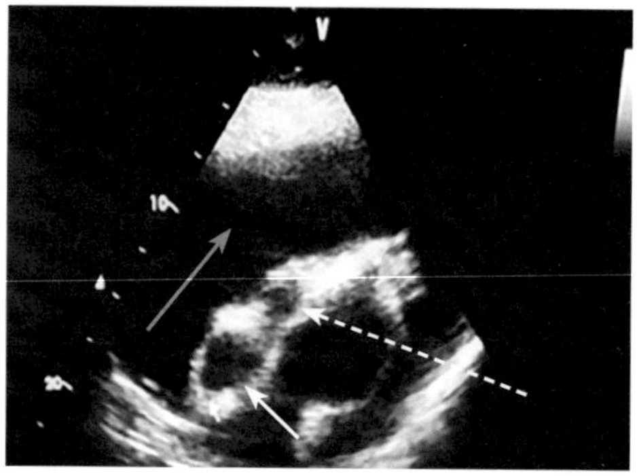

FIGURA 2 A imagem, obtida pela janela subcostal ou subxifoide plano 4C, demonstra colapso do átrio direito (seta branca), volumoso derrame pericárdico (seta cinza) e colapso do ventrículo direito (seta pontilhada).
Fonte: acervo dos autores.

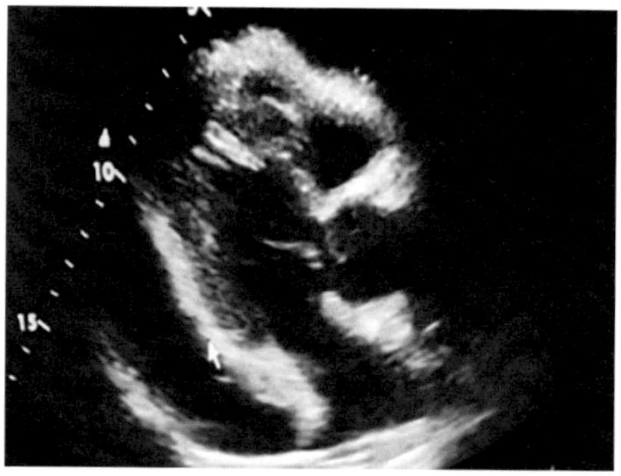

FIGURA 3 Imagem obtida pela janela paraesternal eixo longo demonstrando o colapso diastólico do ventrículo direito.
Fonte: acervo dos autores.

saco pericárdico, fazendo com que o coração tenha movimentos pendulares e esteja fixo pelos grandes vasos da base. Esse achado é conhecido como *swimming* ou *swinging heart*, sendo um achado mais tardio.[8]

FLUXOGRAMA

O fluxograma proposto por este manual se baseia em um artigo de revisão sobre o tema, publicado em 2021 pela Sociedade

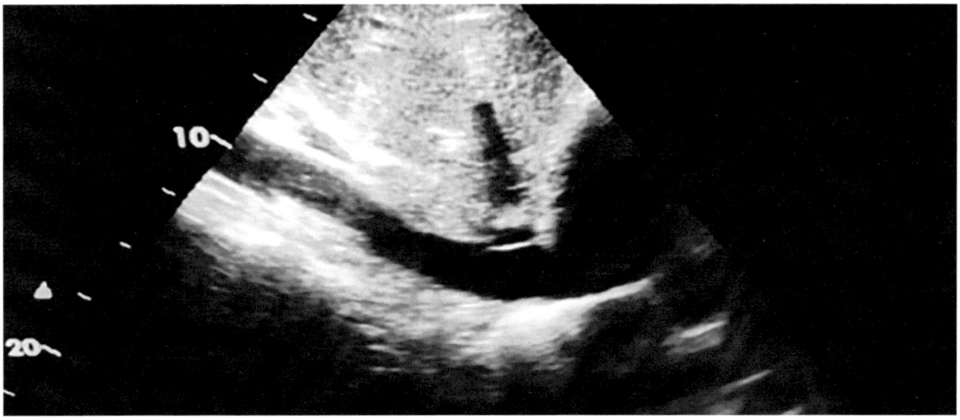

FIGURA 4 Imagem obtida pela janela subxifoide plano da veia cava inferior que se encontra ingurgitada e sem variabilidade respiratória – em "pletora".
Fonte: acervo dos autores.

Europeia de Cardiologia (ESC), norteando o clínico que se depara com derrame pericárdico, principalmente em paciente hipotenso e/ou em colapso circulatório.[10]

Para isso, é realizada uma avaliação quanto a etiologia, manifestações clínicas, imagem correlacionada e, consequentemente, tomada de conduta.

- **1º passo – avaliar a etiologia do derrame pericárdico:** uma vez se identificando derrame pericárdico, é fundamental descartar causas que exijam intervenção cirúrgica imediata. Nesse caso, na vigência clínica de dissecção de aorta do tipo A, ruptura de parede livre do ventrículo esquerdo, trauma torácico recente ou hemopericárdio, secundário principalmente a implante de dispositivos como marca-passo, a pericardiocentese é proscrita, sendo indicada intervenção cirurgia de urgência. Afastadas tais etiologias, avaliar se existe alguma condição com maior risco de complicações secundárias ao derrame, como demonstrado na Tabela 1.

TABELA 1 **Principais causas de tamponamento cardíaco**

Causa	Frequência relativa
1. Intervenções cardíacas	Até 1/3
2. Câncer	Até 1/4
3. Infecções/causas inflamatórias	Até 1/5
4. Complicações mecânicas de infarto do miocárdio	Até 10%
5. Dissecção aórtica	< 10%

Fonte: Imazio et al., 2021.[10]

TABELA 2 **Pontuação de acordo com as etiologias**

Câncer	2
Tuberculose	2
Radioterapia	1
Infecção viral	1
Doença renal crônica estágio 5	1

(continua)

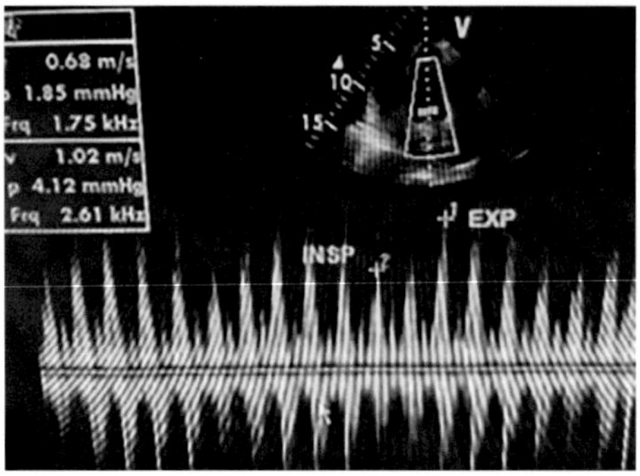

FIGURA 5 Imagem demonstrando o fluxo pela valva mitral avaliado pelo Doppler pulsátil com redução > 30% na velocidade durante a inspiração.
Fonte: acervo dos autores.

TABELA 2 Pontuação de acordo com as etiologias (*continuação*)

Imunodeficiência	1
Hipo/hipertireoidismo	−1
Doença autoimune	−1

Fonte: adaptada de: Imazio et al., 2021.[10]

- **2º passo – avaliar a clínica do paciente:** uma série de sinais e sintomas pode estar presente nos pacientes que apresentam derrame pericárdico significativo e que cursam com repercussão hemodinâmica. A Tabela 3 mostra os principais sinais e sintomas pontuados no escore.

TABELA 3 Pontuação de acordo com sinais e sintomas clínicos

Dispneia/taquipneia	1
Ortopneia	3
Hipotensão	0,5

(continua)

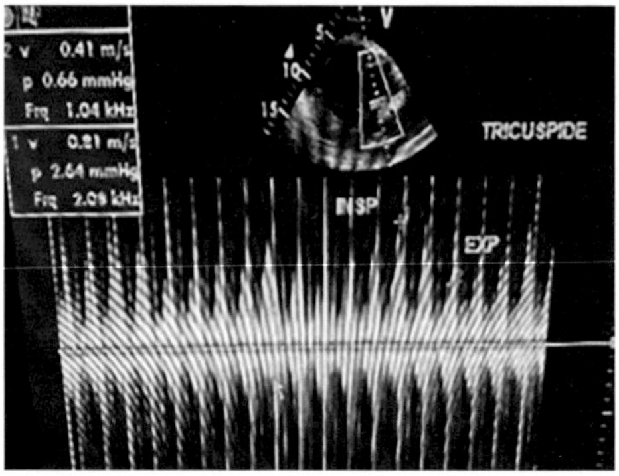

FIGURA 6 Imagem demonstrando o fluxo pela valva tricúspide avaliado pelo Doppler pulsátil com aumento > 40% na velocidade durante a inspiração.
Fonte: acervo dos autores.

TABELA 3 Pontuação de acordo com sinais e sintomas clínicos (*continuação*)

Taquicardia sinusal	1
Oligúria	1
Pulso paradoxal > 10 mmHg	2
Dor torácica	0,5
Atrito pericárdico	0,5
Piora rápida dos sintomas	2
Evolução lenta	-1

Fonte: adaptada de Imazio et al., 2021.[10]

- **3º passo – avaliação por exames complementares:** dentro dos exames complementares destacados pelo escore na avaliação de derrame pericárdico significativo com repercussão hemodinâmica, destacam-se um critério pela radiografia de tórax, dois critérios eletrocardiográficos e os demais por meio do ecocardiograma, como demonstrados na Tabela 4.

- **4º passo – conduta:** após descartada cirurgia de emergência, como supracitado, pacientes que apresentam escore maior ou igual a 6 têm indicação de pericardiocentese. Em casos de escore < 6, deve-se reavaliar o quadro entre 12 e 48 horas.

Deve-se lembrar que esse escore de avaliação proposto pela ESC em 2021 baseia-se essencialmente na opinião de especialistas e necessita de mais estudos para que seja implementado como rotina na prática clínica.

É importante ressaltar que o diagnóstico de tamponamento cardíaco é clínico, porém nem sempre sinais clássicos, como a tríade de Beck, estarão presentes. Assim, o ecocardiograma focado (FOCUS) tem papel fundamental na avaliação dos pacientes com hipotensão e que evoluem em colapso circulatório para afastar choque obstrutivo secundário a derrame pericárdico com sinais de restrição ao enchimento das câmaras cardíacas.

Uma vez que o profissional se familiariza com as principais janelas ecocardiográficas para a avaliação de derrame pericárdico e correlaciona as imagens obtidas com a clínica do paciente, é possível chegar a um diagnóstico mais preciso. Inclusive pode-se estratificar precocemente, caso o paciente não esteja tamponado, o risco iminente de evoluir para o quadro, caso em que se pode indicar pericardiocentese, a qual é detalhada no capítulo sobre pericardiocentese e marca-passo deste manual prático.

TABELA 4 Pontuação de acordo com as alterações detectadas nos exames complementares

Cardiomegalia pela radiografia de tórax	1
Alternância elétrica	0,5
Baixa voltagem no eletrocardiograma	1
Derrame volumoso (> 2 cm na diástole)	3
Derrame moderado (1-2 cm na diástole)	1
Derrame pequeno (< 1 cm) no trauma	−1
Colapso do AD (> 1/3 do ciclo cardíaco)	1
Veia cava inferior > 2,5 cm e com variabilidade respiratória < 50%	1,5
Colapso diastólico do VD	1,5
Colapso do AE	2
Variabilidade exacerbada do fluxo mitral e tricúspide	1
Swinging ou *swimming heart*	1

AD: átrio direito; AE: átrio esquerdo; VD: ventrículo direito.
Fonte: adaptada de Imazio et al., 2021.[10]

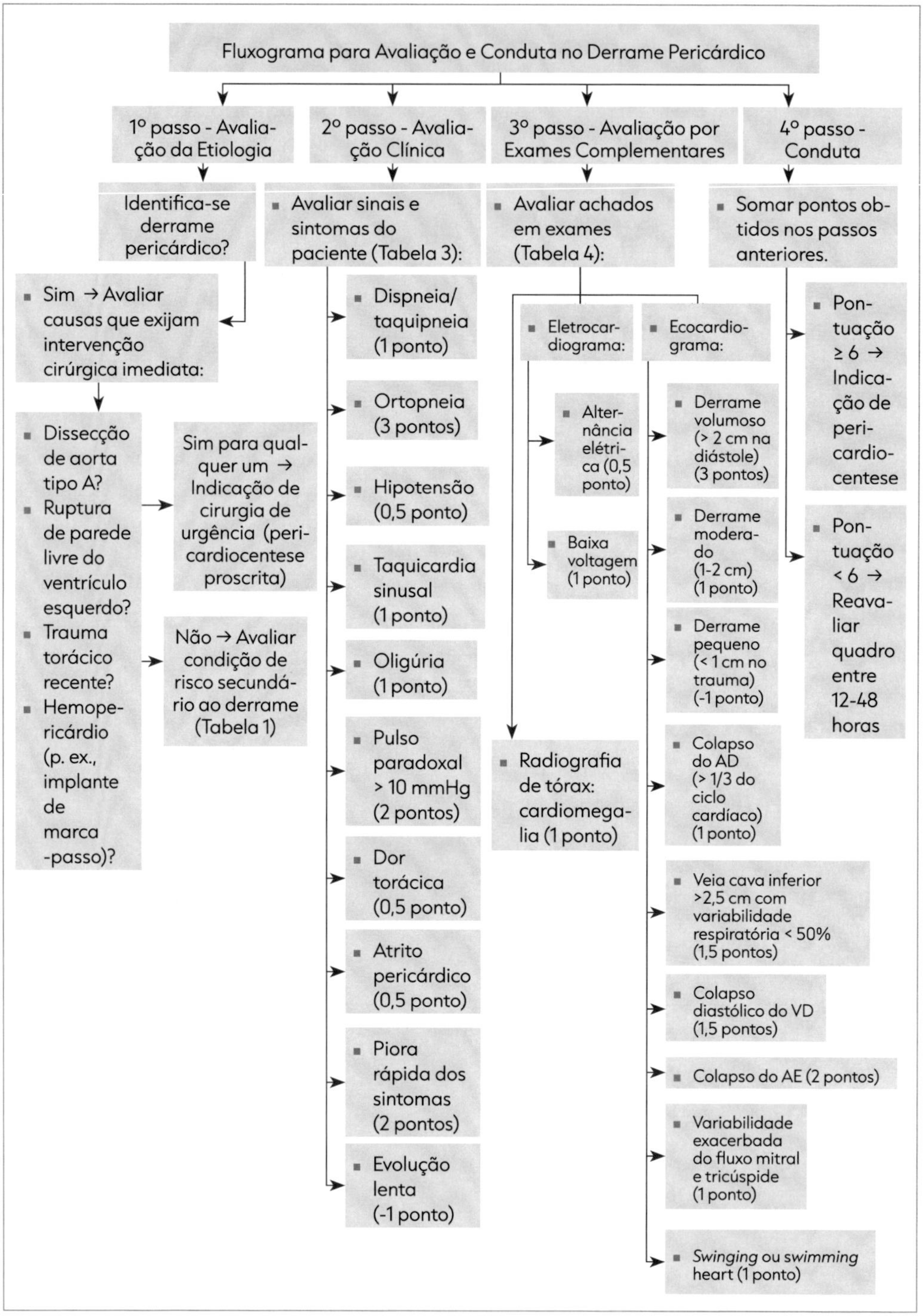

Fonte: Imazio et al. Sociedade Europeia de Cardiologia (021) Cardiac tamponade: an educational review. Eur Heart J Acute Cardiovasc Care. 2021;10:102-9.

QUESTÕES

1. Paciente do sexo feminino, 65 anos, admitida na UTI com quadro de dispneia e dor torácica que se iniciaram há 1 mês e vêm evoluindo com piora progressiva. Ao exame clínico, na ausculta pulmonar a paciente apresentava diminuição do murmúrio vesicular bilateralmente, hipofonese de bulhas cardíacas e estase jugular a 45°. Exame radiológico apresentado:

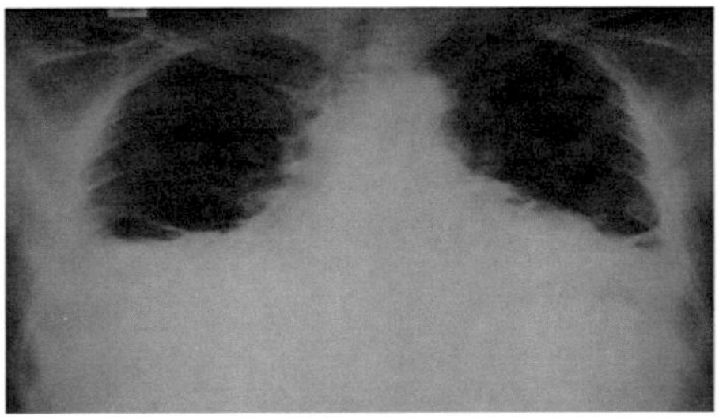

Na sequência, a equipe clínica optou por punção torácica, a qual demonstrou presença de líquido exsudativo com predomínio de outras células, provavelmente neoplásicas. Durante o atendimento, o paciente apresentou piora do quadro, evoluindo com taquidispneia e queda da pressão arterial: 80 × 40 mmHg. Você, que tinha conhecimento em POCUS, evidenciou a imagem abaixo:

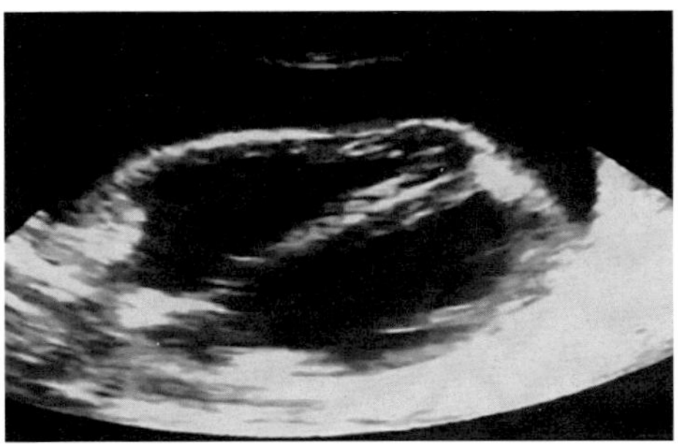

Diante deste caso, qual é a conduta imediata mais apropriada?

a. Trombólise.
b. Drenagem torácica.
c. Cineangiocoronariografia.
d. Pericardiocentese.

Comentários: paciente apresentando quadro de colapso circulatório com presença da tríade de Beck e evidências de derrame pericárdico volumoso pela imagem estática demonstrada pela POCUS; logo, deve-se proceder com pericardiocentese. A alternativa correta é d.

2. Paciente do sexo masculino, 65 anos, hipertenso e renal crônico dialítico, é internado na unidade de terapia intensiva com história de dispneia, ortopneia e sinais de hipoperfusão periférica. Você realizou uma POCUS, obtendo a seguinte imagem:

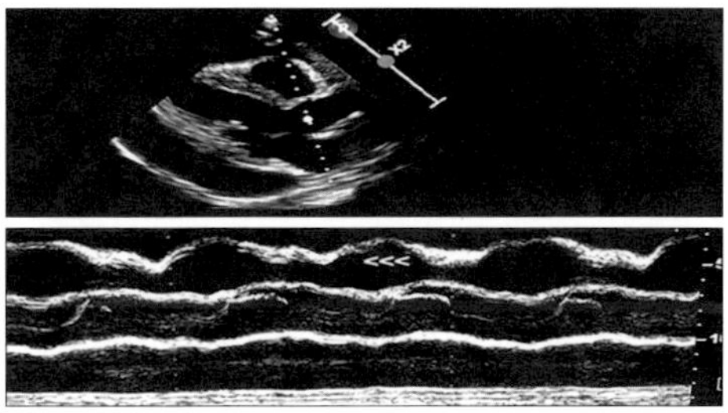

Diante deste quadro, assinale a melhor alternativa terapêutica:

a. Trombólise intravenosa.
b. Intubação orotraqueal.
c. Dobutamina – 10 mcg/kg/min.
d. Drenagem pericárdica.

Comentários: paciente hipertenso e renal dialítico evoluindo com sinais clínicos de colapso circulatório na vigência de derrame pericárdico volumoso pelo modo 2D e sinais pelo modo M de restrição ao enchimento diastólico do VD "seta" (sinal mais específico de repercussão hemodinâmica na suspeita de tamponamento cardíaco). Logo, deve-se proceder à drenagem pericárdica. A alternativa correta é d.

REFERÊNCIAS

1. Mathias Junior W. Manual de ecocardiografia. 4. ed. Barueri: Manole; 2016.
2. Roy CL, Minor MA, Brookhart MA, Choudhry NK. Does this patient with a pericardial effusion have cardiac tamponade? JAMA. 2007;297(16): 1810-8.
3. Imazio M. Myopericardial diseases. Heidelberg, Germany: Springer; 2016.
4. Imazio M, Mayosi BM, Brucato A, Markel G, Trinchero R, Spodick DH, Adler Y. Triage and management of pericardial effusion. J Cardiovasc Med (Hagerstown) 2010;11:928-35.
5. Ristić AD, Imazio M, Adler Y, Anastasakis A, Badano LP, Brucato A, et al. Triage strategy for urgent management of cardiac tamponade: a position statement of the European Society of Cardiology Working Group on Myocardial and Pericardial Diseases. Eur Heart J. 2014;35:2279-84.
6. McLean AS. Echocardiography in shock management. Crit Care. 2016;20:275.
7. Labovitz AJ, Noble VE, Bierig M, Goldstein SA, Jones R, Kort S, et al. Focused cardiac ultrasound in the emergent setting: a consensus statement of the American society of Echocardiography and American College of Emergency Physicians. J Am Soc Echocardiogr. 2010;23(12):1225-30.
8. Salerno A, Haase DJ, Murthi SB. Atlas of critical care echocardiography. Cham: Springer International Publishing; 2021.
9. Assunção MSC, Barros DS, Bravim BA, editores. Ecocografia em terapia intensiva e na medicina de urgência. Rio de Janeiro: Atheneu; 2019.
10. Imazio M, De Ferrari GM. Cardiac tamponade: an educational review. Eur Heart J Acute Cardiovasc Care. 2021;10:102-9.

CAPÍTULO 25

Parada cardiorrespiratória – o que temos de evidências?

Juliano Lima Santos

Objetivos

- Demostrar a utilização de um protocolo de POCUS no manejo de pacientes em parada cardiorrespiratória.
- Demonstrar os pilares do POCUS utilizados no uso da ferramenta ultrassom beira-leito.
- Demostrar a sistematização do protocolo LIMAS.

INTRODUÇÃO

O evento parada cardiorrespiratória (PCR) tem como principal causa os eventos cardiovasculares, sendo responsável por um total aproximado de 300 mil casos/ano nos Estados Unidos.[1] O sucesso de uma ressuscitação cardiopulmonar (RCP), ou seja, a capacidade de otimizar o retorno da circulação (ROSC), está intrinsecamente relacionado à capacidade de identificação precoce e tratamento imediato das causas potencialmente reversíveis da PCR nos ritmos não chocáveis, uma vez que a terapia fundamental e mandatória nos ritmos chocáveis por definição é a desfibrilação elétrica.[2]

Dentre as causas potencialmente reversíveis durante o atendimento à PCR, os distúrbios acidobásicos (acidose metabólica), hidroeletrolíticos (hipo/hipercalemia) e a hipoglicemia são de identificação e tratamento mais acessíveis, por exemplo, pela realização de gasometria arterial à beira do leito (Figura 1).[3] Vale lembrar que distúrbios do equilíbrio acidobásico, descritos como "causa" de uma PCR, podem na verdade ser consequência, se considerarmos que é necessário haver um substrato fisiopatológico que propicia a condição de acidose metabólica.

Ao contrário, os diagnósticos de pneumotórax hipertensivo, derrame pericárdico com tamponamento cardíaco, embolia pulmonar maciça e hipovolemia são na maioria das vezes de determinação etiológica extremamente desafiadora e dependentes de critérios clínicos subjetivos, de baixas sensibilidade, especificidade e acurácia.[5]

Nesse sentido, publicações recentes evidenciam que o exame ultrassonográfico multiorgânico e cardíaco focado (FOCUS), no atendimento à PCR, é uma ferramenta diagnóstica e prognóstica de elevada acurácia. Há evidências na literatura que sustentam que o FOCUS otimiza e aumenta a segurança para a realização de procedimentos invasivos por meio da orientação visual guiada pelo exame em tempo real.[6]

O FOCUS é um exame ultrassonográfico multissistêmico focado simplificado quando comparado ao exame ecocardiográfico tradicional; é guiado por sintomas ou uma situação específica (PCR e estados de choque), com objetivos claros e limitados, limitado pelo tempo (realizado na janela de 10 segundos para checagem de ritmo e pulso – *golden seconds*) no caso de uma PCR, qualitativo e semiqualitativo em sua avaliação (Figura 2).[7]

Dessa forma, o FOCUS tem potencial de otimizar a precisão diagnóstica para a tomada de decisão clínica, além de auxiliar na identificação de causas potencialmente reversíveis de PCR, os Hs e Ts, nos ritmos de atividade elétrica sem pulso (Aesp) ou assistolia.

5T's	5H's
1. Tamponamento cardíaco 2. Tromboembolismo pulmonar (TEP) 3. Trombose de coronária (Infarto agudo do miocárdio – IAM) 4. Tensão no tórax (pneumotórax hipertensivo) 5. Tóxicos	1. Hipovolemia 2. Hipóxia 3. H+ (acidose metabólica) 4. Hipotermia 5. Hipo/Hipercalemia

FIGURA 1 Principais causas reversíveis de parada cardiorrespiratória (PCR), conhecidas como "5T's" e "5H's".
Fonte: acervo do autor.

LIMAS PROTOCOL: PROTOCOLO DE POCUS NA PARADA CARDIORRESPIRATÓRIA

Definição

O Limas Protocol é um protocolo sistematizado de uso da ultrassonografia de emergência ou *point-of-care* (POCUS) no atendimento de pacientes em parada cardiorrespiratória (Figura 3). Foi validado na etapa de pesquisa de um projeto de mestrado de POCUS na PCR no Serviço de Atendimento Móvel de Urgência (Samu) da cidade de Salvador no ano de 2019. Nessa pesquisa, que teve duração de 9 meses, mais de 150 acadêmicos de medicina foram treinados, capacitados e selecionados para realizar o exame sistematizado de POCUS em sincronia com o Suporte Avançado de Vida em Cardiologia (ACLS) e durante o atendimento de pacientes em PCR (Figura 4).[8] O objetivo principal do protocolo era identificar a presença ou ausência de atividade contrátil do miocárdio e correlacionar esta condição com o desfecho do paciente em atendimento. Secundariamente, objetivou-se correlacionar as imagens ultrassonográficas multissistêmicas e sistematizadas para a construção do diagnóstico etiológico da PCR em cada caso. Um dos maiores diferenciais dessa pesquisa foi que a maioria das insonações realizadas por esses alunos nesses atendimentos foi acompanhada em tempo real por telemedicina, permitindo avaliação e interpretação a distância e imediata das janelas para uma eventual discussão e tomada de conduta.[9]

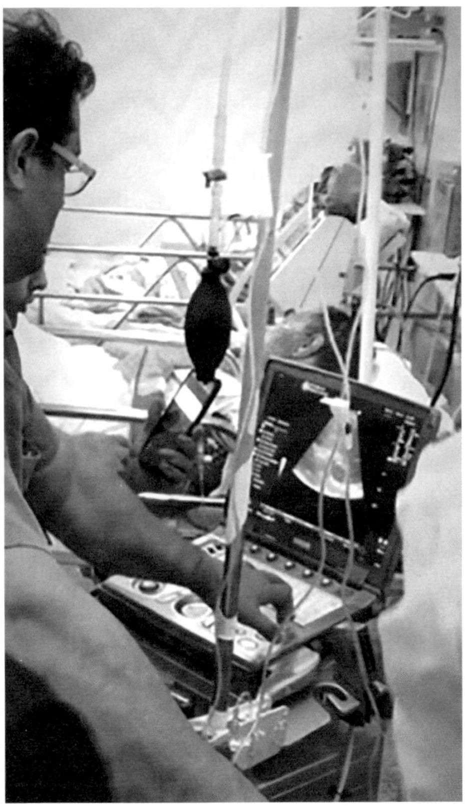

FIGURA 2 Exame ultrassonográfico multiorgânico e cardíaco focado (FOCUS).
Fonte: acervo do autor.

No ano de 2020, o uso do Limas Protocol foi ampliado e adaptado para o diagnóstico diferencial de pacientes admitidos em situações de insuficiência respiratória aguda (IRpA) e estados de choque na pandemia de covid-19.

Pré-requisitos

Para a realização do Limas Protocol é fundamental conhecer os pilares de uso da ferramenta ultrassonografia em sua modalidade *point-of-care*. Os pilares da POCUS (Figura 3) também foram validados nessa pesquisa de mestrado como metodologia oficial de ensino da POCUS para os acadêmicos de medicina que participaram da pesquisa.

Os pilares da POCUS estão ancorados no profundo conhecimento das seguintes condições:

- Sonoanatomia e sonofisiopatologia.
- Princípios físicos e técnicas de aquisição ou insonação de janelas.
- Interpretação das imagens no contexto clínico do paciente.

Sistematização[9]

O Limas Protocol, um protocolo de pesquisa de ultrassonografia multissistêmica na PCR, estados de choque e IRpA, é realizado necessariamente de forma sequencial, lógica e obrigatoriamente em sincronia com o ACLS (para PCR) durante o intervalo/interrupção de 10 segundos (*Golden Seconds*) da RCP para checagem de ritmo e pulso.

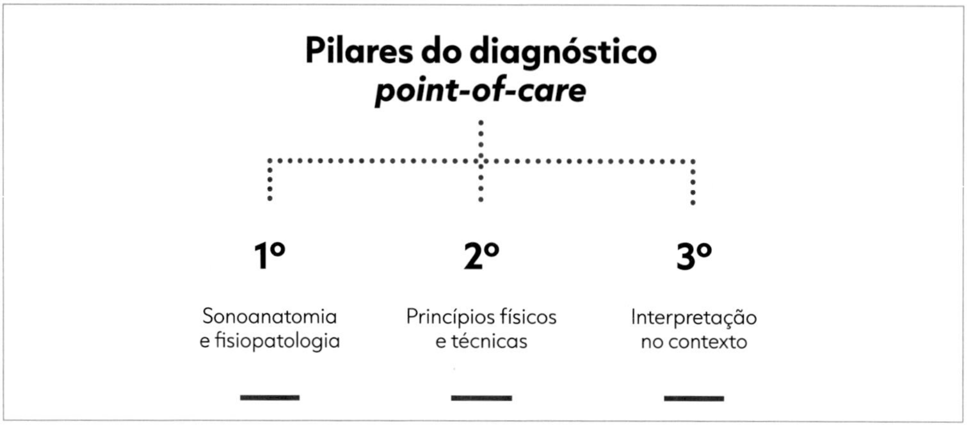

FIGURA 3 Pilares do diagnóstico *point-of-care*.
Fonte: elaborada pelo autor.

A sequência do exame se inicia pela insonação pulmonar (*Lung*), seguida imediatamente da visualização da veia cava inferior (*Inferior Vena Cava*), janelas ecocardiográficas (*Myocardium/Motion/Motor*) e janelas do abdome (*Abdomen/Aorta*), e é finalizado com a ultrassonografia de compressão vascular venosa (*vaScular ultraSound*) (Figura 4).

Lung: POCUS das janelas pulmonares

A primeira estrutura do organismo a ser insonada é o pulmão. A justificativa para iniciar o exame por esse órgão recai sobre dois pontos fundamentais do exame de ultrassonografia *point-of-care*:

A. O Blue protocol, citado em artigo publicado em 2008 por Daniel Lichtenstein que evidencia uma acurácia superior a 90,5% para o diagnóstico das principais causas potencialmente reversíveis de PCR com a insonação pulmonar e identificação de artefatos pulmonares. Portanto, ao iniciar o exame pelo pulmão, podem-se identificar artefatos que sugiram uma etiologia para o estado de choque e PCR, reduzindo o leque de possibilidades etiológicas.[10]

B. Artigos da literatura e publicações oficiais fazem duras críticas ao uso do FOCUS quando iniciado pelas janelas ecocardiográficas, justificando que existe a possibilidade de equívocos de interpretação dessas janelas e, consequentemente, tomada de condutas lesivas aos pacientes.

Após realizar as janelas da POCUS pulmonar, usando os *Golden Seconds*, é preciso interpretar as imagens e dar sequência ao exame, estudando a veia cava inferior (VCI).

Inferior Vena Cava: POCUS da janela da veia cava inferior

A relevância do estudo imediato da VCI está no fato de que a avaliação de seu diâmetro e variabilidade tem relação com parâmetros de pressão venosa central, estados volêmicos como hipervolemia e hipovolemia e situações de choque, principalmente choque distributivo, séptico e hemorrágico *versus* choque obstrutivo e cardiogênico. A correta interpretação dessas informações coletadas a partir da insonação da VCI possibilita a construção diagnóstica acurada e uma tomada de conduta mais segura no manejo de pacientes críticos.[11]

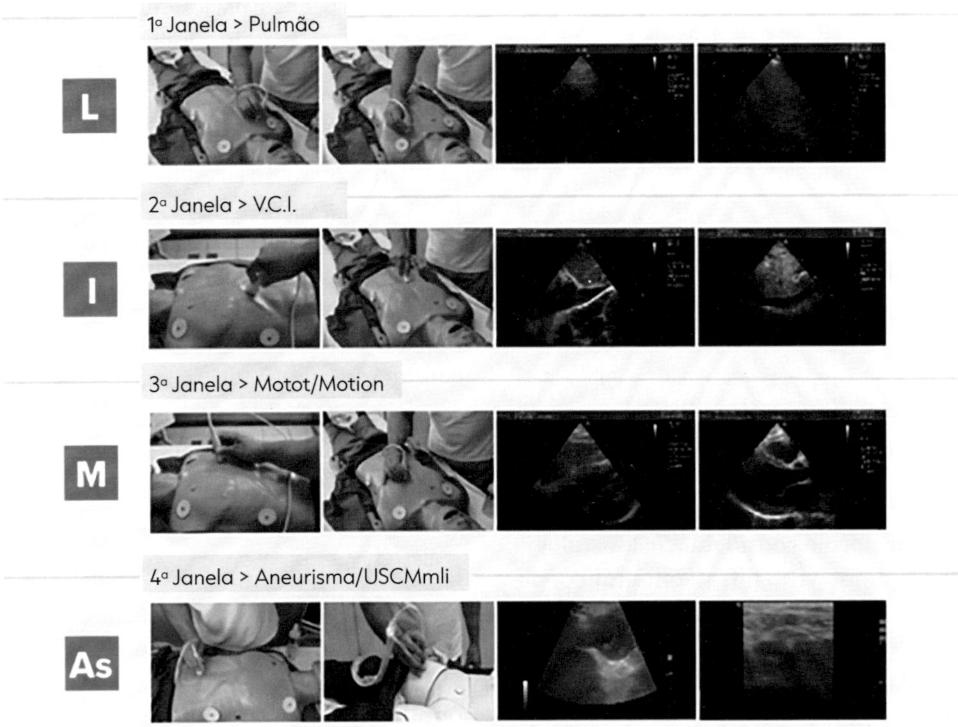

FIGURA 4 Sequência de janelas para avaliação com ultrassonografia *point-of-care*.
Fonte: acervo do autor.

Myocardium/Motion/Motor: POCUS das janelas ecocardiográficas

Após correlacionar as imagens de pulmão com o diâmetro e a variabilidade da VCI, realiza-se a insonação das janelas ecocardiográficas.

Inicia-se a insonação pela janela subxifoide 4 câmaras (SX4C), partindo da insonação da VCI. Nessa janela, busca-se corroborar o(s) diagnóstico(s) interrogado(s), pelo estudo da POCUS pulmonar e da VCI, confirmar hipóteses ou refutá-las. A sequência de janelas ecocardiográficas segue a cada 2 minutos, dentro dos *golden seconds*, passando pelas janelas paraesternal eixo longo (PLAX), paraesternal eixo curto (PSAX) e apical 4 câmaras (A4C).

Após realizar essa sequência principal do Limas Protocol, e diante de alguma das causas potencialmente reversíveis, espera-se que a correta correlação e interpretação das imagens possibilite construir o diagnóstico etiológico da parada cardiorrespiratória caso a caso para uma tomada de conduta que possa tratar a condição subjacente e reverter o cenário de choque.[9]

Abdomen/Aorta: POCUS das janelas abdominais

O Limas Protocol possui ainda duas janelas que podem ser realizadas de forma complementar; são elas as janelas de abdome para identificação de sinais de aneurisma e dissecção de aorta, líquido livre abdominal e doenças da pelve feminina e gestação.[12]

VaScular ultraSound: POCUS das janelas vasculares venosas

Finalizamos o protocolo realizando a insonação das veias femorais e poplíteas buscando identificar sinais de trombose venosa profunda.[13]

INTERPRETAÇÃO DIAGNÓSTICA USANDO O LIMAS PROTOCOL

Introdução

O Limas Protocol é utilizado para diagnóstico diferencial de causas potencialmente reversíveis de PCR (5 Hs e 5 Ts) e etiológico de choque (distributivo e obstrutivo). Esse protocolo considera a fisiopatologia, do ponto de vista ultrassonográfico, das principais doenças agudas críticas e o impacto dessas doenças no pulmão (padrões pulmonares ultrassonográficos), de forma que a sequência do exame para o paciente em PCR se inicia pelo pulmão (*Lung*), seguindo para a veia cava (*Inferior Vena Cava*), avaliação de *status* volêmico pelo diâmetro e variabilidade da VCI, janelas ecocardiográficas (*Motor/Motion/Myocardium*), avaliação de contratilidade e alterações morfofisiológicas compatíveis com o *status* pulmonar e de VCI e complementarmente avaliação da abdome e aorta (A), para avaliar a presença de líquido livre, doenças da pelve feminina, sinais de dissecção e ultrassom de compressão vascular (S) para avaliação de trombose venosa profunda (TVP).[14]

O grande diferencial do Limas Protocol é sua proposta de construção de um diagnóstico ancorado nas alterações fisiopatológicas orgânicas e sistêmicas das principais doenças críticas, seja no consultório, seja na sala de emergência. Assim, o reflexo dessas alterações é visto ao exame ultrassonográfico protocolar, de forma a aumentar a acurácia do diagnóstico inferido e a segurança para tomada de conduta crítica (Figura 14).

A avaliação multissistêmica é a pedra angular desse protocolo, que pode ser realizado tanto durante o atendimento ao paciente em PCR, dentro da janela de 10 segundos para checagem de pulso e ritmo, conforme preconiza o ACLS, quanto durante o atendimento ao paciente instável e em choque ou com dúvidas diagnósticas críticas no consultório, ambulatório e enfermaria.

Estudos de caso: Limas Protocol no diagnóstico de pneumonia por covid-19

Relato de caso

Paciente do sexo masculino, de 61 anos, com história de hipertensão, admitido em sala de emergência em franca insuficiência respiratória aguda, iniciada de forma súbita; ao exame clínico inicial apresentava-se pálido, sudorético, com dispneia severa e sinais de baixa perfusão central.

Ao exame físico, evidenciava-se ausculta pulmonar com crepitações difusas sem outros comemorativos; sinais vitais à admissão: taquicardia (FC ~106 bpm), taquipneia (FR ~32 irpm), dessaturação severa (saturação ~45% em ar ambiente) e hipertensão arterial (PNI ~142 × 911 mmHg).

Ultrassonografia *point-of-care* realizada à avaliação inicial apenas com descrição de perfil A pulmonar, sem localização topográfica, veia cava inferior plana e variável e descrição de exame ecocardiográfico sem alterações.

Eletrocardiograma com ritmo sinusal, sem indícios de alterações isquêmicas.

Exames de laboratório, tardios, evidenciando alteração em curva ascendente dos marcadores de injúria miocárdica.

	Pneumotórax	Embolia pulmonar	Tamponamento pericárdico	Choque cardiogênico/IAM	Perda líquida/ hemorragia	Sepse/choque
L	Padrão A	Padrão A	Padrão A ou B	Padrão B/*Lung rockets*	Padrão A predominante	Padrão misto A/B
	Ausência e deslizamento pleural	Deslizamento pleural +	Deslizamento pleural +	Deslizamento pleural +	Deslizamento pleural +	Deslizamento pleural + –
	Ausência de pulso pulmonar	Pulso pulmonar +	Pulso pulmonar +	Pulso pulmonar +	Pulso pulmonar +	Pulso pulmonar + –
	Linhas B/L *rockets* –	Ponto pulmonar –	Ponto pulmonar –	Ponto pulmonar –	Ponto pulmonar –	Padrão B/*Lung rockets*
	Ponto pulmonar + –					
I	Pletórica e pouco / não variável	Pletórica e pouco / não variável	Pletórica e pouco / não variável	Pletórica e pouco / não variável	Pletórica e pouco / não variável	Pletórica e pouco / não variável
M	Contratilidade + – derrame peric. + – relação VD/VE preservada	SX4 C: VD ≥ VE / PLAX: VD > VE / Trombo / PSAX: VD > VE / Septo paradoxal / D Shape / A4C VD > VE / Septo paradoxal / McConnell + –	Contratilidade + – // restrição diastólica AD/VD // VD < VE	Contratilidade + – hipo/ normocontratilidade / acinesia miocárdica	Contratilidade+: Normo/ hipercontratilidade (fase precoce) // Hipo/acinesia (fase tardia)	Contratilidade+: Normo/ hipercontratilidade (fase precoce) // Hipo/acinesia (fase tardia)
A	Não se aplica	Não se aplica	Aneurisma VSVE = –	Não se aplica	Dissecção + – aneurisma roto	Não se aplica
S	Não se aplica	TVP + – veia femora e veia poplítea	Não se aplica	Não se aplica	Não se aplica	Não se aplica

Prescrito aporte de O_2 por máscara facial e ventilação não invasiva com efeito clínico insatisfatório, levando à intubação precoce do paciente.

Inicialmente, recebeu medicações vasodilatadoras, diuréticas e do protocolo de síndrome coronariana.

Exame de ultrassonografia *point-of-care* realizado 24 horas após admissão em sala de emergência evidenciou alterações compatíveis com processo pneumônico agudo grave bilateral, conforme protocolo específico para diagnóstico diferencial de IRpA, Limas Protocol.

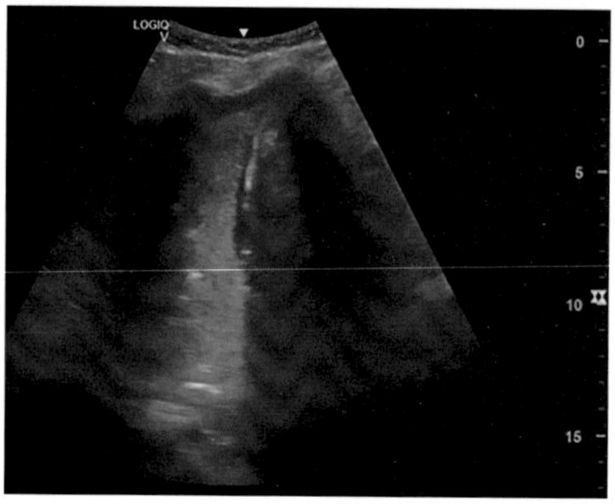

FIGURA 8 Hepatização área 4, base pulmonar direita.
Fonte: acervo do autor.

Limas Protocol – janelas pulmonares (*Lung*)

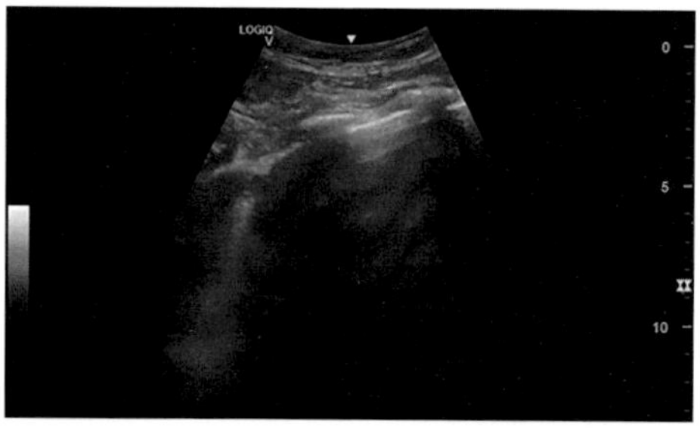

FIGURA 6 Consolidações subpleurais, área 1, à direita.
Fonte: acervo do autor.

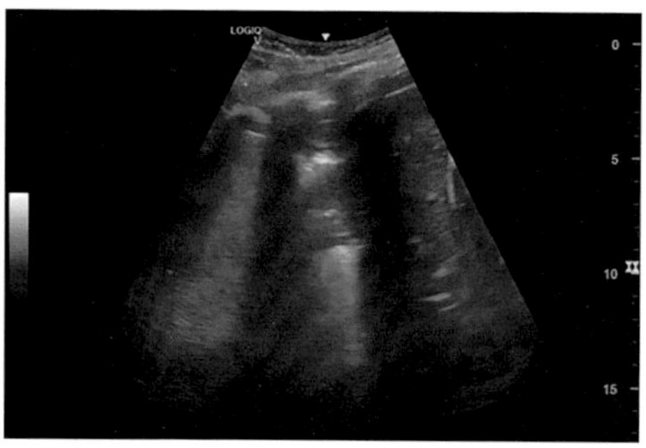

FIGURA 7 Consolidação subpleural e parenquimatosa, área 3 à direita.
Fonte: acervo do autor.

Limas Protocol – janelas de veia cava inferior (*Inferior Vena Cava*)

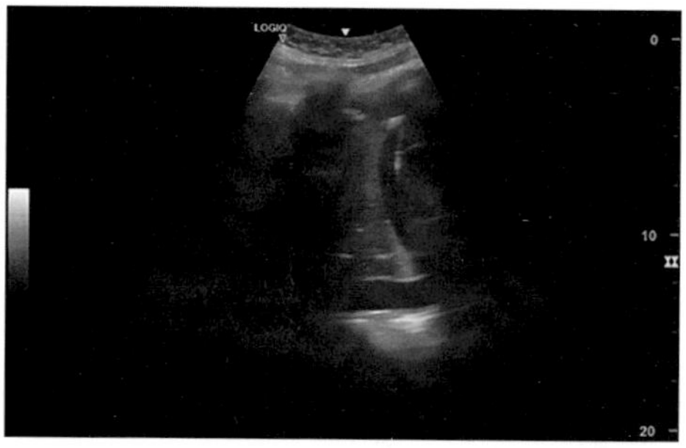

FIGURA 9 Derrame pleural parapneumônico, área 4, à esquerda.
Fonte: acervo do autor.

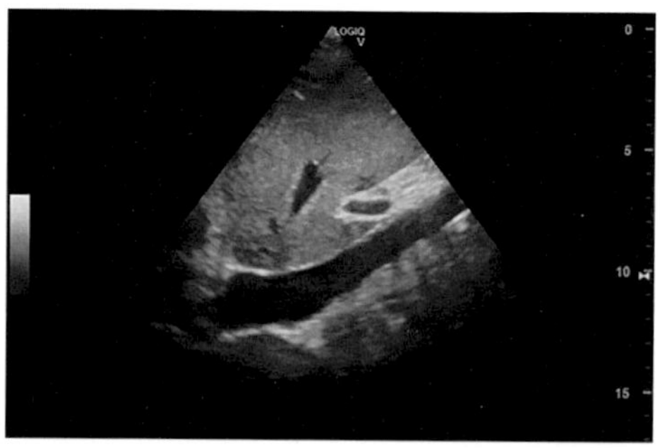

FIGURA 10 Veia cava inferior com 2,5 cm de diâmetro (inspiração).
Fonte: acervo do autor.

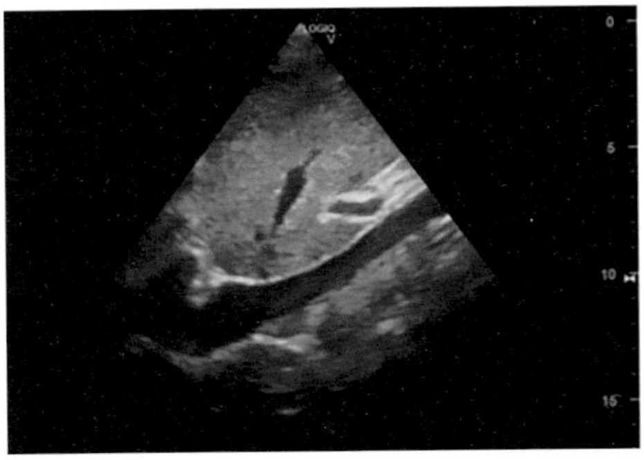

FIGURA 11 Veia cava inferior com 1,5 cm (expiração), variação de aproximadamente 50%, compatível com estados de choque distributivo.
Fonte: acervo do autor.

Limas Protocol – janelas ecocardiográficas (*Myocardium/Motor/Motion*)

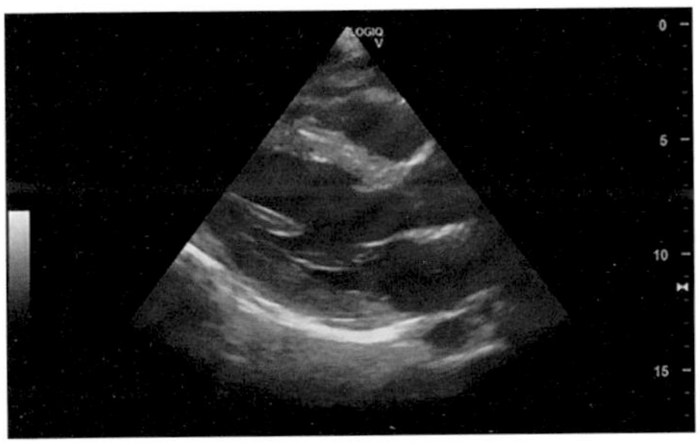

FIGURA 12 Janela paraesternal eixo longo na diástole.
Fonte: acervo do autor.

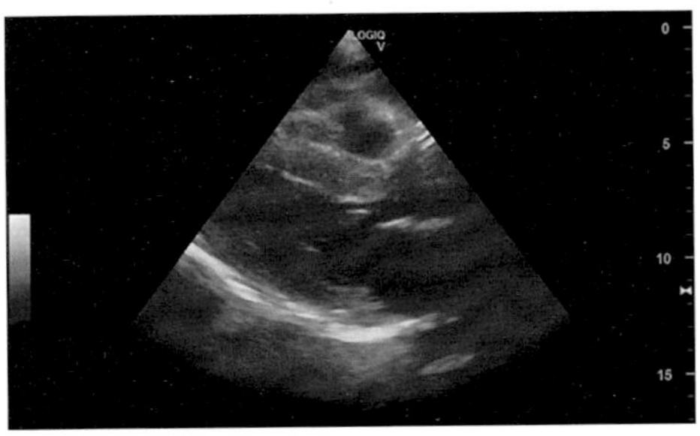

FIGURA 13 Janela paraesternal eixo longo na sístole.
Fonte: acervo do autor.

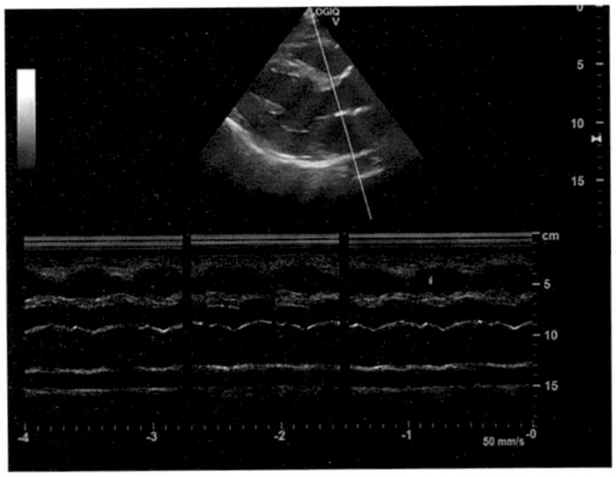

FIGURA 14 Variação sístole-diástole (Modo M).
Fonte: acervo do autor.

Limas Protocol – janela abdominal e aorta (*Abdomen*)

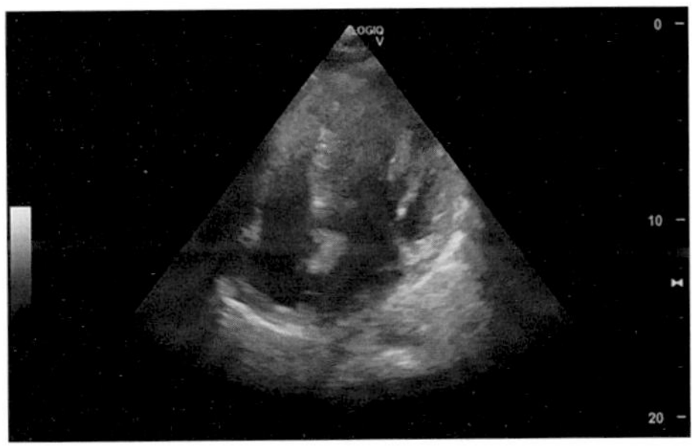

FIGURA 15 Janela apical 4 câmaras.
Fonte: acervo do autor.

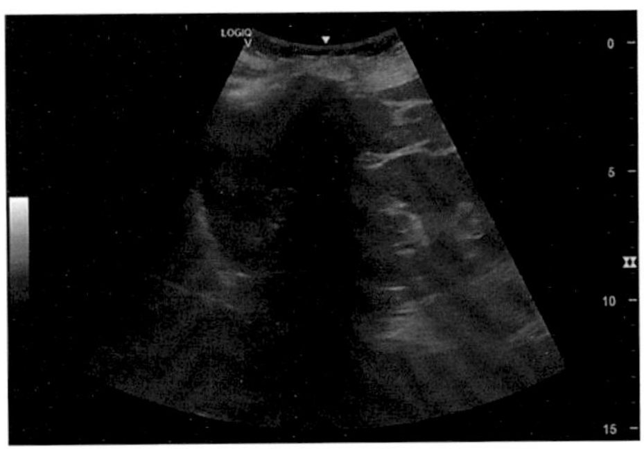

FIGURA 16 Janela do quadrante superior direito.
Fonte: acervo do autor.

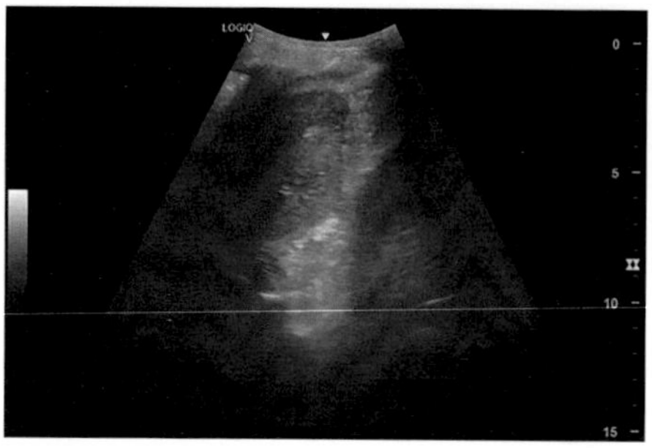

FIGURA 17 Janela do quadrante superior esquerdo.
Fonte: acervo do autor.

Estudos de caso: Limas Protocol no diagnóstico de embolia pulmonar maciça

Relato de caso

Paciente do sexo masculino de 36 anos, hígido, admitido em sala de emergência em franca insuficiência respiratória aguda, sinais de baixo débito e choque. Ao exame apresentava pele fria e sudorética, cianose de extremidades e fala entrecortada.

Ao exame físico evidenciava-se ausculta cardiovascular sem alterações, apenas taquicardia, ausculta pulmonar limpa e simétrica, e pulsos filiformes; sinais vitais: FC ~135 bpm, FR ~28 rpm, saturação de 82% em ar ambiente e pressão não invasiva indicando 80 x 45 mmHg. Inicialmente prescrita expansão volêmica, sem resposta sustentada e sequencialmente vasopressor; solicitada rotina laboratorial e exame de imagem.

Protocolo de ultrassonografia *point-of-care*, realizado dentro dos primeiros minutos após admissão do paciente em sala de emergência e durante realização do exame físico, monitorização e procedimentos invasivos, evidenciou alterações compatíveis com embolia pulmonar maciça aguda grave com acometimento pulmonar bilateral.

Limas Protocol – janelas pulmonares (*Lung*)

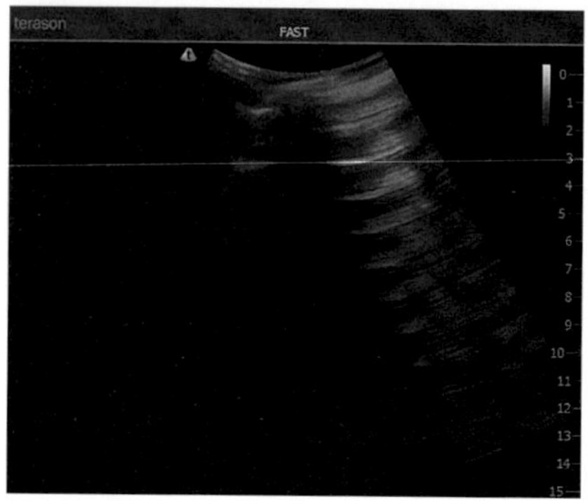

FIGURA 18 Padrão pulmonar A, área 1-2, direita.
Fonte: acervo do autor.

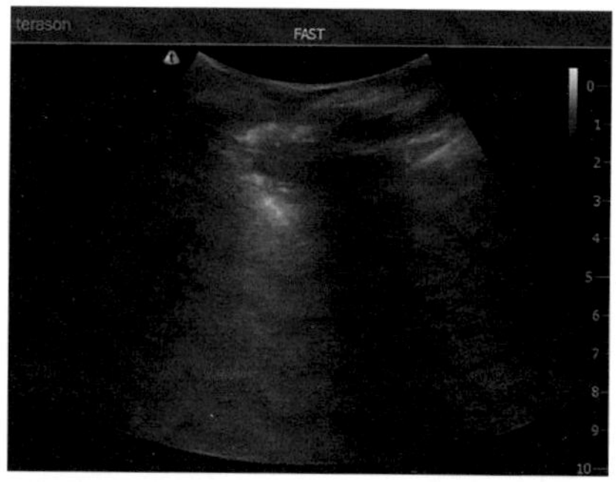

FIGURA 19 Área de infarto subpleural, área 3-4, direita.
Fonte: acervo do autor.

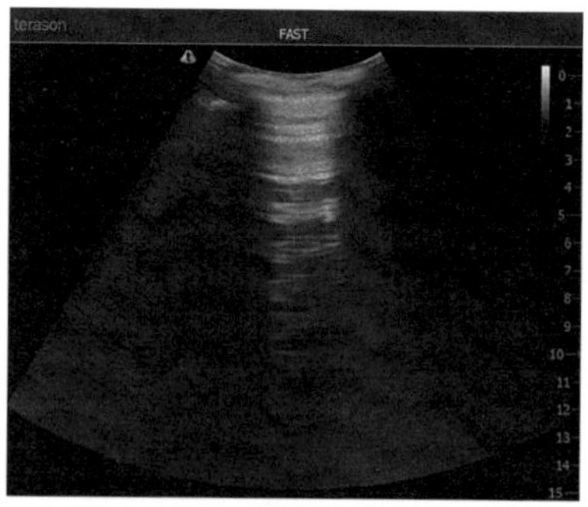

FIGURA 20 Padrão pulmonar A, área 1-2, esquerda.
Fonte: acervo do autor.

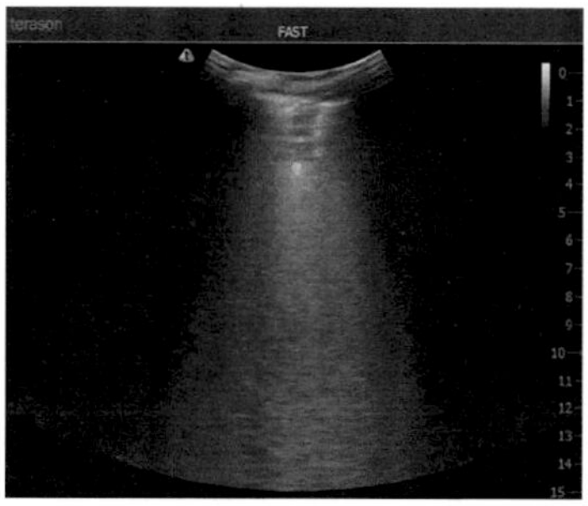

FIGURA 21 Área de infarto subpleural, área 3-4, esquerda.
Fonte: acervo do autor.

Limas Protocol – janelas de veia cava inferior (*Inferior Vena Cava*)

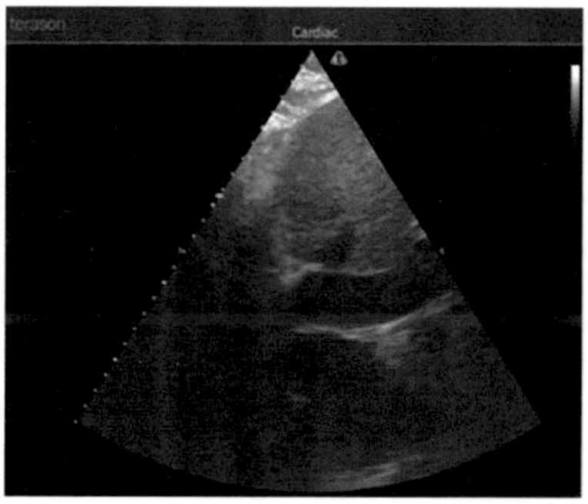

FIGURA 22 Veia cava inferior com 2,6 cm, inspiração.
Fonte: acervo do autor.

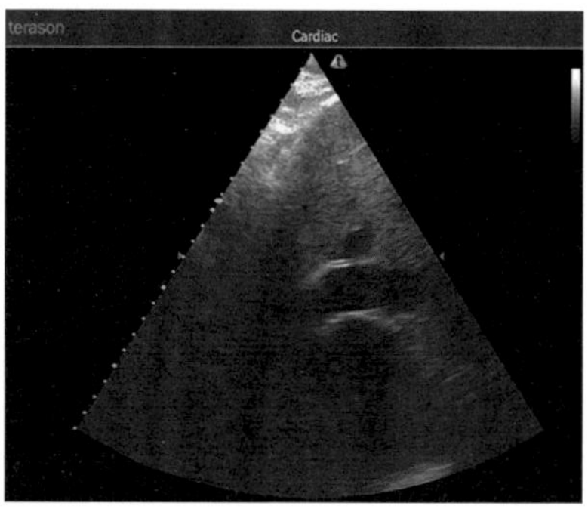

FIGURA 23 Veia cava inferior com 2,4 cm, expiração; variação inferior a 50%, compatível com estados de choque obstrutivo.
Fonte: acervo do autor.

Limas Protocol – janelas ecocardiográficas (*Motor/Motion/Myocardium*)

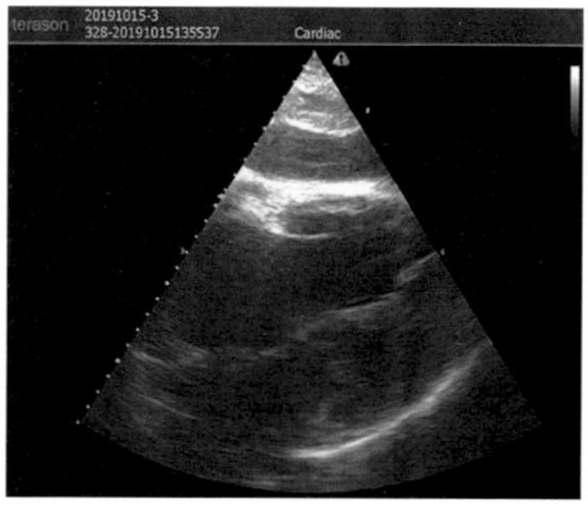

FIGURA 24 Janela subxifoide 4 câmaras (SX4C) na diástole.
Fonte: acervo do autor.

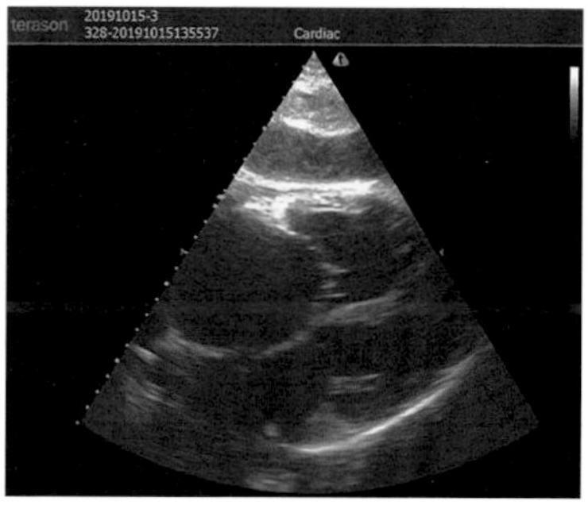

FIGURA 25 Janela subxifoide 4 câmaras (SX4C) na sístole.
Fonte: acervo do autor.

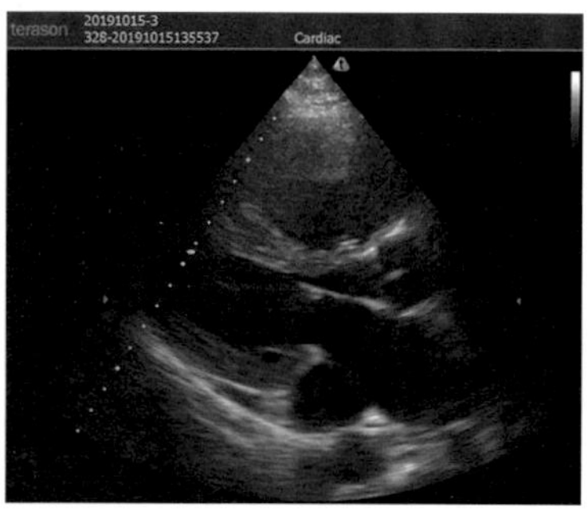

FIGURA 26 Janela paraesternal eixo longo (PLAX) na diástole.
Fonte: acervo do autor.

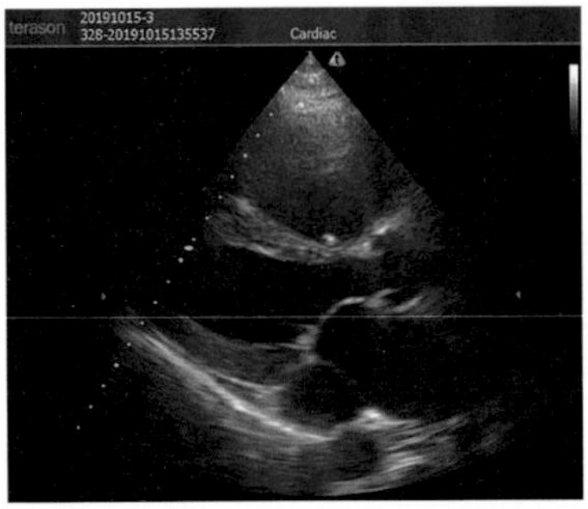

FIGURA 27 Janela paraesternal eixo longo (PSAX) na sístole.
Fonte: acervo do autor.

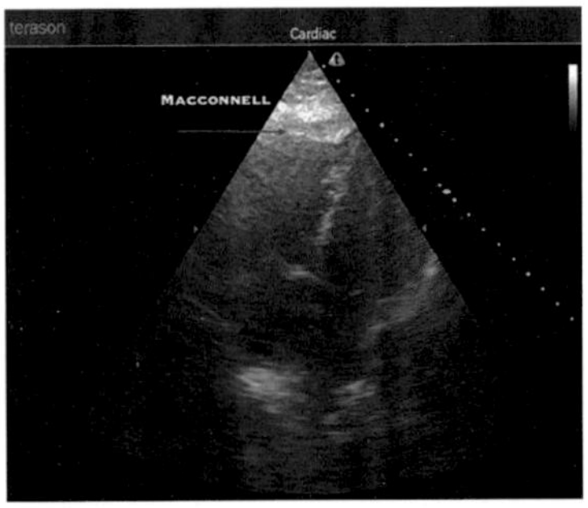

FIGURA 28 Janela apical 4 câmaras (A4C) > sinal de McConnell, p1.
Fonte: acervo do autor.

Limas Protocol – janela abdominal e ultrassonografia vascular

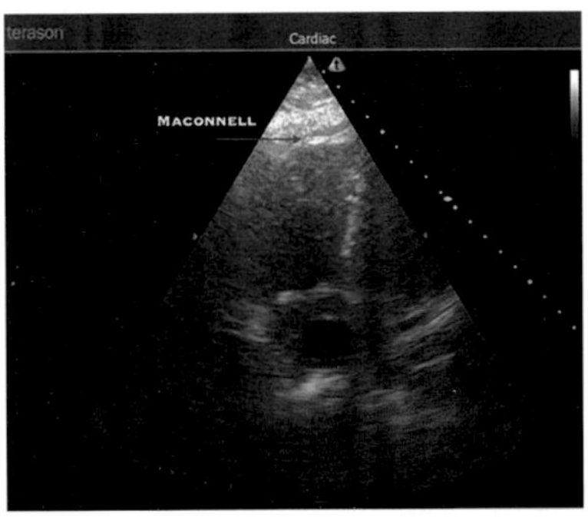

FIGURA 29 Janela apical 4 câmaras (A4C) > sinal McConnell, p2.
Fonte: acervo do autor.

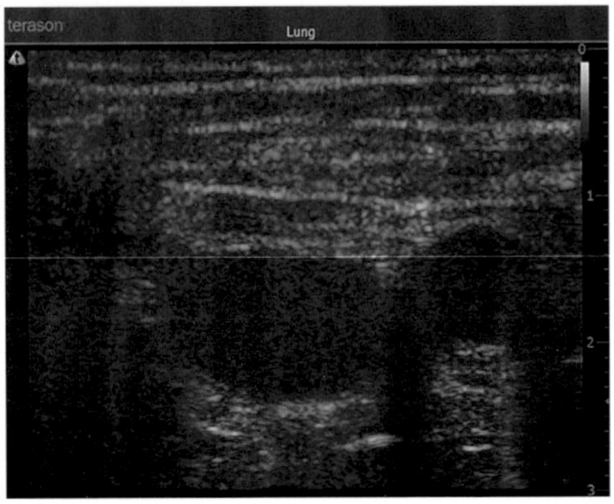

FIGURA 30 Veia e artéria femoral comum e veia safena magna.
Fonte: acervo do autor.

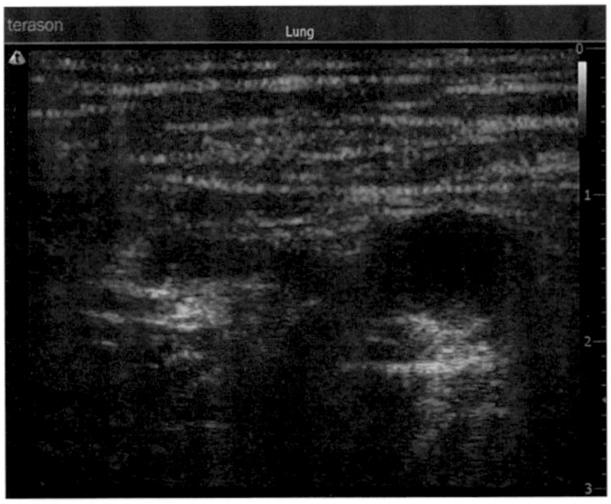

FIGURA 31 Veia femoral comum compressível e artéria femoral.
Fonte: acervo do autor.

Estudos de caso: Limas Protocol no diagnóstico de tamponamento cardíaco

Relato de caso

Paciente do sexo feminino de 80 anos, admitida em PCR na sala de emergência, proveniente da enfermaria. Relato de síndrome consumptiva com evolução de 2 meses, piora da dispneia basal, alterações do hábito intestinal e edema de membros inferiores; iniciadas manobras e identificado ritmo de AESP; ROSC após 20 minutos seguido de choque, com necessidade de drogas vasoativas em doses máximas, de etiologia a esclarecer; paciente evolui com novo episódio de PCR: Limas Protocol realizado dentro dos primeiros minutos após o segundo evento de PCR em sala de emergência evidenciou alterações ultrassonográficas compatíveis com derrame pericárdico (DP) e tamponamento cardíaco.

Limas Protocol – janelas pulmonares (*Lung*)

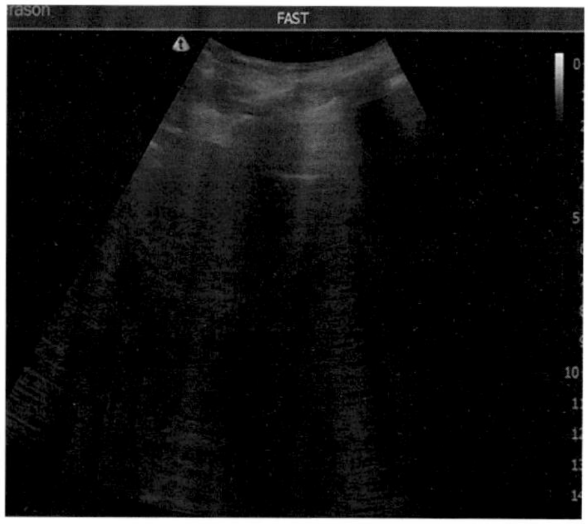

FIGURA 33 Padrão misto A-B, área 3,4, direita.
Fonte: acervo do autor.

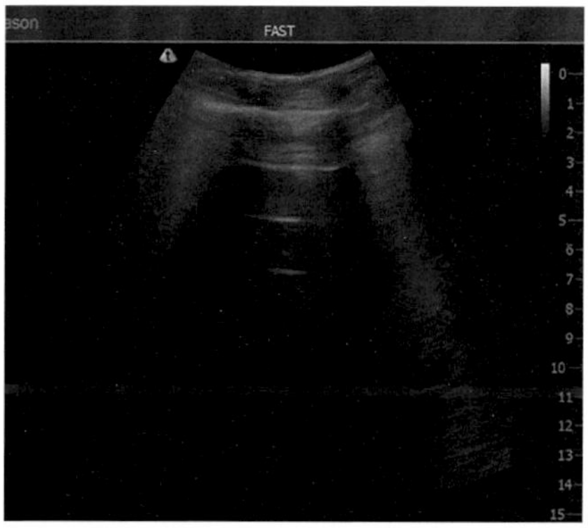

FIGURA 32 Padrão pulmonar A, área 1-2, direita.
Fonte: acervo do autor.

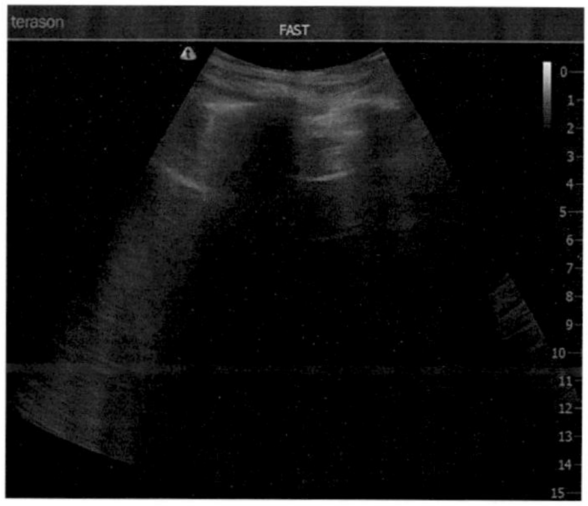

FIGURA 34 Padrão pulmonar A, área 1-2, esquerda.
Fonte: acervo do autor.

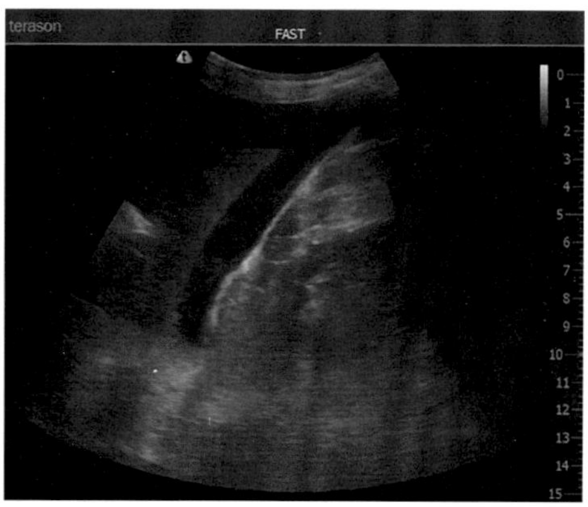

FIGURA 35 Derrame pleural área 3,4 esquerda, j1.
Fonte: acervo do autor.

Limas Protocol – janelas de veia cava inferior (*Inferior Vena Cava*)

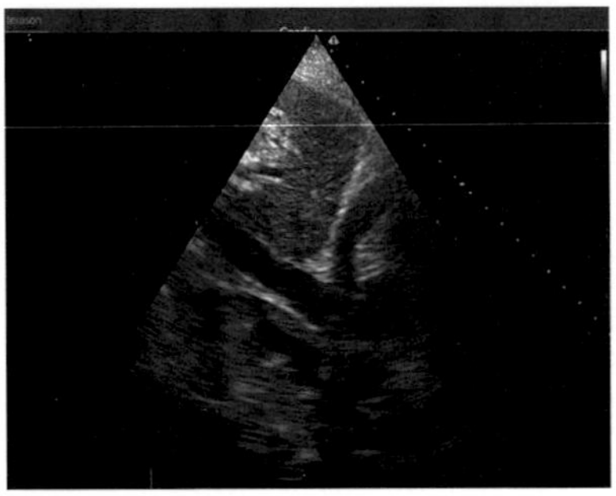

FIGURA 36 Veia cava inferior com 2,2 cm, em sístole.
Fonte: acervo do autor.

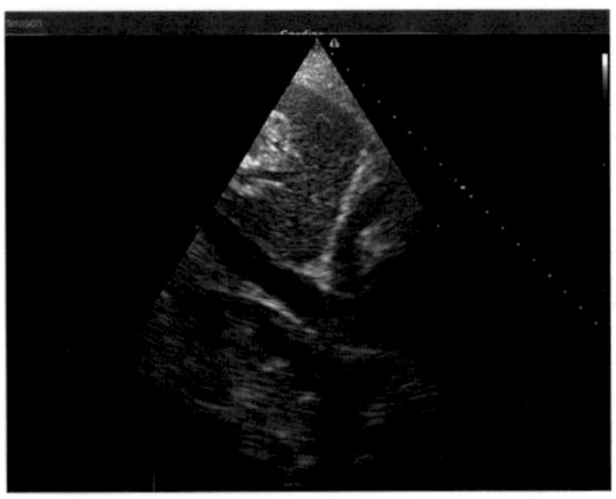

FIGURA 37 Veia cava inferior com 2,1 cm, em diástole, j1.
Fonte: acervo do autor.

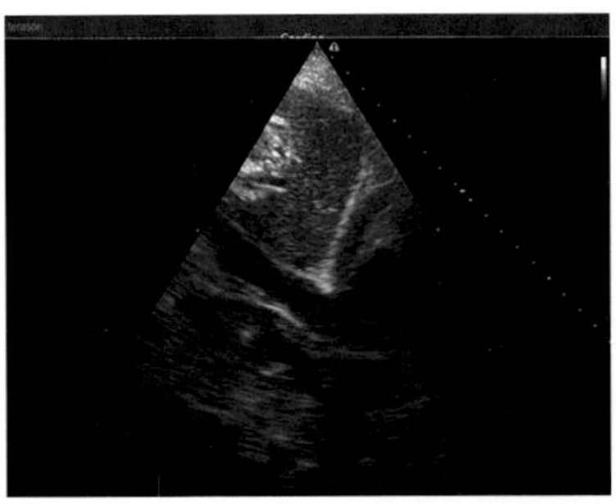

FIGURA 38 Veia cava inferior com 2,1 cm, em diástole, j2, variação inferior a 50%, compatível com estados de choque obstrutivo.
Fonte: acervo do autor.

Limas Protocol – janelas ecocardiográficas (*Motor/Motion/Myocardium*)

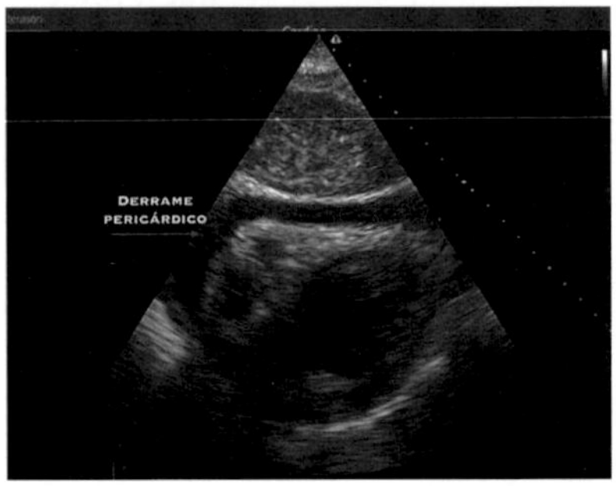

FIGURA 39 Derrame pericárdico na janela subxifoide 4 câmaras (SX4C) na diástole, j1.
Fonte: acervo do autor.

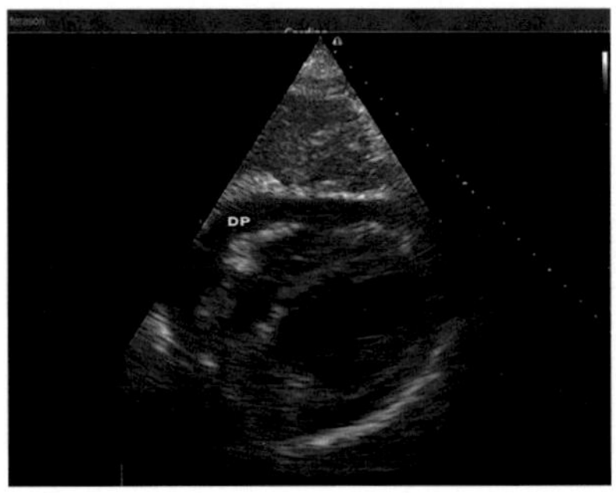

FIGURA 40 Derrame pericárdico na janela subxifoide 4 câmaras (SX4C) na diástole, j2.
Fonte: acervo do autor.

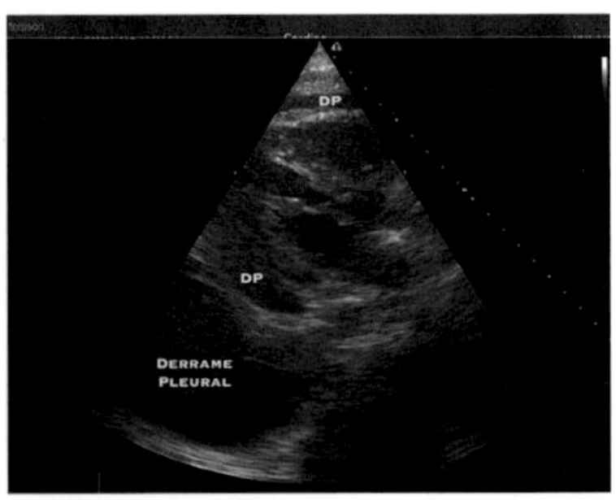

FIGURA 41 Derrame pericárdico e derrame pleural na janela paraesternal eixo longo (PLAX) na sístole.
Fonte: acervo do autor.

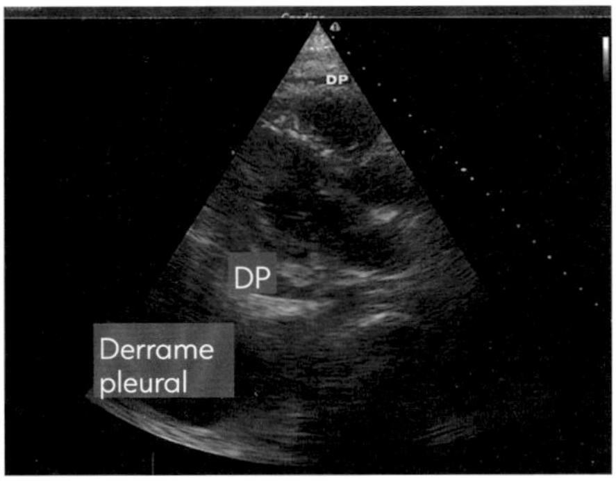

FIGURA 42 Derrame pericárdico e derrame pleural na janela paraesternal eixo longo (PLAX) na diástole.
Fonte: acervo do autor.

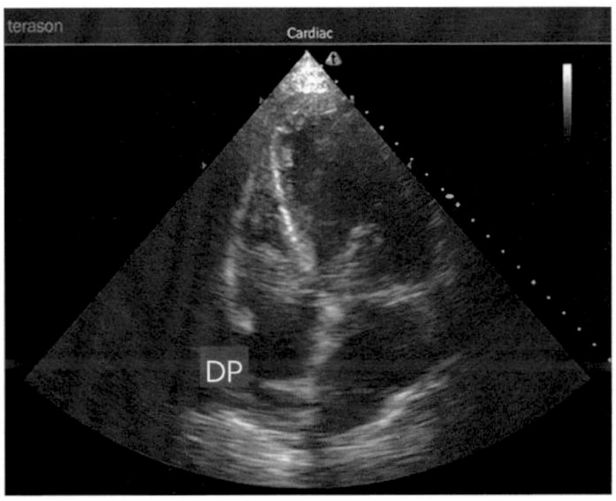

FIGURA 43 Derrame pericárdico na janela apical 4 câmaras (A4C) na sístole.
Fonte: acervo do autor.

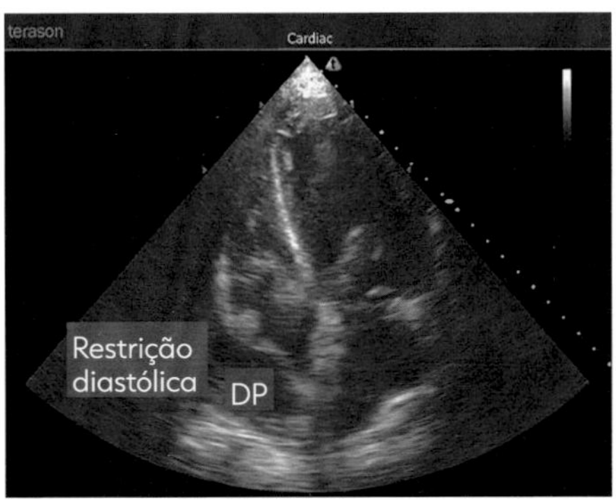

FIGURA 44 Derrame pericárdico na janela apical 4 câmaras (A4C) com restrição diastólica (TC), j1.
Fonte: acervo do autor.

Limas Protocol – janela abdominal e ultrassonografia vascular

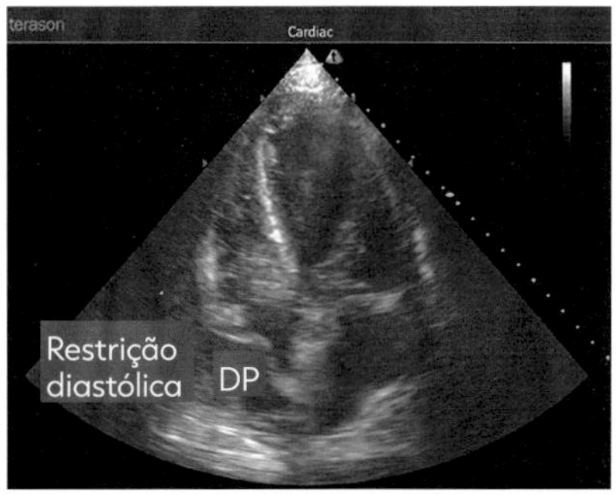

FIGURA 45 Derrame pericárdico na janela apical 4 câmaras (A4C) com restrição diastólica (TC), j2.
Fonte: acervo do autor.

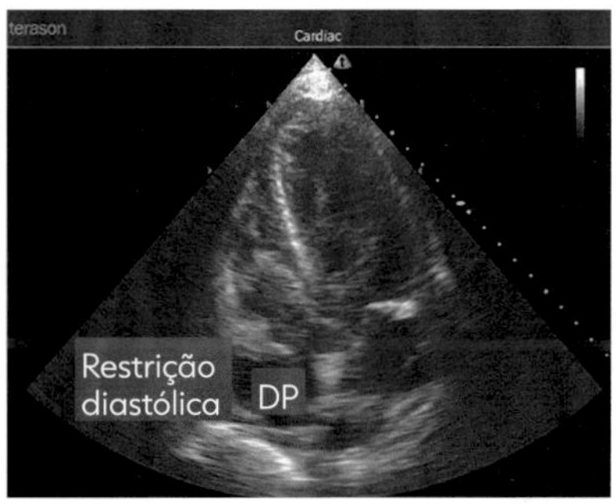

FIGURA 46 Derrame pericárdico na janela apical 4 câmaras (A4C) com restrição diastólica (TC), j3.
Fonte: acervo do autor.

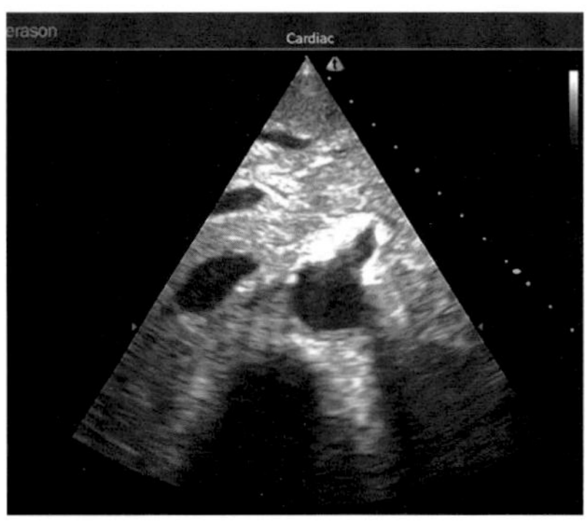

FIGURA 47 Veia cava inferior e artéria aorta abdominal no segmento do tronco celíaco.
Fonte: acervo do autor.

Estudos de caso: Limas Protocol no diagnóstico de pneumotórax

Relato de caso

Paciente do sexo masculino de 65 anos admitido em sala de emergência com serviço de atendimento pré-hospitalar em maca rígida, intubado e recebendo sedoanalgesia. Situação de pós-PCR com relato de ROSC de 15 minutos em ritmo não chocável. Imediatamente após ROSC foi evidenciada hipotensão grave, sendo iniciada infusão de noradrenalina em bomba de infusão em acesso periférico ainda no pré-hospitalar. Após admissão em sala, foi puncionado acesso central na jugular esquerda e monitorização por pressão invasiva em artéria radial direita. Paciente evolui com piora do estado de choque e dessaturação pós-procedimento e necessidade de aumento progressivo da titulação de droga vasoativa.

Ultrassonografia *point-of-care* realizada, segundo protocolo de avaliação de IRpA multissistêmico, Limas Protocol, evidenciou sinais compatíveis com pneumotórax; após realização do diagnóstico foi procedida toracocentese seguida de drenagem torácica em selo d'água em hemitórax esquerdo. Após o procedimento, o paciente apresentou melhora dos parâmetros hemodinâmicos.

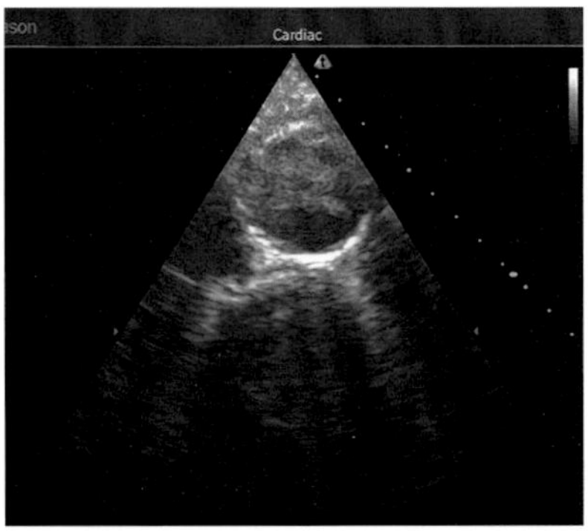

FIGURA 48 Aorta abdominal no segmento infrarrenal com aneurisma, 3,5 cm, e trombo intravascular.
Fonte: acervo do autor.

Limas Protocol – janelas pulmonares (*Lung*)

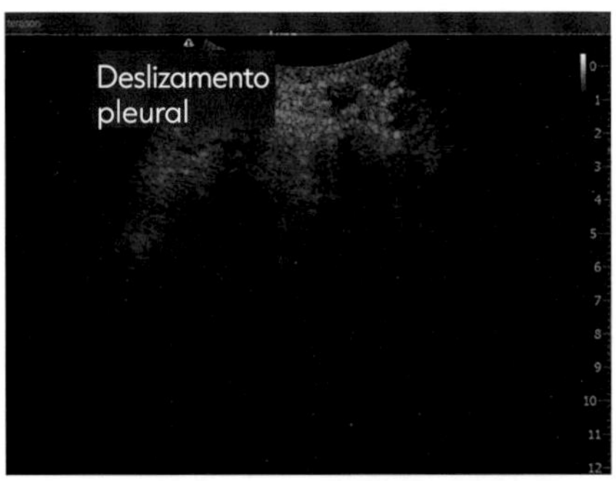

FIGURA 49 Deslizamento pleural presente em hemitórax direito em modo bidimensional – áreas 1 e 2.
Fonte: acervo do autor.

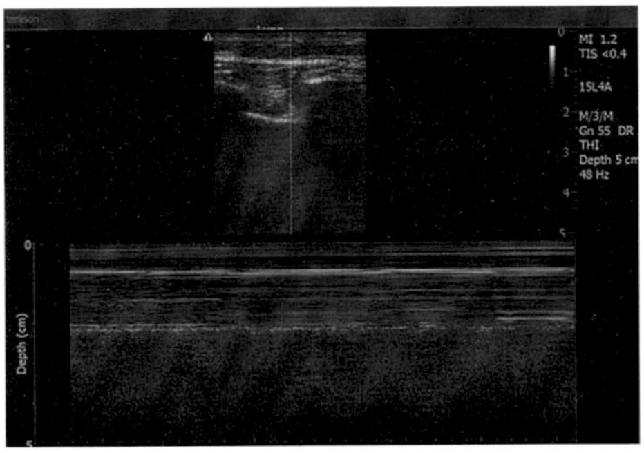

FIGURA 50 Sinal da beira da praia em HT direito – áreas 1 e 2.
Fonte: acervo do autor.

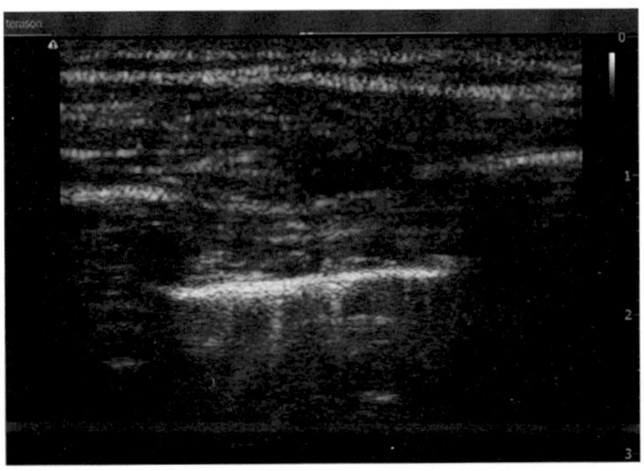

FIGURA 51 Deslizamento pleural presente em hemitórax direito em modo M – áreas 1 e 2.
Fonte: acervo do autor.

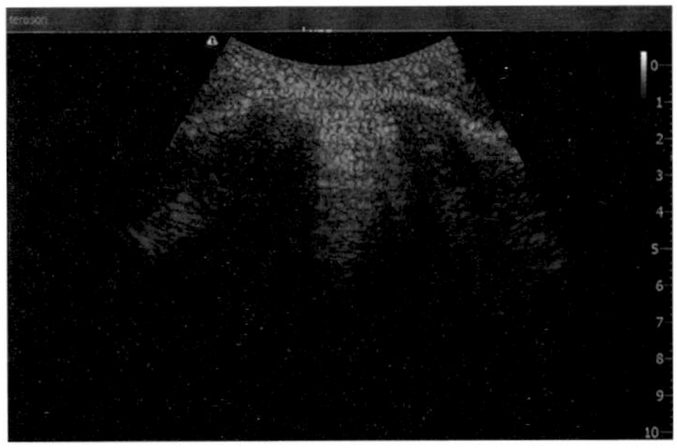

FIGURA 52 Deslizamento pleural ausente em hemitórax esquerdo no modo bidimensional – áreas 1 e 2.
Fonte: acervo do autor.

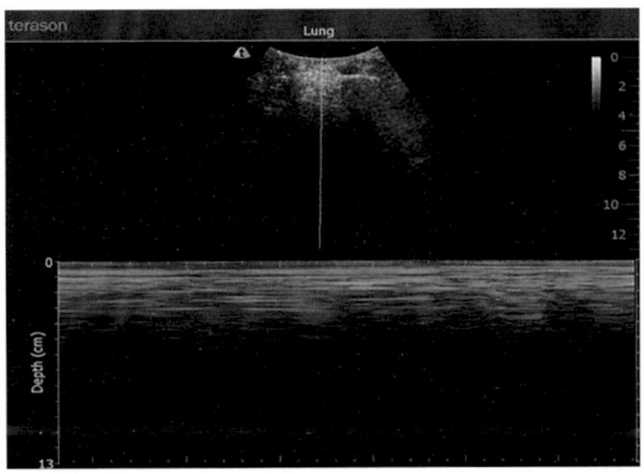

FIGURA 53 Sinal da estratosfera em hemitórax esquerdo áreas 1 e 2.
Fonte: acervo do autor.

Limas Protocol – janelas de veia cava inferior (*Inferior Vena Cava*)

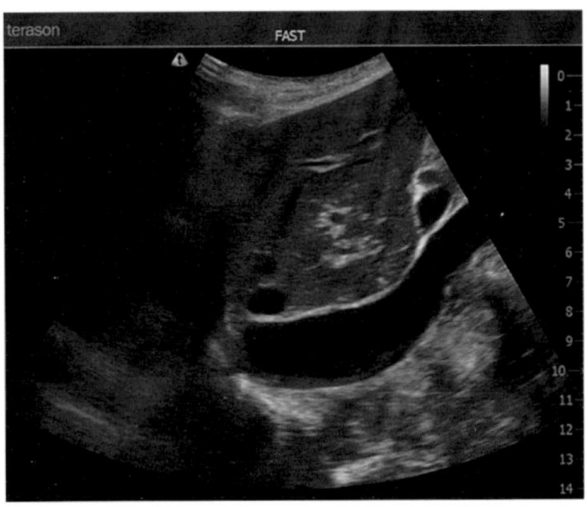

FIGURA 54 Veia cava inferior com 2,5 cm (inspiração).
Fonte: acervo do autor.

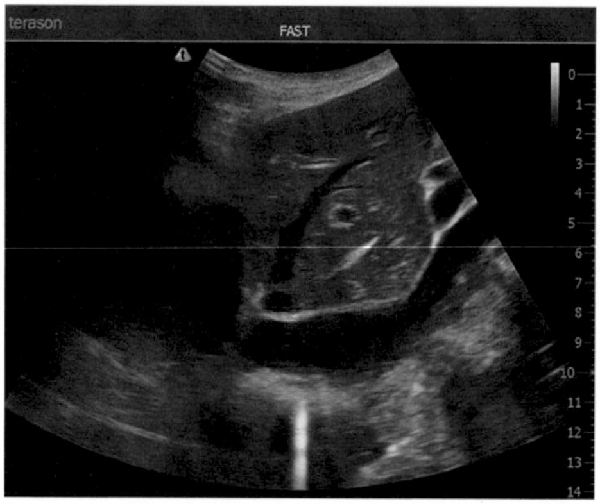

FIGURA 55 Veia cava inferior com 2,5 cm (expiração).
Fonte: acervo do autor.

Limas Protocol – janelas ecocardiográficas (*Motor/Motion*)

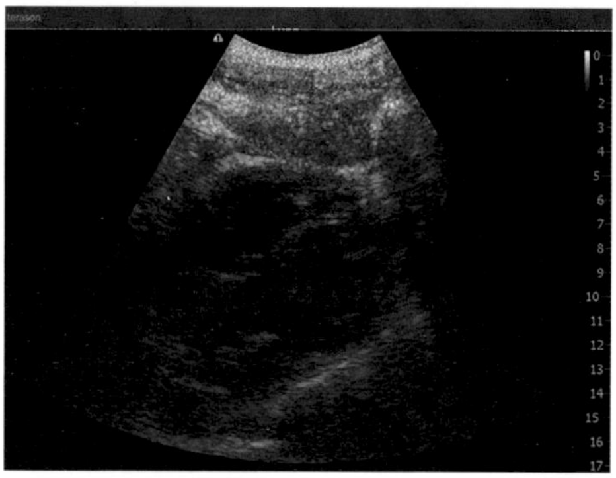

FIGURA 56 Janela subxifoide 4 câmaras (SX4C).
Fonte: acervo do autor.

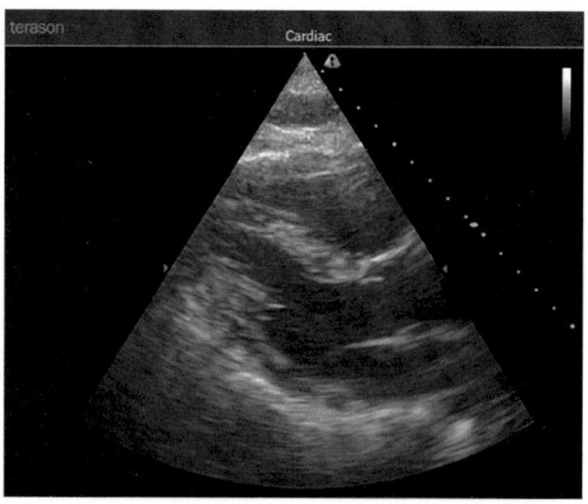

FIGURA 57 Janela paraesternal eixo longo (PLAX).
Fonte: acervo do autor.

CONCLUSÃO

A literatura reconhece que o exame FOCUS é uma ferramenta diagnóstica e prognóstica de elevada acurácia no atendimento à PCR. As evidências da literatura sustentam que o FOCUS otimiza a aumenta a segurança para a realização de procedimentos invasivos por meio da orientação visual guiada pelo exame em tempo real.

O grande diferencial em sistematizar esse exame à beira-leito, correlacionando as imagens realizadas em sequência, é o aumento da acurácia diagnóstica para uma tomada de conduta mais segura. Nesse sentido, o Limas Protocol surge com uma alternativa a outros protocolos de POCUS no atendimento ao paciente em PCR.

O Limas Protocol foi validado na etapa de pesquisa de um projeto de mestrado sobre POCUS na PCR com o objetivo de identificar a presença ou ausência de atividade contrátil do miocárdio e correlacionar essa condição com o desfecho do paciente em atendimento e secundariamente objetivou correlacionar as imagens ultrassonográficas multissistêmicas e sistematizadas para a construção do diagnóstico etiológico da PCR em cada caso.

Um dos maiores diferenciais dessa pesquisa foi que a maioria das insonações realizadas por esses alunos nesses atendimentos foi acompanhada em tempo real por telemedicina, em uma iniciativa inédita no Brasil, permitindo avaliação e interpretação a distância e imediata das janelas para uma eventual discussão e tomada de conduta à beira-leito. Dentre os diagnósticos realizados em tempo real utilizando essa sistematização e por meio de telemedicina citam-se embolia pulmonar maciça, tamponamento cardíaco, estados de hipovolemia severa e choque cardiogênico.

Já em 2020 o Limas Protocol foi ampliado e adaptado para o diagnóstico diferencial de pacientes admitidos em situações de IRpA e estados de choque na pandemia de covid-19, consolidando seu uso em situações graves e com pacientes críticos.

Os autores desse protocolo reconhecem a necessidade de mais pesquisas que permitam sua validação externa e se colocam à disposição para a discussão de projetos com esse propósito.

REFERENCIAS

1. Waalewijn RA, de Vos R, Koster RW. Out-of-hospital cardiac arrests in Amsterdam and its surrounding areas: results from the Amsterdam resuscitation study (ARREST) in 'Utstein' style. Resuscitation 1998;38:157–67.
2. McNally B, Robb R, Mehta M, et al. Out-of-hospital cardiac arrest surveillance—Cardiac Arrest Registry to Enhance Survival (CARES), United States, October 1, 2005–December 31, 2010. MMWR Surveill Summ 2011;60:1–19.
3. Cummins RO, editor. ACLS provider manual, 2001. Dalas, TX: American Heart Association; 2002. p. 97—8.
4. Hughes S, McQuillan P. Sequential recall of causes of electromechanical dissociation (EMD). Resuscitation 1998; 37:51.
5. Nolan J, Deakin C, Soar J, et al. European resuscitation council guidelines 2005. Resuscitation 2005; 67:S39–86.
6. Deakin CD, Nolan JP, Soar J, Sunde K, et al. European Resuscitation Council Guidelines for Resuscitation 2010 Section 4. Adult advanced life support. Resuscitation. 2010; 81(10): 1305-1352.
7. Neumar RW, Otto CW, Link MS, Kronick SL, et al. Part 8: Adult Advanced Cardiovascular Life Support: 2010 American Heart Association Guidelines for Cardiopulmonary Resuscitation and Emergency Cardiovascular Care. Circulation. 2010; 122 (18 suppl 3): S729-S767.
8. MacCarthy P, Worrall A, McCCarthy G, Davies J. The use of transthoracic echocardiogram to guide thrombolytic therapy during cardiac arrest due to massive pulmonary embolism. Emerg Med J 2002;19:178—9.

9. Método Pocus de ultrassonografia point-of-care. Disponível em: https://metodopocus.com.br. Acesso em maio 2025.
10. Lichtenstein, D.A. Lung ultrasound in the critically ill. Ann. Intensive Care 4, 1. 2014.
11. Assavapokee T., Rola P. Assavapokee, N. et al. Decoding VExUS: a practical guide for excelling in point-of-care ultrasound assessment of venous congestion. Ultrasound J 16, 48. 2024.
12. Bloom BA, Gibbons RC. Focused Assessment With Sonography for Trauma. [Updated 2023 Jul 24]. In: StatPearls [Internet]. Treasure Island (FL): StatPearls Publishing; 2025.
13. Baker M, Anjum F, dela Cruz J. Deep Venous Thrombosis Ultrasound Evaluation. [Updated 2023 Aug 8]. In: StatPearls [Internet]. Treasure Island (FL): StatPearls Publishing; 2025.
14. Testa A, Cibinel GA, Portale G, Forte P, Giannuzzi R, Pignataro G, Silveri NG. The proposal of an integrated ultrasonographic approach into the ALS algorithm for cardiac arrest: the PEA protocol. Eur Rev Med Pharmacol Sci. 2010;14(2):77-88.

CAPÍTULO 26

Avaliação de injúria renal aguda

Gabrielle Turnes Pereira Demetrio
Paulo Ricardo Mottin Rosa

Objetivos

- Demonstrar os tipos de transdutores e os movimentos realizados para a correta execução do protocolo FATE básico.
- Demonstrar as principais janelas acústicas cardiopulmonares utilizadas na aplicação do protocolo FATE básico.
- Demonstrar as aplicabilidades do protocolo FATE básico nos principais cenários das emergências cardiopulmonares.
- Auxiliar o profissional a realizar a adequada aquisição, interpretação e integração clínica das imagens de ultrassom renal no contexto de LRA, compreendendo os achados de normalidade e patológicos.
- Identificar fatores pós-renais como hidronefrose e bexigoma.
- Identificar fatores pré-renais (hipovolemia, disfunção cardíaca, cirrose).
- Auxiliar na diferenciação entre lesão renal aguda e doença renal crônica.

INTRODUÇÃO

A lesão renal aguda (LRA) é uma síndrome de redução rápida da função renal, definida pelo *Kidney Disease Improving Global Outcomes* (KDIGO) como o aumento de creatinina acima de 0,3 mg/dL em 48 horas, aumento 1,5x da creatinina basal nos últimos 7 dias ou débito urinário < 0,5 mL/kg/g por pelo menos 6 horas.[1]

A determinação da causa da LRA deve ser sempre buscada e um exame de imagem, preferencialmente ultrassom, é indicado na suspeita de obstrução.[1] Com o maior acesso aos dispositivos de ultrassom pelos médicos assistentes à beira-leito, a ultrassonografia *point-of-care* (POCUS) tem se tornado uma ferramenta essencial na prática clínica diária por permitir uma avaliação mais ampla, mais rápida e mais acurada.[2]

O uso da POCUS na LRA inclui a avaliação não só dos rins e vias urinárias, mas também uma avaliação multiorgânica, que permite ao médico assistente uma visão mais ampla do paciente e a identificação de fatores causais dos diversos compartimentos (pré-renal, renal, pós-renal) que podem contribuir para a lesão renal.[2]

A avaliação dos rins e das vias urinárias tem como objetivo prioritário identificar ou afastar obstruções infra ou supravesicais, permitindo um melhor e mais rápido manejo do paciente. Secundariamente, permite a identificação de alterações estruturais como sinais de doença renal crônica, cistos e massas que têm impacto tanto no manejo atual quanto no seu seguimento.

Adicionalmente, uma avaliação do coração, da veia cava inferior, do fígado e do pulmão pode ser realizada como forma de identificar outros fatores relevantes na LRA, auxiliar na estimativa do volume circulante efetivo e da congestão orgânica, fornecendo dados que auxiliam e guiam a terapia. Presença de congestão pulmonar, cardiopatia estrutural grave ou cirrose (desconhecida) são exemplos de achados de grande relevância que podem ser avaliados com o uso da POCUS.[2]

COMO REALIZAR A AVALIAÇÃO

Avaliação dos rins e vias urinárias

1. **Escolha do transdutor:** convexo de baixa frequência (2,5-5 Hz).
2. **Ajuste do aparelho de ultrassom:** exame ou *preset* de abdome ou renal deve ser escolhido. Ajustar a profundidade para a menor possível que inclua a estrutura a ser avaliada (Figura 1).
3. **Avaliação renal:**

A. **Posição do paciente:** com o paciente em decúbito dorsal com a cabeceira a 0°, inicia-se o exame renal. Para melhor visualizar o rim, pode-se pedir para o paciente assumir decúbito lateral e/ou fazê-lo segurar a respiração em inspiração

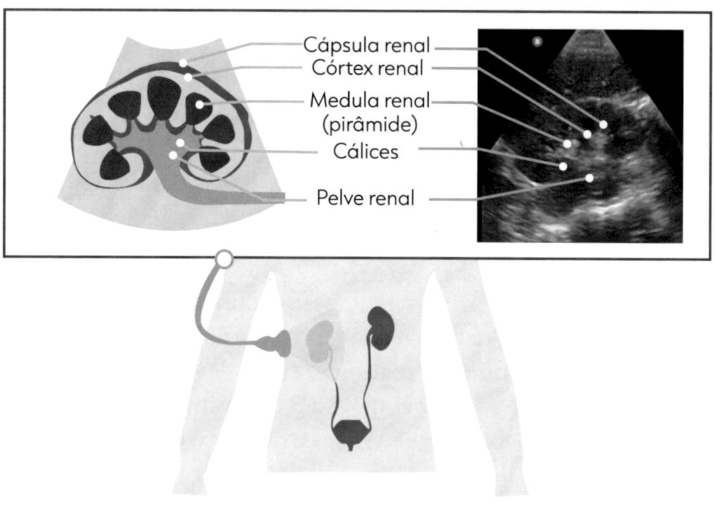

FIGURA 1 Exame renal – comparação da representação anatômica com a janela longitudinal renal ao ultrassom.
Fonte: adaptada de Sheehan, 2022.[3]

profunda. Essa manobra aproxima o rim do transdutor e melhora sua visualização.

B. **Janelas:** inicia-se o exame tradicionalmente com a janela longitudinal direita, com o índex apontando para a cabeça do paciente, com uma pequena rotação de aproximadamente 15º para posterior para evitar a sombra acústica das costelas. Coloca-se o transdutor na linha axilar média no limite inferior do externo. Desliza-se o transdutor inferior e, com uma varredura para posterior para encontrar o rim no seu maior tamanho, realiza-se uma varredura para avaliar toda a estrutura. A seguir, roda-se o índex em sentido horário para a janela transversal. Faz-se uma varredura do polo superior ao inferior para excluir alterações. Realiza-se a mesma avaliação no flanco esquerdo, mais próximo à linha axilar posterior, adquirindo as janelas longitudinal e transversal (Figura 2).[3]

C. **Achados de normalidade:** no ultrassom renal podem-se visualizar cápsula renal, córtex renal, medula renal e as pirâmides, e o complexo hiperecogênico central (composto de vasos e sistema pielocalicial). Um rim normal tem diâmetro máximo entre 9 e 13 cm, espessura corticomedular > 1,5 cm, é isoecoico ou menos ecogênico em relação ao fígado, a região central é hiperecogênica e não se pode visualizar a pelve renal.[4]

D. **Achados patológicos:** as principais alterações que devem ser pesquisadas são:

I. **Hidronefrose:** dilatação pielocalicinal (leve), dilatação com compressão das pirâmides renais (moderada – Figura 3), dilatação das pirâmides e afilamento do parênquima renal (grave). A presença de hidronefrose e LRA indica necessidade de desobstrução e investigação adicional. Conforme o quadro, podem ser necessários uma sondagem vesical, um exame de imagem com maior acurácia (como tomografia computadorizada) e uma avaliação urológica.

II. **Cálculo renal:** são estruturas hiperecogênicas com sombra acústica pos-

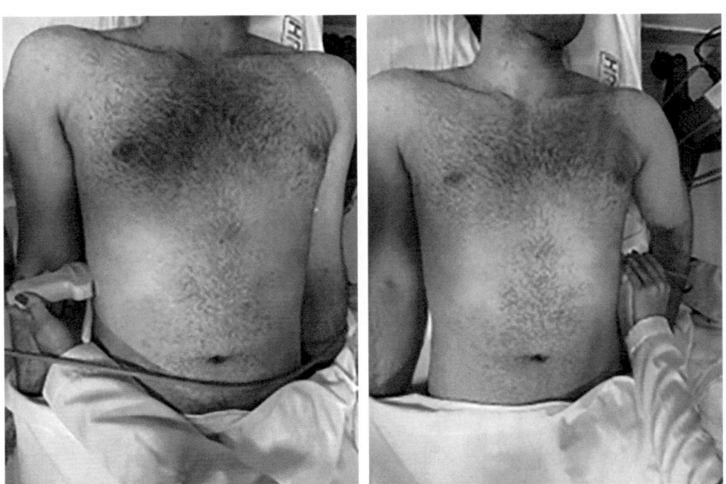

FIGURA 2 Posicionamento do transdutor no abdome do paciente para aquisição das janelas longitudinal e transversal.
Fonte: acervo dos autores.

terior. A ausência de visualização de cálculos na pelve renal não exclui o diagnóstico de urolitíase, principalmente se estiverem no nível do ureter.

III. **Massas e cistos renais:** alterações estruturais que devem ser sinalizadas para o seguimento correto e estudo adicional se indicado, mas que geralmente não justificam a piora aguda da função renal.

IV. **Sinais de cronicidade:** redução do tamanho renal (< 9 cm no maior diâmetro), redução da espessura corticomedular (< 1,1 cm) e aumento da ecogenicidade renal são sinais que sugerem doença renal crônica. É válido ressaltar que diversas doenças, como a nefropatia diabética, cursam com aumento da ecogenicidade renal sem a redução do tamanho do diâmetro ou córtex renal.

V. **Aumento da ecogenicidade:** o aumento da ecogenicidade é um achado inespecífico que pode ocorrer na lesão renal tanto aguda quanto crônica.

4. **Avaliação vesical:**

A. **Posição do paciente:** o paciente deve estar em decúbito dorsal, com a cabeceira a 0°. Idealmente pede-se para o paciente ingerir água e não urinar por 2 horas, para que a bexiga fique repleta e se torne uma boa janela acústica para avaliação da pelve, no entanto, nem sempre isso é possível. É válido ressaltar que, ao fazer o exame com a bexiga vazia, não se pode avaliar adequadamente a presença ou não de lesões intravesicais e julgar espessamento de parede.

B. **Janelas:** inicia-se o exame com a janela transversal (Figura 4). Coloca-se o transdutor transversal ao abdome, logo acima da sínfise púbica, com o índex voltado para a direita do paciente. Realiza-se uma varredura do transdutor apontando o feixe em direção à pelve e identificam-se as

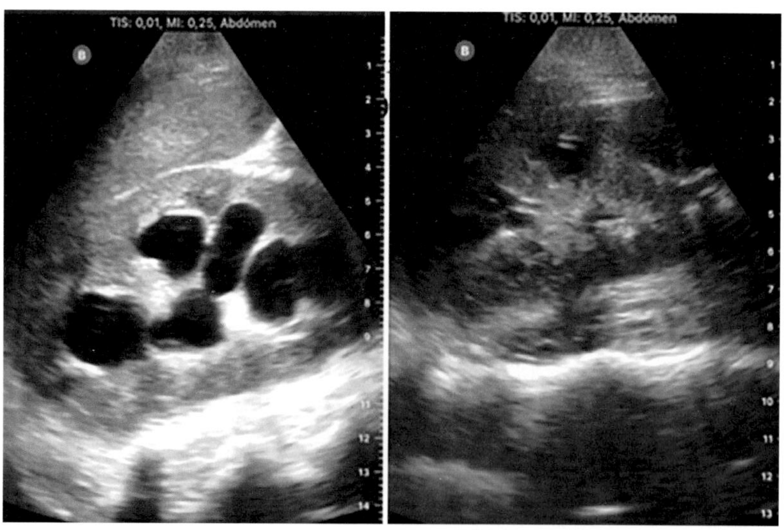

FIGURA 3 A: rim com hidronefrose moderada e aumento da ecogenicidade do córtex renal. B: rim normal, com ecogenicidade adequada e sem dilatação da pelve renal.
Fonte: acervo dos autores.

estruturas. Realiza-se uma rotação de 90º do transdutor em sentido horário, com o índex apontando para a cabeça do paciente, para a janela longitudinal, e realiza-se uma varredura de um extremo lateral da bexiga a outro para visualizar todo o órgão.

C. **Achados indicativos de normalidade:** na pelve masculina deve-se identificar a bexiga, a próstata e a ausência de líquido livre abdominal. Na feminina, bexiga, útero e ausência ou pequena quantidade de líquido livre abdominal. A avaliação vesical inclui uma estimativa qualitativa ou quantitativa de seu volume, e achados adicionais de espessamento da parede e a identificação de imagens intravesicais podem ser vistos. A capacidade funcional normal da bexiga em varia de 300 a 400 mL.[5] Em pacien-

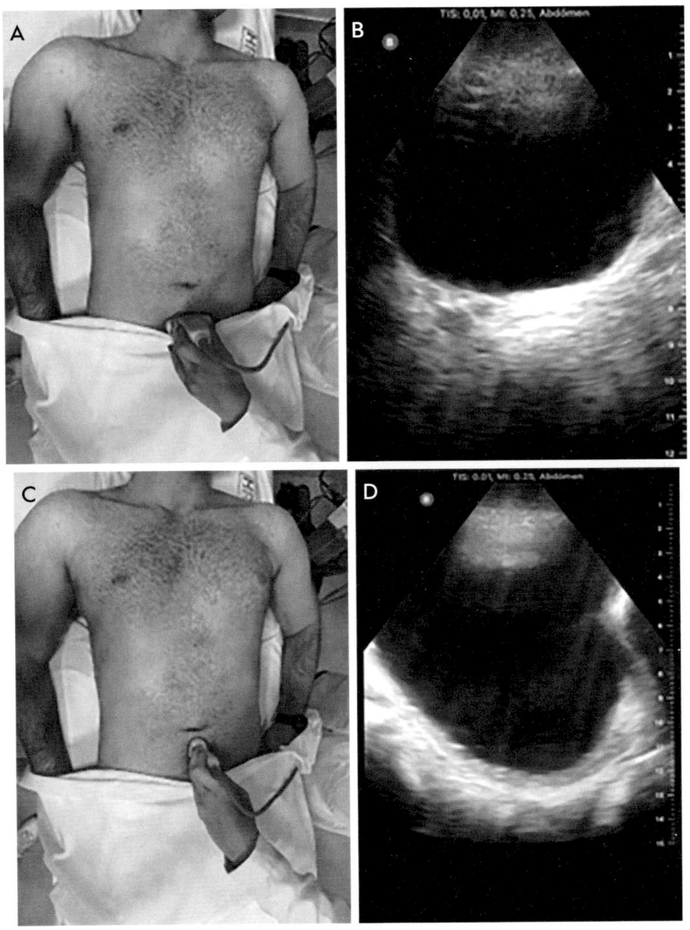

FIGURA 4 A: posicionamento do transdutor no abdome para janela transversal. B: janela transversal com bexigoma. C: posicionamento do transdutor no abdome para janela longitudinal. D: janela longitudinal de um paciente com retenção urinária por hiperplasia prostática benigna.
Fonte: acervo dos autores.

tes com sonda vesical de demora, deve-se identificar também o balão da sonda dentro da bexiga.

D. **Achados patológicos:**
   I. **Bexigoma:** a obstrução vesical pode ser vista pelo aumento do volume vesical. Nela, a bexiga perde seu formato triangular e assume uma forma arredondada.
   II. **Espessamento da parede:** quando a bexiga está repleta, valores > 3 mm da espessura da parede são considerados alterados e devem ser interpretados dentro de seu contexto (p. ex., bexiga de esforço, tumores vesicais etc.).[5]
   - **Lesões ou cálculos intravesicais:** os cálculos são visualizados como focos hiperecoicos com sombra acústica posterior bem definida, de tamanhos variados. O Doppler colorido pode ser empregado para identificação dos jatos ureterais e os cálculos podem apresentar o fenômeno de *aliaising* ao exame. Tumores vesicais podem ser vistos como espessamentos focais da parede da bexiga. Coágulos podem ser confundidos com tumores quando aderidos à parede; a mudança de decúbito do paciente, com a movimentação do coágulo, auxilia na diferenciação.
   I. **Próstata:** em homens com a bexiga repleta, a próstata pode ser facilmente identificada, seu volume estimado e a presença de protusão intravesical identificada. O objetivo da POCUS não é realizar um exame prostático completo, mas, sim, identificar aumentos evidentes ou lesões que devem ser mais bem estudadas em exames adicionais.

Avaliação do coração e da volemia

Após uma avaliação estrutural do trato urinário para identificar alterações renais e vesicais que possam afetar o manejo, é relevante avaliar a função cardíaca e a volemia do paciente para indicar ajustes volêmicos (hidratação *vs.* diureticoterapia) e para diagnósticos diferenciais de causas pré-renais (hipovolêmica *vs.* cardiorrenal). Nesse contexto, uma avaliação mais completa pode incluir o ultrassom cardíaco, a veia cava inferior e, mais recentemente, o escore Vexus. Lembre-se: o objetivo da POCUS é uma avaliação rápida e focada na qual questionamentos binários devem ser respondidos (presente ou ausente, boa ou ruim), visando responder dúvidas clínicas e guiar condutas.

FOCUS

A explicação de como adquirir as janelas ecográficas básicas estão detalhadas nos capítulos 10 e 11.

De maneira prática, quatro fatores devem ser avaliados no FOCUS: presença de contração cardíaca (relevante em contextos de parada cardiorrespiratória), função sistólica de ventrículo esquerdo, sinais de sobrecarga de ventrículo direito e presença de derrame pericárdico. Em avaliadores mais experientes, podem-se acrescentar avaliação de arritmias, função diastólica e valvopatias.

Guiando seu raciocínio clínico:

- A avaliação de uma função contrátil reduzida do ventrículo esquerdo em pacientes não críticos se traduz em insuficiência cardíaca com fração de ejeção reduzida. Esses pacientes costumam ser menos fluidotolerantes que pacientes com função boa e, portanto, mais sujeitos à congestão orgânica. No contexto de lesão renal aguda, o achado de função ruim deve guiar para reposições volêmicas com menores volumes ou/e reavaliações mais frequentes, quando a impressão de hipovolemia prevalecer, e para o diagnóstico diferencial de síndrome cardiorrenal em pacientes com função ruim e sinais de congestão vascular e orgânica, nos quais a terapia diurética será uns dos pilares principais.

- **Sinais de sobrecarga direita:** a detecção precoce da disfunção do ventrículo direito influencia o manejo cardiovascular do paciente e desempenha um papel crucial na avaliação da fluidotolerância dos pacientes com disfunção renal.

Veia cava inferior

A explicação sobre como adquirir as janelas da veia cava inferior (VCI) está detalhada nos capítulos 10 e 11.

Na última década, a VCI destacou-se como um pilar essencial na estimativa volêmica de pacientes críticos e não críticos. No entanto, com a maior compreensão de seu comportamento com ciclo respiratório e com as diversas patologias cardíacas, as limitações e preocupações com uso da veia cava como fator isolado de estimativa volêmica e indicação de reposição volêmica tornaram-se evidentes na literatura. Então, quando a VCI nos trará informações relevantes?

Em pacientes em ventilação espontânea, VCI < 2 cm e com variabilidade respiratória > 50% se correlaciona em alguns estudos com pressões venosas centrais baixas (< 3-5 mmHg) e VCI > 2 cm e com variabilidade < 50% se correlaciona com pressões mais altas (> 10 mmHg). Os valores intermediários da VCI são uma zona cinzenta. Esses estudos excluíram pacientes com cardiopatias.[6]

No contexto de LRA, a VCI pode ser utilizada como um parâmetro extra de estimativa de volemia, mas nunca de forma isolada. De maneira simplista, se a VCI for pequena e variável, deve-se pensar em hipovolemia e, se for grande e túrgida, deve-se pensar em possível congestão vascular. Em caso de valores intermediários, devem ser utilizados outros parâmetros para avaliação. Alguns cuidados antes de fazer essa correlação direta entre VCI e volemia:

- Fatores abdominais como aumento da pressão abdominal, cirurgia abdominal recente e fatores locais, como massas, têm potencial de alterar a dinâmica da VCI.
- Pacientes com hiperinsuflação pulmonar (asma, doença pulmonar obstrutiva crônica), disfunção de ventrículo direito e/ou tamponamento cardíaco também podem ter a dinâmica da VCI e não foram estudados.
- Esforço respiratório altera a dinâmica da VCI.
- Pacientes em ventilação mecânica estão submetidos a pressões intratorácicas maiores e o tamanho da VCI não teve boa correlação com pressão venosa central.
- Pacientes com pneumopatia crônica e sobrecarga de câmaras direitas tendem a apresentar uma cava aumentada e com pouca variabilidade sem que necessariamente esse achado se traduza em hipervolemia.

Caso o paciente não tenha nenhuma limitação como as listadas, pode-se considerar a utilização do tamanho e variação da VCI para auxiliar na avaliação da volemia. Mais detalhes sobre VCI, fluidorresponsividade e fluidotolerância são discutidos nos capítulos 19, 20 e 21.

Vexus

A explicação sobre como adquirir as janelas está detalhada no capítulo 21.

O protocolo Vexus foi mais recentemente incorporado na literatura como um parâmetro para avaliar congestão sistêmica. Nele, estima-se o grau de congestão orgânica a partir do tamanho da VCI e o padrão de Doppler pulsado das veias hepáticas, porta e intrarrenais. O protocolo Vexus classifica as alterações em 4 graus (0-3) e 5 padrões de Vexus (A-E); o Vexus C (VCI > 2 cm e pelo menos 1 alteração grave) foi associado a maior risco de LRA na população de pacientes em pós-operatório de cirurgia cardíaca.[7] Mais evidências sobre o protocolo ainda são necessárias em outras populações, porém, é uma forma promissora de estimar congestão vascular sistêmica.

Avaliação hepática: identificação de cirrose

A explicação sobre como adquirir as janelas hepáticas está detalhada no capítulo 12.

Em pacientes com piora da função renal, ao acessar a imagem renal durante a POCUS deve-se considerar adquirir imagens hepáticas com foco no reconhecimento de cirrose, principalmente em contextos nos quais o cenário clínico não se mostra claro (desconhecimento de comorbidades, pacientes com limitação de comunicação).

Os achados que sugerem hepatopatia crônica, no escopo da POCUS, incluem a presença de um contorno hepático nodular, redução do diâmetro de lobo direito, esplenomegalia (inferindo hipertensão portal) e presença de ascite na ausência de outros sinais de congestão sistêmica ou ascite em volume desproporcional à congestão observada em outros órgãos e sistemas. Uma avaliação mais acurada sobre a presença ou não de cirrose deve ser realizada com métodos de imagem e laboratoriais mais avançados e vai além do escopo da POCUS.

O diagnóstico de cirrose/hepatopatia crônica tem implicações importantes na terapia. Nesses pacientes, o diagnóstico de síndrome hepatorrenal deve ser sempre considerado e a terapia de expansão volêmica apropriada, preferencialmente com coloides, indicada mesmo em casos com sinais de congestão, como edema de membros inferiores, ascite e derrame pleural. O reconhecimento tardio da cirrose em pacientes com LRA tem grande potencial de piorar desfechos pelo manejo incorreto. Nesses pacientes, a VCI não foi estudada para guiar terapias.

Avaliação pulmonar

A técnica e os campos pulmonares são abordados no capítulo 11.

O ultrassom fornece informações sobre a quantidade de água pulmonar com uma sensibilidade maior que o exame físico tradicional (ausculta). O acúmulo de água pulmonar como um sinal de congestão orgânica pode ser detectado pelo ultrassom em estágios iniciais antes da descompensação clínica e da dispneia. Além disso, uma estimativa quantitativa do grau de congestão, assim como uma métrica para resposta à terapia diurética, pode ser feita pelo ultrassom pulmonar.[8]

No contexto de LRA, a avaliação do pulmão tem como objetivo estimar o grau de congestão orgânica. Em pacientes nos quais se está avaliando sinais de hipervolemia, os padrões que respaldam essa impressão são a presença de padrão B bilateral simétrico e com distribuição gravitacional, linha pleural regular, derrame pleural à direita ou bilateral e/ou broncogramas estáticos nas bases pulmonares. Já a presença de consolidações com broncogramas dinâmicos uni ou bilaterais ou padrão B unilateral pode sugerir outros diagnósticos, como pneumonia, na qual a piora da função renal pode ser pela hipovolemia associada à sepse ou nefrotoxicidade séptica, justificando um manejo direcionado a essa suspeita (hidratação conforme o quadro e manejo de sepse com antibioticoterapia). Lembrar que, se o paciente já está recebendo antibióticos para uma infecção pulmonar, esses achados seriam esperados, de forma que a nefrotoxicidade por antibióticos deve ser considerada. Um padrão A bilateral com deslizamento pleural e exame normal não sugere hipervolemia e pode ser interpretado como um sinal de fluidotolerância.

FLUXOGRAMA

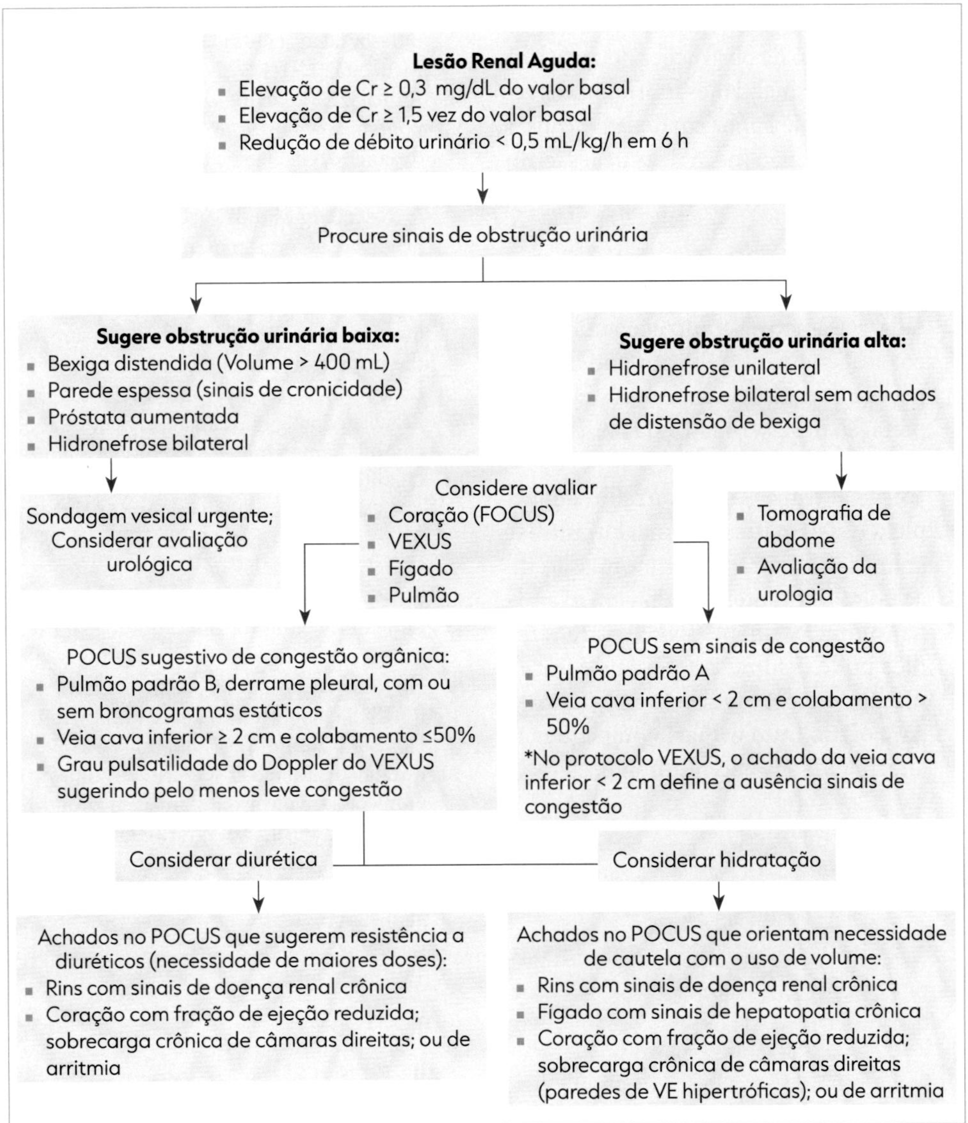

Fonte: elaborado pelos autores.

DICAS E *PITFALLS*

- A qualidade da interpretação dos resultados da ultrassonografia pode variar consideravelmente de acordo com a experiência e habilidade do operador. Isso pode resultar em diagnósticos incorretos ou falhas na detecção de condições subjacentes, especialmente em casos de anormalidades renais complexas.
- Embora a ultrassonografia seja eficaz na identificação de obstruções do trato urinário e anormalidades morfológicas renais, ela pode falhar em detectar causas subjacentes não mecânicas de lesão renal aguda, como nefropatias tóxicas ou isquêmicas.
- A utilidade da POCUS na determinação da causa da LRA intrínseca é limitada. Parâmetros como ecogenicidade cortical e tamanho do rim podem fornecer informações úteis, mas sua interpretação deve ser realizada com cautela, pois são inespecíficos.
- É crucial realizar uma varredura completa e sistemática da imagem ultrassonográfica para evitar a omissão de achados relevantes. A falha em examinar minuciosamente todas as áreas renais pode resultar na perda de informações importantes, como obstruções parciais do trato urinário ou pequenas anormalidades parenquimatosas.

REFERÊNCIAS

1. Kidney Disease: Improving Global Outcomes (KDIGO). (2012). Disponível em: https://kdigo.org/wp-content/uploads/2017/02/KDIGO_2012_CKD_GL.pdf. Acesso em 13 jul. 2024.
2. Gregorio Romero-González J, Manrique J, Slon-Roblero MF, Husain-Syed F, De la Espriella R, Ferrari F, et al. PoCUS in nephrology: a new tool to improve our diagnostic skills. Clin Kidney J. 2023;16(2):218-29.
3. Sheehan KN, Kelly CT. The use of point-of-care ultrasound in acute kidney injuries. Open J Int Med. 2022;12:1-12.
4. Rumack CM, Levine D. Tratado de ultrassonografia diagnóstica: volume 1 e 2. 4. ed. Rio de Janeiro: Guanabara Koogan; 2020.
5. Lukacz E, Sampselle C, Gray M, Macdiarmid S, Rosenberg M, Ellsworth P, Palmer MH. A healthy bladder: a consensus statement. Int J Clin Pract. 2011;65(10):1026-36.
6. Kircher BJ, Himelman RB, Schiller NB. Noninvasive estimation of right atrial pressure from the inspiratory collapse of the inferior vena cava. Am J Cardiol. 1990;66(4):493-6.
7. Beaubien-Souligny W, Rola P, Haycock K, Bouchard J, Lamarche Y, Spiegel R, Denault AY. Quantifying systemic congestion with Point-Of-Care ultrasound: development of the venous excess ultrasound grading system. Ultrasound J. 2020;12(1):16.
8. Picano E, Scali MC, Ciampi Q, Lichtenstein D. Lung ultrasound for the cardiologist. JACC Cardiovasc Imaging. 2018;11(11):1692-705.
9. Hoytfox VA, Ward BC, Cox EJ, Zhang KX. POCUS evaluation in acute kidney injury. POCUS J. 2021;6(2):67-9.
10. Koratala A, Ronco C, Kazory A. Multi-organ point-of-care ultrasound in acute kidney injury. Blood Purif. 2022;51(12):967-71.
11. Moses AA, Fernandez HE. Ultrasonography in acute kidney injury. POCUS J. 2022;7(Kidney):35-44.

CAPÍTULO 27

Avaliação da dor abdominal aguda

Gabrielle Turnes Pereira Demetrio
Paulo Ricardo Mottin Rosa

Objetivos

- Demonstrar os tipos de transdutores e os movimentos realizados para a correta execução do protocolo FATE básico.
- Demonstrar as principais janelas acústicas cardiopulmonares utilizadas na aplicação do protocolo FATE básico.
- Demonstrar as aplicabilidades do protocolo FATE básico nos principais cenários das emergências cardiopulmonares.
- Demonstrar as técnicas adequadas de varredura ultrassonográfica por região abdominal para avaliação das causas mais comuns de dor abdominal identificadas pelo ultrassom.
- Identificar as principais alterações ultrassonográficas de patologias que cursam com dor abdominal e que podem ser identificadas pelo ultrassom, como coledocolitíase, obstrução vesical aguda, apendicite, identificação de pneumoperitônio, obstrução intestinal.
- Demonstrar as limitações e armadilhas durante a execução da POCUS abdominal.

INTRODUÇÃO

A dor abdominal aguda é uma queixa comum encontrada na prática clínica, exigindo uma avaliação precisa e rápida para determinar a causa subjacente e guiar o tratamento adequado. A ultrassonografia à beira-leito (POCUS, do inglês *point-of-care ultrasound*) tem como objetivo expandir a acurácia do exame físico realizado pelo médico assistente e responder a uma dúvida clínica. A incorporação dessa tecnologia ao cuidado médico permite obter respostas mais rápidas, que direcionam o tratamento do paciente e aumentam a acurácia de seu diagnóstico à beira-leito em pacientes com dor abdominal.

Antes de abordar os achados específicos, há algumas considerações importantes que devem ser feitas sobre o sentido da POCUS na atuação médica, principalmente neste capítulo sobre dor abdominal, um assunto muito amplo. Existem achados que demandam um treinamento médico extenso e devem ser reservados para os médicos especialistas em imagem; o mesmo se aplica a patologias com menor prevalência, cujo conhecimento do padrão imagético vai além do escopo da formação de um médico da linha de frente (emergencistas, médicos de família e comunidade, internistas ou intensivistas). Considerar que um médico não radiologista pode se tornar apto a identificar esses achados não é errado, mas, pelo menos em parte, distorce o sentido da POCUS. Ao apropriar-se da POCUS, não deve haver a intenção de substituir a necessidade de imagem por um especialista; pelo contrário, a intenção da incorporação da POCUS na prática médica é melhorar o cuidado do paciente em termos de otimização de recursos e tempo para diagnósticos-chave, visando à melhora dos desfechos dos pacientes. Praticamente todas as patologias abordadas neste capítulo necessitarão de confirmação por um exame complementar radiológico, muitas vezes a própria ecografia abdominal total realizada em um setor de radiologia.

Após essa importante consideração inicial, algumas patologias que causam dor abdominal têm achados facilmente identificáveis pela POCUS. Conforme a localização da dor abdominal, deve-se levar em consideração diferentes diagnósticos. A Tabela 1 resume as causas de dor abdominal conforme sua localização. Essas suspeitas devem guiar o uso da POCUS na avaliação do paciente.

Assim, conforme as características da dor abdominal, o contexto e a suspeita clínica, deve-se levar em consideração algumas patologias, para as quais a POCUS terá uma maior ou menor acurácia. A Tabela 2 demonstra uma lista das patologias responsáveis pelos casos mais graves e mais comuns de dores abdominais em pacientes gerais. São citadas, resumidamente, suas características e a acurácia da POCUS em sua detecção após um treinamento básico de ultrassonografia à beira-leito.

AVALIAÇÃO DA VESÍCULA BILIAR

Deve-se considerar insonar a vesícula nos seguintes cenários: avaliação da dor abdominal de quadrante superior direito, suspeita de colecistite aguda, colelitíase, coledocolitíase e investigação de síndrome ictérica. Anatomicamente, a vesícula biliar está localizada na margem inferior do fígado, entre os lobos direito e esquerdo. Sua avaliação pela ultrassonografia inclui forma, tamanho, espessamento e alterações da parede, identificação da presença de estruturas intraluminais, em especial cálculos, e sinais de dilatação do dúcto cístico.

Para adquirir a janela, posiciona-se o paciente em decúbito dorsal. A janela mais comum para avaliação da vesícula é a subcostal, com transdutor convexo posicionado abaixo das costelas, uma inclinação de forma a direcionar o feixe em direção ao fígado e com índex à direita do paciente (Figura 1A). Dessa forma adquire-se uma janela longitudinal (Figura 1B) e uma transversal (Figura 1C) da vesícula. Para melhor avaliação da parede da vesícula, pode-se utilizar o transdutor linear posicionado na linha hemiclavicular entre o 8°

TABELA 1 Causas de dor abdominal por quadrante

Quadrante superior direito	
Pulmão	pneumonia, TEP
Biliar	cólica, colecistite, colangite
Hepático	hepatite, abscesso
Renal	cólica renal, pielonefrite, nefrolitíase
TGI	duodenite, úlcera duodenal, apendicite retrocecal
Pâncreas	pancreatite

Epigástrio	
Coração	IAM, SCA
Biliar	cólica, colecistite, colangite
Pâncreas	pancreatite
Vascular	aneurisma de aorta abdominal, dissecção de aorta
TGI	gastrite, apendicite, hérnia

Quadrante superior esquerdo	
Coração	IAM, SCA, miocardite, pericardite
Pulmão	pneumonia, TEP
Pâncreas	pancreatite
Baço	infarto esplênico, ruptura
Renal	cólica, pielonefrite, nefrolitíase
TGI	gastrite, apendicite, hérnia

Flanco direito	
Vascular	aneurisma de aorta abdominal, dissecção de aorta, isquemia mesentérica
Renal	cólica, pielonefrite
nefrolitíase	Abscesso de psoas

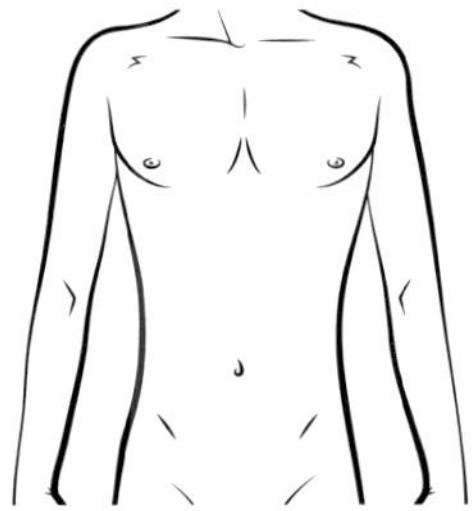

Flanco esquerdo	
Vascular	aneurisma de aorta abdominal, dissecção de aorta, isquemia mesentérica
Renal	cólica, pielonefrite, nefrolitíase
Outros	Abscesso de psoas

Periumbilical	
Vascular	aneurisma de aorta abdominal, dissecção de aorta, isquemia mesentérica
TGI	apendicite, obstrução intestinal, gastroenterite

Fossa ilíaca direita	
TGI	apendicite, obstrução intestinal, ileíte, diverticulite, constipação, doença inflamatória intestinal, nefrolitíase, infecção urinária, gastroenterite
Gineco-lógico	gravidez ectópica, doença inflamatória pélvica, tumor de ovário, endometriose
Outros	abscesso de psoas, linfadenite mesentérica

Pelve – suprapúbica	
TGI	apendicite, diverticulite, constipação, doença inflamatória intestinal, gastroenterite
TGI	Trato urinário: retenção urinária, infecção urinária, cistite
Gineco-lógico	gravidez ectópica, doença inflamatória pélvica, tumor de ovário, endometriose
Outros	hérnia inguinal

Fossa ilíaca esquerda	
TGI	: obstrução intestinal, diverticulite, constipação, doença inflamatória intestinal, gastroenterite
	Trato urinário: nefrolitíase, infecção urinária, orquiepididimite, torção testicular
Gineco-lógico	gravidez ectópica, doença inflamatória pélvica, tumor de ovário, endometriose
Outros	abscesso de psoas, linfadenite mesentérica

IAM: infarto agudo do miocárdio; SCA: síndrome coronariana aguda; TEP: tromboembolismo pulmonar; TGI: trato gastrintestinal.
Fonte: adaptada de Govender et al., 2004.[1]

TABELA 2 **Causas de dor abdominal, características clínicas da dor e acurácia da ultrassonografia *point-of-care* (POCUS)**

Patologia	Características	Acurácia da POCUS
Apendicite	Dor no quadrante inferior direito, febre, náusea	> 85%
Colecistite	Dor no quadrante superior direito, febre, náusea, dor ao toque	> 85%
Obstrução intestinal	Dor abdominal difusa e intensa, vômitos, redução de eliminação de gases, distensão abdominal, ruídos hidroaéreos aumentados (fase precoce) ou reduzidos (fase tarda); pode apresentar sinais de peritonite e irritação peritoneal em fases tardias	Sensibilidade 90% Especificidade 96%
Diverticulite	Dor abdominal, febre, irritação peritoneal mais frequentemente em quadrante inferior esquerdo	> 90%
Urolitíase	Dor lombar aguda unilateral, náuseas e vômitos, hematúria, disúria, dor escrotal ipsilateral, punho-percussão lombar ipsilateral	> 90%
Pancreatite	Dor epigástrica intensa em abdome superior, íleo e distensão abdominal, irradiação para o dorso bilateral, náuseas; elevação de amilase e lipase acima de 3 vezes o valor de referência	65-80%
Aneurisma da aorta abdominal	Dor abdominal ou lombar constante, massa pulsátil em epi ou mesogástrio, sinais sistêmicos de choque hipovolêmico	> 95%
Úlcera perfurada	Dor abdominal súbita e severa em abdome superior, irritação e defesa peritoneal, histórico de úlcera péptica	50-75%
Pneumoperitônio	Dor abdominal aguda, difusa; timpanismo elevado, distensão abdominal, peritonite e defesa ao exame físico	Sensibilidade > 95% Especificidade > 80%
Hemorragia intra-abdominal	Dor abdominal difusa, irritação peritoneal e defesa, ruídos hidroaéreos reduzidos, sinais de choque	Sensibilidade 60-80% Especificidade 99%
Obstrução vesical	Dificuldade para urinar, anúria/oligúria, dor em baixo ventre; bexigoma palpável: massa móvel de consistência de partes moles, esférica, em abdome inferior a partir da região suprapúbica	> 95%

Fontes: Taylor et al., 2020;[2] Radonjić et al., 2022;[3] Moore et al., 2011.[4]

e o 11º espaço intercostal, com índex à direita do paciente.

Os achados de normalidade incluem parede < 3 mm medida na borda hepática, ausência de conteúdo intraluminar e ausência de líquido perivesicular.

Patologia

Colelitíase

O ultrassom é o padrão-ouro para avaliação da vesícula, com sensibilidade e especificidade superiores a 90% para detecção de colelitíase, além de avaliar suas complicações, como colecistite, gangrena e colicistite enfisematosa e dilatação de ducto cístico.[5,6] No ultrassom, os cálculos biliares aparecem como uma estrutura intraluminal ecogênica com sombra acústica posterior que podem ser móveis ou estar impactados, únicos ou múltiplos. Além dos cálculos, pode-se visualizar lama biliar como um conteúdo ecogênico intraluminal, delimitado pelas paredes da vesícula (Figura 2). Para avaliação da mobilidade dos cálculos, no diagnóstico diferencial com pólipos de vesícula ou cálculo impactado, solicita-se que o paciente assuma o decúbito lateral para avaliação.

Colecistite

Os sinais ultrassonográficos de colecistite incluem espessamento de parede > 3 mm (medida na borda hepática), parede delaminada, hiperemia, fluido perivesícula (Figura 3), sinal de Murphy ultrassonográfico (sensibilidade máxima durante a compressão com o transdutor de ultrassom colocado diretamente sobre a vesícula biliar). A combinação da presença de cálculo, do espessamento da parede e do sinal de Murphy ultrassonográfico tem um valor preditivo positivo de 94% para colecistite.

Coledocolitíase

Em pacientes com suspeita de obstrução da via biliar, procura-se visualizar pelo ultrassom a dilatação do duto comum ou a dilatação do colédoco. A dilatação do duto comum é vista como o sinal do duplo cano – a dilatação do duto adjacente anteriormente à veia porta. A visualização do duto

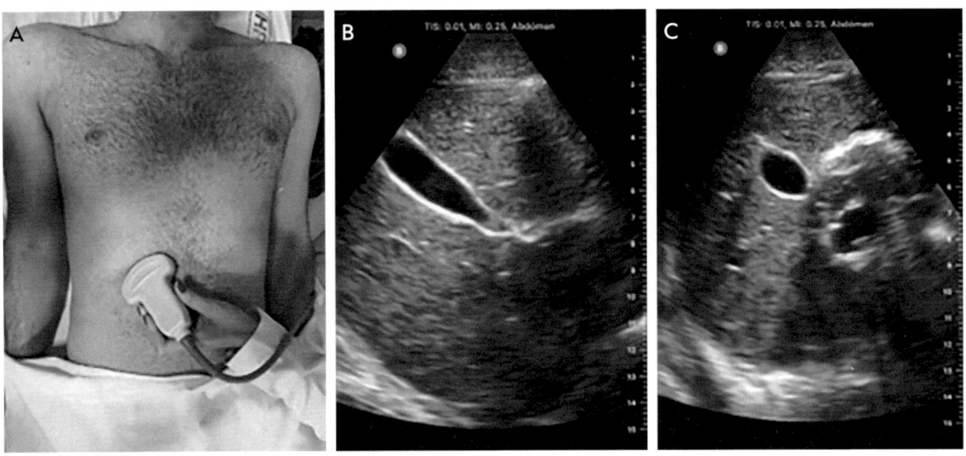

FIGURA 1 A: posição do transdutor para janela subcostal da vesícula biliar. B: janela longitudinal da vesícula obtida pelo transdutor na posição A. C: janela transversal da vesícula obtida pela rotação horário do transdutor a partir da posição A.
Fonte: acervo dos autores.

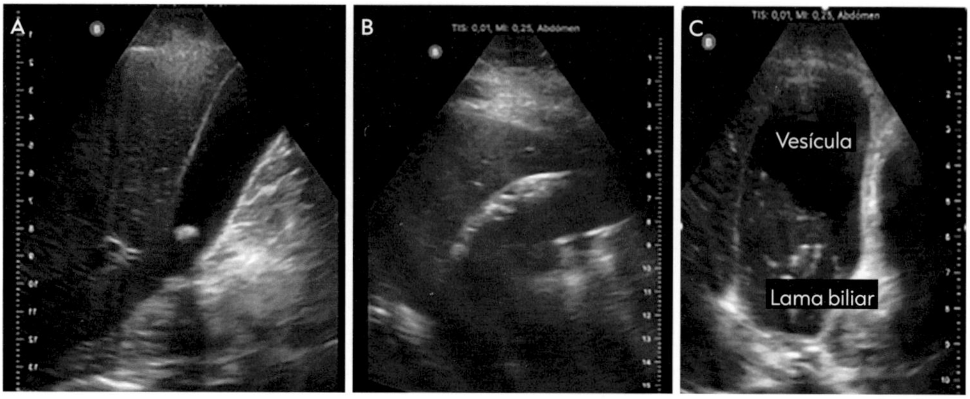

FIGURA 2 A: colelitíase. Visualização de um cálculo intraluminal com sombra acústica posterior, sem sinais de colecistite ou complicações. B: colelitíase com múltiplos cálculos intraluminais. C: lama biliar, sem sinais de colecistite.
Fonte: acervo dos autores.

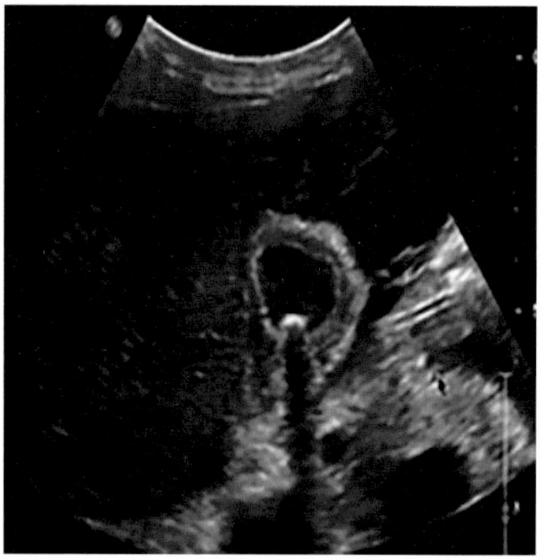

FIGURA 3 Janela transversal de um ultrassom de paciente com colecistite, apresentando espessamento e delaminação da parede da vesícula, presença de coleção (anecoica – preta) perivesícula e cálculo intraluminal com sombra acústica posterior.
Fonte: acervo dos autores.

colédoco na prática é mais difícil e valores superiores a 6 mm estão associados a maior risco de coledocolitíase, mas esse valor de corte varia com a idade, adicionando 1 mm por década a partir dos 60 anos. Outro sinal de obstrução é a visualização do sistema biliar intra-hepático, que usualmente não é visualizado, com tamanho normal < 2 mm.[6,8]

AVALIAÇÃO DO APÊNDICE CECAL

O objetivo do exame é identificar sinais de apendicite, umas das causas mais comuns de abdome agudo.

Para adquirir a janela, com o paciente em decúbito dorsal, com o transdutor convexo de baixa frequência ou linear de alta frequência, inicia-se o exame no flanco direito (Figura 4), com a identificação do cólon ascendente, e realiza-se uma varredura caudal em direção à fossa ilíaca direita. Uma dica prática é solicitar ao paciente para indicar o local que mais dói e insonar a região em busca do apêndice.

O apêndice normal é identificado como estrutura tubular em fundo cego, compressível, repousada acima dos vasos ilíacos, com diâmetro máximo menor que 6 mm (Figura 5).

Patologia

Apendicite aguda

Na apendicite aguda, ao ultrassom, o apêndice é visto como uma estrutura cilíndrica, aperistáltica, não compressível ao transdutor, com diâmetro maior do que 6,0 mm (Figura 6), associada a distensão líquida e perda da definição das camadas parietais, com hiperemia que pode ser demonstrada ao Doppler colorido. Podem, ainda, estar presentes aumento da ecogenicidade, gordura adjacente e um apendicolito.[5,9,10]

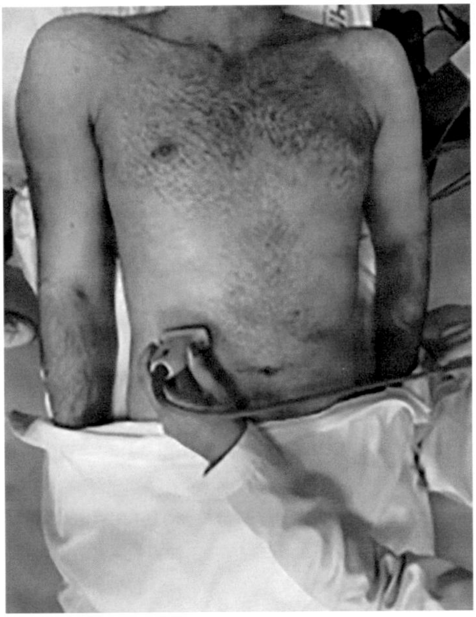

FIGURA 4 Posição do transdutor no abdome para avaliação do apêndice cecal, iniciando no flanco direito com a identificação do ceco, realizando varredura caudal em direção à fossa ilíaca para procura do apêndice.
Fonte: acervo dos autores.

AVALIAÇÃO DO ABDOME AGUDO PERFURATIVO – PNEUMOPERITÔNIO

O objetivo da POCUS na avaliação da dor abdominal aguda pode ser identificar a presença de pneumoperitônio. Alguns trabalhos encontraram acurácia superior da POCUS *versus* radiografia simples para sua detecção (90 *vs*. 77%).[11]

Para adquirir a janela, com o paciente em decúbito dorsal, para permitir que o ar livre se acumule logo abaixo da parede abdominal anterior, utiliza-se um transdutor convexo ou linear (preferencial) para insonar o abdome. Toda superfície abdominal pode ser insonada; alguns protocolos sugerem insonar hipocôndrio direito, epigástrio, hipocôndrio esquerdo e região umbilical, mas a região com maior chance de detecção é o quadrante superior direito. Caso haja dificuldade de diferenciar o peritônio das vísceras abdominais, o paciente pode ser colocado na posição de decúbito lateral

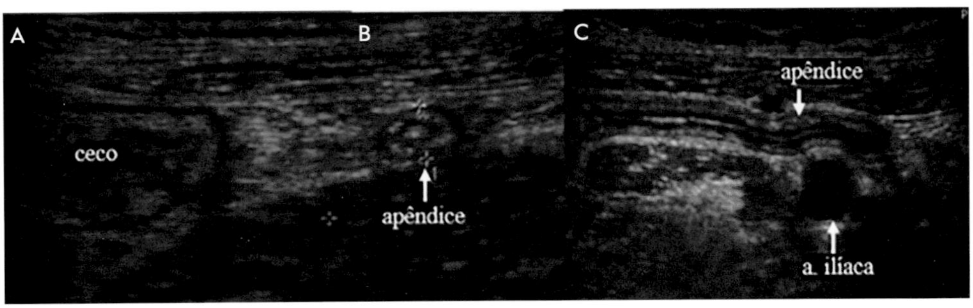

FIGURA 5 A: janela transversal de um apêndice normal, demonstrando sua relação espacial com ceco. B: janela longitudinal do apêndice, demonstrando sua relação com a artéria ilíaca comum direita.
Fonte: acervo dos autores.

esquerdo por pelo menos 2 minutos, incentivando o ar livre a se mover para a área de menor resistência e causando uma mudança nos artefatos de reverberação.

Em pacientes normais, um deslizamento ou cintilação sutil está presente ao longo da linha peritoneal, indicando a interação do peritônio visceral e parietal em uma alça intestinal (tal qual o deslizamento pleural do pulmão normal). A presença de deslizamento permite ao examinador diferenciar entre o ar livre abdominal patológico e o gás intestinal fisiológico, ambos gerando artefatos horizontais repetitivos, semelhantes às linhas A.

Patologia

Deslizamento abdominal e ponto intestinal (*gut point*, tradução livre): para operadores de ultrassom familiarizados com o ultrassom pulmonar, o ponto intestinal pode ser considerado análogo ao "ponto pulmonar" encontrado no pneumotórax. A presença patológica de ar intra-abdominal (Figura 7) separa essas estruturas, abolindo esse artefato se o ar livre estiver adjacente ao peritônio (como ocorre no pneumotórax). A presença do ponto intestinal tem alta especificidade para a presença de pneumoperitônio (como o ponto pulmonar para o diagnóstico de pneumotórax).

Manobra da tesoura

A manobra da tesoura também pode ser usada para ajudar a detectar ar livre intraperitoneal. Envolve colocar levemente um transdutor linear parassagitalmente na região epigástrica direita com o paciente deitado em decúbito dorsal. O transdutor deve ser colocado levemente no abdome, com cuidado para não comprimir a superfície da pele. Se linhas A forem vistas, sob a suspeita de ar livre abdominal, comprime-se o transdutor gentilmente contra o abdome. Isso deve pressionar o ar livre para longe do fígado, o que deve fazer com que as linhas sejam menos proeminentes. Liberar a pressão do transdutor deve permitir que o gás livre retorne e as linhas A tornem-se novamente mais visíveis.[3]

Enhanced Peritoneal Stripe Sign

O EPSS é caracterizado por uma linha hiperecogênica aumentada na interface entre o peritônio parietal e o ar livre na cavidade abdominal (Figura 8). Essa linha representa a reflexão do feixe de ultrassom na superfície do peritônio, que se torna mais proeminente quando há ar presente, criando um contraste maior entre o peritônio e o ar em comparação às condições normais. Essa sinalização é especialmente útil na detecção de pequenas quantidades de pneumoperitônio, em que outros sinais podem ser sutis ou ausentes.

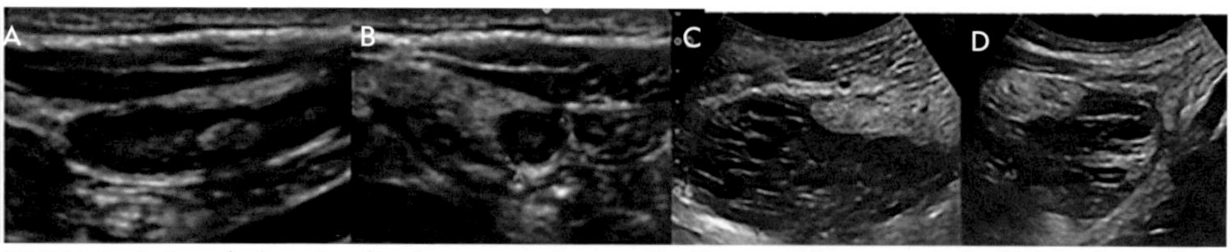

FIGURA 6 A: janela longitudinal mostrando o apêndice cecal aumentado (0,8 cm), rígido à compressão, com conteúdo ecogênico (fecalito) associado a leve infiltração líquida da gordura periapendicular, compatível com apendicite aguda. B: janela transversal do mesmo paciente. C e D: lesão expansiva heterogênea na fossa ilíaca direita, predominantemente hipoecogênica, com pequenas áreas anecoicas de permeio, apresentando forma irregular e medindo, aproximadamente, 9,2 × 4,6 × 5,1 cm, com volume estimado de 112,2 cm^3 – abscesso por apendicite perfurada.
Fonte: acervo de Analice Mezzomo Lauxen.

AVALIAÇÃO DO ABDOME AGUDO OBSTRUTIVO

A obstrução intestinal é uma causa comum do dor abdominal na emergência, sendo a mais comum a obstrução em nível de intestino delgado. O objetivo da POCUS neste cenário é identificar sinais de obstrução intestinal e estimar o local da obstrução.

O exame é realizado com o paciente em posição supina. Utiliza-se o transdutor convexo ou linear para a avaliação. Uma abor-

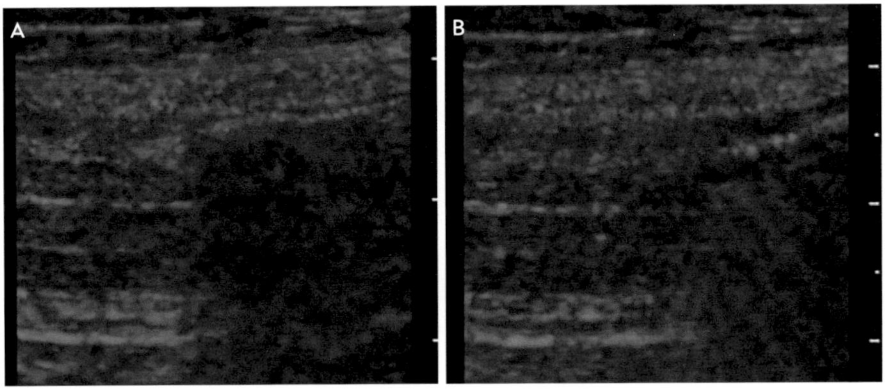

FIGURA 7 Imagem de ultrassom de um paciente com pneumoperitônio, demonstrando o *gut point*, em que uma alça intestinal demarca o limite entre onde há alça intestinal (à direita) e onde as linhas A representam a presença de gás livre intraperitoneal. A alça está mais deslocada para esquerda na primeira imagem e se movimenta medialmente na segunda. No pneumoperitônio, não há a presença de deslizamento peritoneal (semelhante ao deslizamento pleural).
Fonte: Taylor, 2020.[2]

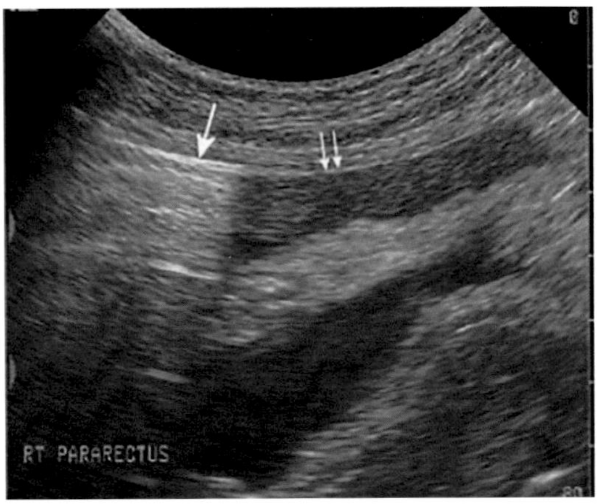

FIGURA 8 Imagem de uma paciente com tuberculose intestinal com líquido livre abdominal e pneumoperitônio. À esquerda, nota-se o EPSS, indicado na seta única, como sinal de pneumoperitônio. À direita, nota-se o peritônio normal, indicado nas setas duplas.
Fonte: Asrani, 2007.[12]

dagem prática de três passos pode ser realizada para identificação da obstrução e seu nível: epigástrio (estômago), região esquerda (jejuno e cólon descendente) e quadrante inferior direito (junção ileocecal).

Patologia

Os três achados mais comuns para o diagnóstico por ultrassom incluem: a) múltiplas alças intestinais dilatadas (> 25 mm) não compressíveis; b) edema de parede intestinal com aumento da espessura (> 3 mm); e c) líquido livre entre as alças.

O movimento peristáltico pode estar ausente ou aumentado, com movimento *to-and-fro*. Tal movimento se refere à visualização de conteúdo intestinal se movendo de forma alternada para frente e para trás dentro de um segmento intestinal dilatado – um sinal clássico de obstrução mecânica. Se a obstrução persiste, existe alteração vascular da parede intestinal com seu espessamento (> 3 mm) e redução do peristaltismo, sinal de sofrimento vascular da alça acometida (Figura 9A). Outro sinal de obstrução é o "sinal do teclado". Quando ocorre uma obstrução intestinal em nível de delgado, as válvulas de Kerckring, também chamadas pregas circulares, tornam-se mais proeminentes e visíveis no ultrassom e aparecem como linhas hipoecoicas, enquanto as áreas entre elas podem parecer hiperdensas pela presença de ar ou conteúdo intestinal, lembrando um teclado (Figura 9B).[13]

AVALIAÇÃO DA AORTA ABDOMINAL

O objetivo do exame da aorta abdominal é identificar aneurisma de aorta abdominal (AAA) e dissecção de aorta que possam justificar a sintomatologia, em especial na suspeita de AAA ou dissecção (dor abdominal aguda e severa, choque e presença de uma massa abdominal pulsátil).

O exame pode ser realizado com transdutor convexo, setorial ou linear, a depender da anatomia do paciente. Tradicionalmente se inicia com o transdutor convexo, na região do epigástrio, e desliza-se o transdutor distal até a bifurcação das ilíacas, incluindo a diferenciação de seu formato e calibre (Figura 10).

A aorta abdominal é facilmente identificada no ultrassom abdominal por ser um vaso cilíndrico e pulsátil, paralelo à pele, à esquerda da veia cava inferior, que em nível umbilical se bifurca nas artérias ilíacas (Figura 11A). Um artefato comum no exame com transdutor convexo é artefato da aorta dupla, na imagem transversal, pela reverberação das ondas de ultrassom (Figura 11B).

Patologia

Aneurisma de aorta abdominal

O AAA é definido como dilatação da aorta abdominal em > 1,5x, ou seja, maior que 3 cm, medida no diâmetro anteroposterior. O risco de ruptura aumenta com o aumento da dilatação, com indicação de abordagem cirúrgica tradicionalmente a partir de 5,5 cm. O método da medida é variado: são descritas medidas dentro-dentro e fora-fora, no entanto, na POCUS pequenas diferenças não devem afetar a interpretação e integração clínica do exame.[17]

O exame de escolha inicial para rastreamento de AAA já é o exame de ultrassonografia (US), com sensibilidade descrita de 94 a 99% e especificidade de 98 a 100%. No contexto da POCUS, a sensibilidade varia de 71 a 100% em alguns estudos de rastreio de AAA em nível ambulatorial.[18,19]

Dissecção de aorta abdominal

Na dissecção de aorta (Figura 12), o sangue, além de preencher o lúmen verdadeiro do vaso,

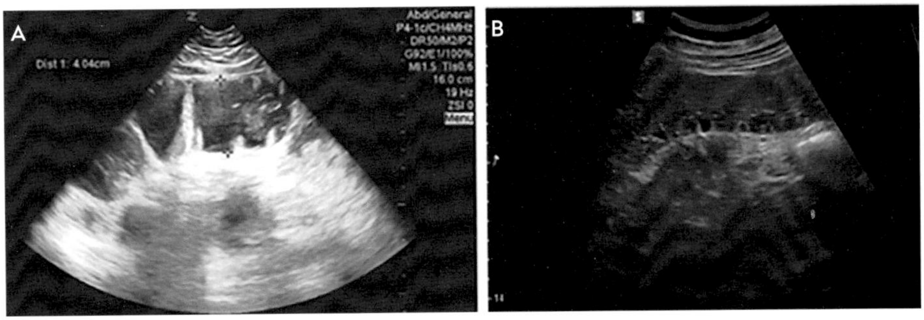

FIGURA 9 A: ultrassom de uma dilatação de intestino delgado com 4 cm de diâmetro. B: ultrassom de uma dilatação de intestino delgado com sinal do teclado de um paciente com obstrução intestinal por aderência.
Fonte: Pourmand et al., 2018[14] (A) e Boccatonda et al., 2023[13] (B).

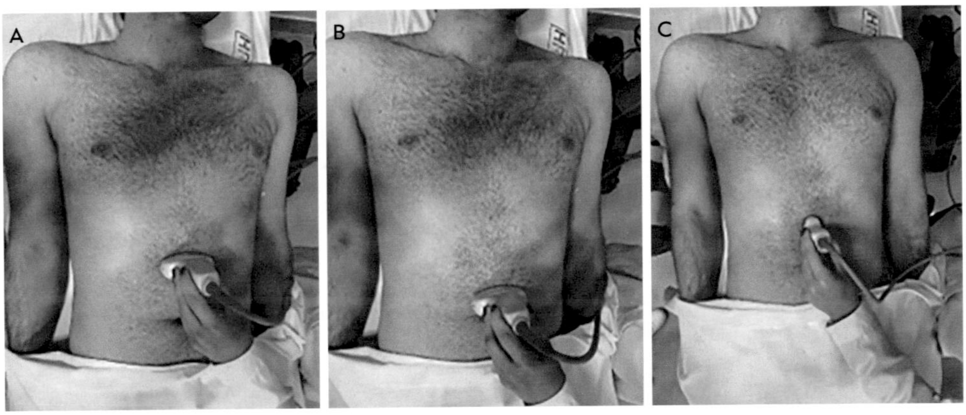

FIGURA 10 Posição do transdutor para avaliação da aorta abdominal nas janelas transversal e longitudinal.
Fonte: acervo dos autores.

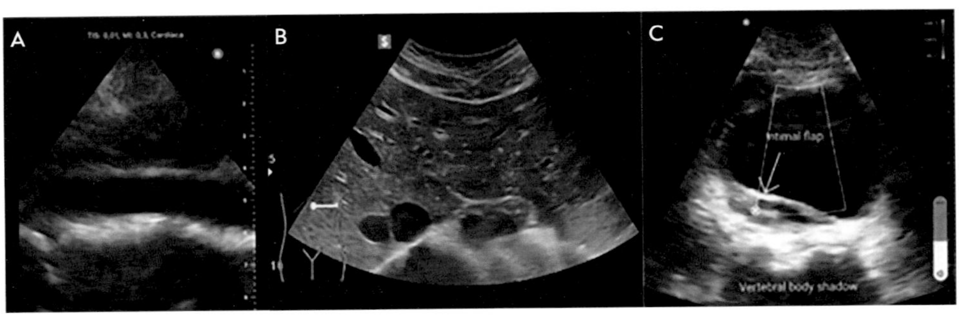

FIGURA 11 A: aorta abdominal normal na janela longitudinal com transdutor setorial. B: janela transversal em nível de epigástrio com o sinal da aorta dupla. C: ultrassom de um aneurisma de aorta abdominal com ***flapping*** de dissecção.
Fonte: acervo dos autores (A); Alasasfeh et al., 2024[15] (B); e Botz e Warner[16] (C).

passa a ocupar espaço entre as camadas média e íntima do vaso, criando um falso lúmen. No ultrassom, é possível identificar o *flapping* de dissecção e sua extensão (Figura 11C), achado que imediatamente deve deflagrar a avaliação vascular de urgência e a confirmação com segundo exame de imagem, se possível.

A avaliação renal e da bexiga com pesquisa de hidronefrose ou obstrução vesical, potenciais causas de dor abdominal, é abordada no capítulo 27, sobre avaliação do paciente com lesão renal aguda. A identificação de líquido livre em pacientes em contexto de trauma, o protocolo E-FAST, é abordada no capítulo 16. Da mesma forma, a avaliação da volemia e o protocolo RUSH também são abordados no capítulo 23. Sugerimos a leitura desses capítulos, visto que esse conhecimento também é necessário para ser integrado na avaliação da dor abdominal.

DICAS E *PITFALLS*

- Ainda que inicialmente a curva de aprendizado seja rápida, é importante lembrar que a qualidade do exame é afetada pela experiência do usuário, de forma que é sempre recomendado uma tutoria contínua por médicos mais experientes e confirmação de achados mais graves posteriormente pelo especialista em imagem.
- Apesar da ampla avaliação da POCUS abdominal, o objetivo do exame não deve ser uma varredura completa, e, sim, focada em responder uma dúvida clínica.
- Limitações quanto à qualidade das imagens ocorrem principalmente em pacientes obesos e sem jejum adequado, situação frequente no contexto da avaliação à beira-leito.

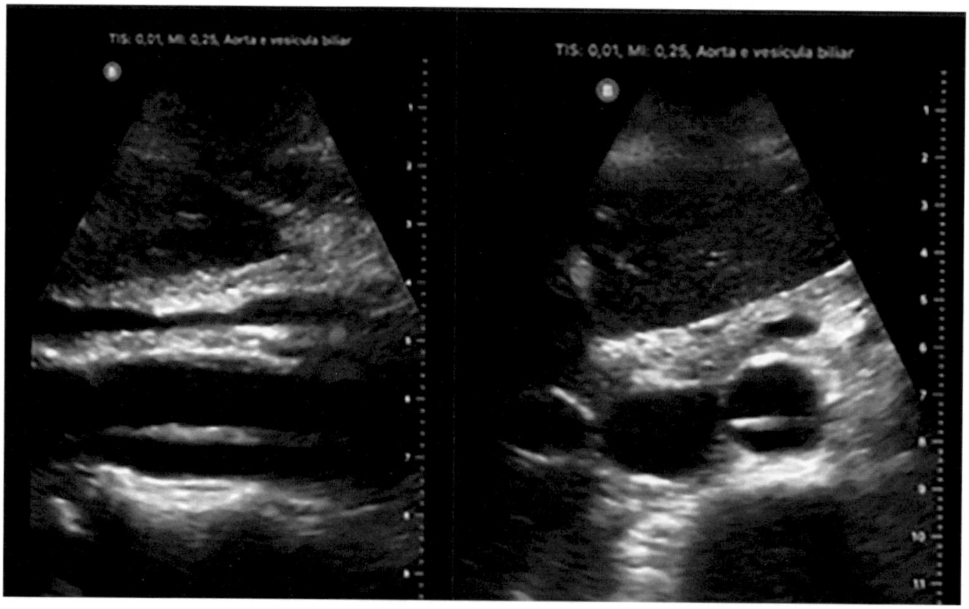

FIGURA 12 Imagem de dissecção de aorta na janela longitudinal à esquerda e transversal à direita.
Fonte: acervo dos autores.

REFERÊNCIAS

1. Govender I, Rangiah S, Bongongo T, Mahuma P. A primary care approach to abdominal pain in adults. S Afr Fam Pract (2004). 2021;63(1):e1-e5.
2. Taylor MA, Merritt CH, Riddle PJ Jr, DeGennaro CJ, Barron KR. Diagnosis at gut point: rapid identification of pneumoperitoneum via point-of-care ultrasound. Ultrasound J. 2020;12(1):52.
3. Radonjić T, Popović M, Zdravković M, Jovanović I, Popadić V, Crnokrak B, et al. Point-of-care abdominal ultrasonography (POCUS) on the way to the right and rapid diagnosis. Diagnostics (Basel). 2022;12(9):2052.
4. Moore CL, Copel JA. Point-of-care ultrasonography. N Engl J Med. 2011;364(8):749-57.
5. Rumack CM, Levine D. Tratado de ultrassonografia diagnóstica: volume 1 e 2. 4. ed. Rio de Janeiro: Guanabara Koogan; 2020.
6. Joshi G, Crawford KA, Hanna TN, Herr KD, Dahiya N, Menias CO. US of right upper quadrant pain in the emergency department: diagnosing beyond gallbladder and biliary disease. Radiographics. 2018;38(3):766-93.
7. Gaillard F, Niknejad M, Ranchod A, et al. Choledocholithiasis. Reference article, Radiopaedia.org. Disponível em: doi.org/10.53347/rID-8059. Acesso em 15 jul. 2024.
8. Revzin MV, Scoutt LM, Garner JG, Moore CL. Right upper quadrant pain: ultrasound first! J Ultrasound Med. 2017;36(10):1975-85.
9. Matthew Fields J, Davis J, Alsup C, Bates A, Au A, Adhikari S, Farrell I. Accuracy of point-of-care ultrasonography for diagnosing acute appendicitis: a systematic review and meta-analysis. Acad Emerg Med. 2017;24(9):1037-75.
10. Quillin SP, Siegel MJ, Coffin CM. Acute appendicitis in children: value of sonography in detecting perforation. AJR Am J Roentgenol. 1992;159:1265-8.
11. Chen SC, Wang HP, Chen WJ, Lin FY, Hsu CY, Chang KJ, Chen WJ. Selective use of ultrasonography for the detection of pneumoperitoneum. Acad Emerg Med. 2002;9(6):643-5.
12. Asrani A. Sonographic diagnosis of pneumoperitoneum using the 'enhancement of the peritoneal stripe sign.' A prospective study. Emerg Radiol. 2007;14:29-39.
13. Boccatonda A, D'Ardes D, Tallarico V, Vicari S, Bartoli E, Vidili G, et al. Gastrointestinal ultrasound in emergency setting. J Clin Med. 2023;12:799.
14. Pourmand A, Dimbil U, Drake A, Shokoohi H. The accuracy of point-of-care ultrasound in detecting small bowel obstruction in emergency department. Emerg Med Int. 2018;2018:3684081.
15. Alasasfeh I, Abudawood R, E Hwidi B, Al-Shami R. Ruptured abdominal aortic aneurysm discovered by pocket-sized ultrasound in a low resource setting: a case report. Int J Emerg Med. 2024;17(9):1-4.
16. Botz B, Warner R. Double aorta artifact (ultrasound). Reference article, Radiopaedia.org. Disponível em: https://doi.org/10.53347/rID-84863. Acesso em 15 jul. 2024.
17. Benson RA, Meecham L, Fisher O, Loftus IM. Ultrasound screening for abdominal aortic aneurysm: current practice, challenges and controversies. Br J Radiol. 2018;91(1090):20170306.
18. Bailey RP, Ault M, Greengold NL, Rosendahl T, Cossman D. Ultrasonography performed by primary care residents for abdominal aortic aneurysm screening. J Gen Intern Med. 2001;16(12):845-9.
19. Blois B. Office-based ultrasound screening for abdominal aortic aneurysm. Can Fam Physician. 2012;58(3):e172-8.
20. Kameda T, Taniguchi N. Overview of point-of-care abdominal ultrasound in emergency and critical care. J Intensive Care. 2016;4(1):1-7.
21. Hollerweger A, Macheiner P, Rettenbacher T, Brunner W, Gritzmann N. Colonic diverticulitis: diagnostic value and appearance of inflamed diverticula-sonographic evaluation. Eur Radiol. 2001;11(10):1956-63.

Seção IV

Ultrassonografia *point-of-care* para monitorizar procedimentos

CAPÍTULO 28

Avaliação ultrassonográfica na via aérea cirúrgica

Victor Hugo Buarque Wanderley

Objetivos

- Aprender como localizar passo a passo a membrana cricotireóidea com o uso da ultrassonografia.
- Ajudar a decidir quando realizar a marcação da membrana cricotireóidea guiada por ultrassonografia a partir da elaboração de um fluxograma.

INTRODUÇÃO

A via aérea difícil pode ser definida como a falha ou dificuldade (antecipada ou não) enfrentada por um médico experiente no manejo da via aérea.[1] A dificuldade do manejo das vias aéreas é altamente variável e depende de vários fatores, incluindo organização do serviço, contexto clínico, grau de estabilidade hemodinâmica e comorbidades, além da anatomia das vias aéreas.[2]

A maioria dos preditores à beira-leito de via aérea difícil não são confiáveis por possuírem baixas sensibilidade e especificidade.[3] A falha em antecipar uma via aérea difícil pode levar a complicações graves, incluindo a necessidade de via aérea cirúrgica de emergência, lesão cerebral hipóxica e morte. Em um banco de dados sobre 2,9 milhões de procedimentos de intubação orotraqueal, a incidência dessas complicações foi de 1 em cada 22 mil, sendo 35 vezes mais frequentes nos serviços de emergência e 55 vezes maiores nas unidades de terapia intensiva quando comparadas ao bloco cirúrgico.[4]

A cricotireoidostomia é recomendada como último recurso por todas as principais diretrizes para manejo da via aérea difícil em caso de falha de intubação traqueal, ventilação por máscara facial ou inabilidade de ventilação com dispositivo supraglótico.[1,5] No entanto, a taxa de sucesso da realização desse tipo de procedimento ainda é baixa (36%) quando realizada por marcos anatômicos.[6]

A ultrassonografia *point-of-care* (POCUS) vêm ganhando destaque nos últimos anos como auxiliar no manejo da via aérea. Um estudo[7] demonstrou que a localização da membrana cricotireóidea com o uso da ultrassonografia resultou em uma melhoria de cinco vezes no posicionamento correto do tubo na cricotireoidostomia entre os indivíduos que tinham dificuldade de identificar a anatomia a partir da palpação. Além disso, esse método pode ser realizado de forma fácil e rápida à beira-leito, conforme demonstrado por Nicholls et al.,[8] em que os médicos emergencistas localizaram a membrana com um tempo médio de 24 segundos.

Dentre as várias aplicações do uso da POCUS no manejo da via aérea (Quadro 1), este capítulo se restringirá a demonstrar como localizar de forma correta a membrana cricotireóidea com o auxílio do ultrassom, a fim de garantir mais segurança e assertividade na realização da cricotireoidostomia.

COMO REALIZAR A AVALIAÇÃO

Indicação: pacientes com risco de necessitar de cricotireoidostomia de urgência, ou seja, aqueles com preditores de via aérea difícil que serão submetidos à intubação orotraqueal (laringoscopia difícil, ventilação difícil, dificuldade de ventilação com dispositivo supraglótico ou cricotireoidostomia difícil).

- **Posição:** linha mediana do pescoço.
- **Probe:** utilizar probe linear de alta frequência (6-13 MHz).
- ***Preset:*** pode ser utilizado o de tireoide.
- **Profundidade:** em torno de 3 a 5 cm.

Duas técnicas são descritas[10] para localizar a membrana cricotireóidea conforme orientação do probe:

- **Longitudinal:** técnica do "colar de pérolas".
- **Transversal:** técnica TACA (tecido-ar-cricoide-ar).

QUADRO 1 Diferentes aplicações da ultrassonografia no manejo da via aérea

Aplicações do ultrassom para o manejo de vias aéreas
Avaliar a via aérea
Identificar via aérea difícil
Identificar estenose subglótica
Estimar o tamanho do ETT pediátrico
Confirmar a intubação
Avaliação direta com visualização transtraqueal
Avaliação indireta com deslizamento pulmonar ou movimento diafragmático
Avaliar a profundidade do ETT
Avaliação direta com visualização transtraqueal com ou sem o manguito do ETT preenchido com solução salina
Avaliação indireta com deslizamento pulmonar ou sinal de pulso pulmonar
Cricotireoidostomia
Identificar a membrana cricotireóidea

ETT: tubo endotraqueal.
Fonte: adaptado de Gottlieb et al., 2019.[9]

Técnica longitudinal

Nesta técnica, coloca-se o transdutor na linha média do pescoço com o índice apontando para cima (cabeça do paciente), logo acima da fúrcula esternal (Figura 1). Deve-se fazer pequenos movimentos de um lado para o outro (lateral direita ou esquerda), a fim de localizar os anéis traqueais (estruturas hipoecoicas em forma de pérolas achatadas ["colar de pérolas"] com linha hiperecoica posterior [interface tecido-ar]) (Figura 2).

Em seguida, desliza-se o probe cranialmente com o intuito de localizar a cartilagem cricóidea – estrutura também hipoecoica, no entanto maior, mais anterior e mais alongada comparada aos anéis traqueais (Figuras 3 e 4). Seguindo o movimento cranialmente ainda com transdutor na longitudinal e na linha média, localiza-se a borda inferior da cartilagem tireóidea (estrutura pouco mais hiperecoica logo acima da cricoide). O espaço entre elas é a membrana cricotireóidea (Figura 5). Pode ser passada uma caneta ou jelco logo abaixo do transdutor a fim de marcar o local correto, conforme demonstrado na Figura 6 (marcação laterolateral).

Técnica transversal

Agora, coloca-se o probe na transversal na linha média do pescoço, índice para a direita do paciente, com o intuito de localizar a cartilagem tireóidea (estrutura um pouco mais hiperecoica e triangular) (Figuras 7 e 8). Move-se o transdutor caudalmente até encontrar a membrana cricotireóidea. Ela é reconhecível como uma linha branca hiperecoica resultante do eco da interface tecido-ar, muitas vezes com artefato de reverberação associado (linhas A) (Figuras 9 e 10). Ainda mais caudalmen-

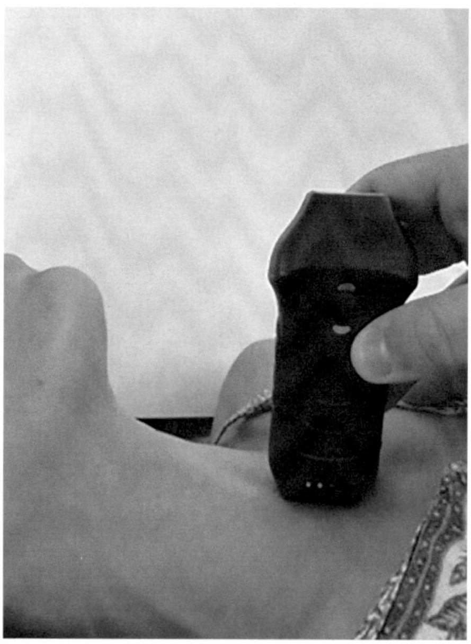

FIGURA 1 Avaliação inicial da técnica longitudinal – probe próximo à fúrcula esternal.
Fonte: acervo do autor.

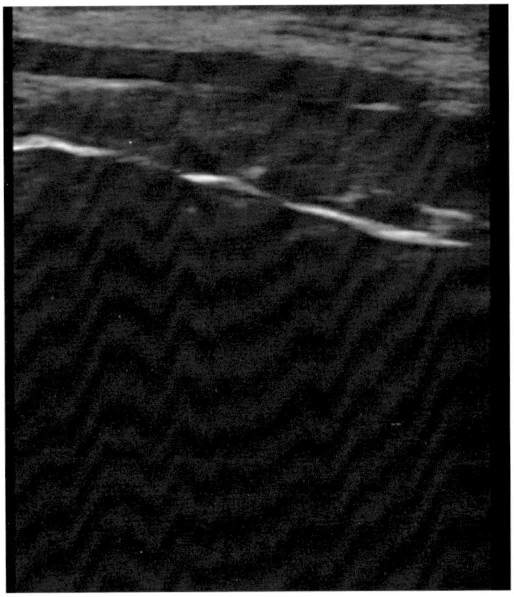

FIGURA 2 Apresentação dos anéis traqueais em "colar de pérolas".
Fonte: acervo do autor.

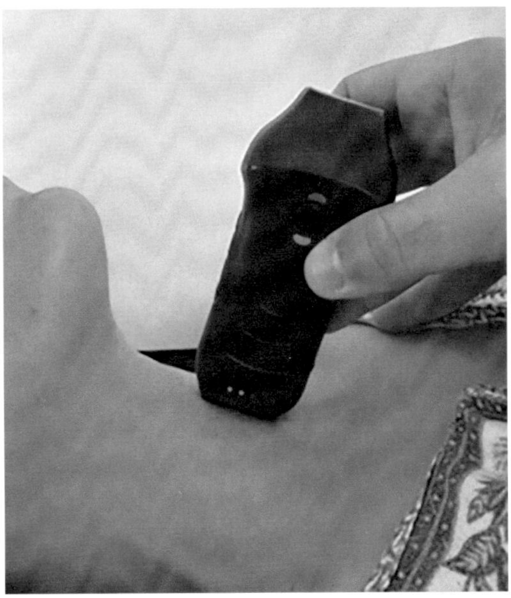

FIGURA 3 Deslizar para cima o transdutor mantendo a linha média para identificar a cartilagem cricóidea (identificada na Figura 4).
Fonte: acervo do autor.

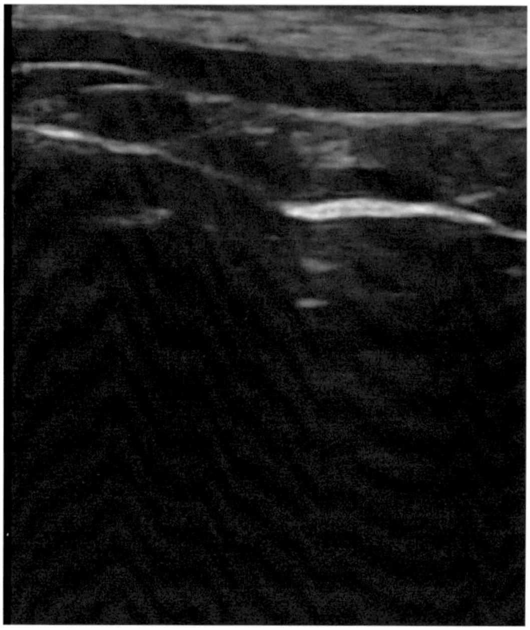

FIGURA 4 Cartilagem cricóidea: mais anterior, maior e mais arredondada do que os anéis traqueais, lembrando uma "moeda".
Fonte: acervo do autor.

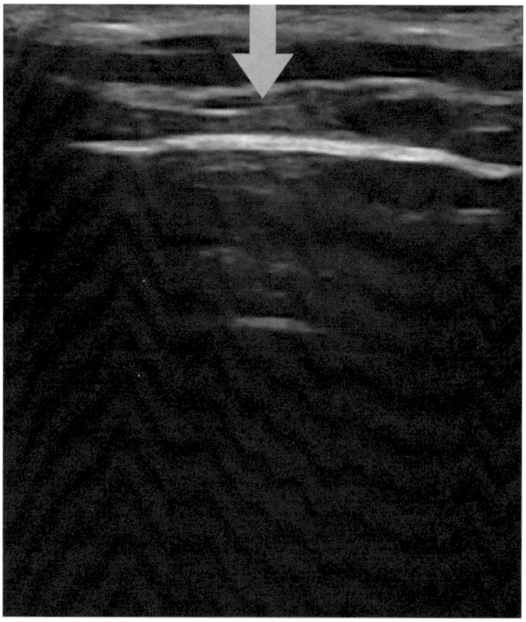

FIGURA 5 Membrana cricotireóidea destacada logo acima da cartilagem cricóidea podendo ser visualizada artefato de reverberação pela presença de ar na traqueia (linhas A).
Fonte: acervo do autor.

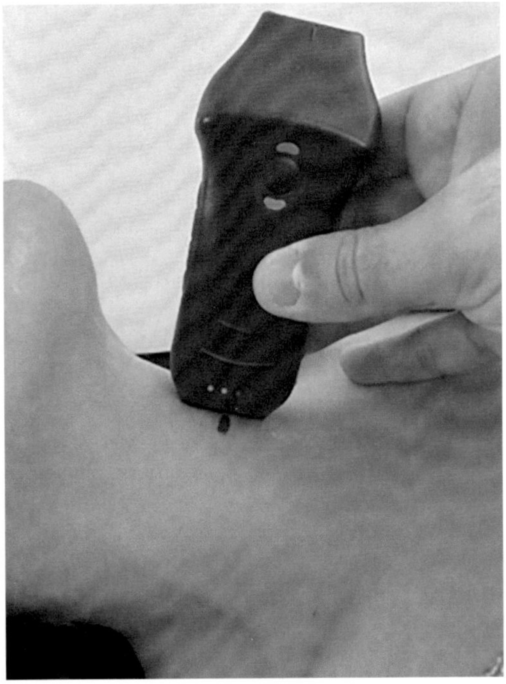

FIGURA 6 Marcação laterolateral da membrana cricotireóidea (marcar no meio do transdutor).
Fonte: acervo do autor.

te encontra-se a cartilagem cricóidea em um formato que lembra a letra "C" ou ferradura de cavalo (Figuras 11 e 12).

Para confirmar o local correto da membrana cricotireóidea, basta deslizar, dessa vez cranialmente, e retornar ao local onde foram encontradas as linhas A.

Esses quatro passos definem a técnica TACA: tireoide → ar (linhas A = membrana cricotireóidea) → cricoide → ar. Basta, então, marcar o local da membrana superior e inferiormente no centro do transdutor (Figura 13).

Ao realizar as duas técnicas em conjunto tem-se quatro marcações: laterolateral (técnica longitudinal) e superoinferior (técnica transversal). A membrana cricotireóidea estará no centro dessas marcações, conforme demonstrado na Figura 14.

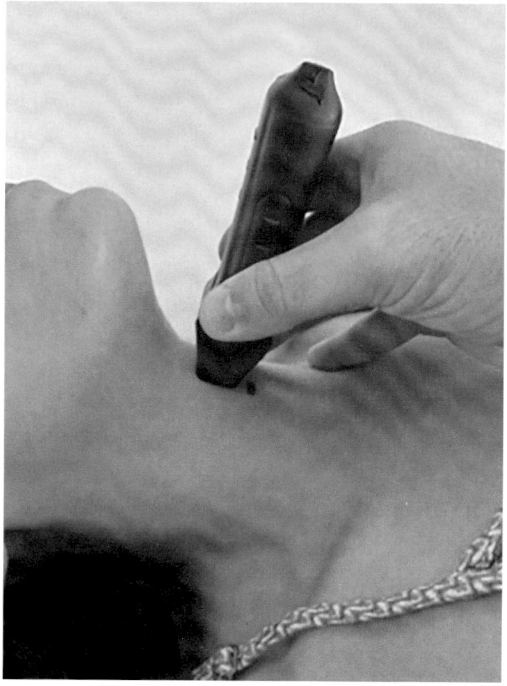

FIGURA 7 Passo inicial da técnica TACA – probe na transversal com o índice apontando para a direita (localizar cartilagem tireóidea). Notar a marcação prévia da técnica anterior.
Fonte: acervo do autor.

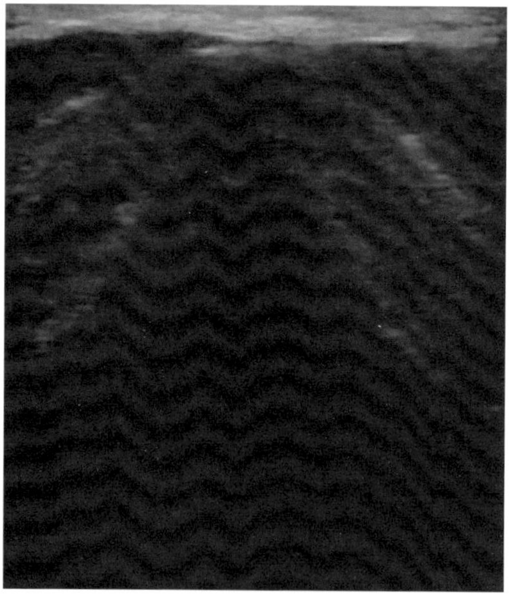

FIGURA 8 Cartilagem tireóidea na transversal. Note seu aspecto mais triangular.
Fonte: acervo do autor.

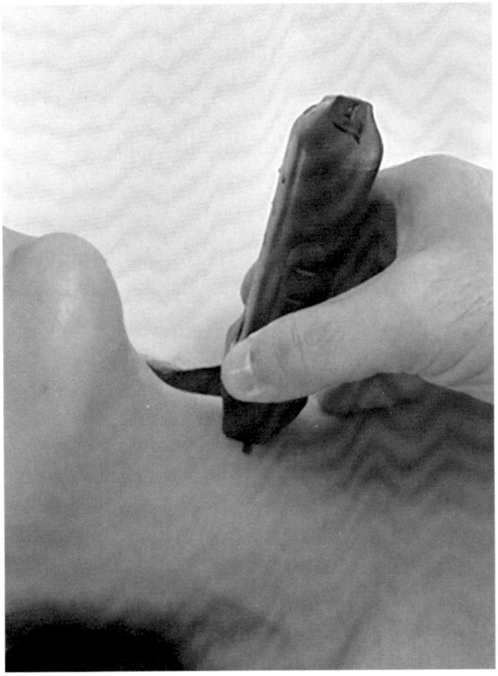

FIGURA 9 Deslizamento caudal a fim de encontrar a membrana cricotireóidea.
Fonte: acervo do autor.

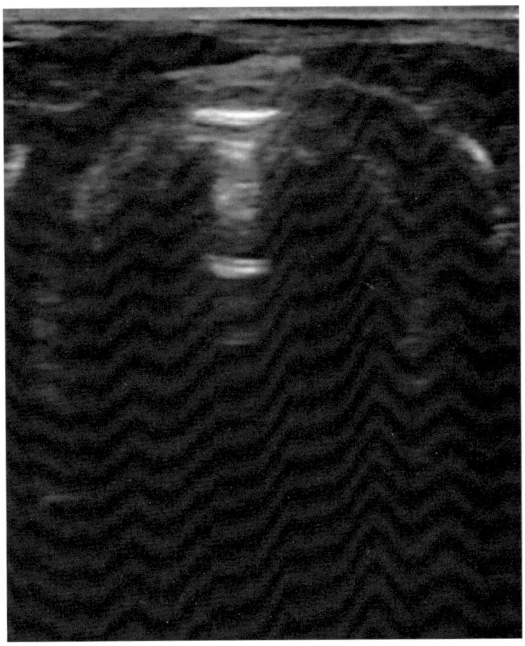

FIGURA 10 Membrana cricotireóidea com presença de linhas A (ar).
Fonte: acervo do autor.

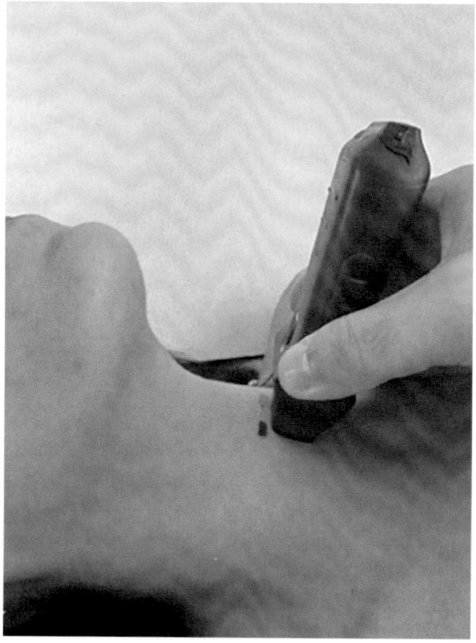

FIGURA 11 Deslizamento ainda mais caudal para localizar a membrana cricóidea.
Fonte: acervo do autor.

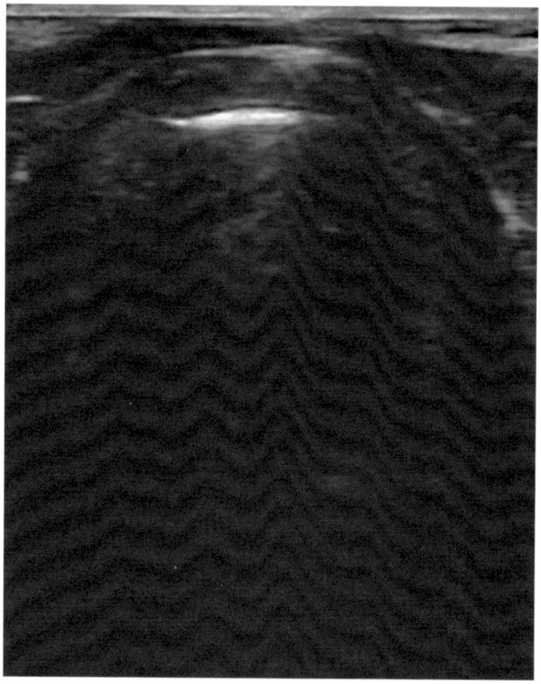

FIGURA 12 Cartilagem cricóidea com formato de C e concavidade voltada para baixo.
Fonte: acervo do autor.

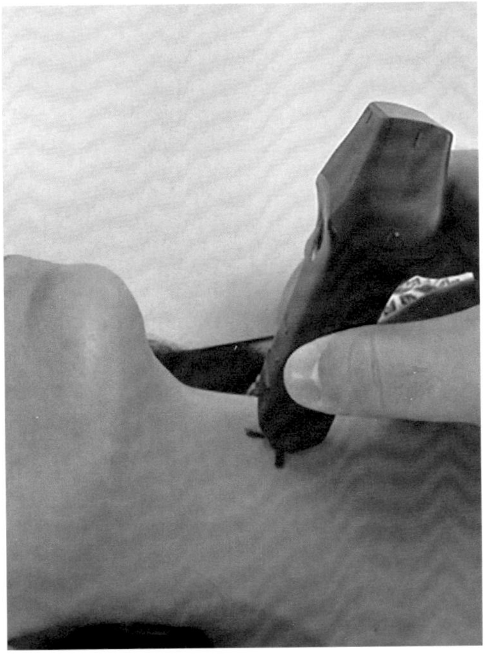

FIGURA 13 Marcação superior e inferior após retorno à posição (deslizar novamente para cima) onde foram encontradas as linhas A (membrana cricotireóidea).
Fonte: acervo do autor.

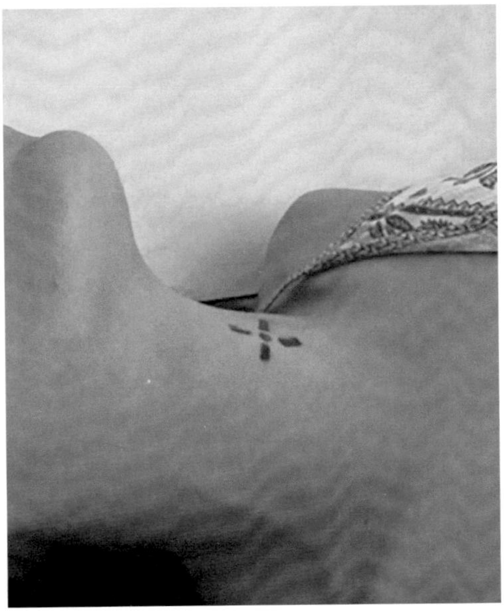

FIGURA 14 União da marcação das duas técnicas (longitudinal e transversal) – a membrana cricotireóidea estará no seu centro.
Fonte: acervo do autor.

FLUXOGRAMA

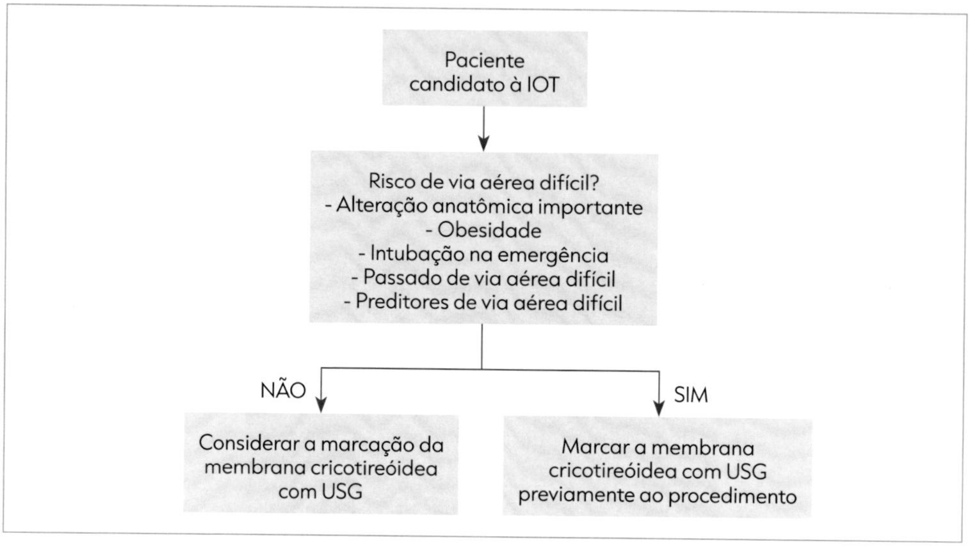

IOT: intubação orotraqueal; USG: ultrassom.

DICAS E *PITFALLS*

- Identificar a membrana cricotireóidea com o ultrassom já com o paciente na posição para realização da possível cricotireoidostomia (hiperextensão cervical na ausência de trauma). A mudança da posição da cabeça (flexão/extensão cervical) pode alterar o local correto da membrana cricotireóidea.
- Ao identificar o local correto da membrana cricotireóidea, deve-se garantir que a membrana se encontre no centro da imagem no ultrassom e, apenas após isso, realizar a marcação na pele com caneta.
- Lembrar-se de manter o probe sempre na perpendicular em relação à pele para não haver erro de marcação do local correto.
- Utilizar pouco gel no probe do ultrassom, pois seu excesso pode apagar a marcação feita.

REFERÊNCIAS

1. Apfelbaum JL, Hagberg CA, Connis RT, Abdelmalak BB, Agarkar M, Dutton RP, et al. 2022 American Society of Anesthesiologists practice guidelines for management of the difficult airway. Anesthesiology. 2022;136(1):31-81.
2. Huitink JM, Bouwman RA. The myth of the difficult airway: airway management revisited. Anaesthesia. 2015;70(3):244-9.
3. Roth D, Pace NL, Lee A, Hovhannisyan K, Warenits AM, Arrich J, Herkner H. Bedside tests for predicting difficult airways: an abridged Cochrane diagnostic test accuracy systematic review. Anaesthesia. 2019;74(7):915-28.
4. Traylor BA, McCutchan A. unanticipated difficult intubation in an adult patient. 2023 Jan 29. In: StatPearls [Internet]. Treasure Island (FL): StatPearls Publishing; 2024 Jan. PMID: 34283500.
5. Frerk C, Mitchell VS, McNarry AF, Mendonca C, Bhagrath R, Patel A, et al.; Difficult Airway Society intubation guidelines working group, Difficult Airway Society 2015 guidelines for

management of unanticipated difficult intubation in adults. *Br J Anaesth.* 2015;115(6):827-48.

6. Cook T, Woodall N, Frerk C. Major complications of airway management in the UK: results of the Fourth National Audit Project of the Royal College of Anaesthetists and the Difficult Airway Society. Part 1: anaesthesia. Br J Anaesth. 2011;106(5):617-31.
7. Siddiqui N, Arzola C, Friedman Z, Guerina L, You-Ten KE. Ultrasound improves cricothyrotomy success in cadavers with poorly defined neck anatomy: a randomized control trial. Anesthesiology. 2015;123(5):1033-41.
8. Nicholls SE, Sweeney TW, Ferre RM, Strout TD. Bedside sonography by emergency physicians for the rapid identification of landmarks relevant to cricothyrotomy. Am J Emerg Med. 2008;26(8):852-6.
9. Gottlieb M, Holladay D, Burns KM, Nakitende D, Bailitz J. Ultrasound for airway management: an evidence-based review for the emergency clinician. Am J Emerg Med. 2020;38(5):1007-13.
10. Kristensen MS, Teoh WH, Rudolph SS, Hesselfeldt R, Borglum J, Tvede MF. A randomised cross-over comparison of the transverse and longitudinal techniques for ultrasound-guided identification of the cricothyroid membrane in morbidly obese subjects. Anaesthesia. 2016;71:675-83.

CAPÍTULO 29

Ultrassonografia pulmonar para guiar a toracocentese

Guilherme Mendes Zaqueo
Gleison Valle

Objetivos

- Conhecer os conceitos da sonoanatomia da região toracoabdominal, o aspecto ultrassonográfico dos derrames pleurais e a técnica de toracocentese guiada por ultrassonografia.

INTRODUÇÃO

Nos últimos anos, observa-se o uso crescente da ultrassonografia no manejo à beira-leito de pacientes em diversos setores de internação hospitalar, principalmente no departamento de emergência e na unidade de terapia intensiva (UTI).[1] O uso da ultrassonografia pelo médico cuidador pode auxiliar tanto no diagnóstico e na tomada de decisão quanto para guiar vários procedimentos, entre eles a toracocentese.[2]

COMO REALIZAR A AVALIAÇÃO?

Anatomia e sonoanatomia

A pleura é uma membrana serosa que recobre parênquima pulmonar, mediastino, diafragma e caixa torácica. Ela é dividida em parietal, que recobre o diafragma e a parede torácica interna, e visceral, que recobre o parênquima pulmonar e as fissuras interlobares. Os derrames pleurais surgem quando líquidos se acumulam entre os folhetos parietal e visceral da pleura, causando separação de ambos, podendo ser uni ou bilaterais (Figura 1).[3] O paciente pode ter uma série de sintomas, principalmente a depender da quantidade de líquido acumulado e da velocidade de instalação.

A ultrassonografia pulmonar pode identificar derrames pleurais pequenos, a partir de 20 mL de líquido, com boa acurácia, bem como informar sobre a natureza do líquido, além de orientar a toracocentese.[4]

Os derrames pleurais são visualizados pela ultrassonografia pulmonar como imagens hipoecoicas ou anecoicas.[5,6] A ecogenicidade dos derrames pode ser totalmente homogênea, como ocorre em transudatos inflamatórios (Figura 1), ou heterogêneos com ou sem septações, como em exsudatos e empiemas (Figura 2).

Técnica ultrassonográfica

O exame ultrassonográfico do derrame pleural deve ser realizado com um probe

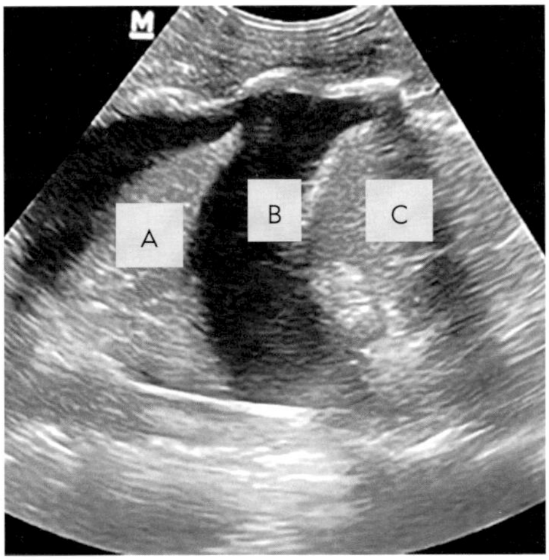

FIGURA 1 Derrame pleural simples. A: pulmão atelectasiado; B: derrame pleural simples; C: baço.
Fonte: acervo dos autores.

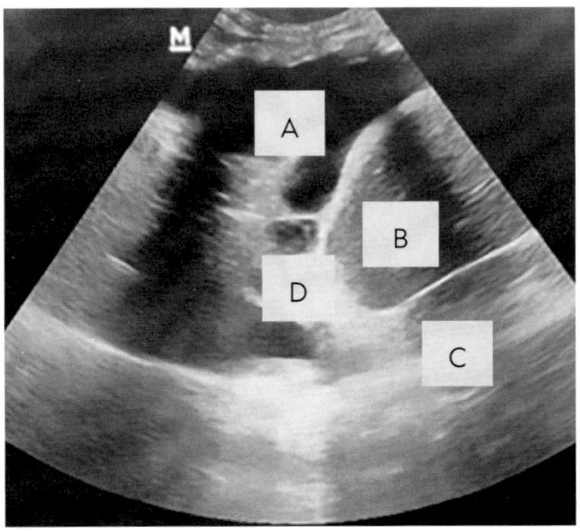

FIGURA 2 Derrame pleural heterogêneo. A: derrame pleural; B: fígado; C: rim direito; D: loculações.
Fonte: acervo dos autores.

(transdutor) de baixa frequência, tipicamente o convexo.[7] Com o paciente sentado à beira-leito, quando possível, ou em decúbito dorsal, o probe em ser posicionado no nível do diafragma, no plano longitudinal e com o marcador do probe em sentido cefálico.[1,8] Inicia-se da linha axilar anterior em sentido à linha paravertebral, realizando varredura da área. O intuito dessa varredura é visualizar cinco estruturas: fígado ou baço, diafragma, líquido pleural, pulmão e costelas.[6,8]

A viabilidade da toracocentese guiada por ultrassonografia requer uma janela sonográfica que mostre o líquido pleural durante todo o ciclo respiratório; dessa forma, se pulmão, diafragma ou algum órgão abdominal se mostrar próximo à pleura parietal, o procedimento não deve ser realizado.[1] Não há um limite inferior que contraindique a toracocentese, entretanto alguns autores sugerem que a distância entre os folhetos parietal e visceral seja de pelo menos 10 a 15 mm.[1,9]

Posteriormente à identificação da melhor janela sonográfica, deve-se medir a distância desde a pele até a cavidade pleural, a fim de se obter a profundidade necessária para alcançar o líquido e evitar possíveis complicações. O uso de ultrassonografia para orientar a toracocentese se mostrou seguro e reduziu os índices de complicações, principalmente pneumotórax, após punção. Dessa forma, algumas sociedades, como a British Thoracic Society, recomendam que todas as toracocenteses sejam orientadas por ultrassonografia.[10]

Procedimento

Após o estudo e a identificação da melhor janela sonográfica, a área a ser puncionada deve ser preparada de maneira asséptica, com colocação de campos estéreis, e o local da punção deve ser marcado com caneta cirúrgica. Não se deve mudar o paciente de posição e, dessa forma, se todas as etapas anteriores forem seguidas, a agulha de punção não precisa ter sua entrada visualizada em tempo real pela ultrassonografia.[1]

FLUXOGRAMA

Todas as etapas de avaliação até o procedimento podem ser resumidas no fluxograma da Figura 3, que apresenta um exemplo de avaliação e conduta de um paciente com dispneia no departamento de emergência ou UTI.

DICAS E *PITFALLS*

- Antes de qualquer procedimento invasivo, o paciente e/ou a família devem ser informados sobre os riscos e os benefícios.
- A medida das distâncias entre os folhetos da pleura e entre a pele e a pleura parietal é uma etapa crucial e extremamente importante para a segurança e a redução de complicações relacionadas ao procedimento.
- Deve-se evitar mudanças no posicionamento do paciente e garantir que pulmão e diafragma não entrem na janela sonográfica avaliada para a realização de toracocentese; assim, reduz-se o risco de complicações como pneumotórax.

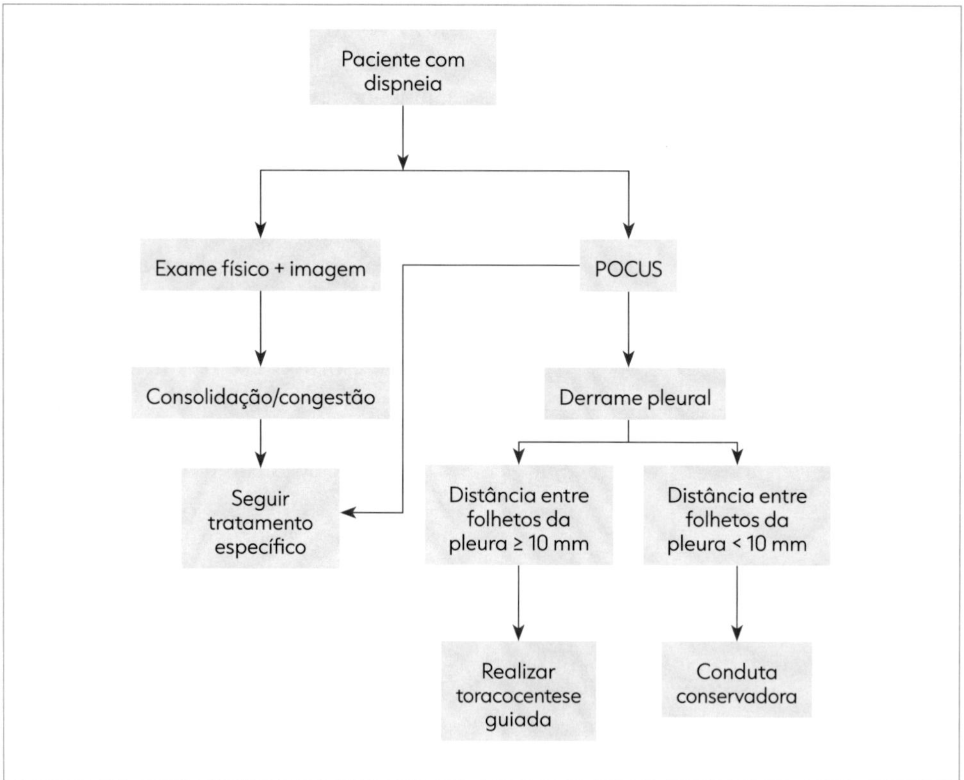

FIGURA 3 Exemplo de avaliação e conduta de um paciente com dispneia.

REFERÊNCIAS

1. Noble VE, Nelson B. Ultrasound for procedure guidance. In: Noble VE, Nelson B. Manual of emergency and critical care ultrasound. 2. ed. New York: Cambridge University Press; 2011. p.297-336.
2. Elyah O, Chatterji S. A review of symptoms and complications of ultrasound assisted thoracentesis in the first specialist pleural clinic in Israel. Isr Med Assoc J. 2020;22(12):775-80.
3. Vincent JL, Moore FA, Bellomo R, Marini JJ. Thoracocentesis. In: Textbook of critical care. 8. ed. Canada: Elsevier; 2023. p.1370.e99-e100.
4. Rahman NM, Singanayagam A, Davies HE, Wrightson JM, Mishra EK, Lee YC, et al. Diagnostic accuracy, safety and utilisation of respiratory physician-delivered thoracic ultrasound. Thorax. 2010;65(5):449-53.
5. Beckh S, Bolcskei PL, Lessnau K D. Real-time chest ultra-sonography: a comprehensive review for the pulmonologist. Chest. 2002;122:1759-73.
6. Lichtenstein DA. Lung ultrasound in the critically ill. Ann Intensive Care. 2014;4(1):1-12.
7. Soni NJ, Franco R, Velez MI, Schnobrich D, Dancel R, Restrepo MI, et al. Ultrasound in the diagnosis and management of pleural effusions. J Hosp Med. 2015;10(12):811-6.
8. Assunção MSC, Barros DS, Bravim BA. Procedimentos guiados pela ultrassonografia na unidade de terapia intensiva. In: Ecografia em terapia intensiva e na medicina de urgência. v.25. Rio de Janeiro: Atheneu; 2018. p.353-64.
9. Lichtenstein D, Hulot JS, Rabiller A, Tostivint I, Mezière G. Feasibility and safety of ultrasound-aided thoracentesis in mechanically ventilated patients. Intensive Care Med. 1999;25(9):955-8.
10. Roberts ME, Rahman NM, Maskell NA, Bibby AC, Blyth KG, Corcoran JP, et al. BTS Pleural Guideline Development Group. British Thoracic Society guideline for pleural disease. Thorax. 2023;78(Suppl 3):s1-s42.
11. Mayo PH, Goltz HR, Tafreshi M, Doelken P. Safety of ultrasound-guided thoracentesis in patients receiving mechanical ventilation. Chest. 2004;125(3):1059-62.
12. Cervini P, Hesley GK, Thompson RL, Sampathkumar P, Knudsen JM. Incidence of infectious complications after an ultrasound-guided intervention. AJR Am J Roentgenol. 2010;195(4):846-50.

CAPÍTULO 30

Ultrassom cardíaco para guiar passagem de marca-passo e pericardiocentese

Reiby Caetano Mustafá
Gabriel Sonchini

Objetivos

- Demonstrar a importância da ultrassonografia *point-of-care* e como utilizá-la para guiar a passagem de marca-passo.
- Demonstrar a importância da ultrassonografia *point-of-care* e como utilizá-la para guiar a drenagem pericárdica.

INTRODUÇÃO

Em muitos cenários clínicos de emergências alguns procedimentos intervencionistas são necessários para que vidas sejam salvas, como o implante de marca-passo transvenoso provisório (MPP) na presença de bradiarritmias com o paciente em instabilidade hemodinâmica e/ou a drenagem do pericárdio em casos de colapso circulatório por choque obstrutivo secundário a um tamponamento cardíaco.

As técnicas às cegas tanto para implante de marca-passo como para a realização de pericardiocentese são as mais difundidas e praticadas, porém com chances reais de complicações secundárias, principalmente a falta de visualização direta das estruturas e da agulha. A fluoroscopia direta muitas vezes é difícil por causa da situação de emergência e/ou pela ausência de serviço de radiologia intervencionista disponível de forma integral.

Apesar disso, principalmente nas últimas duas décadas, a introdução da ultrassonografia *point-of-care* (conhecida pela sigla POCUS, da expressão em inglês *point-of-care ultrasound*) para guiar procedimentos vem ganhando força e cada vez mais adeptos, como passagem de marca-passo provisório e/ou drenagem pericárdica. Percebeu-se que a utilização do ultrassom para guiar intervenções auxiliava a reduzir as chances de iatrogenias, melhorando também a acurácia do procedimento. Não obstante, a praticidade da presença de um dispositivo de ultrassom dentro de ambientes de emergências e o desenvolvimento das habilidades pelos profissionais médicos na sua utilização permitiu o uso cada vez mais frequente deste tipo de instrumento para guiar estes tipos de procedimentos.

Sendo assim, este capítulo vem demonstrar de forma prática não só as técnicas de punção, mas, principalmente, a realização segura desses procedimentos guiados por ultrassom.

ULTRASSOM CARDÍACO PARA GUIAR A PASSAGEM DE MARCA-PASSO

O implante de marca-passo transvenoso temporário é indicado no tratamento de emergência de pacientes com bradiarritmia sintomática e/ou comprometimento hemodinâmico.[1] A garantia de normalidade do ritmo cardíaco por meio da inserção de um marca-passo visa estabilizar o débito cardíaco, com consequente regularização da perfusão.[2]

A orientação por fluoroscopia é considerada o padrão-ouro para a inserção do cateter-eletrodo de estimulação temporária. No entanto, a alternativa de orientação por ultrassom se mostra útil, por sua praticidade e pela possibilidade da prática de insonação à beira-leito, não possuindo desvantagens como emissão de radiação ionizante e fornecendo uma curta janela de tempo para início da estimulação ativa.[3]

Dentre as vias preferenciais de acesso, a abordagem transjugular ecoguiada torna-se o método preferencial para pacientes não eletivos ao cateterismo cardíaco de emergência.[4]

Técnica

Uma vez confirmada a indicação do implante de marca-passo provisório, é necessário verificar todo o material a ser utilizado (Quadro 1).

QUADRO 1 Materiais necessários para passagem de marca-passo provisório

- Monitor cardíaco
- Antisséptico
- Aventais e campos estéreis
- Anestésico local
- Seringa, gaze e agulha para aplicação do anestésico
- *Kit* do introdutor e *kit* do marca-passo provisório
- Gerador de marca-passo (com bateria)
- Fio para sutura (náilon 3.0)
- Ultrassom (com duas sondas – linear e setorial)
- Cobertura estéril para sonda

Fonte: elaborado pelo autor.

Os dois locais para a punção do acesso, em ordem de preferência, são veia jugular interna direita e veia subclávia esquerda. Estes sítios possuem uma anatomia que favorece o curso direto para a veia cava superior e o átrio direito.

Após a escolha do local da punção, são necessários preparo adequado da pele, colocação dos campos estéreis e anestesia local. De forma resumida, o procedimento transvenoso de inserção do marca-passo temporário envolve três etapas:

1. estabelecimento do acesso venoso central e inserção da bainha introdutora pela técnica de Seldinger;

2. orientação e posicionamento do eletrodo no ventrículo direito para obter a captura eletromecânica;
3. otimização da configuração do gerador de pulsos, como demonstrado nas Figuras 1 a 3.[5]

Para posicionamento do introdutor, a punção do acesso venoso central é feita pela técnica de Seldinger, idealmente guiada por ultrassom. Neste caso, utiliza-se o transdutor linear (alta frequência) para melhor visualização do trajeto da agulha até o vaso a ser puncionado. A sequência de ações deve ser: punção com agulha; passagem do fio-guia; retirada da agulha; passagem e retirada do dilatador venoso; instalação do dilatador do *kit* do marca-passo, inserindo por dentro do introdutor (as duas peças em conjunto entram através do fio-guia); retirada do dilatador e do fio-guia; e manutenção do introdutor, que posteriormente servirá como passagem para o cabo-eletrodo do marca-passo.[6]

O marca-passo transvenoso é unicameral, assim apenas o ventrículo direito será estimulado. Após colocação do introdutor, insere-se o cateter de estimulação. Durante o procedimento, o ultrassom cardíaco (operado por outro médico) permitirá a visualização e orientação da ponta do cateter, tendo como destino ideal o ápice do ventrículo direito. Neste caso, a sonda utilizada é a setorial, e as visualizações de ultrassom incluirão os cortes subcostal, paraesternal e apical com foco na otimização da visualização do átrio e do ventrículo direito.

Outra janela interessante é a visão bicaval subcostal (Figura 4). A partir do corte

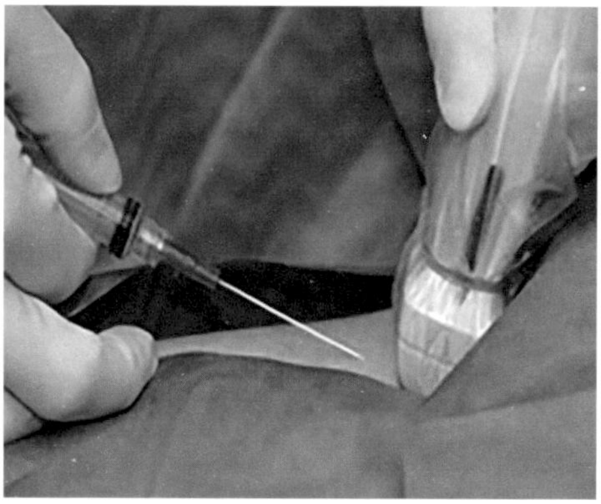

FIGURA 1 Técnica de Seldinger para punção da veia jugular interna por acesso anterior, guiada por ultrassom.
Fonte: acervo dos autores.

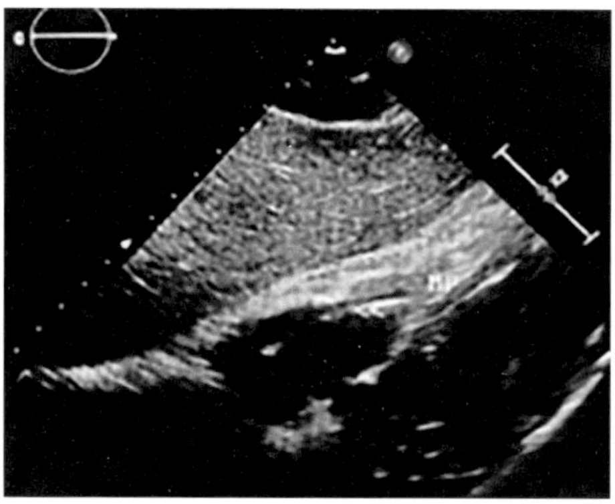

FIGURA 2 Visualização direta de eletrodo unicameral em ventrículo direito.
Fonte: acervo dos autores.

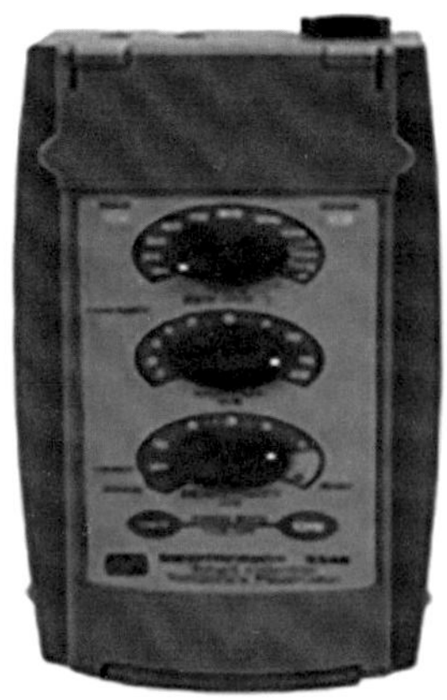

FIGURA 3 Gerador externo de marca-passo para programação adequada.
Fonte: acervo dos autores.

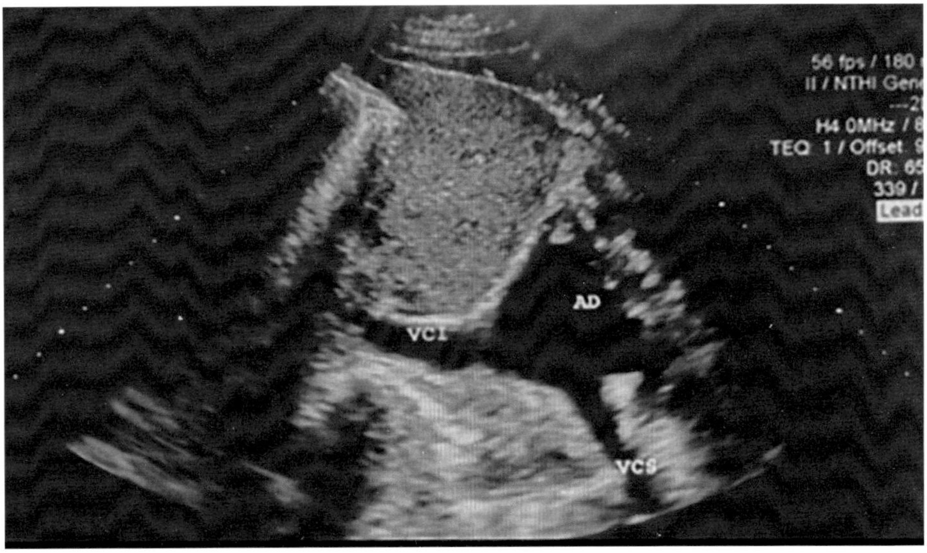

FIGURA 4 Imagem de ecocardiograma em corte subcostal, visão bicaval, demonstrando a veia cava inferior (VCI), a veia cava superior (VCS) e o átrio direito (AD).
Fonte: acervo dos autores.

subcostal quatro câmaras, o transdutor é girado no sentido anti-horário e orientado no plano sagital até que a veia cava inferior e o átrio direito sejam visualizados. A seguir, o transdutor é direcionado ligeiramente mais para a direita e em ângulo cefálico em relação ao paciente até que a veia cava superior seja observada, o que permite que a ponta do marca-passo seja seguida quando entra pela primeira vez da veia cava superior para o átrio direito ou se passa para a veia cava inferior.[7] Dessa forma, o cabo é guiado em tempo real, e pode-se fazer o reposicionamento caso necessário.

Uma vez que o cateter esteja em posição, o gerador de estimulação pode ser ligado. O gerador é um console simples, que possui pelo menos três ajustes: frequência cardíaca, energia de saída (*output*) e sensibilidade.[8] No cenário de comprometimento hemodinâmico, as configurações iniciais incluem frequência de 80 a 100 bpm, saída máxima (tipicamente 5 mA) e sensibilidade de 3 mV.[9] Uma vez observada a captura, realizam-se os ajustes necessários.

Para testar o limiar de comando (mínima energia necessária para que ocorra captura elétrica da espícula artificial prévia ao complexo QRS), o paciente deve estar monitorizado. O teste é iniciado programando-se o marca-passo provisório com energia de comando que gere captura (caso haja dúvida, pode-se iniciar em energia máxima). A partir daí, a energia de comando é reduzida lenta e progressivamente até que ocorra perda de captura. A última energia que gerar captura elétrica é considerada o limiar de comando. Recomenda-se manter a energia de saída no mínimo 2 a 3 vezes acima da energia do limiar de comando.[8]

Já o parâmetro de sensibilidade é importante quando o paciente possui ritmo próprio adequado intermitente. Na presença de ritmo de escape inefetivo (p. ex., bloqueio atrioventricular total), este é um parâmetro pouco importante.[8]

Depois da impactação do cabo-eletrodo, deve-se retirar o introdutor e fixar o cabo na pele com uma sutura do tipo "bailarina" ou manter o introdutor e correr a bainha transparente por todo o comprimento do cabo-eletrodo até o óstio do introdutor, de tal forma que o conjunto cabo-eletrodo e o introdutor permaneçam no paciente.[6]

Complicações

Existem complicações associadas à obtenção do acesso venoso, como pneumotórax, lesão vascular, canulação da artéria, trombo e infecção. A falha na obtenção adequada da captura cardíaca é outra complicação e pode ocorrer por mau posicionamento do cateter, como na artéria pulmonar, átrio direito ou veia cava inferior, que pode ser identificado por ultrassom à beira-leito.

Complicações adicionais mais graves incluem arritmias ventriculares e perfuração do ventrículo direito, sendo a última reduzida drasticamente quando a passagem do eletrodo é feita guiada dinamicamente pelo ultrassom.

ULTRASSOM CARDÍACO PARA GUIAR PERICARDIOCENTESE

O tamponamento cardíaco é uma condição clínica muito grave causada pelo acúmulo de líquido pericárdico, que leva a um quadro de instabilidade hemodinâmica, e deve ser rapidamente diagnosticado e tratado. Para o diagnóstico, a ecocardiografia é o padrão-ouro.[10,11] Ela é importante para realizar graduação do derrame e avaliar os sinais de restrição ao enchimento ventricular (mais detalhes desses achados ecocardiográficos estão disponíveis no Capítulo 17 - Avaliação da dor torácica e dispneia de origem cardíaca: protocolo FATE). Também é valiosa para guiar o procedimento de pericardiocentese de urgência e acompanhamento posterior.[12]

A execução de pericardiocentese percutânea de urgência, sem orientação ecocardiográfica, apresenta uma taxa de morbidade estimada próxima de 20% e taxa de mortalidade de 6%.[12] A ultrassonografia POCUS reduz os riscos de complicações, pois permite que, à beira-leito, durante o procedimento, seja estabelecido o melhor local de abordagem do derrame, além de guiar o trajeto da agulha, identificando as estruturas anatômicas circunjacentes.[9,13]

Contraindicações à pericardiocentese

Diante de um caso de tamponamento cardíaco, não há contraindicações absolutas à pericardiocentese. Mas, se o tamponamento for relacionado a dissecção aórtica ou ruptura da parede livre pós-infarto, o tratamento é cirúrgico. Se necessário, pode-se realizar pericardiocentese de pequenas quantidades do hemopericárdio para garantir estabilidade hemodinâmica até a cirurgia de emergência.[12-14] As contraindicações relativas são: coagulopatia não corrigida, plaquetopenia (plaquetas < 50.000/mm^3) e terapia anticoagulante.[11-14]

Escolha do local de punção

Em serviços médicos que não dispõem de ultrassom, utiliza-se a técnica de Marfan, que consiste em uma metodologia guiada por marcos anatômicos subcostais em que o espaço pericárdico é alcançado por um plano posterior às costelas e anterior ao fígado. No entanto, essa técnica apresenta alto risco de lesões a estruturas.[15]

A POCUS permite que o médico utilize, além da tradicional área subcostal, a abordagem paraesternal ou apical.[16] Assim, após analisar todas as janelas ecocardiográficas disponíveis no paciente, é recomendado eleger um local de punção em que a maior quantidade de liquido pericárdico possa ser acessada mais próximo da superfície da pele.[9,10,13,15,16] De acordo com a literatura mais recente, sempre que possível, deve-se priorizar a abordagem paraesternal, pois demonstrou ser o trajeto mais seguro para o espaço pericárdico.[9,11,12,16] No entanto, em situações como pacientes em parada cardiorrespiratória ou até mesmo janela paraesternal inadequada, opta-se pela abordagem subcostal.[16]

Técnica

Com a utilização da POCUS, deve-se avaliar todas as janelas ecocardiográficas possíveis para obter informações sobre o derrame e, assim, determinar qual será a abordagem utilizada: paraesternal (Figuras 5 e 6), apical (Figuras 7 e 8) ou subcostal (Figuras 9 e 10).

Em virtude das características do transdutor da POCUS, a sonda setorial é utilizada para identificar e analisar o derrame pericárdico, assim como para orientação do procedimento. Mas, como sua resolução de campo proximal não é adequada, no momento de guiar o trajeto da agulha, o ideal é utilizar a sonda linear de alta frequência.[9,10,16]

O próximo passo é preparar o paciente: se suas condições hemodinâmicas permitirem, deve-se posicioná-lo em decúbito dorsal com cabeceira elevada de 30 a 45º; manter sua monitorização; verificar todo o equipamento que será necessário durante o procedimento (Quadro 2);[15] preparar adequadamente a pele; e colocar os campos estéreis. Além disso, deve-se cobrir a sonda do ultrassom com uma capa estéril e realizar anestesia local no sítio escolhido para a punção.

- **Abordagem subcostal:** logo abaixo do apêndice xifoide (espaço entre o proces-

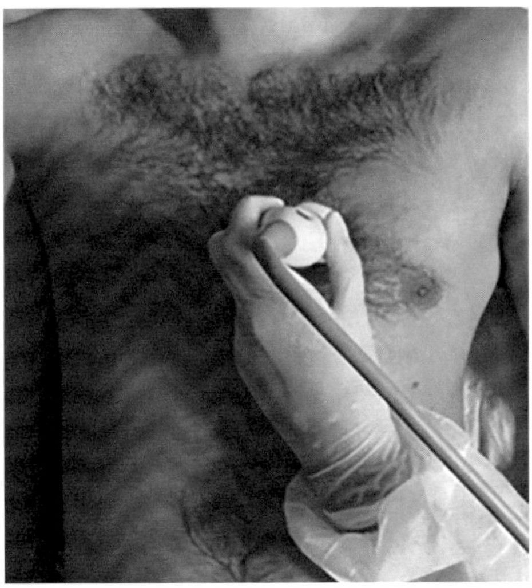

FIGURA 5 Posição correta do transdutor setorial para a obtenção da janela ecocardiográfica paraesternal eixo longo.
Fonte: acervo dos autores.

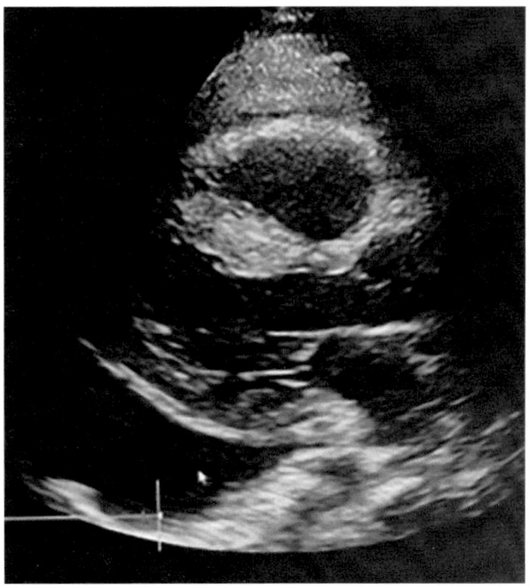

FIGURA 6 Estruturas identificadas no corte da Figura 5, sendo possível a visualização do derrame pericárdico.
Fonte: acervo dos autores.

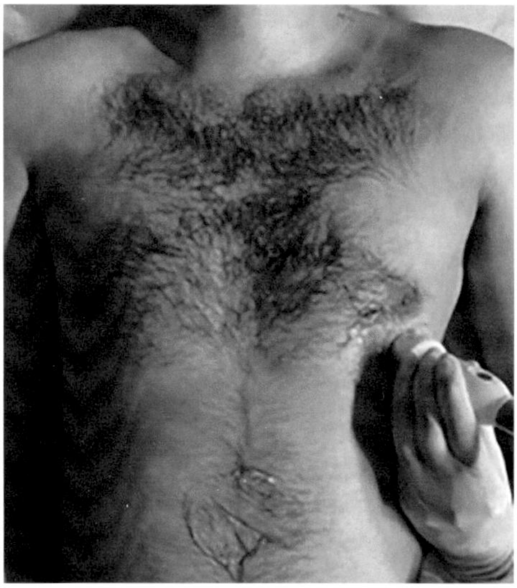

FIGURA 7 Posição correta do transdutor setorial para a obtenção da janela ecocardiográfica apical.
Fonte: acervo dos autores.

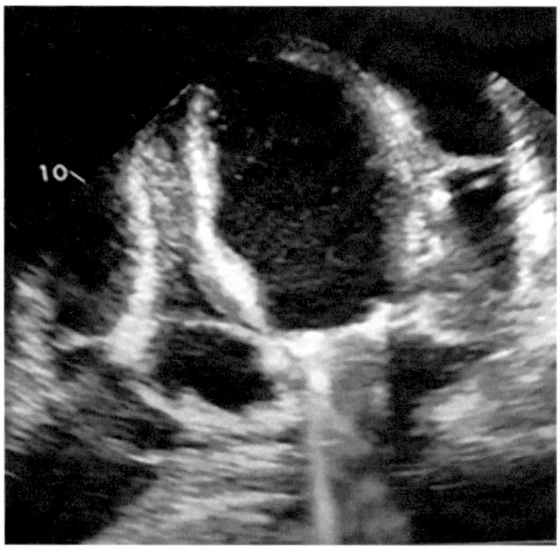

FIGURA 8 Estruturas identificadas no corte da Figura 7, sendo possível a visualização do derrame pericárdico.
Fonte: acervo dos autores.

so xifoide e o rebordo costal esquerdo).[13] A agulha penetra na pele em um ângulo de 45º e é direcionada para o ombro esquerdo do paciente. A orientação por POCUS é realizada com a sonda seto-

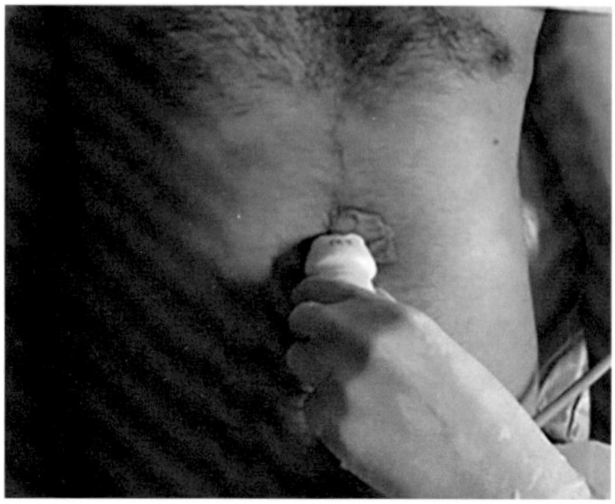

FIGURA 9 Posição correta do transdutor setorial para a obtenção da janela ecocardiográfica subcostal ou subxifoide.
Fonte: acervo dos autores.

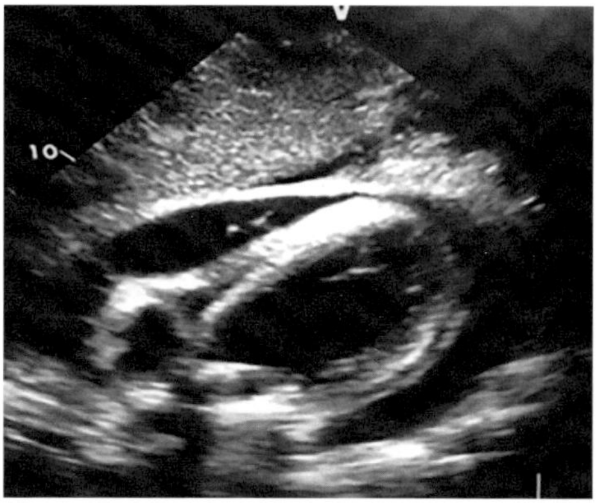

FIGURA 10 Estruturas identificadas no corte da Figura 9, sendo possível a visualização do derrame pericárdico.
Fonte: acervo dos autores.

rial no corte subcostal, o que permite a identificação do derrame pericárdico (Figura 9). No entanto, guiar a ponta da agulha nesta abordagem é mais difícil do que na paraesternal.[9,16]

- **Abordagem paraesternal:** a agulha é introduzida próxima ao esterno, geralmente no 5º ou 6º espaço intercostal,[11,13] pela borda superior da costela (evitar lesão dos feixes neurovascula-

QUADRO 2 Materiais utilizados na pericardiocentese

- Campos estéreis, avental cirúrgico estéril, luvas estéreis, máscara
- Equipamento de monitorização cardíaca
- Solução antisséptica
- Anestésico local
- Gazes
- Agulha para infiltração anestésica
- Agulha longa calibre 16 ou 18 G (agulha de Seldinger)
- Seringas (5, 10 e 60 mL)
- Torneira de três vias
- Fio-guia
- Dilatador
- Bisturi
- Cateter
- Aparelho de ultrassom portátil
- Cobertura estéril para sonda

res).[14] Por meio da POCUS, na janela ecocardiográfica paraesternal eixo longo, utiliza-se a sonda linear para melhor visualização contínua da ponta da agulha,[9] a qual pode ser inserida paralelamente à sonda e, em seguida, em um ângulo de 45° em relação à pele e avançada em direção ao derrame.

- **Abordagem apical:** o ponto de orientação é a linha hemiclavicular do 5° ou 6° espaço intercostal à esquerda.[14] Esta abordagem não é recomendada na literatura de emergência,[16] pois o ápice pode ser facilmente perfurado.[11]

Após a punção, para confirmar que a agulha está no espaço pericárdico, pode-se realizar injeção de solução salina agitada pela agulha (teste de microbolhas).[9-14] Simultaneamente, com a POCUS, ao visualizar microbolhas no espaço pericárdico comprova-se que a agulha está no local correto. No entanto, se as microbolhas forem detectadas nas câmaras cardíacas, a agulha deve ser retirada.[14]

A introdução do cateter é feita pela técnica de Seldinger[9] (semelhante à técnica já descrita no Capítulo 32 - Ultrassom vascular para guiar a obtenção de acesso venoso central e cateterização arterial: pressão arterial média). De forma suscita, após confirmação do local correto da agulha, deve-se passar o fio-guia por dentro dela. Verifica-se, por meio da imagem ecocardiográfica, a posição do fio-guia. A seguir, deve-se retirar apenas a agulha, mantendo o fio-guia, e fazer a dilatação. Então, retira-se o dilatador e avança-se com o cateter sobre o fio-guia no espaço pericárdico. O fio-guia deve ser retirado e cateter, suturado na pele. A Figura 11 demonstra a janela subcostal e a ponta do cateter no espaço pericárdico.

Recomenda-se que inicialmente não seja realizada a drenagem de quantidades maiores do que 500 mL, evitando assim a síndrome de descompressão cardíaca, que decorre de deterioração hemodinâmica após o procedimento. Após a drenagem inicial, deve-se avaliar o resultado do procedimento com a POCUS, e lembrar sempre de investigar possíveis complicações.

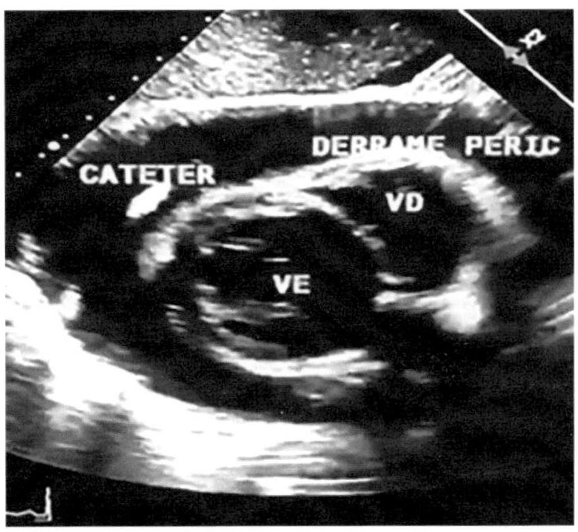

FIGURA 11 Janela subcostal, onde pode ser visualizado o cateter no espaço pericárdico. Fonte: acervo dos autores.

Complicações

No procedimento de pericardiocentese guiada por ultrassom, as complicações mais graves (0,3-3,9% dos casos) incluem: perfuração das câmaras cardíacas; lesão dos vasos coronarianos, dos vasos intercostais ou órgãos abdominais; pneumotórax; arritmias ventriculares; e síndrome de descompressão pericárdica. Já as complicações menores (0,4-20% dos casos) são: hipotensão vasovagal transitória e bradicardia, fístulas pleuropericárdicas, arritmias supraventriculares e pneumotórax sem instabilidade hemodinâmica.[12,13]

Em virtude dos riscos envolvidos, os procedimentos realizados às cegas ou guiados por eletrocardiograma devem ser evitados, salvo situações emergenciais em que os demais métodos estejam indisponíveis.

REFERÊNCIAS

1. Glikson M, Nielsen JC, Kronborg MB, Michowitz Y, Auricchio A, Barbash IM, et al.; ESC Scientific Document Group. 2021 ESC guidelines on cardiac pacing and cardiac resynchronization therapy. Eur Heart J. 2021;42(35):3427-520. Erratum in: Eur Heart J. 2022;43(17):1651.
2. Senturk B, Kucuk S, Vural S, Demirtas E, Coskun F. Bedside temporary transvenous pacemaker insertion in the emergency department: a single-center experience. Sisli Etfal Hastan Tip Bul. 2021;55(3):359-65.
3. Blanco P. Temporary transvenous pacing guided by the combined use of ultrasound and intracavitary electrocardiography: a feasible and safe technique. Ultrasound J. 2019;11(1):8.
4. Ferri LA, Farina A, Lenatti L, Ruffa F, Tiberti G, Piatti L, et al Emergent transvenous cardiac pacing using ultrasound guidance: a prospective study versus the standard fluoroscopy-guided procedure. Eur Heart J Acute Cardiovasc Care. 2016;5(2):125-9.
5. Sjaus A, Fayad A. The use of subcostal echocardiographic views to guide the insertion of a right ventricular temporary transvenous pacemaker-description of the technique. J Cardiothorac Vasc Anesth. 2019;33(10):2797-803.
6. Kulchetscki RM. Técnica de passagem de marcapasso transvenoso a beira-leito. Temas Cardiologia. Disponível em: https://temasemcardiologia.com.br/tecnica-de-passagem-de-marcapasso-transvenoso-a-beira-leito/. Acesso em: 22 jul. 2024.
7. Sjaus A, Fayad A. The use of subcostal echocardiographic views to guide the insertion of a right ventricular temporary transvenous pacemaker-description of the technique. J Cardiothorac Vasc Anesth. 2019;33(10):2797-803.
8. Moura E. Marcapasso transvenoso – ajuste de parâmetros básicos. Temas Cardiologia. Disponível em: https://temasemcardiologia.com.br/marcapasso-transvenoso-ajuste-de/. Acesso em: 22 jul. 2024.
9. Adhikari S, Blaivas M. The ultimate guide to point-of-care ultrasound-guided procedures. Cham: Springer Nature Switzerland; 2020.
10. Osman A, Ahmad AH, Shamsudin NS, Baherin MF, Fong CP. A novel in-plane technique ultrasound-guided pericardiocentesis via subcostal approach. Ultrasound J. 2022;14(1):20.
11. Jung HO. Pericardial effusion and pericardiocentesis: role of echocardiography. Korean Circ J. 2012;42(11):725-34.
12. Blanco P, Figueroa L, Menéndez MF, Berrueta B. Pericardiocentesis: ultrasound guidance is essential. Ultrasound J. 2022;14(1):9.
13. Carlini CC, Maggiolini, S. Pericardiocentesis in cardiac tamponade: indications and practical aspects. Eur Soc Cardiol J. 2017;15. Disponível em: https://www.escardio.org/Journals/E-Journal-of-Cardiology-Practice/Volume-15/Pericardiocentesis-in-cardiac-tamponade-indications-and-practical-aspects. Acesso em: 22 jul. 2024.
14. Doğan A. Ekokardiyografi kılavuzluğunda perikardiyosentez [Echocardiography-guided pericardiocentesis]. Türk Kardiyol Dern Arş. 2012;40(2):192-5.
15. Kane GC, Luis SA. Removing the blindfold: echo-guidance for pericardiocentesis. JACC: Case Reports. 2023;5:101699.
16. Stolz L, Situ-LaCasse E, Acuña J, Thompson M, Hawbaker N, Valenzuela J, et al. What is the ideal approach for emergent pericardiocentesis using point-of-care ultrasound guidance? World J Emerg Med. 2021;12(3):169-73.

CAPÍTULO 31

Paracentese guiada por ultrassom

Jorge Paiva Santos Martinez
Wagner Fernando Paganardi de Abreu

Objetivos

- Descrever os achados ultrassonográficos do líquido ascítico.
- Demonstrar a técnica de realização da paracentese guiada por ultrassonografia *point-of-care*.

INTRODUÇÃO

Ascite é uma complicação comum resultante de algumas doenças e se caracteriza pelo acúmulo de líquido no interior da cavidade intra-abdominal. Suas principais causas são disfunção hepática e cirrose, resultando em hipertensão portal. Outras causas podem estar relacionadas a insuficiência renal, insuficiência cardíaca, neoplasias e desnutrição.

O acúmulo de líquido ascítico promove uma progressiva distensão abdominal, culminando em desconforto respiratório e dor abdominal, além de predisposição à infecção do líquido por meio da peritonite bacteriana espontânea (PBE), pela translocação bacteriana do conteúdo intestinal para a ascite.

A paracentese é o procedimento indicado para reduzir o volume abdominal por meio da punção e da drenagem do líquido ascítico. Tradicionalmente, ela era realizada às cegas, utilizando pontos anatômicos de referência.[1]

No decorrer dos anos, a paracentese guiada por ultrassom (PGUS) tem substituído a paracentese tradicional às cegas no ambiente hospitalar, visando diminuir as complicações inerentes ao procedimento, haja vista que o paciente ascítico já apresenta um risco elevado para tais imprevistos. O sangramento intra-abdominal relacionado ao procedimento às cegas é inegavelmente a complicação mais recorrente do procedimento,[2] seguida por perfuração de alças intestinais e lesão de outros órgãos intra-abdominais.

A utilização da ultrassonografia *point-of-care* – (POCUS) à beira-leito para identificação de líquido livre e ascite, além da sua drenagem, é reconhecida desde a década de 1980.[3] Um estudo demonstrou que em uma peça anatômica 100 mL poderiam ser detectados com o uso desse exame.[4] Mais tarde, com o advento do protocolo FAST (do inglês *focused assessment with sonography in trauma*), foi observado que no mínimo 150 mL poderiam ser observados na insonação da janela suprapúbica, enquanto volumes maiores, acima de 500 mL, seriam visualizados facilmente no espaço hepatorrenal.[5,6] Assim, no decorrer das últimas décadas, o ultrassom tem sido cada vez mais utilizado na detecção da ascite, bem como para evitar lesão de vasos abdominais e alças intestinais.[7]

Apesar desse uso mais frequente, ainda ocorre uma subutilização da PGUS nos pacientes cirróticos com ascite internados nos hospitais, e a não realização da paracentese aumenta a mortalidade nesses indivíduos.[8] Três quartos de todas as PGUS são realizadas por radiologistas intervencionistas,[9] entretanto tais profissionais não estão disponíveis o tempo todo, principalmente nas situações de emergência fora de horário. É sabido que o atraso na realização da paracentese pode aumentar a mortalidade.[10] Nesse momento, a POCUS realizada por um profissional não radiologista, desde que com o devido treinamento, fará a diferença para o paciente com ascite.

PROCEDIMENTO

De acordo com a Organização Mundial de Gastroenterologia, a paracentese diagnóstica é indicada a todos os pacientes que iniciaram com quadro de ascite, bem como naqueles que já são ascíticos e apresentaram deterioração clínica.[11] Mais especificamente, nos pacientes em que o início da ascite culmina com o aparecimento de PBE, é imperiosa a paracentese diagnóstica imediata. Por outro lado, a paracentese terapêutica ou de alívio é indicada naqueles pacientes com hepatopatia crônica refratária à terapêutica medicamentosa tradicional.

Normalmente as poucas contraindicações absolutas para a realização da paracentese, guiada ou às cegas, são a fibrinólise e a coagulação intravascular disseminada (CIVD). Em outros casos, principalmente naqueles guiados por ultrassom, os estudos evidenciam que as complicações não estão ligadas à trombocitopenia e à coagulopatia, mas àquelas relacionadas à doença renal avançada.[12]

Vários clínicos têm utilizado a POCUS para o acesso às ascites e, consequentemente, para a realização da paracentese, sendo a região suprapúbica o primeiro local onde a ascite pode ser identificada.

Em seguida, o examinador procura os maiores bolsões de ascite, o que será individualizado para cada paciente. Um estudo analisou especificamente os volumes dos bolsões de ascite pela medida da menor profundidade de fluido (MPF), correspondente à distância entre a parede abdominal e a alça intestinal mais superficial que pode ser visualizada. Tal medida pode correlacionar o tamanho da MPF com o volume de líquido ascítico drenado.[13] Os autores concluíram que, para cada 1 cm de aumento na MPF haveria um aumento de 1 L no volume de ascite a ser extraído (Figura 1).

A seguir, a parede abdominal deve ser avaliada para escolher o melhor local de punção. Tal exame objetiva procurar as regiões mais finas da parede, além de evitar o trajeto das estruturas vasculares, principalmente as veias epigástricas inferiores e aquelas formadas pela circulação colateral consequente à hipertensão portal.[14]

Dessa forma, atualmente as evidências dão suporte ao uso da POCUS na paracentese com o propósito de planejar o local de punção mais adequado, além de evitar complicações inerentes ao procedimento, como danos às alças intestinais, injúria vascular

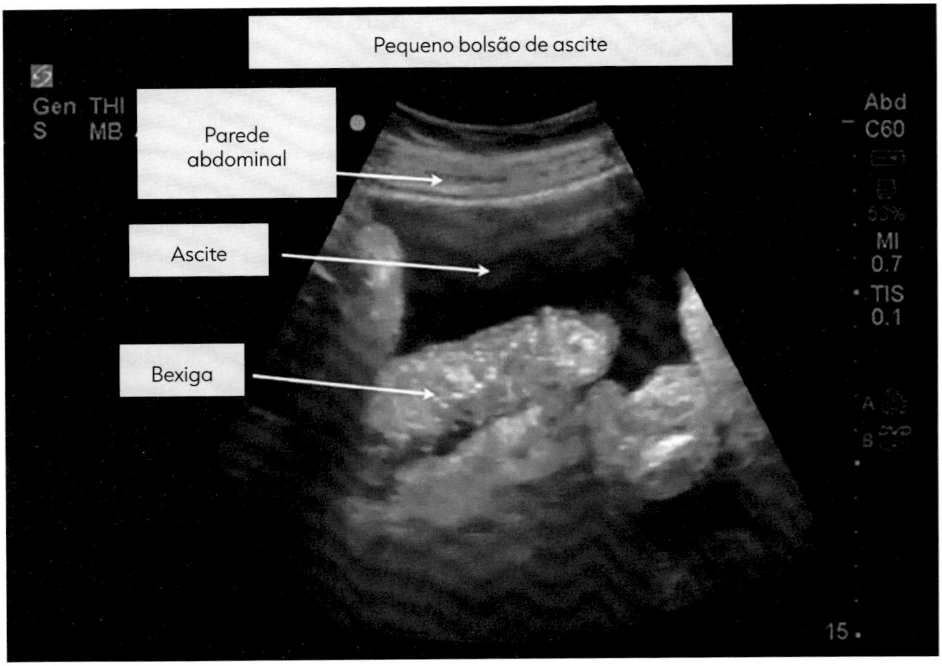

FIGURA 1 Menor profundidade de fluido mostrando a menor distância entre a parede abdominal e a alça intestinal.
Fonte: Ennis et al., 2014.[7]

no trajeto e falha na aquisição do conteúdo ascítico. Entretanto, é necessário que o profissional esteja familiarizado com o manejo da POCUS, principalmente nos pacientes com um volume pequeno de ascite.

Uma série de estudos de casos revelou que a ausência de conteúdo a ser drenado na técnica às cegas, utilizando-se o ponto anatômico do quadrante inferior esquerdo (QIE), seria diretamente proporcional ao volume do líquido ascítico. Ou seja, quanto menor for o volume de líquido, menores as chances de este ser drenado efetivamente na técnica às cegas. Além disso, descreveu-se que a quantidade de bolhas de ar no intestino seria outro fator complicador na drenagem da coleção líquida.[15] A utilização da POCUS nesses casos minimizou efetivamente o potencial de complicações da paracentese, guiando o profissional para a realização de um procedimento isento e efetivo.

DESCRIÇÃO DA TÉCNICA

Consentimento prévio e orientação do paciente

O paciente deve ser informado do procedimento previamente à sua realização, bem como sobre seus riscos e benefícios. O clínico pode descrever também os benefícios de se fazer a paracentese guiada por ultrassom para conseguir seu consentimento.

Descompressão da bexiga

Previamente à realização da paracentese, deve-se esvaziar a bexiga, mesmo se o paciente possuir cateterização vesical de demora. Isso evita possível dano à bexiga durante o procedimento. Além disso, a avaliação do volume de conteúdo vesical com a POCUS previamente ao procedimento garante o aumento da segurança.

Posicionamento do paciente

O posicionamento correto do paciente é fundamental para o sucesso da paracentese. Pacientes com ascites volumosas apresentam uma dificuldade enorme de permanecer na posição supina. Por isso, deve-se levantar a cabeceira do leito até uma posição confortável para o paciente, com o mínimo de elevação possível a fim de facilitar a punção; esse limite seria de no máximo 30º (Figura 2). Além disso, esse posicionamento tende a movimentar o líquido intra-abdominal para o espaço paracólico, facilitando seu acesso. Para auxiliar o posicionamento do líquido, pode-se realizar pressão com as mãos no lado contralateral à punção, aumentando assim o bolsão ascítico.

Localização do fluido

Antes do procedimento, lança-se mão da POCUS para localizar o maior bolsão de fluido. Para isso, utiliza-se o transdutor convexo de baixa frequência (3 MHz), com um poder de penetração maior, capacitando o clínico a identificar as estruturas mais profundas do abdome e da pelve e proporcionando uma visão mais global da situação. O FAST pode ser empregado (Figura 3) e complementado por uma varredura abdominal. A ascite tipicamente aparecerá na tela do ultrassom como um conteúdo escuro (anecoico). As alças intestinais são vistas flutuando em meio ao líquido ascítico, apresentando movimentação relacionada às incursões respiratórias, bem como às mudanças de posicionamento do indivíduo.

Preparação do paciente

As primeiras barreiras antissépticas e assépticas devem ser aplicadas para controle de infecção. O clínico deverá lavar as mãos, utilizar gorro e máscara, capote e luvas estéreis. Uma desinfecção do abdome deverá ser realizada com escova de clorexidina, seguida da antissepsia de todo o abdome, com predomínio na região que será puncionada, com solução de clorexidina a 2%, e colocam-se campos estéreis deixando apenas a área de punção descoberta. Finalmente, o auxiliar faz a desinfecção do aparelho de ultrassom (US), aplica o gel condutor e encapa o transdutor linear com uma capa estéril.

Ascite complicada e hemoperitônio são visualizados como conteúdo hipoecoico no interior do líquido anecoico. Por sua vez, as loculações que representam conteúdo de fibrina serão vistas como um conteúdo hiperecoico, caracterizadas por brilho na tela do US. Áreas loculadas pequenas devem ser evitadas na punção, principalmente se forem visualizadas outras áreas de ascite livre.

Identificação do sítio de punção

Busca-se, então, visualizar mais de perto o local de punção utilizando um transdutor linear de alta frequência (10 MHz). Com isso, tem-se uma visão mais detalhada das estruturas superficiais, principalmente da parede abdominal. Primeiro, deve-se medir a parede abdominal, haja visto que muitos pacientes hepatopatas, principalmente em estágios avançados da doença, possuem edema de parede. O melhor local a se puncionar é aquele em que a parede abdominal se apresentar mais fina ao US. Finalmente, deve-se localizar as estruturas vasculares presentes na parede

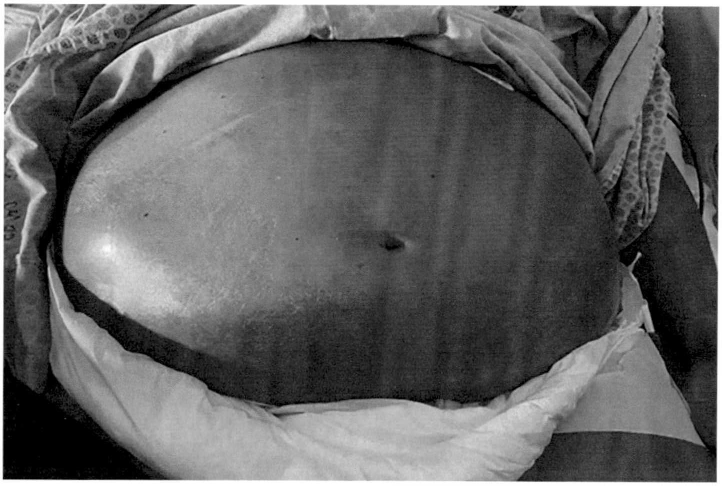

FIGURA 2 Posicionamento do paciente em posição supina a 30°.
Fonte: acervo dos autores.

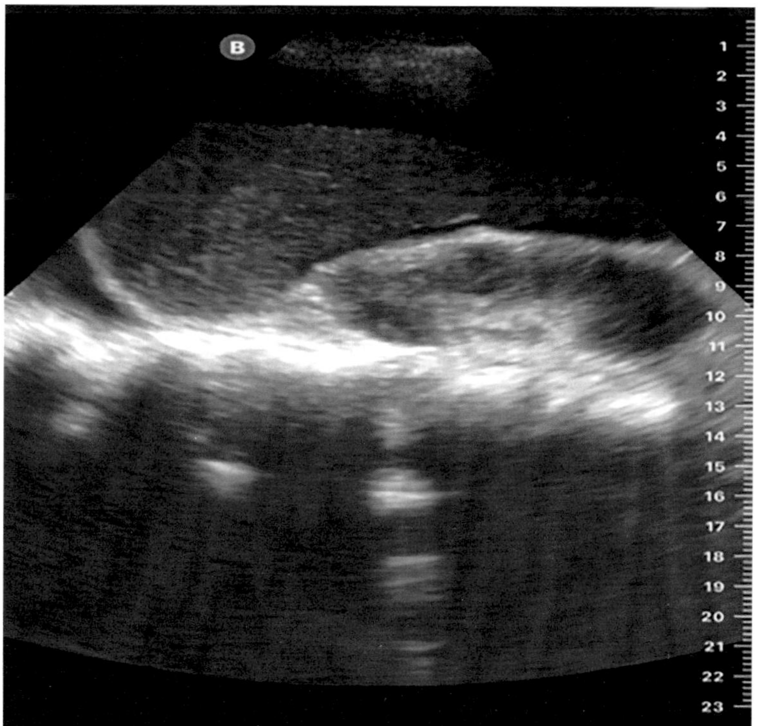

FIGURA 3 Imagem obtida utilizando-se o protocolo FAST (quadrante superior esquerdo) mostrando líquido no espaço esplenorrenal e em volta do baço.
Fonte: acervo dos autores.

abdominal, principalmente a localização anatômica das veias e artérias epigástricas inferiores. Os vasos da circulação colateral também deverão ser localizados e evitados. Historicamente, o acesso no plano mediano pela linha alba era escolhido pela ausência de vasos nessa região; entretanto, um estudo evidenciou que várias veias podem atravessar essa região em pacientes com hipertensão portal.[16] O modo B do US pode ser empregado. Em seguida, após a localização da estrutura vascular, utiliza-se o *color flow* do Doppler para diferenciar artéria e veia. Com isso, identifica-se a zona livre de ascite (ZLA), na qual a agulha de punção deverá ser introduzida com segurança.

Técnica estática x técnica dinâmica

Existem essencialmente duas técnicas para a PGUS. A primeira utiliza a POCUS para realizar a marcação do ponto exato da punção, antes ainda dos procedimentos de assepsia e antissepsia. Em seguida, o transdutor é removido, realiza-se toda a preparação para punção e a agulha é introduzida no local marcado sem o auxílio do US. Por sua vez, na técnica dinâmica (Figura 4), o transdutor é coberto por uma capa estéril e ele guia a introdução da agulha através da parede abdominal em tempo real. Tanto o transdutor convexo como o linear podem ser utilizados, dando-se preferência ao convexo pela sua capacidade de gerar uma imagem mais profunda, que permite uma visão global da situação.

Técnica para introdução da agulha

Uma vez que o local de punção foi escolhido, é necessário fazer a anestesia local. Usualmente, utiliza-se a lidocaína e a bupivacaína é o anestésico de escolha caso se deseje um efeito mais prolongado. A anestesia local é aplicada no trajeto por onde a agulha passará na parede abdominal pela técnica infiltrativa. Para a punção propriamente dita, é possível munir-se de agulha apropriada para a paracentese, denominada agulha de Caldwell, ou de um angiocateter convencional calibroso. Um estudo demonstrou eficácia maior quando utilizado o cateter de Caldwell em comparação ao angiocateter, principalmente em relação à obstrução pela diferença de calibre.[17] A agulha é então introduzida sob pressão negativa na seringa e, assim que a ponta da agulha entra no peritônio, o líquido ascítico reflui. Uma amostra do material é coletada para análise e, no caso da paracentese de alívio, o cateter é introduzido enquanto o trocarte de metal é removido. O cateter plástico é então fixado e conectado a um sistema fechado para a drenagem do conteúdo líquido abdominal.

Uma estratégia visando ao controle da infecção seria a técnica Z de inserção da agulha. Nessa alternativa, em vez de se fazer a punção perpendicular ao abdome, é realizada uma tração superior com as mãos, movendo a marcação superiormente. A punção é procedida com a parede abdominal tracionada e só ao final da drenagem a tração é aliviada. Com isso, ocorrerá uma bandagem pelos tecidos fechando o pertuito obtido, minimizando-se assim a solução de continuidade e, consequentemente, o risco de contaminação.

Encaminhamento do material para análise e administração de albumina

O volume de líquido a ser retirado dependerá da indicação da paracentese, se diagnóstica ou terapêutica. No caso da paracentese diagnóstica, uma amostra de 20 mL será

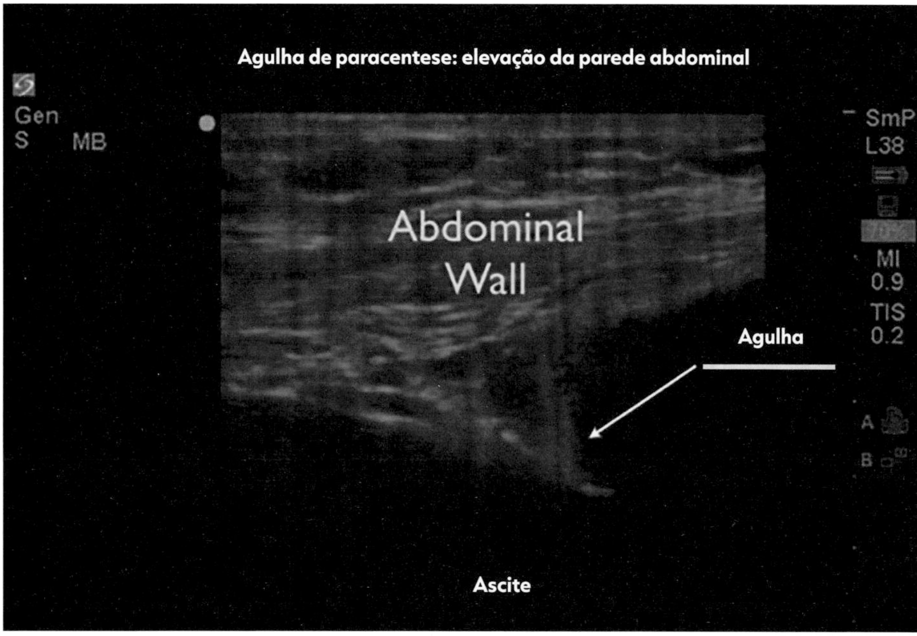

FIGURA 3 Técnica dinâmica de punção quando a agulha é visualizada entrando em tempo real na parede abdominal.
Fonte: Ennis et al., 2014.[7]

suficiente para conseguir analisar celularidade, coloração de Gram e cultura na investigação de PBE. Nos casos de ascite com aparecimento recente, a albumina deverá ser dosada para determinar o gradiente soro × ascite (GASA), que indicará a etiologia do líquido. Outros exames da amostra incluem cultura de fungos, amilase, bilirrubina e desidrogenase lática. Por sua vez, se um volume grande de ascite é removido, usualmente acima de 6 litros, a albumina intravenosa deverá ser infundida em uma proporção de 6 g/L além do limite estabelecido. Essa recomendação procura minimizar o colapso circulatório e choque pós-drenagem, prevenindo assim a síndrome hepatorrenal.[1]

RECOMENDAÇÕES

A PGUS deve ser utilizada para reduzir o risco de complicações sérias, sendo o sangramento a principal delas. Um estudo retrospectivo evidenciou que a complicação mais comum e menos grave foi o vazamento do líquido ascítico persistente (5%), enquanto a mais grave foi o sangramento pós-procedimento (1%).[18] Estudos demonstram ainda que o procedimento guiado por US é seguro mesmo na presença de razão normalizada internacional (RNI) alargada e plaquetopenia.[19,20]

Recomenda-se que o US seja utilizado para guiar a paracentese quando há um volume pequeno de líquido a ser drenado, pois o exame físico isoladamente não é um método confiável na detecção de pouco líquido livre, apresentando baixas sensibilidade e especificidade.[21]

É recomendado realizar a PGUS para aumentar a taxa de sucesso do procedimento de maneira geral. Além de otimizar a taxa de sucesso em pequenos volumes de líquido a ser drenado, o US pode evidenciar o maior bolsão de ascite e guiar a inserção da agulha. Isso reduz consideravelmente as tentativas e o insucesso na realização da paracentese, principalmente quando se comparam os resultados da técnica da marcação anatômica e às cegas. Em um estudo randomizado, a taxa de sucesso da paracentese guiada foi de 95% contra 61% na técnica convencional.[22]

Recomenda-se que a POCUS seja realizada previamente para avaliar as características do líquido ascítico, bem como para orientar a decisão do local mais seguro para a punção. A presença de coleções no líquido intraperitoneal ao US é determinante na decisão de não realizar a punção naquele sítio. Além disso, as medidas semiqualitativas do líquido demonstram uma previsão, com acurácia relativamente boa, do volume a ser drenado.[23]

A PGUS deve ser utilizada para escolher o melhor lugar para a inserção da agulha, combinando o maior volume de líquido e a menor espessura da parede abdominal e evitando-se estruturas vasculares e órgãos intra-abdominais.[7] Utiliza-se o Doppler colorido para distinguir as estruturas vasculares na parede abdominal, desviando o trajeto da agulha desses vasos. Embora rara, a lesão da artéria epigástrica inferior ou de um de seus ramos pode ter consequências devastadoras em um paciente hepatopata.[24] Um estudo demonstrou que 43% dos pacientes tinham pelo menos uma estrutura vascular no trajeto dos pontos de referência da paracentese tradicional às cegas.[25]

O local de inserção da agulha deve ser marcado previamente à realização da punção, e o paciente deve permanecer na mesma posição. O líquido livre e as alças intestinais podem facilmente mudar de posição com a movimentação do paciente, trazendo dificuldade.[26] O gel condutor deve ser removido e a superfície abdominal deve ser degermada apropriadamente.

O treinamento prévio e a simulação em modelos, bem como a prática supervisionada em pacientes, deverá ser utilizada para o ensino da PGUS. Os aprendizes devem primeiro ser orientados sobre como operar o aparelho de ultrassom, bem como identificar o local de punção mais apropriado, baseando-se no tamanho do bolsão de líquido, na espessura da parede abdominal e nas estruturas anatômicas. Um estudo demonstrou que um estudante do primeiro ano de medicina, após três sessões de 30 minutos aprendendo POCUS, pode estar apto a diagnosticar ascite com precisão.[27] Finalmente, para realizar a PGUS, é necessário um conhecimento prévio sobre a técnica de paracentese tradicional ou às cegas, experiência básica em ultrassonografia e habilidade manual adequada.

CONCLUSÃO

O uso da POCUS na realização da paracentese tem se associado a menos complicações e a uma taxa mais elevada de sucesso no procedimento. O US se mostrou superior em analisar a quantidade de líquido a ser drenada, bem como na escolha do melhor local a ser puncionado.

A segurança do paciente atualmente tem sido largamente inspecionada nos serviços hospitalares, de modo que a POCUS tem se mostrado uma ferramenta extremamente efetiva na condução dos casos em que se necessite de uma intervenção, mesmo que minimamente invasiva.

Dessa forma, diante de pacientes ascíticos, os profissionais devem considerar utilizar a POCUS como instrumento auxiliar no manejo desses indivíduos, ampliando seu arsenal diagnóstico e terapêutico, necessitando do mínimo de treinamento e conhecimento básico de ultrassonografia.

REFERÊNCIAS

1. Ginès P, Cárdenas A, Arroyo V, Rodés J. Current concepts: management of cirrhosis and ascites. N Engl J Med. 2004;350:1646-54.
2. Mallory A, Schaefer J. Complications of diagnostic paracentesis in patients with liver disease. JAMA. 1978;239:628-30.
3. McGahan J, Anderson M, Walter J. Portable real-time sonographic and needle guidance systems for aspiration and drainage. Am J Roentgenol. 1986;147:1241-6.
4. Goldberg BB, Goodman GA, Clearfield HR. Evaluation of ascites by ultrasound. Radiology. 1970;96:15-22.
5. Von Kuenssberg Jehle D, Stiller G, Wagner D. Sensitivity in detecting free intraperitoneal fluid with the pelvic views of the FAST exam. Am J Emerg Med. 2003;21:476-8.
6. Branney S, Wolfe R, Moore R, Albert NP, Heinig M, Mestek M, et al. Quantitative sensitivity of ultrasound in detecting free intraperitoneal fluid. J Trauma. 1995;39:375-80.
7. Ennis J, Schultz G, Perera P, Williams S, Gharahbaghian L, Mandavia D. Ultrasound for detection of ascites and for guidance of the paracentesis procedure: technique and review of the literature. Int J Clin Med. 2014;5:1277-93.
8. Gaetano JN, Micic D, Aronsohn A, Reddy G, Te H, Reau NS, Jensen D. The benefit of paracentesis on hospitalized adults with cirrhosis and ascites. J Gastroenterol Hepatol. 2016;31(5):1025-30.
9. Duszak R Jr, Chatterjee AR, Schneider DA. National fluid shifts: fifteen-year trends in paracentesis and thoracentesis procedures. J Am Coll Radiol. 2010;7(11):859-64.
10. Kim JJ, Tsukamoto MM, Mathur AK, Ghomri YM, Hou LA, Sheibani S, et al. Delayed paracentesis is associated with increased in-hospital mortality in patients with spontaneous bacterial peritonitis. Am J Gastroenterol. 2014;109(9):1436-42.
11. World Gastroenterology Organization. WGO practice guideline: condition: management of ascites complicating cirrhosis in adults. WGO; 2014.
12. Pache I, Bilodeau M. Severe haemorrhage following abdominal paracentesis for paracentesis in patients with liver disease. Aliment Pharmacol Ther. 2005;21:525-9.
13. Irshad A, Ackerman S, Anis M, Campbell AS, Hashmi A, Baker NL. Can the smallest depth of ascitic fluid on sonograms predict the amount of drainable fluid? J Clin Ultrasound. 2009;37:440-4.
14. Tirado A, Wu T, Noble VE, Huang C, Lewiss RE, Martin JA, et al. Ultrasound-guided procedures in the emergency department-diagnostic and therapeutic asset. Emerg Med Clin North Am. 2013;31:117-49.
15. Bard C, Lafortune M, Breton G. Ascites: ultrasound guidance or blind paracentesis? Can Med Assoc J. 1986;135:209-10.
16. Oelsner D, Caldwell S, Coles M, Driscoll CJ. Subumbilical midline vascularity of the abdominal wall in portal hypertension observed at laparoscopy. Gastrointest Endosc. 1998;47:388-90.
17. Shaheen N, Grimm I. Comparison of the Caldwell needle/cannula with angiocath needle in large volume paracentesis. Am J Gastroenterol. 1996;91:1731-3.
18. De Gottardi A, Thevenot T, Spahr L, Morard I, Bresson-Hadni S, Torres F, et al. Risk of complications after abdominal paracentesis in cirrhotic patients: a prospective study. Clin Gastroenterol Hepatol. 2009;7(8):906-9.
19. Czul F, Prager M, Lenchus J. Intra-procedural risk of bleeding associated with ultrasound guided paracentesis in patients with abnormal coagulation studies. Hepatology. 2011;54(4):1259.
20. Kurup AN, Lekah A, Reardon ST, Schmit GD, McDonald JS, Carter RE, et al. Bleeding rate for ultrasound-guided paracentesis in thrombocytopenic patients. J Ultrasound Med. 2015;34(10):1833-8.
21. Cattau EL Jr, Benjamin SB, Knuff TE, Castell DO. The accuracy of the physical examination in the diagnosis of suspected ascites. JAMA. 1982;247(8):1164-6.
22. Nazeer SR, Dewbre H, Miller AH. Ultrasound-assisted paracentesis performed by emergency physicians vs the traditional technique:

a prospective, randomized study. Am J Emerg Med. 2005;23(3):363-7.

23. Inadomi J, Cello JP, Koch J. Ultrasonographic determination of ascitic volume. Hepatology. 1996;24(3):549-51.
24. Webster ST, Brown KL, Lucey MR, Nostrant TT. Hemorrhagic complications of large volume abdominal paracentesis. Am J Gastroenterol. 1996;91(2):366-8.
25. Adams A, Roggio A, Wilkerson RG. 368 sonographic assessment of inadvertent vascular puncture during paracentesis using the traditional landmark approach. Ann Emerg Med. 2015;66:S132-3.
26. Goldberg BB, Goodman GA, Clearfield HR. Evaluation of ascites by ultrasound. Radiology. 1970;96(1):15-22.
27. Arora S, Cheung A, Tarique U, Agarwal A, Firdouse M, Ailon J. First-year medical students use of ultrasound or physical examination to diagnose hepatomegaly and ascites: a randomized controlled trial. J Ultrasound. 2017;20(3):199-204.

CAPÍTULO 32

Ultrassom vascular para guiar a obtenção de acesso venoso central e cateterização arterial: pressão arterial média

Wagner Fernando Paganardi de Abreu
Jorge Paiva Santos Martinez

Objetivos

- Apresentar a importância do ultrassom vascular na obtenção de acesso venoso central e na cateterização arterial, destacando suas vantagens em relação às técnicas tradicionais.
- Descrever as técnicas de ultrassom utilizadas para localização e punção de vasos, incluindo métodos estáticos e dinâmicos, e suas aplicações clínicas na prática médica.
- Fornecer recomendações para a realização segura do procedimento, abordando posicionamento do paciente, seleção da veia ou artéria, passos técnicos e medidas para minimizar complicações.
- Discutir a monitorização da pressão arterial média por meio da cateterização arterial guiada por ultrassom e sua relevância para a avaliação hemodinâmica em pacientes críticos.

INTRODUÇÃO AO ULTRASSOM VASCULAR

Aplicações clínicas do ultrassom vascular[2,3]

O ultrassom vascular é uma tecnologia poderosa e versátil com uma gama crescente de aplicações clínicas na medicina moderna. A capacidade de fornecer imagens em tempo real e com detalhes do sistema vascular, sem exposição à radiação ou a necessidade de meios de contraste invasivos, fez dele uma ferramenta indispensável em várias especialidades médicas.

Uma de suas aplicações mais comuns é no domínio da radiologia e da cardiologia intervencionista. Os médicos utilizam o ultrassom vascular para guiar a colocação de cateteres e agulhas em procedimentos invasivos, como cateter venoso central e cateterização arterial. Essa tecnologia tem melhorado a precisão da colocação do cateter, reduzindo as complicações e aumentando a segurança do paciente.[2]

Além desse papel em procedimentos invasivos, o ultrassom vascular também é usado para avaliar e diagnosticar uma série de condições médicas. Pode ser usado para visualizar a anatomia vascular e avaliar a presença de coágulos sanguíneos, estenose vascular, aneurismas e outras patologias vasculares. O ultrassom Doppler, em particular, é usado para avaliar o fluxo sanguíneo, o que pode ser útil na detecção de insuficiência venosa, doença arterial periférica e outras condições que afetam a circulação.[3]

O ultrassom vascular também tem aplicações na gestão da dor, sendo usado para guiar a injeção de anestésicos ao redor dos nervos, procedimento conhecido como bloqueio nervoso, que permite um alívio mais preciso e eficaz.[2]

As possibilidades de uso do ultrassom vascular continuam se expandindo com o contínuo avanço da tecnologia e pesquisa neste campo, tornando-se parte da medicina moderna.

ULTRASSOM VASCULAR NA OBTENÇÃO DE ACESSO VENOSO CENTRAL

Técnicas de ultrassom para localização e acesso à veia[2,4]

As técnicas de ultrassom para a obtenção de acesso venoso central baseiam-se na capacidade de visualizar estruturas vasculares em tempo real, aumentando a eficácia e segurança do procedimento.

Inicialmente, um exame de ultrassom é realizado para localizar e avaliar a veia-alvo. Isso é conseguido ao colocar o transdutor de ultrassom sobre a pele na região do pescoço ou peito, dependendo da veia que se deseja acessar. O ultrassom utiliza ondas sonoras para criar uma imagem do vaso e das estruturas circundantes, permitindo identificar a veia pelo seu formato, compressibilidade e ausência de pulsabilidade. Além disso, o exame permite identificar qualquer obstrução ou anomalia na veia que possa impedir o acesso.[2,4]

Uma vez que a veia tenha sido localizada e avaliada, a técnica de ultrassom pode ser usada para guiar a introdução da agulha na veia. Existem duas abordagens principais para isso: a técnica de agulha "fora-da-tela" ou estática, e a técnica "em tempo real" ou dinâmica.

Na técnica estática, o local de punção é determinado utilizando-se o ultrassom, mas a agulha é inserida sem visualização em tempo real. Embora ela possa melhorar a taxa de sucesso em relação à punção cega, ela não permite o acompanhamento da trajetória da agulha e pode levar a complicações se o paciente se mover ou se a agulha desviar do curso planejado.[2,4]

Por sua vez, na técnica dinâmica, o ultrassom é usado para visualizar a agulha durante todo o procedimento de inserção. Isso permite ao operador ver a trajetória da agulha e confirmar a entrada na veia em tempo real, aumentando a precisão e a segurança do procedimento.[2,4]

Finalmente, após a inserção da agulha, o ultrassom pode ser usado para confirmar a correta colocação do cateter na veia, identificando sua presença no interior do vaso e excluindo complicações, como a punção de estruturas não desejadas ou a formação de hematomas.[2,4]

PRÁTICAS RECOMENDADAS PARA ACESSO VENOSO CENTRAL GUIADO POR ULTRASSOM

Seleção da veia e posicionamento do paciente[5]

Durante a obtenção de acesso venoso central, várias técnicas de ultrassom podem

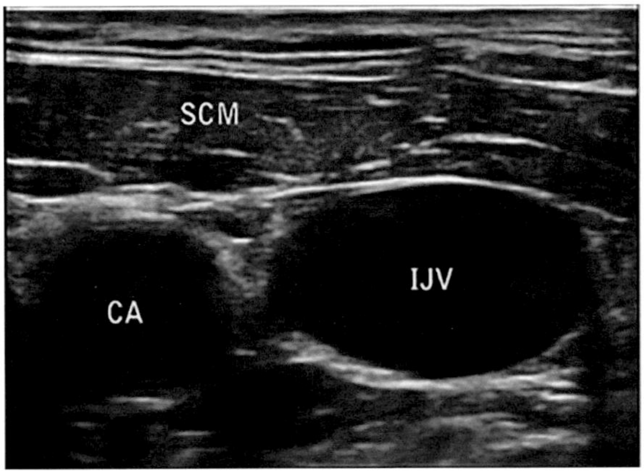

FIGURA 1 Sonoanatomia e relação de posição entre veia jugular interna e artéria carótida.
CA: artéria carótida; IJV: Veia Jugular Interna. SCM: esternocleidomastóideo.
Fonte: retirada de SOPATI – Sociedade Paulista de Terapia intensiva. Punção venosa central guiada por ultrassonografia. Disponível em: https://www.sopati.com.br/lermais_materias.php?cd_materias=386&friurl=_-Puncao-. Acesso em: 6 jun. 2024.

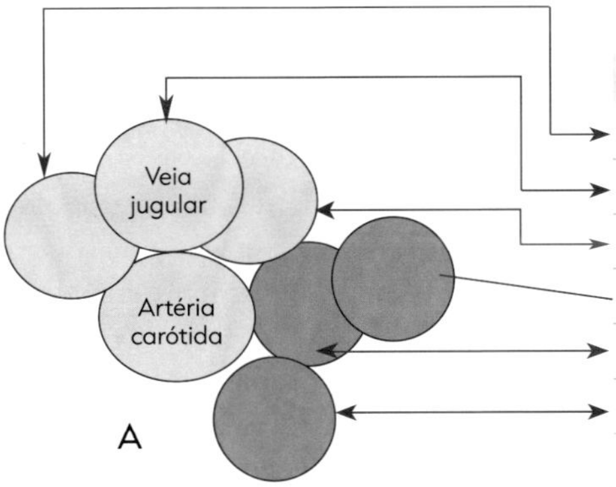

Posição	Percentagem (%)
Medial	0 - 5,5
Anterior	0 - 16 (54%*)
Antero lateral	9 - 92
Mais lateral	0 - 4
Lateral	0 - 84
Posterior	0 - 9
Não visualizada ou trombosada	0 - 18

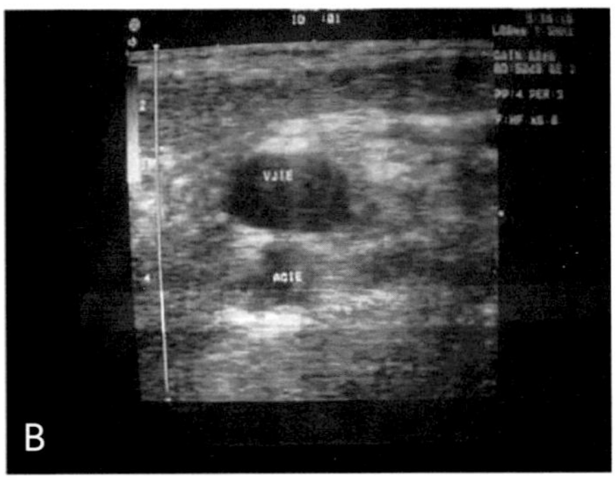

FIGURA 2 A: variação anatômica da veia jugular (em 54%, localiza-se anteriormente à artéria carótida; B: imagem ultrassonográfica mostrando localização de veia jugular interna.
Fonte: retirada de Flato UAP, Petisco GM, dos Santos FB. Punção venosa guiada por ultrassom em unidade de terapia intensiva. Rev Bras Ter Intensiva. 2009; 21(2):190-6.

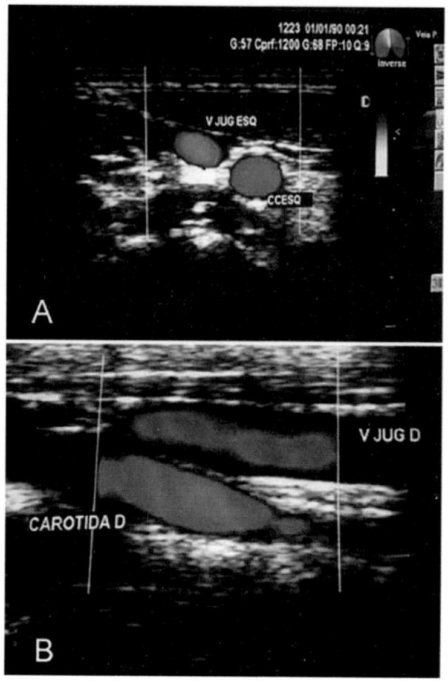

FIGURA 3 A: incidência transversal com Doppler colorido (eixo curto); B: incidência longitudinal com Doppler colorido (eixo longo).
Fonte: retirada de Flato UAP, Petisco GM, dos Santos FB. Punção venosa guiada por ultrassom em unidade de terapia intensiva. Rev Bras Ter Intensiva. 2009; 21(2):190-6.

ser empregadas para a localização precisa da veia, facilitando o processo de punção. Duas opções comumente utilizadas são a técnica estática e a técnica dinâmica.

A técnica estática envolve a visualização da veia em repouso, permitindo uma análise detalhada da anatomia venosa. Neste caso, o ultrassom é usado para identificar a veia desejada e avaliar sua localização, profundidade e relação com as estruturas circundantes. Ela utiliza princípios da geometria, incluindo a teoria de Pitágoras, para determinar a distância e a profundidade da veia com base nas medidas obtidas na imagem de ultrassom. Por exemplo, ao medir a distância entre dois pontos conhecidos na superfície da pele e a profundidade da veia, é possível utilizar o teorema de Pitágoras para calcular a distância exata até a veia desejada. Essa informação é útil para determinar o local ideal de punção e a direção da agulha durante o procedimento. A técnica estática é particularmente útil em pacientes com veias superficiais ou quando é necessário um planejamento mais cuidadoso da punção.

Por sua vez, a técnica dinâmica envolve o uso do ultrassom durante a punção. Nessa técnica, o operador realiza a punção enquanto visualiza a agulha e a veia em movimento na tela do ultrassom. Isso permite um acompanhamento em tempo real da progressão da agulha em direção à veia, fornecendo *feedback* imediato e auxiliando na orientação precisa da punção. A técnica dinâmica é especialmente útil em pacientes com veias de difícil visualização ou quando é necessário um controle contínuo da punção, como em casos de veias profundas ou estreitas.

As técnicas estática e dinâmica têm suas vantagens e podem ser utilizadas de forma complementar, dependendo das características do paciente e das necessidades do procedimento.

A escolha da técnica adequada depende da experiência do operador, da disponibilidade do equipamento de ultrassom e das preferências clínicas.

Procedimento passo a passo e dicas úteis[6]

Conseguir um acesso venoso central é um procedimento crucial na prática clínica, e o uso de ultrassom para isso tornou-se um padrão recomendado em várias diretrizes.[6] As orientações passo a passo apresentadas a seguir auxiliam os médicos na prática eficaz desse procedimento.

Preparação e posicionamento do paciente

O paciente deve ser posicionado corretamente antes de iniciar o procedimento. Recomenda-se que estejam em decúbito dorsal, com a cabeça ligeiramente elevada e voltada para o lado contrário ao da inserção do cateter. Assegure-se de que o local de inserção esteja em um ambiente bem iluminado e que todos os equipamentos necessários estejam disponíveis e com fácil acesso. Este é um passo crucial para evitar qualquer tipo de acidente ou complicação durante o procedimento.[6]

Seleção do local de inserção e escaneamento de ultrassom

Com o aparelho de ultrassom, examine a área onde planeja inserir a agulha. Ao avaliar a anatomia vascular com ultrassom, é possível identificar variações anatômicas como a presença de válvulas, trombose venosa ou outras anormalidades que possam complicar a inserção. Lembre-se de que, sob pressão suave, uma veia deve ser completamente comprimível, enquanto uma artéria não será.[6]

Preparação do local de inserção

Este passo envolve limpar a área de inserção com uma solução antisséptica apropriada. Esse processo é essencial para prevenir qualquer infecção subsequente poderia ocorrer. Se possível, adote uma abordagem de barreira máxima para manter a assepsia.[6]

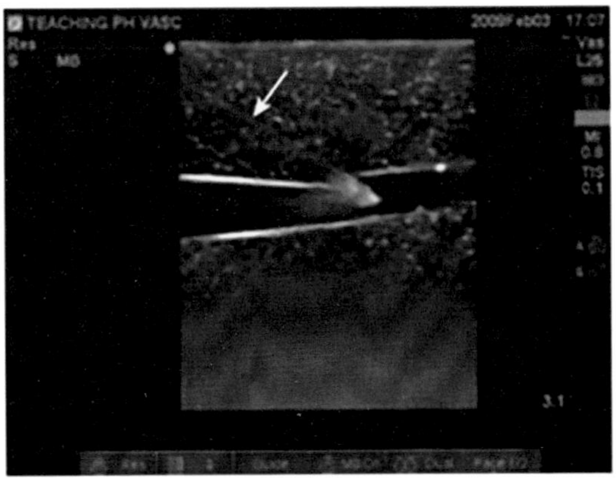

FIGURA 4 Técnica dinâmica longitudinal possibilitando a visualização da agulha perfurando a veia jugular interna.
Fonte: retirada de SOPATI – Sociedade Paulista de Terapia intensiva. Punção venosa central guiada por ultrassonografia. Disponível em: https://www.sopati.com.br/lermais_materias.php?cd_materias=386&friurl=_-Puncao-. Acesso em: 6 jun. 2024.

Punção da veia

Mantendo o transdutor na mão não dominante e a agulha na mão dominante, insira a agulha na pele em um ângulo de 45°. Ajuste o ângulo e a direção da agulha conforme necessário, usando o reflexo da agulha no monitor do ultrassom como seu guia. Continue avançando até que a agulha penetre a parede anterior da veia.[6]

Verificação de posicionamento do cateter e assepsia

Após o posicionamento bem-sucedido do cateter, você deve usar o ultrassom para confirmar a posição correta. A localização do cateter pode ser confirmada visualizando-o dentro da luz do vaso. Uma vez confirmado, limpe novamente a área com solução antisséptica e aplique um curativo estéril.[6]

O *bubble test* é um procedimento realizado durante a obtenção de acesso venoso central, que utiliza o ultrassom para verificar a presença de embolias de ar. É um teste simples, porém importante, que pode ajudar a identificar complicações potenciais relacionadas à punção vascular.[2]

Durante o *bubble test*, uma pequena quantidade de solução salina contendo microbolhas de ar é injetada no cateter venoso central. Em seguida, o ultrassom é utilizado para visualizar o fluxo sanguíneo e procurar por eventuais bolhas de ar no átrio direito. Se houver embolia de ar, as bolhas serão detectadas como pequenas manchas brilhantes que se movem na corrente sanguínea.[2]

A detecção de embolias de ar durante o *bubble test* é importante, pois a presença de ar neste momento pode confirmar a presença do cateter no sistema vascular, consequentemente sendo levado ao átrio direito (coração). Essa abordagem auxilia na prevenção de complicações e contribui para a segurança do paciente durante a obtenção de acesso venoso central.[2,4]

Ao realizar o *bubble test*, é essencial seguir as diretrizes de segurança para minimizar os riscos. Isso inclui realizar a punção vascular de forma cuidadosa, garantir a correta conexão e vedação dos dispositivos, bem como monitorar continuamente o sistema vascular durante o procedimento.[2,4]

Dicas úteis

A familiarização com a máquina de ultrassom é essencial, portanto, pratique a obtenção e interpretação das imagens. O posicionamento correto da sonda de ultrassom é crucial para evitar artefatos que podem levar a uma interpretação errônea das imagens. A confirmação do posicionamento correto do cateter usando ultrassom após a inserção não deve ser negligenciada, pois isso ajuda a minimizar complicações.[6]

POSSÍVEIS COMPLICAÇÕES E COMO EVITÁ-LAS

Complicações comuns e menos comuns na obtenção de acesso venoso central[7]

A obtenção de acesso venoso central, embora seja um procedimento comum, não está isenta de possíveis complicações, que podem variar desde leves até mais graves, incluindo riscos à vida do paciente. No entanto, a maioria dessas complicações pode ser evitada com técnicas e precauções adequadas.

As complicações mais comuns associadas à obtenção de acesso venoso central incluem infecção, trombose e pneumotórax.[7] A infecção é uma das complicações mais frequentes, que pode ser minimizada por meio de medidas assépticas rigorosas durante e após o procedimento. A trombose venosa é outra complicação comum que pode ser evitada usando técnicas adequadas de inserção de cateteres e monitorando o paciente para quaisquer sinais de início de trombose.[7] O pneumotórax é uma complicação mais grave, mas menos comum, em particular quando é utilizada a abordagem subclávia. A localização precisa do vaso usando ultrassom e a inserção cuidadosa do cateter são medidas importantes para evitar essa complicação.[7]

Além dessas, há outras complicações menos comuns, mas potencialmente sérias, incluindo embolia gasosa e lesão arterial inadvertida. A embolia gasosa pode ocorrer se o ar entrar no sistema vascular durante o procedimento, o que pode ser prevenido ao se garantir que todos os dispositivos sejam adequadamente desaerados antes da inserção.[7] A lesão arterial inadvertida é rara, mas pode ocorrer se a agulha ou o cateter forem inseridos inadvertidamente em uma artéria em vez de uma veia. O uso do ultrassom pode minimizar esse risco, permitindo a identificação precisa do vaso-alvo.[7]

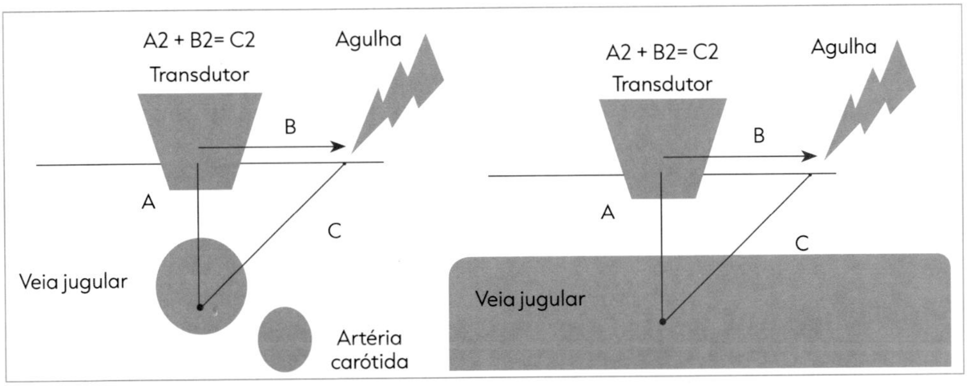

FIGURA 5 Posicionamento e inserção de agulha. A: eixo transversal; B: eixo longitudinal.
Fonte: adaptada de Flato UAP, Petisco GM, dos Santos FB. Punção venosa guiada por ultrassom em unidade de terapia intensiva. Rev Bras Ter Intensiva. 2009; 21(2):190-6.

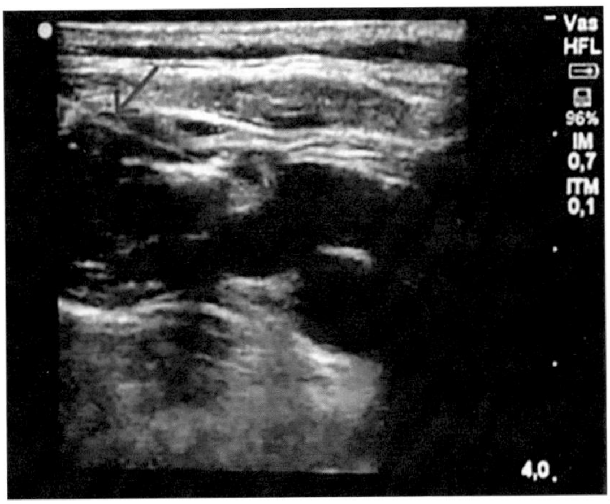

FIGURA 6 Agulha adentrando a veia jugular interna (seta) em seu plano longitudinal.
Fonte: acervo do autor.

Precauções e técnicas para minimizar os riscos[6,7]

A obtenção de acesso venoso central é um procedimento invasivo que envolve uma série de riscos potenciais. No entanto, a adoção de precauções e técnicas adequadas pode minimizá-los, melhorando assim a segurança do paciente e o resultado do procedimento.

Primeiramente, a preparação do paciente e do local do procedimento é fundamental. Isso inclui a higienização da pele com um antisséptico adequado e o uso de equipamentos estéreis durante todo o procedimento para minimizar o risco de infecção.[6] Em seguida, o uso de ultrassom para guiar a inserção do cateter é uma técnica valiosa que tem reduzido complicações, especialmente pneumotórax e lesões arteriais.[7] A visualização em tempo real das estruturas vasculares permite a inserção precisa do cateter, minimizando o risco de lesão inadvertida aos vasos adjacentes.[6]

O posicionamento adequado do paciente também é uma consideração importante. Por exemplo, para a inserção de um cateter venoso central na veia jugular interna, o paciente deve estar em posição supina com a cabeça ligeiramente inclinada para trás para esticar o pescoço e facilitar o acesso à veia.[6] Além disso, o cuidado pós-procedimento também é crucial para minimizar as complicações. Isso inclui a monitorização regular do local de inserção do cateter para sinais de infecção e a remoção do cateter assim que não for mais necessário.[7]

Por fim, a educação e o treinamento contínuos do pessoal envolvido no procedimento são essenciais para manter as habilidades necessárias para executar o procedimento de maneira segura e eficaz.[6,7]

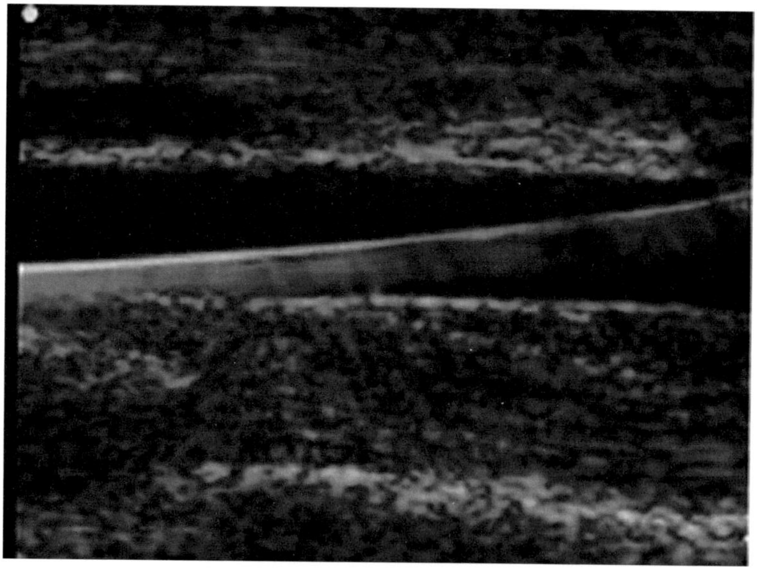

FIGURA 7 Inserção de fio-guia em eixo longitudinal.
Fonte: retirada de Flato UAP, Petisco GM, dos Santos FB. Punção venosa guiada por ultrassom em unidade de terapia intensiva. Rev Bras Ter Intensiva. 2009; 21(2):190-6.

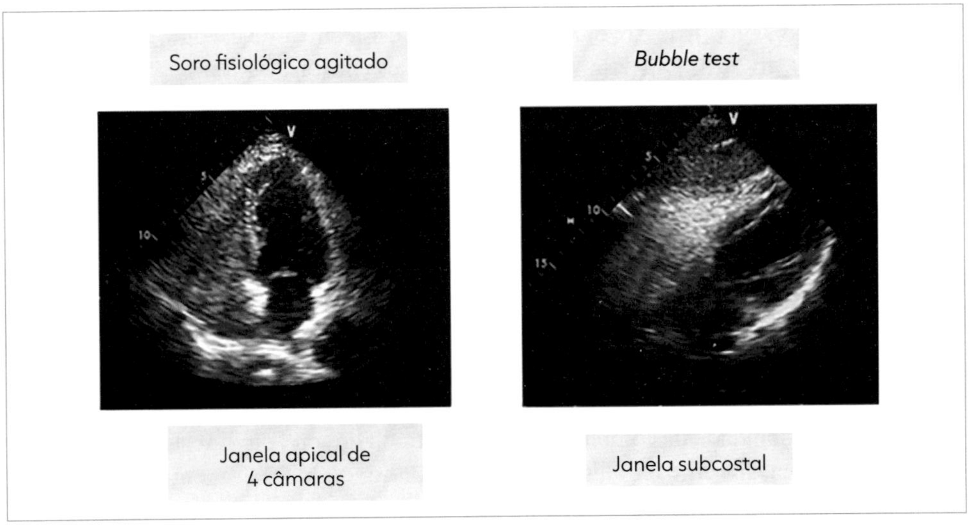

FIGURA 8 Ultrassom cardiológico. A: janela apical (4 câmaras); B: janela subcostal. Ambas demonstram a presença de bolhas de ar proveniente do cateter em átrio e ventrículo direito.
Fonte: adaptada de Ali A, Nossikoff A. 7 Indications for an Echo Bubble Study. Disponível em: https://www.cardioserv.net/indications-echo-bubble-study/. Acesso em: 6 jun. 2024.

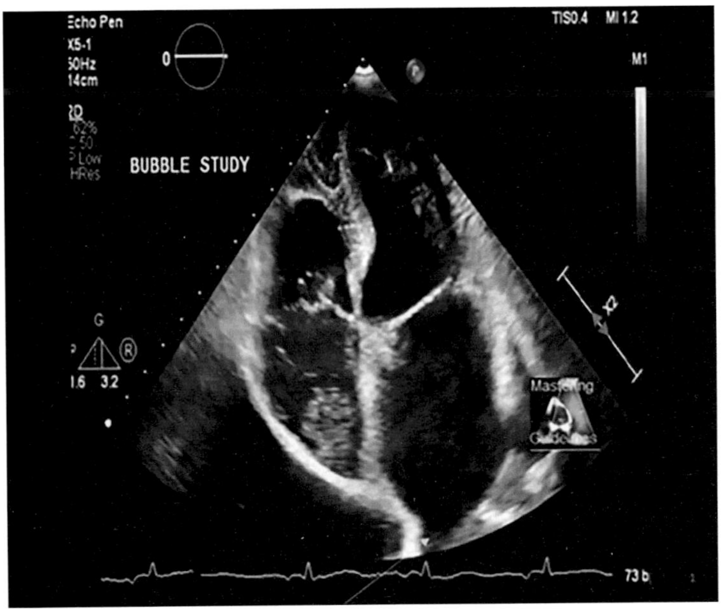

FIGURA 9 Ultrassom cardiológico. Janela apical 4 câmaras.
Fonte: retirada de Smart Care Diagnostics. Agitated Saline Bubble Echocardiogram. Disponível em: https://smartcd.com.au/cardiac/agitated-saline-bubble-echocardiogram/. Acesso em: 6 jun. 2024.

ULTRASSOM VASCULAR NA CATETERIZAÇÃO ARTERIAL

Necessidade e vantagens do uso do ultrassom[8]

A cateterização arterial é um procedimento médico comum que pode ser desafiador e arriscado se não for realizado corretamente. Entre as dificuldades, destacam-se o pequeno diâmetro dos vasos arteriais, a proximidade com estruturas sensíveis e a possibilidade de complicações, como hematoma, trombose e lesões de tecidos adjacentes. Portanto, a necessidade de precisão na cateterização arterial é primordial e é nesse contexto que o ultrassom vascular ganha destaque.[8]

O ultrassom vascular tem se provado uma ferramenta eficaz na localização precisa das artérias e na visualização do trajeto da agulha durante o procedimento, contribuindo para o aumento da taxa de sucesso na primeira tentativa e redução das complicações. Ao contrário do método tradicional de palpação e/ou pulsação, a orientação por ultrassom fornece uma imagem em tempo real dos vasos sanguíneos e de seus arredores, permitindo a visualização clara da profundidade e do curso da artéria. Isso se traduz em uma inserção mais segura e eficiente do cateter.[8]

Além disso, o ultrassom vascular é particularmente útil em pacientes com acesso vascular difícil, como aqueles com obesidade, edema ou anatomia vascular anormal. A capacidade de visualizar a artéria e suas estruturas adjacentes também reduz o risco de complicações graves, como a punção inadvertida de outras estruturas.[8]

Em resumo, o uso do ultrassom vascular na cateterização arterial oferece benefícios significativos em termos de segurança e eficácia do procedimento, sendo atualmente a técnica de escolha em muitas situações clínicas.

Técnicas de ultrassom para localização e acesso à artéria[9]

A eficácia do ultrassom no auxílio à cateterização arterial baseia-se na habilidade de prover uma imagem em tempo real e bidimensional da anatomia vascular, permitindo assim a visualização da agulha, da artéria-alvo e das estruturas circundantes.[9]

Inicialmente, deve-se escolher o transdutor adequado. Para a maioria dos procedimentos de cateterização arterial, um transdutor linear de alta frequência (7-15 MHz) é o mais apropriado. Isso se deve à sua habilidade de proporcionar imagens de alta resolução das estruturas superficiais, que são geralmente os locais de acesso arterial preferidos.[9]

A técnica de ultrassom começa com a avaliação do local de acesso planejado, buscando possíveis variantes anatômicas e potenciais obstáculos para o acesso vascular. A artéria é então identificada pela sua localização anatômica, forma, compressibilidade e pulsabilidade. As artérias são geralmente menos compressíveis que as veias e exibem um pulso palpável.[9]

A técnica de "agulha no plano" é a abordagem padrão. Nela, o transdutor é alinhado longitudinalmente em relação à artéria-alvo e a agulha é inserida paralelamente ao transdutor. Isso permite a visualização completa da agulha, incluindo a ponta, o que é essencial para a segurança do procedimento. Deve-se confirmar que a ponta da agulha esteja visível em todos os momentos durante a punção do vaso para minimizar o risco de lesão vascular.[9]

A técnica de "agulha fora do plano" também pode ser usada, em que a agulha é inserida perpendicularmente ao transdutor.

Isso geralmente permite melhor visualização da estrutura do vaso, mas a agulha fica mais difícil de visualizar e, portanto, essa técnica requer mais habilidade e experiência.[9]

Após a identificação do vaso e a escolha da técnica de punção, o procedimento de cateterização pode prosseguir sob orientação do ultrassom. A punção do vaso deve ser feita sob visualização contínua. Assim que a agulha penetra o vaso, a aspiração do sangue arterial confirma a localização adequada.[9]

Além de guiar a punção inicial, o ultrassom também é valioso para confirmar a posição correta do cateter após a inserção e para identificar qualquer complicação precoce, como a formação de hematoma. A visualização do cateter no lúmen do vaso, bem como a observação de um fluxo sanguíneo adequado através do cateter, ajuda a confirmar a posição correta.[9]

A utilização dessas técnicas de ultrassom para a cateterização arterial melhora a segurança e a eficiência do procedimento, assim como a experiência do paciente, reduzindo a dor e o desconforto associados às tentativas de punção repetidas ou falhas.[9]

PRÁTICAS RECOMENDADAS PARA CATETERIZAÇÃO ARTERIAL GUIADA POR ULTRASSOM

Seleção da artéria e posicionamento do paciente[10]

A seleção apropriada da artéria e o correto posicionamento do paciente são componentes essenciais para um procedimento de cateterização arterial bem-sucedido guiado por ultrassom. Essa escolha depende de vários fatores, incluindo a indicação para a cateterização, o estado clínico do paciente, a disponibilidade e a qualidade dos vasos, além da experiência e do conforto do operador com a punção do vaso em diferentes locais.[10]

A artéria radial é frequentemente a primeira escolha para a cateterização arterial guiada por ultrassom em razão de seu fácil acesso, alta taxa de sucesso de canulação, baixa incidência de complicações e presença de circulação colateral através da artéria ulnar.[10] No entanto, se a artéria radial não estiver disponível ou for inadequada, outras artérias como a femoral ou a braquial podem ser consideradas.

O posicionamento correto do paciente é crucial para garantir o sucesso do procedimento e minimizar as complicações. O paciente deve ser posicionado de forma que o local de acesso esteja confortável e facilmente acessível ao operador. Por exemplo, para a cateterização da artéria radial, o braço do paciente deve ser estendido e apoiado com a palma da mão voltada para cima. A área do pulso deve ser elevada ligeiramente para promover o fluxo sanguíneo para a mão.[10]

Além disso, o operador deve garantir que o equipamento de ultrassom esteja posicionado de maneira que a tela possa ser facilmente visualizada durante o procedimento. O transdutor e o material para a cateterização devem estar ao alcance. Por fim, o operador deve estar confortável, pois um bom posicionamento ajuda a prevenir lesões musculoesqueléticas associadas à execução repetida de procedimentos de cateterização.[10]

Procedimento passo a passo e dicas úteis[9,10]

A cateterização arterial guiada por ultrassom inicia com a preparação adequada do equipamento, do paciente e do ambiente. É essencial manter a esterilidade do campo cirúrgico e ter todo o equipamento necessário à disposição.[9]

Preparação do equipamento

Ajuste o ultrassom para o modo Doppler colorido ou de onda de pulso. Utilize um transdutor linear de alta frequência, idealmente coberto com uma bainha estéril, com gel estéril aplicado na ponta.[9]

Preparação do paciente

Certifique-se de que o paciente esteja confortavelmente posicionado. O membro a ser puncionado deve estar estabilizado. Uma vez que a artéria tenha sido identificada e marcada, aplique anestesia local no ponto de inserção previsto.[10]

Visualização da artéria

Coloque o transdutor sobre a pele para identificar a artéria e avaliar a profundidade, o diâmetro e a patência. Uma visão longitudinal da artéria é frequentemente preferida para a punção, uma vez que isso permite a visualização da agulha em todo o seu trajeto até o vaso.[9]

Inserção da agulha

A agulha é inserida sob orientação em tempo real usando uma técnica de plano ou fora de plano, dependendo da preferência do operador e da anatomia do paciente. É essencial observar a ponta da agulha em todos os momentos durante a punção para evitar a perfuração posterior da parede do vaso.[10]

Confirmação do acesso

Uma vez que o sangue arterial é aspirado na seringa, a agulha deve ser estabilizada e o ultrassom deve ser usado para confirmar a correta localização da agulha dentro da artéria.[9]

Inserção do cateter

O fio-guia é então inserido através da agulha, seguido pela introdução do cateter sobre ele. O correto posicionamento do cateter é confirmado usando o ultrassom; depois, o fio-guia é removido.[10]

Dicas úteis

A prática regular é fundamental para desenvolver habilidades em ultrassom. Com a prática, a precisão e a confiança do operador irão aumentar. Além disso, o operador deve estar familiarizado com a aparência ultrassonográfica das estruturas vasculares normais e anormais para evitar complicações.[9]

POSSÍVEIS COMPLICAÇÕES E COMO EVITÁ-LAS NA CATETERIZAÇÃO ARTERIAL

Complicações comuns e menos comuns na cateterização arterial[11]

A cateterização arterial, embora seja um procedimento rotineiro, tem potencial para complicações. Essas complicações variam de comuns e geralmente menores, até raras e potencialmente graves.[11] As mais comuns incluem hematomas e sangramento no local da punção, que geralmente são autolimitados e raramente exigem mais que pressão local para o controle.[11]

A oclusão arterial também é uma complicação comum e pode ocorrer como resultado de um trombo na ponta do cateter ou da formação de um hematoma que comprime o vaso. Na maioria dos casos, isso pode ser tratado conservadoramente com anticoagulação, mas em outros pode exigir intervenção cirúrgica.[11]

Complicações menos comuns incluem pseudoaneurisma, formação de fístula arteriovenosa, lesão nervosa, isquemia distal e infecção. A formação de pseudoaneurisma e de fístula arteriovenosa pode ser detectada precocemente por ultrassom e geralmente exige intervenção para reparo. A lesão nervosa pode ocorrer se os nervos adjacentes

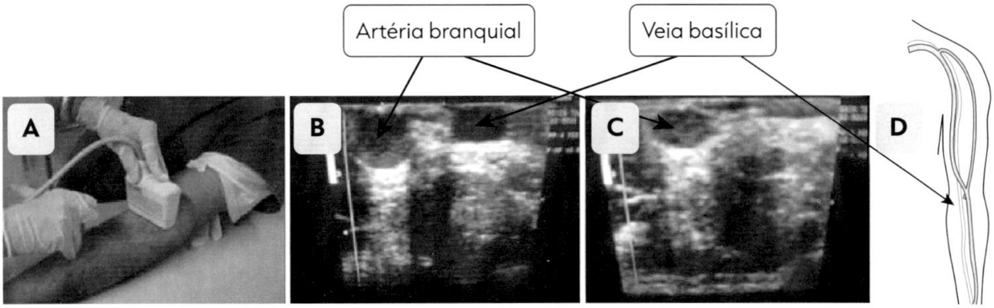

FIGURA 10 A: realização do procedimento pela equipe de enfermagem; B: localização anatômica eixo transversal; C: manobra de compressibilidade do sistema venoso; D: representação sistema venoso.
Fonte: adaptada de Flato UAP, Petisco GM, dos Santos FB. Punção venosa guiada por ultrassom em unidade de terapia intensiva. Rev Bras Ter Intensiva. 2009; 21(2):190-6.

forem lesionados durante a punção arterial. Isquemia distal é uma complicação rara, mas grave, que pode resultar em perda de membro se não for identificada e tratada rapidamente. A infecção é uma complicação potencialmente grave que pode serminimizada com técnicas assépticas estritas.[11]

Precauções e técnicas para minimizar os riscos

O uso adequado de ultrassom, aliado a técnicas assépticas rigorosas e a habilidades técnicas precisas, podem ajudar a minimizar os riscos associados à cateterização arterial.[10,11]

Uso do ultrassom

O uso do ultrassom tem reduzido as taxas de complicação em procedimentos de cateterização arterial. Ele permite a visualização direta da artéria e das estruturas circundantes, podendo ajudar a identificar quaisquer anomalias vasculares que possam complicar a punção.[10]

Técnicas assépticas

A adesão estrita às técnicas assépticas é fundamental para minimizar o risco de infecção. Isso inclui a higienização adequada das mãos, o uso de equipamentos estéreis e a preparação e cobertura adequadas do local da punção.[11]

Seleção do local de punção

A seleção cuidadosa do local de punção pode ajudar a minimizar o risco de complicações. São preferíveis locais com fácil acesso, bom fluxo sanguíneo e distantes de estruturas importantes, como nervos e tendões.[10]

Treinamento de habilidade do operador

A habilidade técnica e o julgamento clínico do operador desempenham um papel crucial na minimização das complicações. A formação adequada e o treinamento contínuo no uso do ultrassom e na realização da cateterização arterial são essenciais.[11]

Monitoramento pós-procedimento

Após a cateterização arterial, é fundamental um monitoramento adequado para detectar precocemente qualquer sinal de complicações como dor, inchaço, palidez ou alterações na pulsação distal.[11]

Manobra de Allen

É um teste utilizado para avaliar a circulação colateral adequada no membro superior antes da realização de procedimentos invasivos, como a cateterização arterial. Essa manobra é importante para avaliar a perfusão adequada das artérias radial e ulnar, bem como identificar a presença de comprometimento vascular que possa contraindicar a punção arterial.[4,8]

Durante a manobra de Allen, o paciente é orientado a fechar firmemente a mão enquanto o profissional de saúde comprime as artérias radial e ulnar ao mesmo tempo. Em seguida, o paciente é instruído a abrir a mão lentamente, enquanto a pressão é liberada apenas na artéria ulnar. Observa-se o tempo necessário para que a coloração da mão retorne à sua cor normal. Esse tempo de retorno da coloração é um indicador da capacidade de perfusão colateral e da presença de circulação adequada na mão.[4,8]

Estudos têm demonstrado a eficácia da manobra de Allen na avaliação prévia à cateterização arterial. Um estudo conduzido por Ramsey et al. (2019) mostrou que a manobra de Allen pode ser um indicador confiável da circulação colateral adequada e pode ser utilizada como parte da avaliação pré-procedimento antes da punção arterial. Essa avaliação ajuda a reduzir os riscos de isquemia distal e complicações relacionadas à cateterização arterial.[8]

Esta técnica simples e não invasiva fornece informações valiosas sobre a circulação colateral do membro superior. É importante realizar o teste antes da cateterização arterial para identificar possíveis limitações de perfusão e tomar decisões clínicas adequadas. Se a circulação colateral for considerada insuficiente, deve-se buscar outras opções de acesso arterial ou considerar exames adicionais para avaliar a perfusão do membro.[4,8]

MONITORAMENTO DA PRESSÃO ARTERIAL MÉDIA

Importância e aplicação clínica[12]

A pressão arterial média (PAM) é um indicador essencial da perfusão dos órgãos e tecidos, sendo frequentemente utilizada como parâmetro na terapia intensiva e em situações clínicas de alta complexidade.[12]

Diferentemente da pressão arterial sistólica e diastólica, a PAM reflete o fluxo sanguíneo para os órgãos vitais como o coração, o cérebro e os rins. Por essa razão, é frequentemente considerada uma medida mais precisa da perfusão que a pressão arterial isolada.[12]

A PAM pode ser monitorizada de forma invasiva por meio de um cateter arterial, que é tipicamente colocado na artéria radial ou femoral. Esse tipo de monitorização é usado em pacientes graves, em que a medição contínua e precisa da PAM é crucial para guiar a terapia.[12]

Os valores de PAM são usados para guiar a administração de fluidos e medicamentos vasoativos em pacientes em choque para que se possa garantir uma perfusão adequada dos órgãos vitais. Em pacientes com doenças neurológicas graves, como hemorragia subaracnóidea ou trauma cranioencefálico, o controle rigoroso da PAM é essencial para manter a pressão de perfusão cerebral.[12]

Como o ultrassom vascular facilita a monitorização da pressão arterial média[13]

O ultrassom vascular tem um papel essencial na monitorização da PAM. Ele permite a visualização direta das artérias e suas características, o que facilita o posicionamento preciso dos cateteres arteriais usados para monitorá-la.[13] Para isso, um cateter arterial é inserido em uma das grandes artérias do corpo, como a artéria radial ou femoral. O ultrassom vascular é usado para guiar a inserção do cateter, aumentando a segurança e a eficácia do procedimento.[13] Por meio da utilização do ultrassom, pode-se visualizar a artéria em tempo real, o que permite ao profissional de saúde inserir o cateter de forma precisa e minimizar o risco de complicações. Além disso, o ultrassom pode ajudar a detectar qualquer anomalia na artéria, como um trombo que poderia comprometer a medição da PAM.[13]

Uma vez que o cateter é colocado, ele pode ser usado para medir continuamente a PAM, fornecendo uma leitura em tempo real que é essencial para o gerenciamento de pacientes em estado crítico.[13]

Além de facilitar a inserção do cateter, o ultrassom vascular também pode ser usado para verificar o posicionamento do cateter após a inserção, aumentando a segurança do procedimento e garantindo que a medição da PAM seja tão precisa quanto possível.[13]

REFERÊNCIAS

1. Dudley HA. History of ultrasound. Surgery. 1978;84(3):181-2.
2. Troianos CA, Hartman GS, Glas KE, Skubas NJ, Eberhardt RT, Walker JD, et al. Guidelines for performing ultrasound guided vascular cannulation: recommendations of the American Society of Echocardiography and the Society of Cardiovascular Anesthesiologists. J Am Soc Echocardiogr. 2011;24(12):1291-318.
3. Narasimhan M, et al. Ultrasound-guided catheterization of the radial artery: a systematic review and meta-analysis of randomized controlled trials. Chest. 2016;149(1):166-79.
4. Lamperti M, Bodenham AR, Pittiruti M, Blaivas M, Augoustides JG, Elbarbary M, et al. International evidence-based recommendations on ultrasound-guided vascular access. Intensive Care Med. 2012;38(7):1105-17.
5. Bowdle A. Vascular complications of central venous catheter placement: evidence-based methods for prevention and treatment. J Cardiothorac Vasc Anesth. 2014;28(2):358-68.
6. Egan G, Healy D, O'Neill H, Clarke-Moloney M, Grace PA, Walsh SR, et al.. Ultrasound guidance for difficult peripheral venous access: systematic review and meta-analysis. Emerg Med J. 2013;30(7):521-6.
7. Brass P, Hellmich M, Kolodziej L, Schick G, Smith AF. Ultrasound guidance versus anatomical landmarks for internal jugular vein catheterization. Cochrane Database Syst Rev. 2015;(1):CD006962.
8. Troianos CA, et al. Guidelines and recommendations for safe practice of ultrasound vascular cannulation. J Cardiothorac Vasc Anesth. 2012;26(5):962–77.
9. Saugel B, Scheeren TWL, Teboul JL. Ultrasound-guided central venous catheter placement: a structured review and recommendations for clinical practice. Crit Care. 2017;21(1):225.
10. Maecken T, et al. Ultrasound-guided vascular access: a comprehensive review. J Cardiothorac Vasc Anesth. 2016;30(4):913-25.
11. Rupp SM, et al. Complications of central venous catheterization. JAMA. 1979;242(3):268-71.
12. McGee DC, et al. Aseptic technique for peripheral intravenous access. BMJ. 2003;327 (7414):514-6.
13. Schroeder RA, et al. Ultrasound guidance for central venous catheter placement: results from the Central Line Emergency Access Registry Database. Am J Surg. 2004;188(6):609-15.
14. Rabindranath KS, Kumar E, Shail R, Vaux E. Use of real-time ultrasound guidance for the placement of hemodialysis catheters: a systematic review and meta-analysis of randomized controlled trials. Am J Kidney Dis. 2011;58(6): 964-70.
15. Sandroni C, et al. Arterial puncture using ultrasound guidance: a survey of practices and beliefs among anesthesiologists. J Cardiothorac Vasc Anesth. 2017;31(1):106-14.

CAPÍTULO 33

Ultrassom articular para guiar artrocentese de joelhos

Luciano Moura de Assunção
Leonardo Afonso Costa

Objetivos

- Demonstrar a sonoanatomia do joelho.
- Descrever os achados ultrassonográficos do derrame articular de joelho.
- Demonstrar a técnica de realização de artrocentese de joelho guiada por ultrassonografia *point-of-care* (POCUS).

INTRODUÇÃO

A artrite é provável quando o paciente apresenta dor articular agravada pelo movimento, está associada à perda de movimento e é acompanhada por edema e/ou eritema locais.

Uma urgência muito comum no pronto-socorro é a monoartrite. As principais causas de sintomas monoarticulares agudos incluem trauma, infecção, artrite induzida por cristais, osteoartrite, doenças reumáticas sistêmicas e desarranjos mecânicos. O diagnóstico diferencial de uma monoartrite aguda também pode se sobrepor ao da poliartrite, uma vez que virtualmente qualquer distúrbio de poliartrite pode se apresentar inicialmente como uma monoartrite.[1]

O joelho pode ser anatomicamente dividido em quatro compartimentos: anterior, posterior, lateral e medial. É importante mencionar que, em razão das estruturas de tecidos moles intra-articulares (meniscos e ligamentos cruzados anterior e posterior) estarem circundadas por osso, é difícil visualizá-las completamente por meio de ultrassonografia. Na avaliação da artrite, o compartimento mais comumente avaliado é o anterior.

SONOANATOMIA DO JOELHO E DERRAME ARTICULAR

Para a avaliação do compartimento do joelho utilizando ultrassonografia *point-of--care* (POCUS), o paciente é posicionado em decúbito dorsal com o joelho semiflexionado entre 10 e 20º. Um travesseiro deve ser colocado abaixo dos joelhos para maior conforto do paciente. Primeiro, os quatro ventres musculares do músculo quadríceps que se fundem no tendão quadricipital devem ser identificados e examinados. Em seguida, posiciona-se o transdutor longitudinalmente sobre o longo eixo femoral, com sua borda distal em contato com a borda proximal da patela, permitindo visualizar o tendão quadricipital longitudinalmente. A imagem ultrassonográfica do tendão quadricipital é hiperecoica e apresenta padrão fibrilar tendíneo típico. Abaixo deste tendão, o recesso suprapatelar pode ser observado como uma estrutura hipoecoica longitudinal (Figura 1).[2,3]

O achado mais comum em todas as causas de monoartrite é a presença de derrame articular anecoico a hipoecoico, com ou sem debris, dependendo da causa de base e do tempo de instalação do processo.[2,3]

ARTROCENTESE DE JOELHO

Na região anterior do fêmur distal, próximo à patela, situa-se o recesso suprapatelar, o maior dos múltiplos recessos do joelho que se conectam com a cavidade articular. Nesse local, na presença de derrame articular, haverá líquido passível de punção guiada por POCUS.

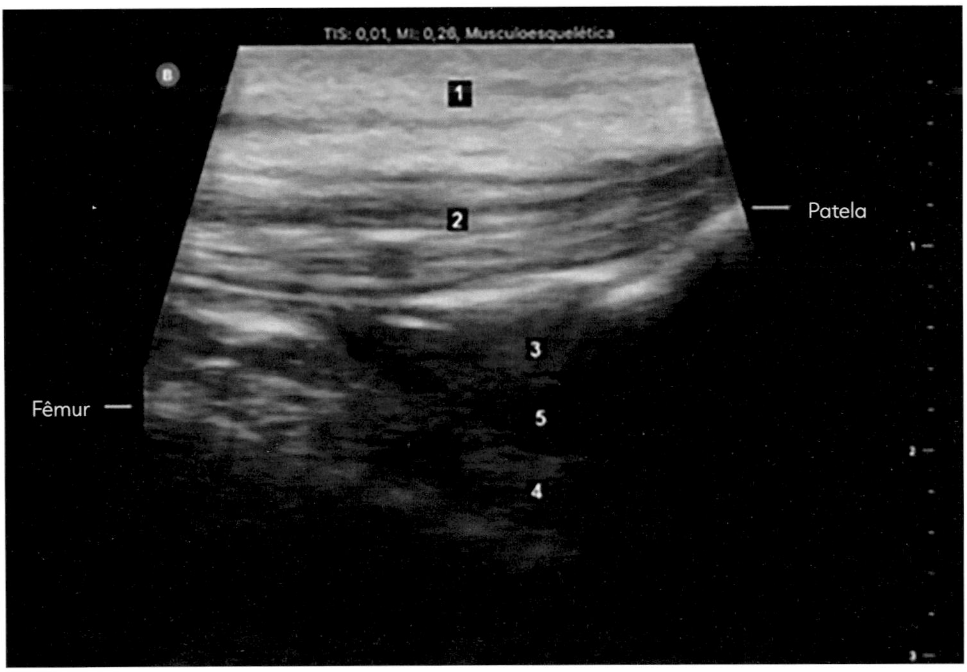

FIGURA 1 Sonoanatomia do compartimento anterior do joelho, corte longitudinal. 1: pele e subcutâneo; 2: tendão do quadríceps; 3: gordura suprapatelar; 4: gordura pré-patelar; 5: recesso sinovial suprapatelar.
Fonte: acervo dos autores.

O paciente deve ser colocado em decúbito dorsal, com o joelho levemente flexionado entre 10 e 20º. Um travesseiro é colocado abaixo do joelho, causando uma leve tensão no tendão quadricipital.[2,3]

Primeiro, o recesso suprapatelar deve ser localizado. Os marcos sonoanatômicos a serem considerados são o tendão quadricipital, a borda superior da patela, a epífise distal do fêmur e o recesso da articulação suprapatelar, que é o alvo. Dependendo do grau de ocupação desse recesso, pode-se obter uma imagem de ultrassom mais ou menos nítida. Deve-se aplicar a mínima pressão possível sobre a pele para evitar o colapso do espaço suprapatelar.[2]

O derrame deve ser avaliado nos planos longitudinal (Figura 2) e transversal, medial ou lateral à linha média para identificar a melhor posição para introduzir a agulha no plano do transdutor de modo a visualizar sua entrada em tempo real no recesso para a aspiração de líquido sinovial. A abordagem suprapatelar lateral é preferida pela maioria dos autores (Figura 3).[2-4]

Após realizar todos os procedimentos assépticos indicados para procedimentos guiados por ultrassom, realiza-se a punção com agulha de calibre 22G. O avanço do bisel da agulha deve ser cuidadosamente monitorado até que se posicione na parte hipoecoica do recesso suprapatelar e, então, procede-se à aspiração do líquido intra-articular (Figura 4).[2,4]

As vantagens de fazer a artrocentese guiada por POCUS, e não às cegas, são maior precisão, maior volume de líquido aspirado e diminuição significativa da dor durante e após o procedimento.[5]

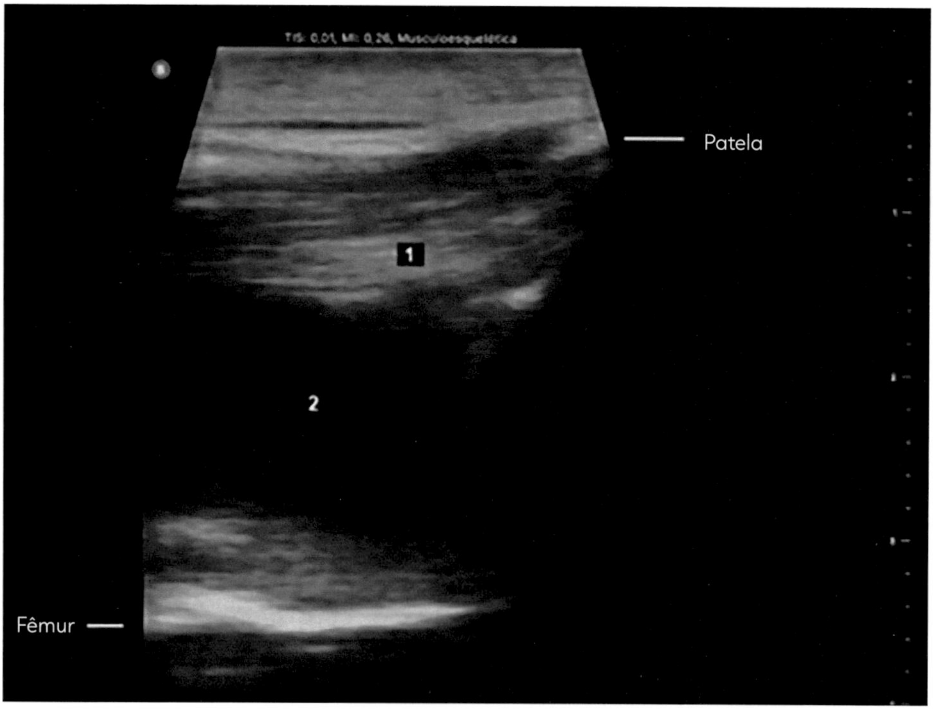

FIGURA 2 Imagem do compartimento anterior do joelho em paciente com artrite – Corte Longitudinal 1: tendão do quadríceps. 2: líquido sinovial.
Fonte: acervo dos autores.

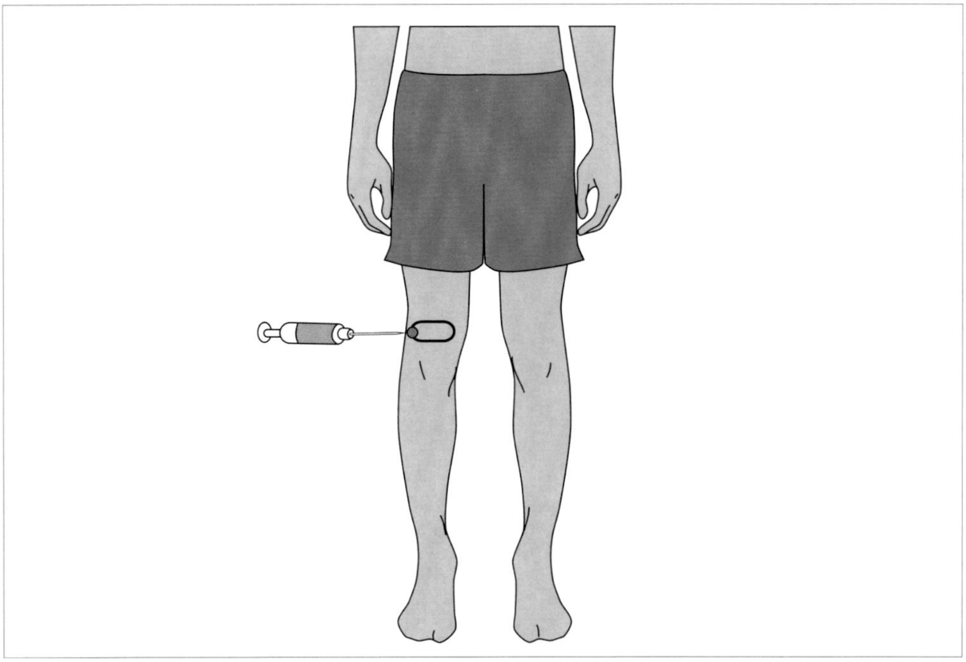

FIGURA 3 Punção suprapatelar transversal no plano.
Fonte: acervo dos autores.

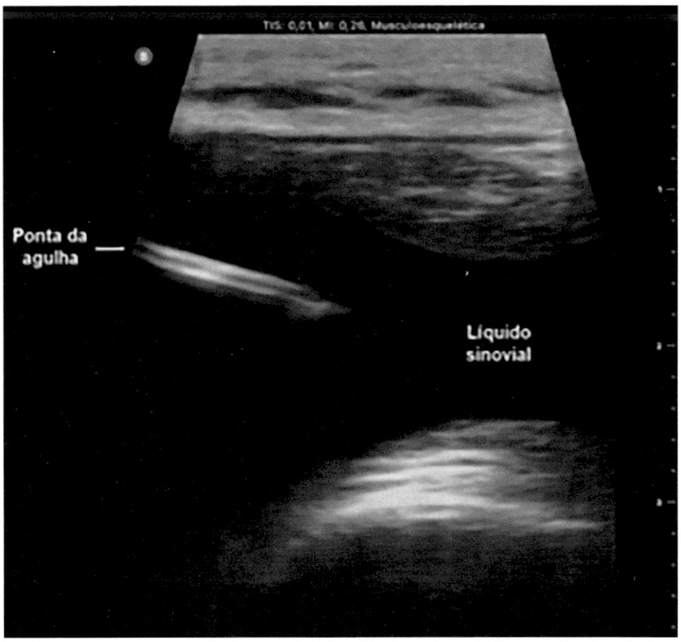

FIGURA 4 Realização de artrocentese de joelho com imagem no corte transversal e punção guiada por ultrassonografia no plano.
Fonte: acervo dos autores.

REFERÊNCIAS

1. Sack K. Monarthritis: differential diagnosis. Am J Med. 1997;102(1):30S34S.
2. Manzano D, Jimenez F, Blasi M. Ultrasound-guided pain interventions in the knee region. Tech Reg Anesth Pain Manag. 2013;17(3):131-9.
3. Sahlani L, Thompson L, Vira A, Panchal AR. Bedside ultrasound procedures: musculoskeletal and non-musculoskeletal. Eur J Trauma Emerg Surg. 2016;42(2):127-38.
4. Puebla DL, Farrow RA. Ultrasound guided arthrocentesis [Internet]. Treasure Island (FL): StatPearls Publishing; 2022.
5. Fukui S, Rokutanda R, Kawaai S, Suda M, Iwata F, Okada M, et al. Current evidence and practical knowledge for ultrasound-guided procedures in rheumatology: joint aspiration, injection, and other applications. Best Pract Res Clin Rheumatol. 2023;101832-2.

Seção V

Miscelânea

CAPÍTULO 34

Fundamentos da avaliação das valvopatias com o ultrassom focado

Felipe Carvalho de Oliveira

Objetivos

- Apresentar os fundamentos da avaliação das valvopatias com o ultrassom focado, destacando sua importância no diagnóstico inicial e no manejo hemodinâmico.
- Diferenciar os conceitos de valvopatia significativa e valvopatia anatomicamente importante, estabelecendo os limites do exame realizado por não especialistas.
- Explicar os principais conceitos técnicos e hemodinâmicos envolvidos na análise ecocardiográfica das valvopatias, incluindo o uso do Doppler contínuo, pulsado e colorido.
- Demonstrar a aplicação prática da ultrassonografia focada na avaliação das valvas cardíacas, auxiliando na identificação de disfunções valvares clinicamente relevantes.

INTRODUÇÃO

O estudo das valvopatias cardíacas é uma área do conhecimento médico muito íntima dos cardiologistas e que tradicionalmente fica mais distante das competências das outras especialidades. Com a maior longevidade e envelhecimento da população, observa-se um aumento na sua prevalência.

O paciente valvopata é sempre potencialmente grave e o diagnóstico de uma valvopatia significativa tem impactos diretos e práticos na condução do caso, independentemente de esta ser ou não o motivo da internação. Uma valvopatia significativa deve ser levada em consideração não apenas para o manejo hemodinâmico propriamente dito, mas também porque sua presença vai interferir na interpretação dos parâmetros de monitorização hemodinâmica invasiva e não invasiva.

É comum, ainda, que o primeiro diagnóstico de uma valvopatia significativa ocorra justamente no cenário de urgência e emergência. Boa parte dos pacientes é assintomática e desconhece que é portador de uma cardiopatia, podendo buscar o serviço de saúde por motivos não relacionados à valvopatia. O diagnóstico à beira-leito permite que o paciente seja conduzido ao especialista para o adequado tratamento. Como essas doenças são de caráter iminentemente mecânico/hidráulico, a grande maioria dos casos com indicação de tratamento necessita de alguma intervenção cirúrgica. O tratamento clínico, portanto, tem a função primordial de estabilização hemodinâmica e controle de sintomas até que o paciente esteja pronto para a intervenção.

OBJETIVO DO ESTUDO FOCADO NA AVALIAÇÃO DAS VALVOPATIAS

O papel do médico não especialista é bem diferente daquele exercido pelo ecocardiografista. A análise ecocardiográfica das valvopatias é bastante complexa, exigindo conhecimento e integração de diversos parâmetros, o que torna praticamente impossível garantir um diagnóstico completo e adequado somente usando o conhecimento da ultrassonografia cardíaca focada.

Para compreender melhor as orientações relacionadas a este tema, é importante diferenciar os conceitos de valvopatia significativa e valvopatia anatomicamente importante:

- Valvopatia anatomicamente importante: termo usado para descrever uma valvopatia de grau grave (seguindo a divisão tradicional em graus leve, moderado e grave). Para sua adequada classificação, é necessária a análise de múltiplos parâmetros por um ecocardiografista experiente.
- Valvopatia significativa: diferente da valvopatia anatomicamente importante, dentro desta classificação estão incluídas as valvopatias de grau grave, mas também aquelas classificadas como de grau moderado, ou seja, é um termo que engloba as valvopatias moderada e grave.

Essa diferenciação é muito importante porque o objetivo do não especialista ao fazer um exame cardíaco focado deve ser a identificação de uma valvopatia significativa, e não somente de uma valvopatia anatomicamente importante. Ou seja, é importante que ele seja capaz de reconhecer as disfunções valvares ainda no seu estágio moderado. A partir disso, esse profissional deve usar a informação não apenas para conduzir melhor o seu paciente, mas também para garantir que seja realizado um ecocardiograma completo pelo especialista, para confirmar o achado e determinar a gravidade daquela valvopatia a partir da análise multiparamétrica.

Diante da complexidade de avaliação das valvopatias, pode ser perigoso esperar que o não especialista seja capaz de diferenciar adequadamente uma disfunção valvar grave da valvopatia moderada. Além de não deter todo o conhecimento necessário para tal, o não especialista está mais sujeito a erros de aferição e medida, o que pode provocar uma subestimativa da gravidade de um caso específico. A adequada avaliação e classificação de gravidade exige amplo conhecimento e experiência na integração de diversos parâmetros e, por isso, a distinção entre os graus moderado ou grave deve ser deixada para o ecocardiografista especializado.

Além disso, ao usar os valores de referência compatíveis com disfunção moderada, aumenta-se a capacidade do intensivista ou emergencista de identificar lesões valvares potencialmente relevantes não só para o manejo inicial daquele paciente, mas também garantindo encaminhamento e acompanhamento adequados após a alta hospitalar – uma grande oportunidade para modificar o prognóstico de longo prazo daquele paciente.

Por último, é igualmente importante que o médico não especialista seja capaz de reconhecer de forma adequada uma valvopatia definitivamente leve, sem impacto hemodinâmico. Nesse caso, o objetivo é tranquilizar o médico e o paciente diante de um achado de exame que não terá repercussão na condução do caso.

Assim, buscando simplificar a avaliação de gravidade das valvopatias sem abrir mão do máximo de acurácia possível na identificação de uma valvopatia significativa, 3 a 4 parâmetros ecocardiográficos podem ser selecionados para cada valvopatia, conforme descrito adiante. Esses parâmetros são aqueles que possuem uma boa capacidade discriminatória para determinar a presença de uma valvopatia significativa e ao mesmo tempo podem ser obtidos por um não especialista com boa reprodutibilidade, mesmo em aparelhos com menor capacidade técnica.

CONCEITOS GERAIS

Conceitos hemodinâmicos

Alguns conceitos sobre hidrodinâmica e fisiologia cardiovascular formam a base para a avaliação adequada das diversas valvopatias.

O primeiro deles é de que o sistema cardiovascular funciona como um sistema hidráulico fechado. Diferente de um sistema aberto, onde a força da gravidade promove o deslocamento do fluido (como em um experimento de vasos comunicantes), o sangue só se movimenta dentro do sistema cardiovascular quando há uma diferença de pressão entre dois pontos do sistema. Por exemplo, o sangue é ejetado do ventrículo esquerdo (VE) para a aorta durante a sístole quando a pressão dentro do VE supera a pressão na aorta, por meio da contração do músculo cardíaco.

O outro conceito é o do princípio de conservação das massas. Como se trata de um sistema fechado, sem perdas para o meio externo, o mesmo volume de sangue precisa passar por todos os pontos deste sistema. Isso significa que, o volume de sangue (chamado de volume sistólico) que passa através da valva tricúspide deve ser o igual ao que passa pela valva mitral e pela valva aórtica a cada batimento.

Nesse contexto em que não ocorrem perdas para o meio externo, as valvopatias regurgitantes representam situações de perda dentro do próprio sistema. Uma valva mitral insuficiente permite que parte do sangue retorne para o átrio esquerdo (AE) a partir do VE. Isso tem implicações não só para a graduação das valvopatias, mas também para entender o impacto hemodinâmico das lesões regurgitantes. Neste exemplo, o VE precisa ejetar um volume maior de sangue para suprir esta perda e garantir um débito cardíaco adequado.

É importante destacar, ainda, a influência do estado hemodinâmico na apresentação das valvopatias. Hipervolemia e hipovolemia, bem como hipertensão e hipotensão atuam diretamente nos mecanismos e parâmetros de avaliação ecocardiográfica. É preciso ter atenção especial aos extremos de pressão e volemia, buscando reavaliar os parâmetros ecocardiográficos quando for atingida uma condição mais estável.

Conceitos técnicos

Medindo velocidades e gradientes de pressão com o ecocardiograma

Uma parte importante do estudo ecocardiográfico é a avaliação do fluxo sanguíneo através das valvas e câmaras cardíacas. Isso é possível graças à técnica Doppler, que permite ao aparelho determinar a direção e a velocidade de deslocamento do sangue no sistema cardiovascular, parâmetro que raramente ultrapassa 1,5 m/s em corações normais.

Conforme explicado anteriormente, o sangue só se desloca dentro do sistema cardiovascular quando é gerada uma diferença de pressão entre duas câmaras. Isso explica a estreita relação entre velocidades e gradientes de pressão ao ecocardiograma: sempre que o sangue se desloca a uma determinada velocidade, isso implica dizer que há, obrigatoriamente, uma diferença de pressão (ΔP) de magnitude suficiente para impor aquela velocidade ao fluxo de sangue.

Essa relação é expressa matematicamente pela fórmula de Bernoulli simplificada.

$$\Delta P = 4 \times V^2$$

Os cálculos costumam ser realizados automaticamente pelo aparelho, por isso o importante aqui é compreender o conceito de que o ecocardiograma estima a velocidade de deslocamento do sangue (por meio da equação Doppler) e que, para cada velocidade medida, é possível calcular um gradiente de pressão através da estrutura analisada (usando a fórmula de Bernoulli) (Figura 1).

Doppler pulsado, Doppler contínuo e Doppler colorido

Existem três maneiras diferentes de analisar a movimentação do sangue pela técnica de Doppler. O Doppler espectral (pulsado ou contínuo) plota na tela os sinais de velocidade na forma de um gráfico em função do tempo, enquanto o Doppler colorido é um recurso de pós-processamento da imagem para dispor os sinais de Doppler sobre a imagem bidimensional.

No Doppler contínuo (Figura 1A), há cristais do transdutor dedicados exclusivamente a uma de duas funções: um grupo de cristais está continuamente emitindo sinais de ultrassom, enquanto outro grupo está continuamente dedicado apenas à recepção destes sinais. Já no Doppler pulsado (Figura 1B), todos os cristais trabalham juntos, ora emitindo, ora recebendo os sinais de ultrassom. Essa pequena mudança é o que está por trás das grandes diferenças entre essas duas técnicas de Doppler.

O aparelho determina a distância de um objeto a partir do tempo necessário para que o impulso de ultrassom seja emitido e recebido de volta – estruturas mais distantes levarão mais tempo para refletir os sinais de volta até o transdutor. Isso permite ao Doppler pulsado definir com

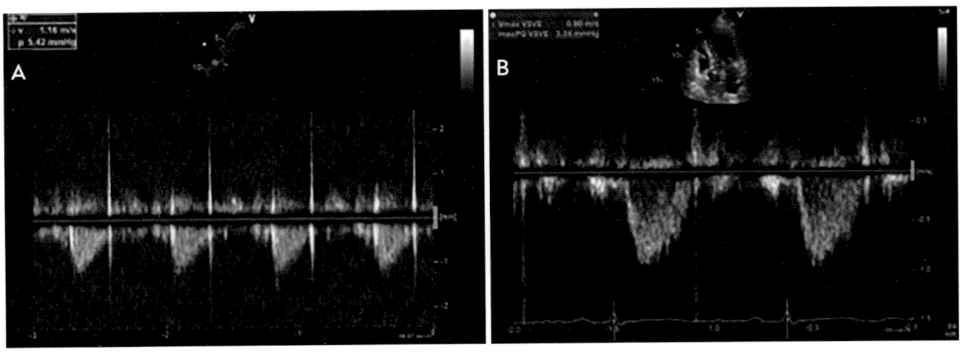

FIGURA 1 A: fluxo aórtico analisado ao Doppler espectral contínuo e B: pulsado. Ao marcar a velocidade máxima do fluxo, o aparelho calcula automaticamente o gradiente de pressão correspondente por meio da fórmula de Bernoulli.
Fonte: acervo do autor.

precisão em que local da tela se está analisando o fluxo de sangue, já que o aparelho emite o sinal e depois aguarda o tempo necessário para registrar somente os sinais refletidos a partir de um ponto específico da tela. No Doppler contínuo essa diferenciação não é possível, uma vez que o transdutor está continuamente registrando os sinais refletidos de volta, independentemente de onde isso possa ter acontecido. Mas isso também traz uma vantagem: o Doppler contínuo é capaz de registrar fluxos de alta velocidade (podendo chegar até 10,0 m/s), enquanto o Doppler pulsado não registra adequadamente velocidades superiores a 2,5 ms/s. Assim, o Doppler contínuo deve ser usado sempre na análise de fluxos de alta velocidade – como frequentemente se faz na análise das valvopatias. Já o Doppler pulsado deve ser usado para analisar fluxos em uma região específica da tela, desde que seja um fluxo de baixa velocidade.

O Doppler colorido (Figura 2), conforme citado anteriormente, nada mais é do que uma representação gráfica do Doppler pulsado em que o aparelho sobrepõe os sinais de velocidade de uma determinada região sobre a imagem bidimensional. Para isso, ele transforma os valores numéricos da escala do Doppler espectral em uma escala de cores que representa a direção e a velocidade de deslocamento do sangue. Por convenção, o fluxo que se aproxima do transdutor é representado pela cor vermelha, enquanto o fluxo que se afasta do transdutor recebe a cor azul. A intensidade das cores é determinada pela velocidade de deslocamento do sangue naquela região.

Uma vez que o Doppler colorido é derivado do Doppler pulsado, esbarra-se também nas suas limitações, sobretudo no que diz respeito à dificuldade de analisar fluxos de alta velocidade. É daí que surge o fenômeno de *aliasing* (Figura 3), representado na imagem pelo aspecto em mosaico de cores. A exibição do sinal em mosaico sinaliza que aquele fluxo está se deslocando a uma velocidade maior do que o aparelho é capaz de representar por meio da escala de cores em vermelho e azul.

AVALIAÇÃO ECOCARDIOGRÁFICA DAS VALVOPATIAS

A análise da morfologia valvar e dos fluxos transvalvares deve ser realizada de maneira subjetiva em todas as janelas. O reconhecimento de etiologias específicas na análise morfológica das valvas foge do propósito do ultrassom focado e fica reservado para a avaliação ecocardiográfica feita pelo médico especialista. Após um tempo de prática, torna-se perfeitamente possível perceber mudanças na morfologia que permitem diferenciar os pacientes valvopatas daqueles que têm uma valva estruturalmente normal, mas isso não deve ser perseguido ou cobrado dos iniciantes ou menos experientes no método.

Independentemente da suspeita inicial pelos achados ao ecocardiografia bidimensional, é muito importante sempre fazer uma varredura de todas as valvas nas diferentes janelas usando o Doppler colorido. Por causa da maior proximidade do transdutor com a região da base do coração, as janelas paraesternais são as mais indicadas para avaliação da anatomia e morfologia valvar. As janelas apicais são as ideais para a análise do fluxo transvalvar, uma vez que a equação Doppler depende de um bom alinhamento do transdutor com o fluxo analisado para estimar adequadamente as velocidades.

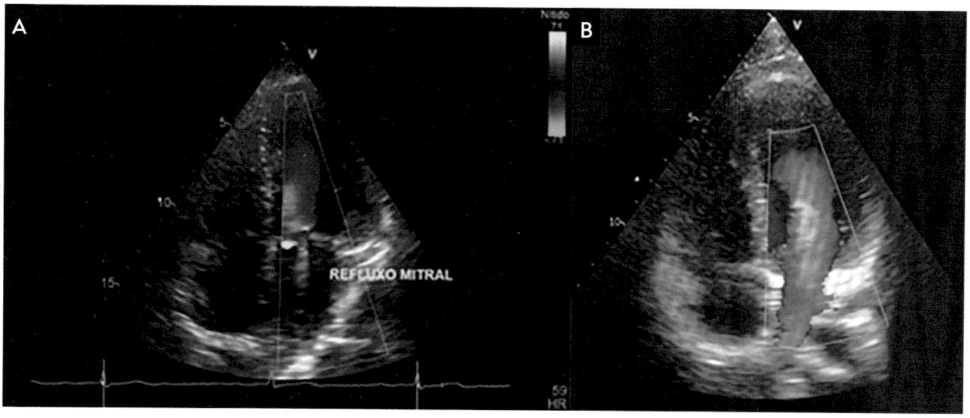

FIGURA 2 A: Doppler colorido da valva mitral em paciente com insuficiência de grau leve, no exame irá identificar o fluxo de cor azul dentro do átrio esquerdo durante a sístole. Observe a sobreposição dos sinais de Doppler somente na área delimitada pela caixa. Como o fluxo está se afastando do transdutor, é representado na cor azul, conforme a escala de cores mostrada no canto superior direito que aparecerá na sua tela. B: imagem do influxo mitral durante a diástole em um paciente sem valvopatia mitral, observará na sua tela a representação em vermelho, por estar se aproximando do transdutor.
Fonte: acervo do autor.

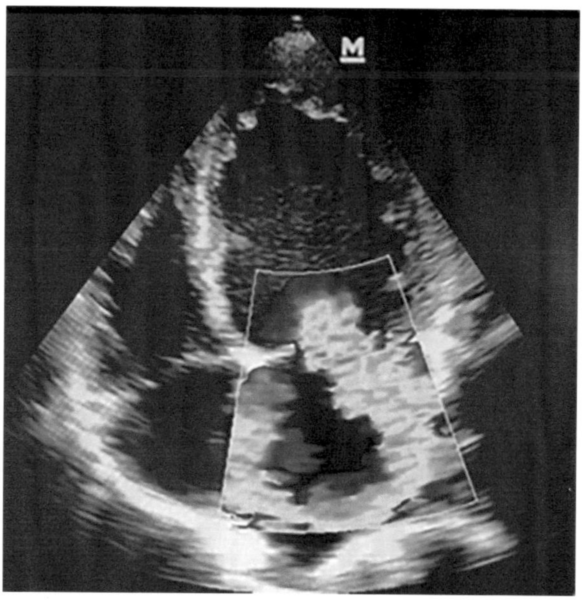

FIGURA 3 Exemplo do fenômeno de *Alliasing* levando à formação de um mosaico de cores em paciente com insuficiência mitral grave. Note ao realizar o exame que, embora o fluxo esteja se afastando do transdutor, ele possui uma coloração em mosaico com predomínio da cor vermelha. Isso ocorre porque nesse caso o jato de sangue possui uma velocidade que supera o limite de detecção do Doppler pulsado (denominado de Limite de *Nyquist*).
Fonte: acervo do autor.

CONCLUSÃO

Os conceitos e fundamentos teóricos essenciais para compreender a avaliação ecocardiográfica das valvopatias são importantes para médico não especialista atuarem nesse contexto. No próximo capítulo são abordadas cada uma das principais valvopatias partindo dos fundamentos apresentados aqui.

REFERÊNCIAS

1. Otto CM. Textbook of clinical echocardiography. 7. ed. Philadelphia: Elsevier, 2023.
2. Armstrong WF, Ryan T. Feigenbaum's echocardiography. 7.ed. Philadelphia: Wolters Kluwer; 2019.
3. Mathias W. Manual de ecocardiografia. 5. ed. Santana de Parnaíba: Manole; 2022.

CAPÍTULO 35

Avaliação das principais valvopatias usando a ultrassonografia focada

Felipe Carvalho de Oliveira

Objetivos

- Demonstrar a anatomia das valvas mitral, aórtica e tricúspide nas principais patologias.
- Demonstrar o uso do ecocardiograma.

INTRODUÇÃO

No capítulo anterior, foram apresentados os conceitos e os fundamentos da avaliação ecocardiográfica das valvopatias, os quais serão utilizados e aplicados a todas as patologias valvares. Agora serão detalhados o reconhecimento das principais patologias valvares com o ecocardiograma, focando na identificação de uma valvopatia significativa pelo não especialista usando o ultrassom cardíaco focado.

VALVOPATIA MITRAL

Anatomia ecocardiográfica da valva mitral normal

A valva mitral possui duas cúspides de tamanho e morfologia diferentes. A anterior tem maior comprimento e ocupa maior área do orifício valvar quando está fechada, mas tem sua inserção em uma menor porção do anel (cerca de 1/3 da circunferência). Já a cúspide posterior é menor e mais curta, mas ocupando um segmento maior do anel valvar (2/3 da circunferência), o que lhe confere um aspecto em "meia-lua". Além das cúspides, a função valvar adequada depende diretamente da integridade e funcionamento adequado do aparato subvalvar (cordoalhas e músculos papilares) e do anel valvar mitral.

Na janela paraesternal longitudinal (Figura 4), a cúspide anterior está mais acima (mais próxima do transdutor), apresentando sua inserção na base da valva aórtica e com ampla mobilidade. A cúspide posterior está mais abaixo da imagem (mais distante do transdutor) e se insere no anel mitral posterior, com mobilidade visivelmente menor que a cúspide anterior. Com movimentos sutis do transdutor é possível identificar também as cordoalhas e músculos papilares à esquerda da imagem, conectando as cúspides à parede inferolateral do ventrículo esquerdo (VE).

Durante a sístole, percebemos nessa janela que as duas cúspides se tocam formando uma superfície de coaptação enquanto mantém as pontas voltadas para o ventrículo esquerdo, pela ação do aparato subvalvar. Na diástole, é comum ocorrer uma aproximação entre a cúspide anterior e o septo ventricular, que podem até se tocar sem que isso represente uma alteração patológica.

Na janela paraesternal em eixo curto (Figura 5), podemos fazer uma varredura indo do ápice até a base do coração, visualizando assim os dois músculos papilares e as cordoalhas, seguindo o seu trajeto até os

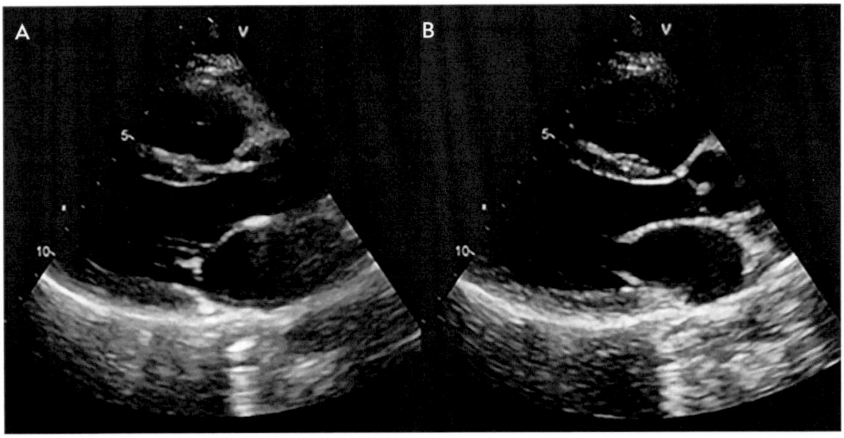

FIGURA 1 Janela paraesternal longitudinal de um paciente com coração normal. Observe o aspecto ultrassonográfico das valvas mitral e aórtica na sístole (A) e na diástole (B).
Fonte: acervo do autor.

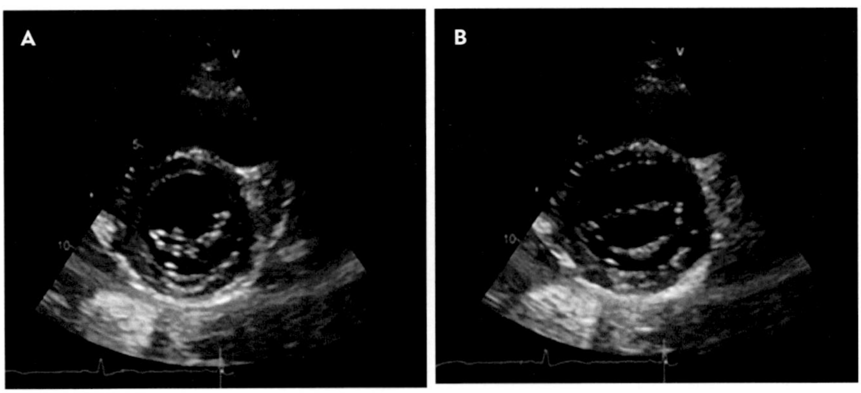

FIGURA 2 Janela paraesternal eixo curto ao nível da valva mitral na sístole (A) e na diástole (B).
Fonte: acervo do autor.

folhetos valvares. Ao nível dos folhetos, percebemos as diferenças anatômicas entre as duas cúspides e maior mobilidade e abertura da cúspide anterior na diástole. Também fica evidente que a cúspide anterior tem posição mais próxima do septo interventricular, o que facilita sua identificação nas janelas apicais.

Anatomia da valva mitral nas principais patologias

Do ponto de vista prático, o médico não especialista deve apenas buscar identificar mudanças grosseiras no aspecto e movimentação da valva, focando principalmente em dois aspectos: se há espessamento e/ou calcificação; e se as cúspides têm mobilidade normal ou reduzida (Figura 6).

Uma valva com espessamento e calcificação deve sempre levantar a suspeita de disfunção valvar. Já a avaliação da mobilidade dá pistas importantes sobre que tipo de disfunção valvar poderemos encontrar naquele caso. Uma valva mitral com mobilidade normal pode até apresentar algum grau de regurgitação, mas dificilmente terá uma estenose significativa. Já uma valva

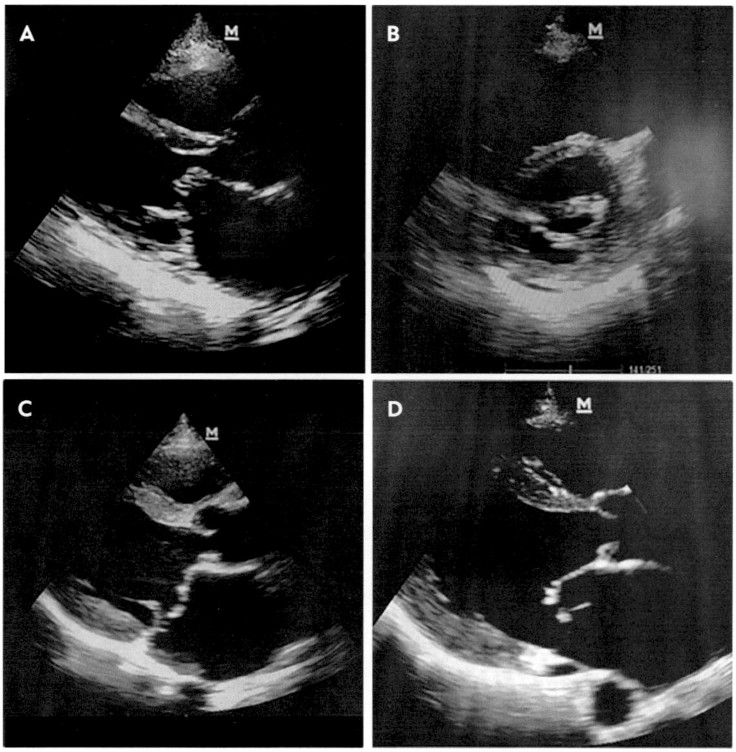

FIGURA 3 Exemplos de pacientes com valvopatia mitral de diversas etiologias. A e B: imagens de paciente com valvopatia reumática - note a abertura em "domus" ou taco de hóquei no paraesternal eixo longo e o aspecto de "boca de peixe" no eixo curto, resultado da fusão comissural. Em (C) pacientes com prolapso da cúspide anterior e (D) da cúspide posterior da valva mitral, ambos com imagem sugestiva de corda rota aderida à ponta do folheto acometido.
Fonte: acervo do autor.

com mobilidade reduzida, independentemente da etiologia, pode apresentar tanto regurgitação como estenose. Para essa diferenciação, recorremos aos parâmetros obtidos pela técnica de Doppler.

Insuficiência mitral

Regurgitação valvar promovida pelo funcionamento inadequado de uma ou mais estruturas do aparato valvar mitral, resultando em coaptação inadequada dos folhetos.

Reconhecendo uma insuficiência mitral ao ecocardiograma

Além das alterações da morfologia valvar, devemos suspeitar de uma insuficiência mitral sempre que estivermos diante de um paciente com aumento das câmaras esquerdas. O átrio esquerdo (AE) costuma dilatar primeiro, mas o VE também costuma ter aumento de suas dimensões pela sobrecarga de volume.

Usando o Doppler colorido, se um fluxo for encontrado dentro do átrio esquerdo ou através da valva mitral durante a sístole (Fi-

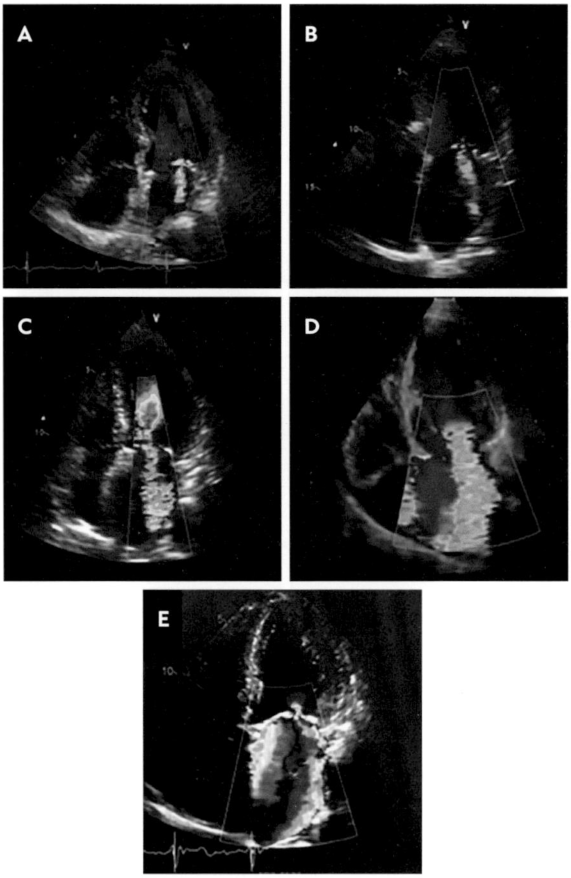

FIGURA 4 Exemplos de insuficiência mitral analisada ao Doppler colorido na janela apical de 4 câmaras. As imagens A e B representam casos de regurgitação leve, enquanto as imagens C, D e E são de pacientes com insuficiência significativa. Note o jato excêntrico na Figura E, intimamente relacionado à parede lateral do átrio esquerdo e atingindo a sua parede posterior.
Fonte: acervo do autor.

guras 2 e 3), é possível concluir que o paciente possui algum grau de insuficiência mitral. É preciso, então, determinar se essa regurgitação é significativa ou não.

Definindo a presença de uma insuficiência mitral significativa

O achado de uma valva mitral completamente normal fala contra uma regurgitação significativa enquanto a presença de alterações exuberantes corrobora a impressão de disfunção valvar. A sobrecarga de volume imposta às câmaras esquerdas vai levar quase inevitavelmente à dilatação do AE e do VE, embora este último possa não apresentar dilatação significativa nas fases mais iniciais da doença.

Usando o Doppler colorido, devemos analisar primeiro o tamanho do jato regurgitante em comparação ao tamanho do AE. Um jato regurgitante ocupando > 40% da área do AE indica uma insuficiência significativa (Figura 7). Esse parâmetro é muito útil em pacientes com jatos centrais (direcionados para o centro da cavidade do AE). Para jatos excêntricos (Figura 7E), que são direcionados para uma das paredes do AE e que parecem "escorrer" ao longo dessa parede, a área do jato pode subestimar a gravidade da valvopatia e deve ser substituída pela distância percorrida. Um jato excêntrico que atinge a parede posterior do AE deve ser valorizado, mesmo que sua área pareça menor que 40%.

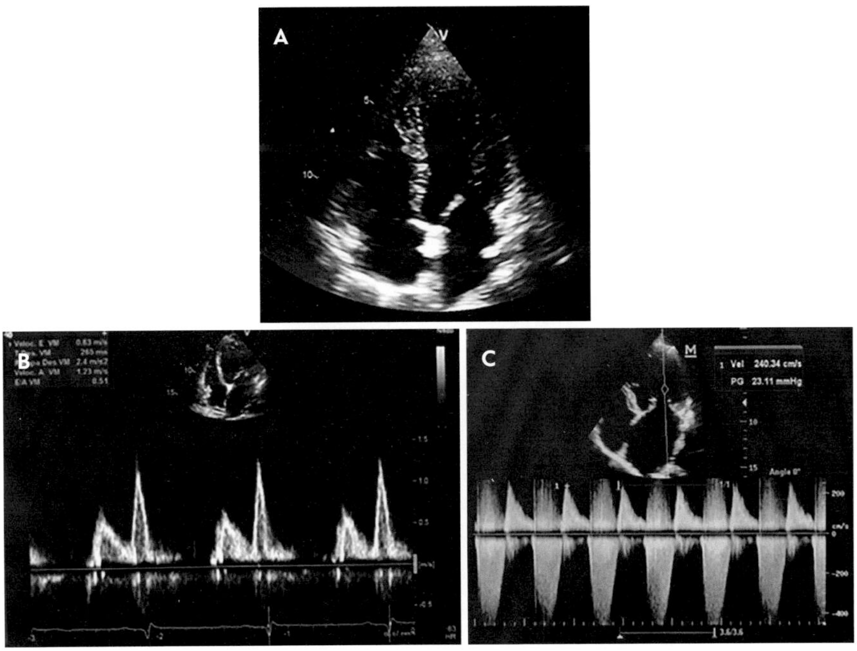

FIGURA 5 Avaliação do influxo mitral com o Doppler espectral pulsado na janela apical de 4 câmaras. A: demonstração da posição do volume da amostra à frente da ponta das cúspides da valva mitral. B: exemplo de padrão compatível com insuficiência mitral leve, com onda E de velocidade menor que a onda A. C: exemplo de paciente com regurgitação importante evidenciando onda E com velocidade de 2,4 m/s; embora habitualmente realizada com o Doppler pulsado, esta medida também pode ser feita através do Doppler contínuo.
Fonte: acervo do autor.

Como a diferença de pressão entre o VE e o AE na sístole é sempre alta, a insuficiência mitral quase sempre produz fluxos sistólicos de alta velocidade (> 4 m/s), por isso tem aspecto em mosaico ao Doppler colorido. Essa é uma característica que não tem necessariamente relação com a gravidade da valvopatia e que, portanto, não deve ser usada para esse propósito.

Em pacientes com insuficiência mitral significativa, boa parte do sangue ejetado pelo VE retorna para o AE na sístole ao invés de passar pela valva aórtica. Esse excesso de sangue precisa retornar para o VE durante a diástole, juntamente com o sangue que chega das veias pulmonares, promovendo um hiperfluxo através da valva mitral – ou seja, temos mais sangue passando pela

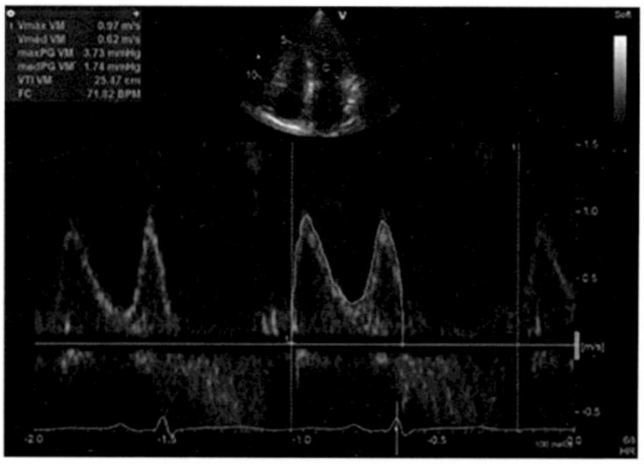

FIGURA 6 Exemplo de obtenção do VTI do influxo mitral para cálculo da sua relação com o VTI da via de saída do VE. Uma relação maior que 1,4 indica regurgitação significativa, desde que não haja insuficiência aórtica ou estenose mitral concomitantemente.
Fonte: acervo do autor.

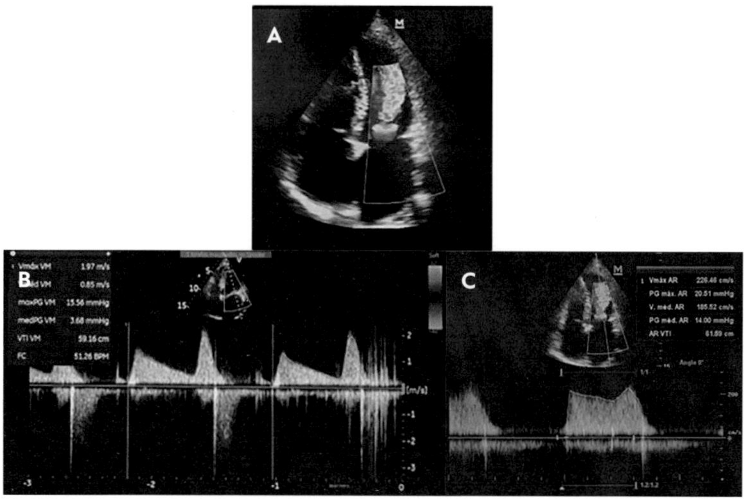

FIGURA 7 Estenose mitral reumática. A: aspecto do fluxo na análise do Doppler colorido; B: análise do fluxo por meio do Doppler contínuo com a obtenção de um gradiente médio < 5 mmHg, compatível com estenose leve; C: paciente com estenose grave e gradiente médio < 10 mmHg.
Fonte: acervo do autor.

valva em um mesmo intervalo de tempo. Esse hiperfluxo provoca alterações importantes no influxo mitral, que é avaliado por meio do Doppler pulsado, posicionando o volume da amostra à frente da ponta das cúspides da valva mitral na janela apical de 4 câmaras (Figura 8).

A primeira delas é o aumento na velocidade da onda E, que representa o fluxo de sangue na fase de enchimento rápido ventricular, logo após a abertura da valva mitral no início da diástole; uma velocidade da onda E maior que 1,2 m/s (principalmente se > 1,5 m/s) é compatível com uma insuficiência mitral significativa. A segunda alteração é o aumento no VTI do fluxo diastólico transvalvar mitral, obtido ao tracejarmos o envelope da curva formada no Doppler espectral de maneira semelhante ao que fazemos na medida do VTI da via de saída do ventrículo esquerdo para estimativa do volume sistólico e débito cardíaco. O VTI do influxo mitral não deve ser analisado isoladamente, mas, sim, utilizado para calcular a relação entre o valor obtido e o VTI do fluxo na VSVE. Uma relação maior que 1,4 entre o VTI mitral e o VTI da VSVE é bastante sugestivo de uma insuficiência mitral significativa (Figura 9).

Apesar de muito úteis, os parâmetros obtidos a partir Doppler pulsado do influxo mitral possuem limitações e exigem atenção à presença de outras patologias associadas. A estenose mitral também promove elevação das velocidades transvalvares, como veremos mais à frente, invalidando esses parâmetros para avaliação da gravidade de uma insuficiência mitral. Por outro lado, uma insuficiência aórtica invalida a premissa do princípio de conservação das massas, afetando a utilidade da relação dos VTI para determinar a gravidade da insuficiência mitral.

Definindo uma insuficiência mitral sem repercussão hemodinâmica

Em uma insuficiência mitral definitivamente leve, encontraremos parâmetros muito próximos ou mesmo dentro da normalidade. A valva mitral deve ter um aspecto morfológico normal e não é esperada uma dilatação do átrio ou do ventrículo esquerdos. O jato regurgitante ocupa uma área < 20% do átrio esquerdo e jatos excêntricos não ultrapassam o 1/3 médio da parede do AE.

Um achado que praticamente afasta a presença de insuficiência mitral significativa é a presença de uma onda E com velocidade menor que a onda A (padrão E < A – Figura 8B) na análise do influxo mitral pelo Doppler pulsado. Sabendo que uma IMi significativa

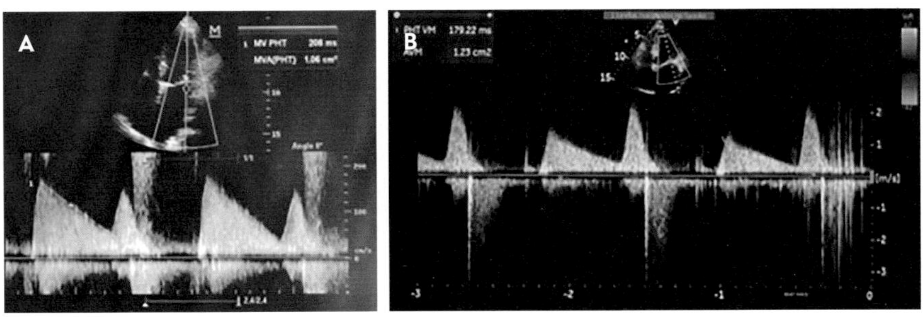

FIGURA 8 A: medida do PHT em pacientes com estenose mitral; B: exemplo de curva bimodal, com uma fase inicial da onda E, de desaceleração rápida seguida de uma segunda fase com curva de menor inclinação – em casos como esse, o mais correto é fazer a medida considerando apenas a segunda fase da curva.
Fonte: acervo do autor.

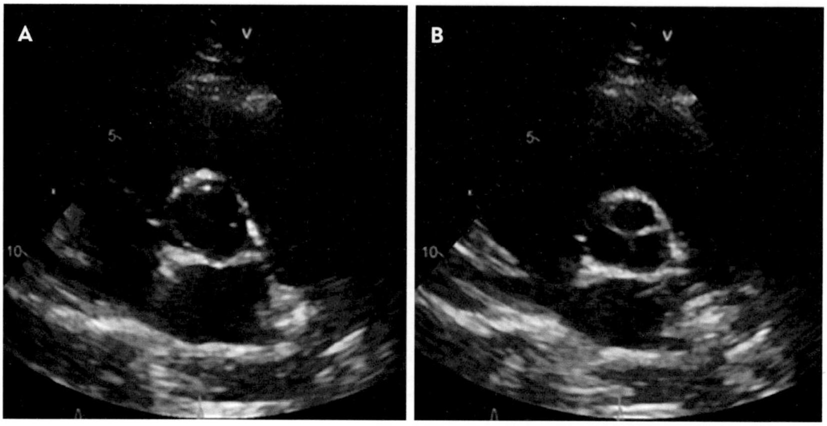

FIGURA 9 A: janela paraesternal eixo curto ao nível da valva aórtica na sístole; B: na diástole.
Fonte: acervo do autor.

provoca hiperfluxo através da valva mitral, é extremamente improvável encontramos uma regurgitação significativa onde a contribuição da contração atrial (onda A) supere a fase de enchimento rápido ventricular que ocorre no início da diástole (onda E).

Estenose mitral

É a presença de uma lesão valvar mitral que cria um obstáculo à passagem de sangue do átrio esquerdo para o ventrículo esquerdo na diástole.

Reconhecendo uma estenose mitral ao ecocardiograma

Na estenose mitral, temos uma obstrução valvar que represa o sangue antes que ele chegue ao VE. O resultado é uma elevação progressiva na pressão atrial esquerda, para compensar a dificuldade ao escoamento do sangue para o VE, levando a um aumento no gradiente de pressão entre o AE e o VE na diástole. Essa maior diferença de pressão gera maior velocidade no fluxo de sangue, para garantir que chegue sangue suficiente ao ventrículo esquerdo para manutenção do débito cardíaco – o sangue precisa passar mais rapidamente para compensar a menor área valvar mitral.

Com essa fisiopatologia em mente, fica fácil entender que a estenose mitral promove dilatações muito acentuadas do átrio esquerdo, que contrastam com o ventrículo esquerdo geralmente pequeno – em casos mais graves, o AE pode ter um tamanho comparável às outras 3 câmaras cardíacas juntas.

Ao ECO bidimensional percebemos redução na mobilidade dos folhetos, com espessamento e calcificação das cúspides e/ou do anel valvar mitral. No Brasil, a principal etiologia é a doença reumática, que tem um aspecto típico de abertura da cúspide anterior "em taco de hóquei" no paraesternal eixo longo, e em "boca de peixe" no eixo curto, resultado da fusão comissural que marca essa patologia (Figuras 6A e 6B).

Ao Doppler colorido (Figura 10A), vemos um fluxo de alta velocidade preenchendo o ventrículo esquerdo a partir da valva mitral. Diferente do que vemos em um coração normal (Figura 2B), o sangue não se espalha pela cavidade ventricular, mas parece direcionado para uma região específica (frequentemente a parede lateral) como um grande turbilhão em um mosaico de cores.

Definindo a presença de uma estenose mitral significativa

Esperamos sempre encontrar um átrio esquerdo aumentado, muitas vezes de maneira marcante. Em casos mais avançados, veremos também repercussão nas câmaras direitas, que se apresentam dilatadas, resultado da hipertensão pulmonar. São esperadas alterações morfológicas também marcantes da valva mitral, com redução de sua mobilidade e abertura associados a espessamento e calcificação.

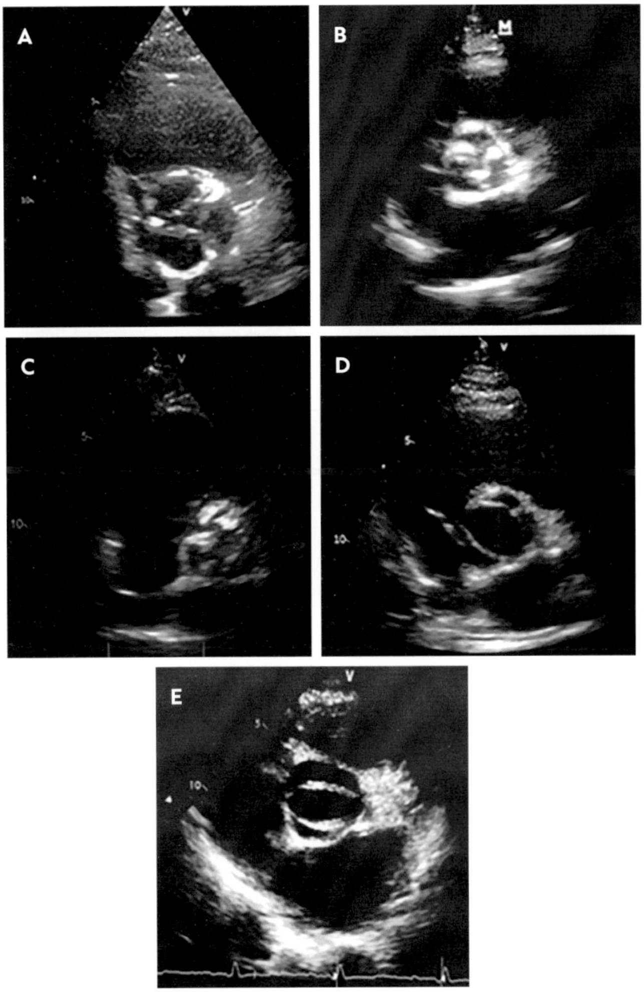

FIGURA 10 Exemplos de pacientes com valvopatia aórtica na janela paraesternal em eixo curto. A, B e C: pacientes no espectro da doença degenerativa fibrocalcífica com esclerose valvar sem disfunção (A), estenose aórtica leve (B) e importante (C). Note na imagem C como a intensa calcificação impede a adequada diferenciação dos 3 folhetos da valva aórtica. D, E: dois pacientes com valva aórtica bivalvular ou bicúspide.
Fonte: acervo do autor.

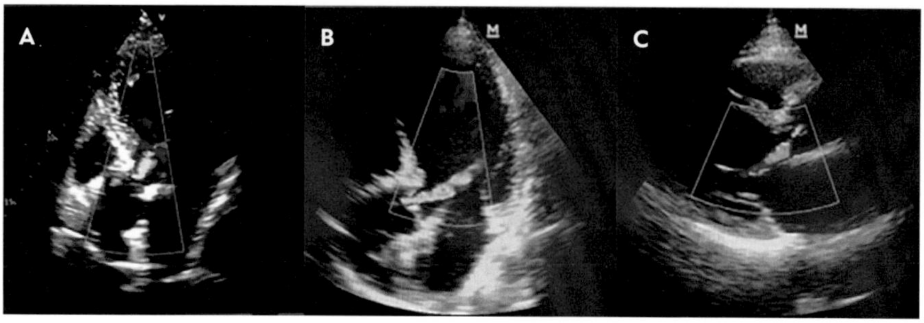

FIGURA 11 A, B: exemplos de insuficiência aórtica leve nas janelas apical de 5 câmaras; C: paraesternal longitudinal. Note como o jato regurgitante praticamente não ultrapassa os limites da via de saída e preenche menos de 25% de seus diâmetros.
Fonte: acervo do autor.

O Doppler colorido oferece poucas pistas de gravidade além da própria visualização de um fluxo turbilhonado passando do AE para o VE. Por outro lado, é no Doppler contínuo do fluxo transvalvar mitral, adquirido a partir das janelas apicais, que definimos a gravidade desta valvopatia.

Deve-se selecionar a função "traçado" ou "VTI" no menu de medidas e tracejar a curva de fluxo ao longo do seu envelope (Figuras 10B e 10C) para que o aparelho calcule automaticamente a velocidade média e, a partir dela, o gradiente transvalvar médio. Consideramos uma estenose mitral significativa aquela que tem um gradiente médio > 5 mmHg (especialmente se for > 10 mmHg).

Outro parâmetro muito útil e de fácil obtenção é o PHT, sigla em inglês que significa tempo de meia-pressão (*pressure half time* – Figura 11). O objetivo é determinar a curva de desaceleração da onda E do influxo mitral e, com base na inclinação desta curva, o aparelho irá então calcular o tempo necessário para que o gradiente de pressão entre o AE e o VE caia para a metade da pressão máxima (registrada no pico da onda E). É importante estar atento à presença de uma onda E bifásica ou bimodal, com curva de desaceleração mais rápida na sua fase inicial, seguida de uma fase de desaceleração mais lenta e que se estende até o início da onda A (Figura 11B). Nesses casos, a medida correta deve respeitar a segunda parte da curva. Um PHT > 100 ms é compatível com estenose significativa (mais específico quando > 150 ms).

Definindo uma estenose mitral sem repercussão hemodinâmica

Em uma estenose mitral definitivamente leve, temos um AE de tamanho normal ou apenas ligeiramente aumentado. As alterações morfológicas da valva podem estar presentes, mas notamos uma mobilidade e abertura próximas do normal. Na avaliação do influxo mitral, temos um gradiente médio < 5 mmHg e um PHT < 100 ms.

VALVOPATIA AÓRTICA

Anatomia ecocardiográfica da valva aórtica normal

A valva aórtica é composta de três válvulas de igual tamanho, que se sustentam na estrutura formada pela raiz da aorta e os seios de Valsalva, sem cordoalhas ou músculos papilares.

Na janela paraesternal longitudinal (Figura 4), visualiza-se a valva aórtica logo acima do átrio esquerdo, com a base da válvula não coronariana inserida no anel valvar mitral anterior (base da cúspide anterior) e a base da válvula coronariana direita inserida no septo interventricular. Nessa janela não vemos a válvula coronariana esquerda, que fica fora do plano de análise. Ainda nesse corte, é possível visualizar bem a mobilidade e abertura das válvulas, que devem se aproximar das paredes da aorta na sístole e fechar com superfície de coaptação aproximadamente no centro na diástole.

A morfologia valvar é mais bem analisada na janela paraesternal em eixo curto (Figura 12), no nível dos vasos da base, que permite visualizar a valva aórtica no centro do coração, rodeada pelo átrio esquerdo (mais posterior), átrio direito (à esquerda da imagem), ventrículo direito (à frente) e tronco da artéria pulmonar (à direita da imagem). No coração normal, é vista a valva aórtica com suas três válvulas formando uma imagem que parece a letra "Y" na diástole e um formato que lembra um triângulo na sístole, quando as três válvulas abrem e se aproximam das paredes da aorta.

Anatomia da valva aórtica nas principais patologias

De maneira prática, o médico não especialista deve buscar identificar apenas mudanças grosseiras no aspecto e movi-

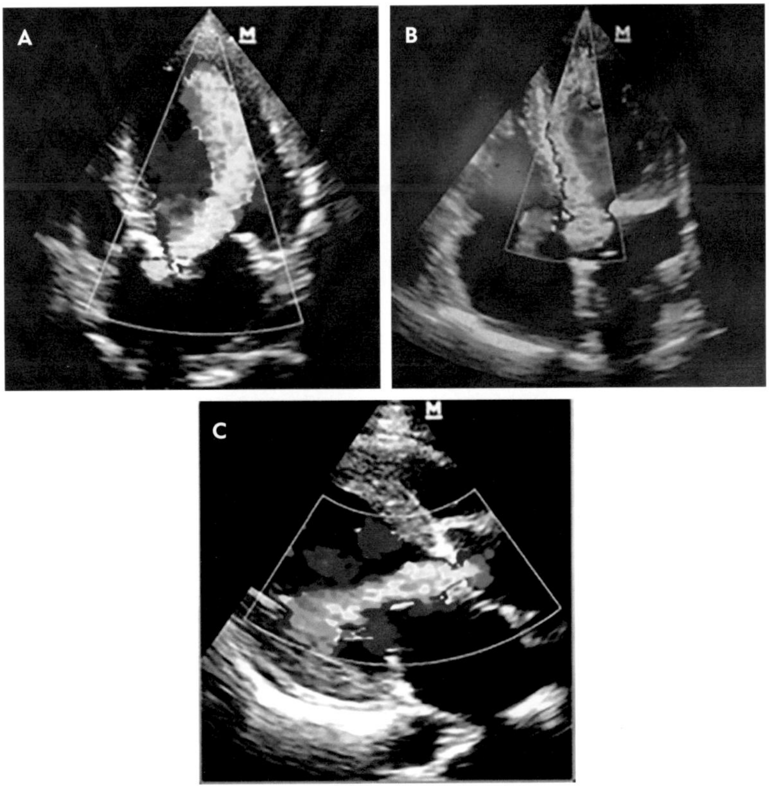

FIGURA 12 Exemplos de insuficiência aórtica grave. Observe como nos 3 casos o jato regurgitante ocupa grande parte da via de saída e atinge a parede lateral do ventrículo esquerdo (C) ou mesmo o ápice ventricular (A e B).
Fonte: acervo do autor.

mentação da valva. Em comparação à valva mitral, a valva aórtica é submetida a um regime de maiores velocidade e pressão ao longo da vida, mesmo em pacientes saudáveis. Isso torna relativamente comum a presença de algum grau de espessamento e calcificação de suas válvulas, sem que isso implique em uma disfunção valvar significativa, um achado denominado esclerose valvar aórtica (Figura 13A) e que não tem importância clínica no contexto de urgência e terapia intensiva.

Assim, devemos valorizar somente espessamento e calcificação mais intensos e exuberantes (Figura 13B e 13C), sobretudo quando levam a uma visível redução na mobilidade das válvulas. Esse achado ao ECO bidimensional, mesmo que subjetivamente, é um dos grandes sinais de alerta para o diagnóstico de disfunção valvar aórtica. Assim como na valva mitral, a redução de mobilidade das válvulas da valva aórtica pode levar não só ao desenvolvimento de estenose, mas também de regurgitação valvar pela redução na coaptação das válvulas.

Uma vez que as válvulas da valva aórtica têm sua sustentação na estrutura formada pela raiz da aorta e os seios de Valsalva, precisamos estar atentos também a patologias que acometem a aorta ascendente, em especial o aneurisma e a dissecção de aorta. Enquanto esta última é capaz de provocar disfunção valvar por diversos mecanismos que fogem do escopo deste capítulo, o aneurisma de aorta ascendente pode levar a uma insuficiência aórtica significativa mesmo quando a valva aórtica tem um aspecto visual próximo do normal. Isso ocorre principalmente por afastamento das válvulas, mas também por perda do seu arcabouço de sustentação.

Em alguns casos, é possível perceber uma abertura bivalvular (também chamada bicúspide – Figuras 13D e 13E), embora essa caracterização não seja relevante para o ultrassom focado.

INSUFICIÊNCIA AÓRTICA

Regurgitação valvar promovida pela coaptação inadequada da valva aórtica.

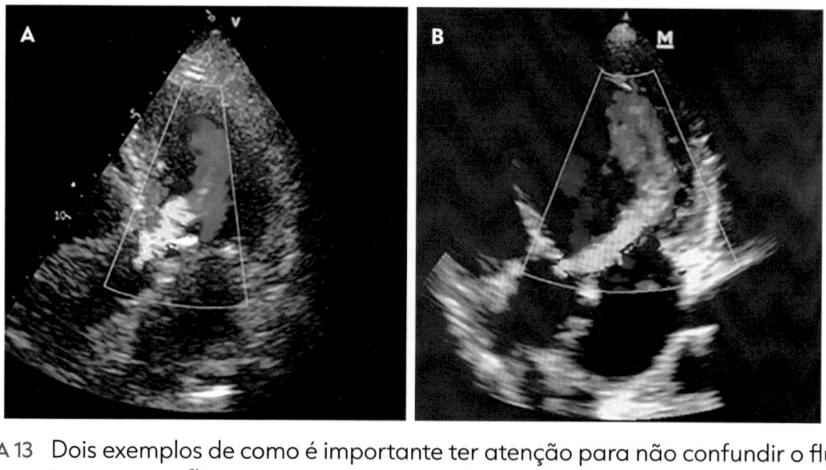

FIGURA 13 Dois exemplos de como é importante ter atenção para não confundir o fluxo do jato regurgitante com o fluxo que entra no ventrículo esquerdo a partir do átrio esquerdo, já que ambos são representados na cor vermelha ao Doppler colorido, como poderá observar no seu equipamento ao realizar o exame.
Fonte: acervo do autor.

Reconhecendo uma insuficiência aórtica ao ecocardiograma

Deve-se suspeitar de insuficiência aórtica sempre que identificarmos alguma alteração estrutural valvar, com ou sem redução na mobilidade de suas válvulas, ou na presença de patologias que envolvem a aorta ascendente (aneurisma e/ou dissecção).

Na insuficiência aórtica significativa, o VE é submetido a uma grande sobrecarga de volume, que promove sua dilatação de maneira acentuada e progressiva – são os "maiores ventrículos" da cardiologia. Assim, uma dilatação do VE que não é acompanhada por disfunção ventricular (ou seja, um VE grande com fração de ejeção normal) deve levantar a hipótese de regurgitação aórtica significativa.

Independentemente dos achados ao ECO bidimensional, um Doppler colorido mostrando um fluxo de sangue dentro da VSVE durante a diástole indica que aquele paciente possui algum grau de insuficiência aórtica (Figuras 14 e 15). Agora, é preciso determinar se essa regurgitação é significativa ou não.

Definindo uma insuficiência aórtica significativa

Na análise morfológica, reforçando o que foi dito anteriormente, precisamos valorizar mais a redução de mobilidade do que a presença de espessamento e/ou calcificação valvar. Claro que valvas extensamente calcificadas merecem uma avaliação cuidadosa, mas lembro que alterações estruturais leves são relativamente comuns e essa distinção pode ser difícil para os operadores menos experientes. Por outro lado, é possível termos uma valva aórtica de aspecto normal, mas com regurgitação significativa, como vemos em alguns casos de aneurisma e dissecção da aorta.

A dilatação do VE é um grande sinal de sobrecarga de volume, especialmente se a sua função sistólica for normal - é incomum termos uma regurgitação aórtica grave com VE de tamanho normal.

Usando o Doppler colorido, o jato regurgitante será analisado em dois aspectos. A regurgitação que atinge a parede livre ou o ápice do VE é compatível com valvopatia significativa (Figura 15), com cuidado para não confundir o jato regurgitante com o fluxo que vem do AE a partir da valva mitral (Figura 16).

Um segundo aspecto é o quanto da via de saída do ventrículo esquerdo é preenchida pelo jato regurgitante. Essa análise pode ser feita subjetivamente ao Doppler colorido, mas é mais bem avaliada de maneira objetiva por meio do modo M colo-

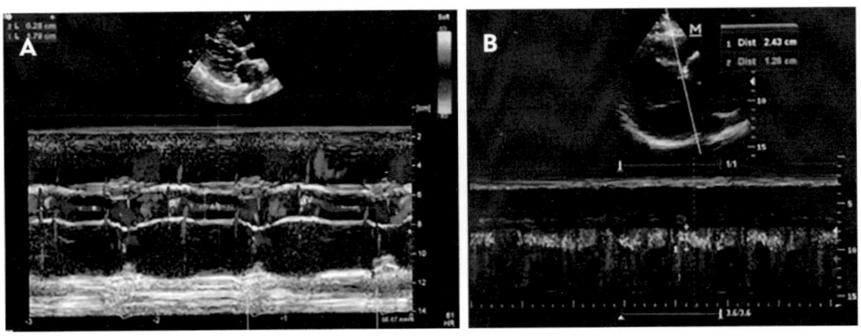

FIGURA 14 Medida da largura do jato regurgitante em comparação com o diâmetro da via de saída do ventrículo esquerdo ao "modo M colorido" em um paciente com insuficiência aórtica leve (A) e significativa (B).
Fonte: acervo do autor.

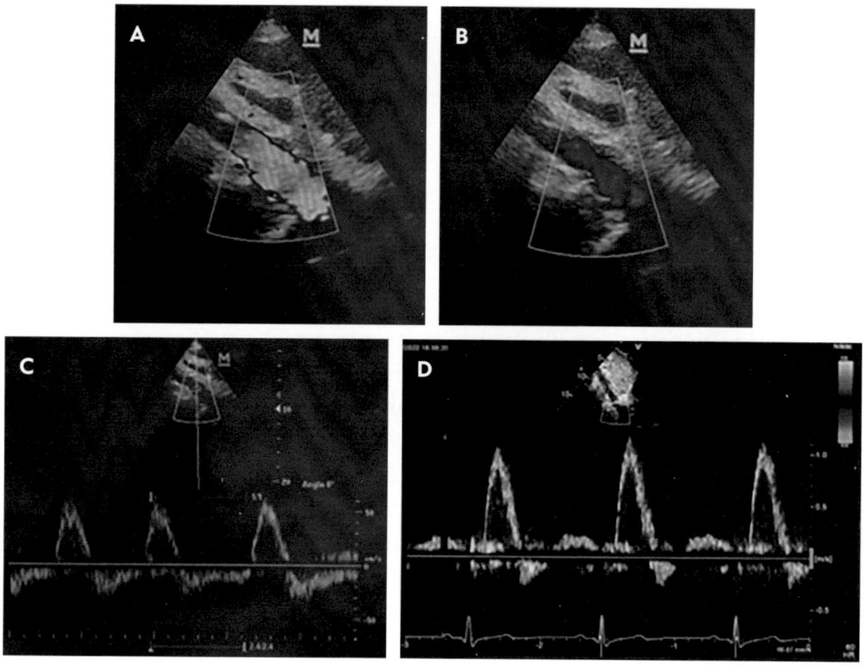

FIGURA 15 Análise do fluxo na aorta descendente abdominal. A: fluxo sistólico anterógrado, preenchendo a aorta na cor vermelha. B: fluxo de cor azul que ocorre durante a diástole, achado de alta especificidade para classificar uma insuficiência aórtica como grave. C: análise do fluxo deste mesmo paciente por meio do Doppler pulsado, onde fica evidente o refluxo holodiastólico. D: exemplo de fluxo em paciente saudável, onde vemos apenas um breve refluxo no início da diástole, de aspecto fisiológico.
Fonte: acervo do autor.

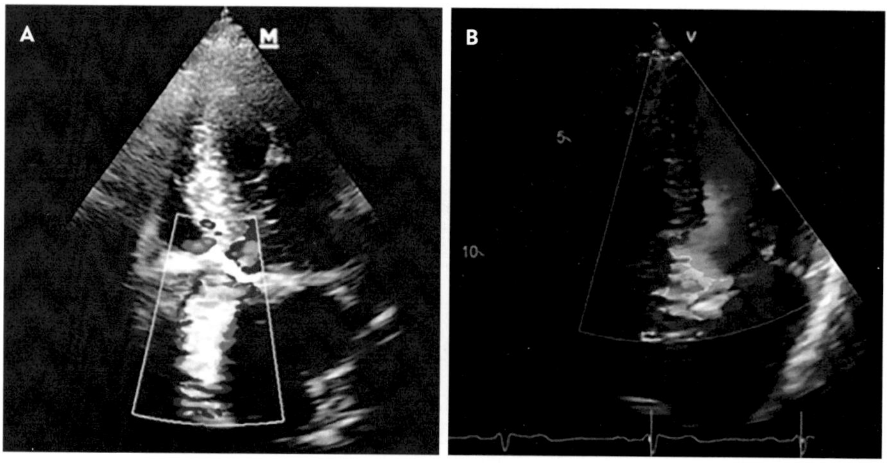

FIGURA 16 Estenose aórtica na análise com o Doppler colorido na janela apical de 5 câmaras. Em ambos os casos pode-se observar um fluxo turbilhonado de alta velocidade que se inicia ao nível da valva aórtica.
Fonte: acervo do autor.

rido (Figura 17). Caso o jato regurgitante ocupe mais da metade do diâmetro da VSVE, esse achado é compatível com insuficiência aórtica de grau significativo. Um ponto importante é que esta medida deve ser feita logo abaixo do plano valvar e usando apenas a região de fluxo mais turbilhonada (em mosaico), desconsiderando sinais de velocidade mais baixa que podem ocorrer ao redor do jato principal.

O último parâmetro a ser analisado é o padrão de fluxo na aorta descendente abdominal (Figura 18). Uma regurgitação importante provoca o refluxo de sangue de grande monta para o interior do VE, que pode se refletir mesmo em regiões mais distantes do coração. O refluxo holodiastólico reverso na aorta abdominal é um sinal de alta especificidade para diferenciar uma insuficiência aórtica grave (embora possua baixa sensibilidade). Esse achado pode ser visto por meio do Doppler pulsado da aorta abdominal na janela subcostal (Figura 18C), mas também pode ser visto já com o Doppler colorido em casos mais graves, situação em que observamos um fluxo de cor azul durante a diástole (Figura 18B).

Definindo uma insuficiência aórtica sem repercussão hemodinâmica

Uma insuficiência aórtica definitivamente leve é aquela que, ao doppler colorido, preenche menos de 1/3 do diâmetro da VSVE e se estende até no máximo a base da cúspide anterior da valva mitral (Figura 14).

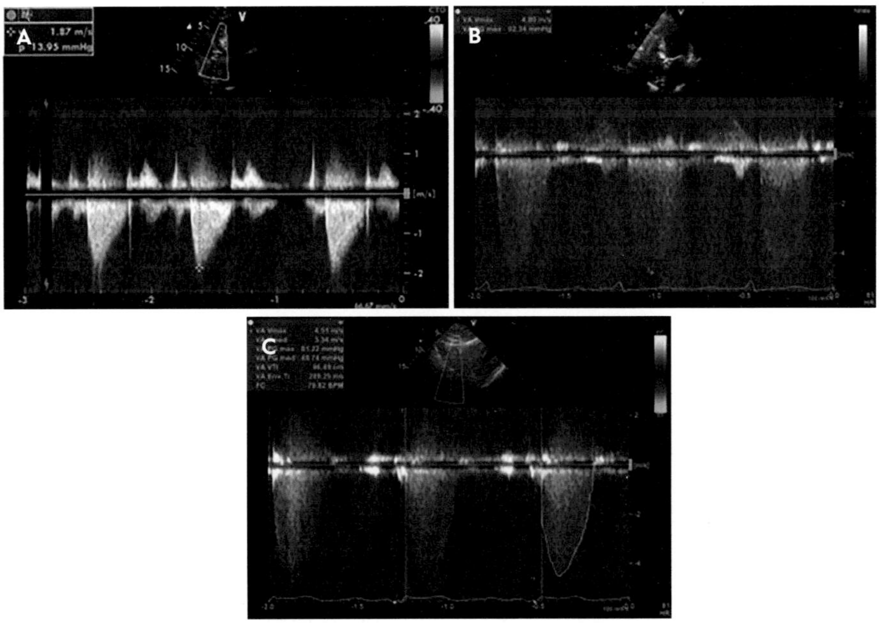

FIGURA 17 Doppler contínuo do fluxo transvalvar aórtico na janela apical de 5 câmaras em um paciente sem estenose aórtica (A: V_{max} < 3,0 ms) e com estenose aórtica importante (B e C: V_{max} > 3,0 m/s). O DVI pode ser calculado a partir da relação entre a V_{max} do fluxo na VSVE (obtido com o Doppler pulsado) e a V_{max} do fluxo aórtico.
Fonte: acervo do autor.

O fluxo na aorta abdominal é normal (sem refluxo holodiastólico – Figura 18D) e as dimensões do VE devem estar dentro do limite da normalidade. Destaca-se novamente que alterações morfológicas discretas da valva aórtica não implicam necessariamente disfunção significativa.

Estenose aórtica

É a presença de uma patologia valvar aórtica que promove redução de sua mobilidade e abertura, resultado em obstrução à ejeção de sangue pelo ventrículo esquerdo.

Reconhecendo uma estenose aórtica ao ecocardiograma

Deve-se suspeitar de uma estenose aórtica significativa sempre que se identificar alguma alteração estrutural valvar que promova redução na mobilidade de suas válvulas. Esse processo patológico é quase inevitavelmente acompanhado de espessamento e calcificação dos folhetos (Figuras 13B e 13C), que podem variar de intensidade na dependência da etiologia.

A causa mais comum é a degeneração calcificada, habitualmente diagnosticada em pacientes maiores de 60 anos, em que vemos uma valva aórtica com grande quantidade de cálcio, o que frequentemente dificulta a diferenciação de cada uma das três válvulas e forma uma sombra acústica posterior. Nos casos graves, é bastante perceptível a perda de mobilidade e restrição de abertura, dando a impressão de existir um "bloco de cálcio" na topografia correspondente à valva aórtica. Nos pacientes com menos de 60 anos, a doença bivalvular e a febre reumática tornam-se mais frequentes, mas essa diferenciação etiológica não é relevante para o diagnóstico de estenose significativa no ultrassom focado.

No nível do ventrículo esquerdo, a estenose aórtica promove o desenvolvimento de hipertrofia concêntrica com evolução variável para dilatação e disfunção ventricular em casos avançados.

Com o Doppler colorido, percebem-se fluxos de alta velocidade a partir da valva aórtica em direção à aorta ascendente, com um mosaico intenso representando um fluxo bastante turbilhonado (Figura 19). A sombra acústica gerada pela intensa calcificação pode ocultar o sinal do Doppler colorido (Figura 19B), e por isso, pode ser necessário buscar ativamente a visualização do fluxo após a valva.

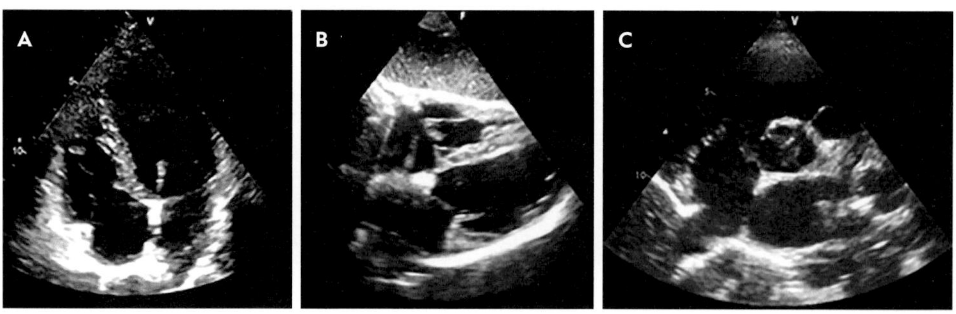

FIGURA 18 Imagens de pacientes com coração normal nas janelas apical de 4 câmaras (A), subcostal de 4 câmaras (B) e paraesternal eixo curto ao nível da valva aórtica (C). Esses são os principais cortes utilizados para avaliação morfológica da valva tricúspide.
Fonte: acervo do autor.

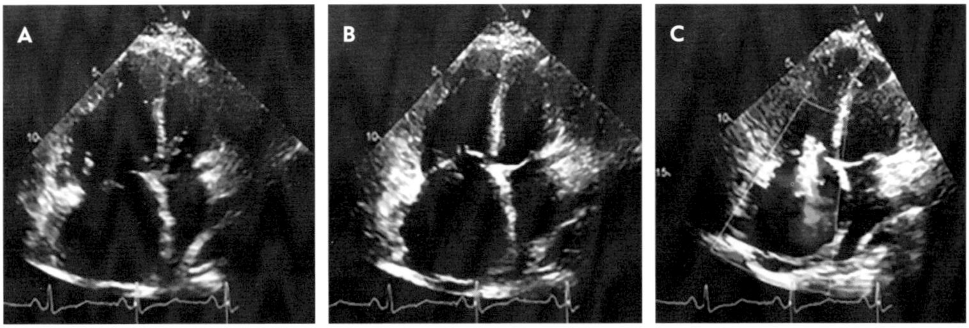

FIGURA 19 Paciente com hipertensão pulmonar crônica grave apresentando dilatação importante das câmaras direitas. Observe o tracionamento apical das cúspides da valva tricúspide tanto na diástole (A) como na sístole (B), provocando afastamento dos folhetos e redução da superfície de coaptação com insuficiência tricúspide significativa (C).
Fonte: acervo do autor.

Definindo uma estenose aórtica significativa

Uma valvopatia significativa é habitualmente acompanhada de hipertrofia ventricular esquerda quando o diagnóstico é mais precoce, ou dilatação e disfunção ventricular em fases mais tardias. Sendo uma doença comum em pacientes idosos, é preciso lembrar que as alterações a nível do VE podem resultar de comorbidades, como a doença coronariana, e não necessariamente provocadas pela valvopatia.

O Doppler colorido, assim como na estenose mitral, é de pouca utilidade na determinação da gravidade da estenose aórtica. É a partir do Doppler contínuo do fluxo através da valva aórtica, obtido na janela apical de 5 câmaras, que definimos se a valvopatia é significativa. Uma velocidade sistólica máxima > 3,0 m/s é compatível com estenose significativa (Figura 20).

Outro parâmetro muito útil é o índice de velocidades ou DVI (*dimensionless velocity index*), que é calculado a partir da relação entre as velocidades máximas da VSVE (usando o Doppler pulsado – Figura 2) e do fluxo através da valva aórtica (Figura 20). Se essa relação for < 0,50, trata-se de uma estenose aórtica significativa, sobretudo se for < 0,30.

Um ponto de atenção nos pacientes com estenose aórtica é que o fluxo na via de saída pode ficar mais acelerado antes mesmo de passar pela valva aórtica. Por isso, ao obter o fluxo da VSVE com Doppler pulsado, é importante trazer o volume da amostra um pouco mais distante da valva para evitar superestimação das velocidades da via de saída. A curva de Doppler deve ter um formato laminar, ou seja, com um envelope brilhante bem definido e o interior da curva do Doppler espectral escuro – Figura 1B).

Definindo uma estenose aórtica sem repercussão hemodinâmica

Usando os mesmos parâmetros de avaliação citados anteriormente, observa-se uma estenose aórtica definitivamente leve quando a velocidade máxima for menor que 3,0 m/s e o DVI for maior que 0,50.

VALVOPATIA TRICÚSPIDE

As valvopatias do lado direito do coração são relativamente incomuns na população em geral, tendo como grande exceção a regurgi-

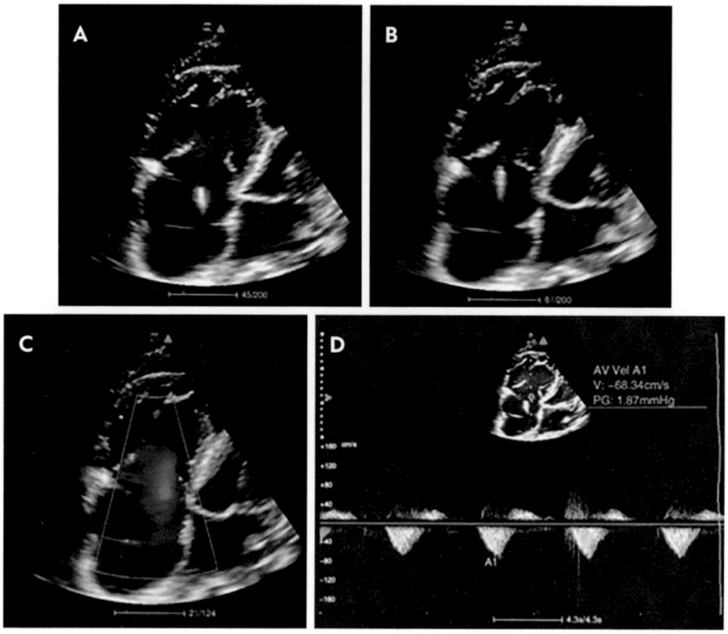

FIGURA 20 Paciente com hipertensão pulmonar grave por tromboembolismo pulmonar com dilatação e disfunção sistólica do ventrículo direito. Observa-se tracionamento apical e afastamento dos folhetos da valva tricúspide tanto na diástole (A) como na sístole (B), com completa falha de coaptação e insuficiência grave (C). Ao Doppler colorido irá observar um sinal na cor azul, sem mosaico ou turbilhonamento de fluxo, por se tratar de um fluxo de baixa velocidade. A análise do Doppler contínuo (D) confirma a baixa velocidade com curva de formato triangular, típica de casos de falha de coaptação valvar.
Fonte: acervo do autor.

tação tricúspide (esta bastante prevalente), que, por essa razão, será o foco desta sessão e a última valvopatia descrita neste capítulo.

Anatomia ecocardiográfica da valva tricúspide normal

A valva tricúspide compartilha muitas das características anatômicas da valva mitral, com músculos papilares e cordas tendíneas compondo o aparato valvar e dando sustentação às três cúspides.

Nas janelas apical e subcostal, habitualmente vemos apenas as cúspides septal e anterior (Figuras 21A e 21B). Na janela paraesternal do eixo curto, no nível dos vasos da base (Figura 21C), são vistas porções variáveis das três cúspides. Diferentemente da valva mitral, o tamanho de cada um dos folhetos pode variar de um paciente para outro, sem uma predominância visível na maioria dos casos.

Anatomia da valva tricúspide nas principais patologias

As patologias primárias da valva tricúspide são raras fora de serviços especializados em cardiologia. Por isso vamos nos deter na descrição do envolvimento tricúspide secundário (funcional).

Quando há dilatação e disfunção do ventrículo direito, com ou sem hipertensão pulmonar, ocorre tracionamento apical dos folhetos (Figuras 22 e 23). Isso leva à redução da mobilidade, que geralmente não

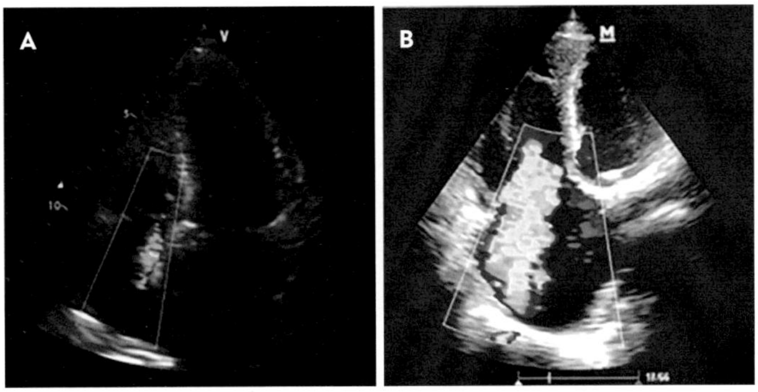

FIGURA 21 Comparativo do Doppler colorido de um paciente com insuficiência tricúspide leve (A) e significativa (B). Note o sinal turbilhonado e em mosaico, denotando alta velocidade, ocupando mais de 40% da área do átrio direito.
Fonte: acervo do autor.

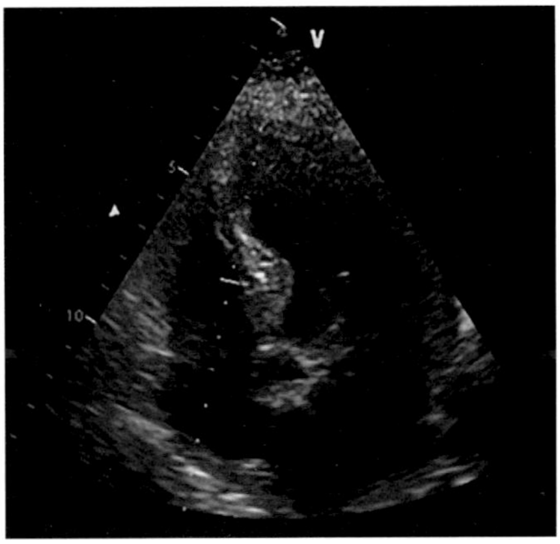

FIGURA 22 Imagem na janela apical 4 câmaras, demonstrando a posição adequada do volume da amostra do Doppler pulsado para a análise do influxo tricúspide, usado para medir a velocidade da Onda E tricúspide.
Fonte: acervo do autor.

provoca estenose valvar, mas, sim, insuficiência pela má coaptação dos folhetos que ficam mais distantes.

Pacientes com hipertensão pulmonar também podem desenvolver insuficiência tricúspide mesmo que o VD não esteja dilatado, pelo próprio aumento das pressões no coração direito. O importante é entender que, aos olhos do médico não especialista, podemos esperar regurgitação tricúspide significativa mesmo sem alterações estruturais muito evidentes ao nível da valva tricúspide. Ainda assim, qualquer alteração morfológica que for identificada deve levantar a suspeita de disfunção valvar.

Insuficiência tricúspide

Regurgitação valvar promovida pelo funcionamento inadequado de uma ou mais estruturas do aparato valvar tricúspide, resultando em coaptação inadequada dos folhetos.

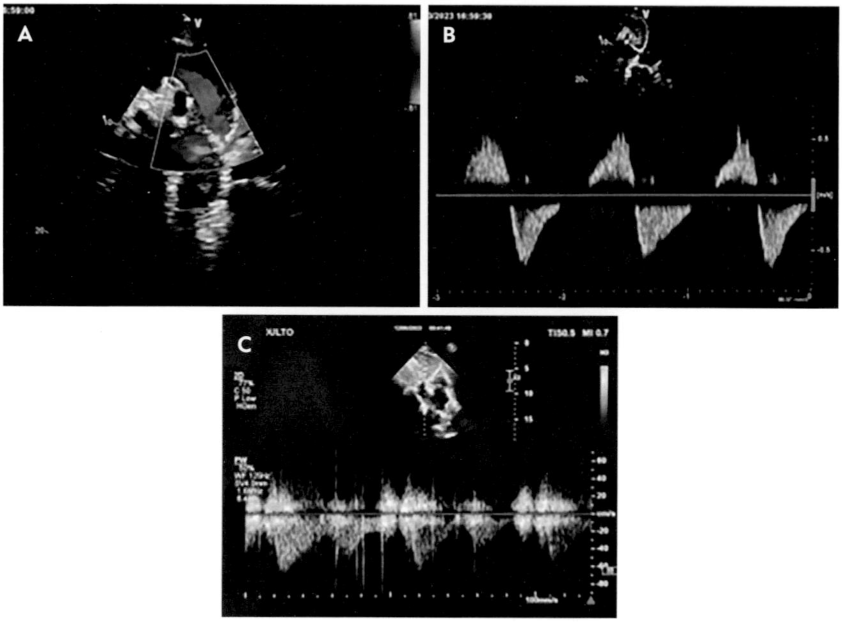

FIGURA 23 Imagens obtidas na janela subcostal de um paciente com insuficiência tricúspide grave mostrando refluxo sistólico em veias hepáticas ao Doppler colorido (A) e pulsado (B). Em (C) temos um exemplo da curva de fluxo na veia hepática de um paciente saudável.
Fonte: acervo do autor.

Reconhecendo uma insuficiência tricúspide ao ecocardiograma

Deve-se suspeitar de insuficiência tricúspide sempre que um paciente apresentar aumento das câmaras direitas, além de eventuais alterações da morfologia ou da estrutura valvar. O VD dilatará como consequência da sobrecarga de volume, mas, conforme descrito anteriormente, também pode ser o motivo por trás da disfunção valvar – a dilatação ventricular afasta os músculos papilares e traciona as cordoalhas, podendo levar até mesmo à total falha de coaptação dos folhetos (Figura 23).

Usando o Doppler colorido, se um fluxo dentro do átrio direito ou através da valva tricúspide durante a sístole for encontrado, pode-se concluir que aquele paciente possui algum grau de insuficiência tricúspide.

Definindo uma insuficiência tricúspide significativa

O primeiro sinal que devemos buscar é a dilatação do átrio direito e/ou do ventrículo direito, que estarão quase inevitavelmente presentes. Essa avaliação pode ser feita subjetivamente por meio de uma comparação com as dimensões das câmaras esquerdas – tanto o átrio quanto o ventrículo direitos costumam ser menores do que os seus correspondentes do lado esquerdo do coração.

Na insuficiência tricúspide secundária ocorre tracionamento das cúspides por conta da dilatação do VD com afastamento dos papilares, o que pode provocar até uma completa falha de coaptação das cúspides, mais bem visualizada na janela apical de 4 câmaras (Figura 23). Essa falha pode variar conforme o ciclo respiratório, ficando mais acentuada durante a inspiração pelo efeito do aumento do retorno venoso para as câmaras direitas, o que dificulta ainda mais a aproximação dos folhetos na sístole.

Serão usados muitos dos princípios descritos na insuficiência mitral para analisar a gravidade da regurgitação tricúspide. Um jato central ocupando mais de 40% da área do AD ou um jato excêntrico que atinge a parede posterior do átrio são compatíveis com valvopatia significativa (Figura 24). Uma grande falha de coaptação pode ter um sinal menos intenso no Doppler colorido (Figura 23C), ocupando uma área do AD < 40%, pois um fluxo de menor velocidade é gerado quando o orifício regurgitante é muito grande.

O Doppler contínuo do fluxo regurgitante também pode dar pistas da gravidade da regurgitação. Uma curva de preenchimento denso (intenso), mas que apresenta formato triangular e de baixa velocidade (≤ 2,0 m/s), é bastante característico de falha de coaptação e, portanto, insuficiência grave (Figura 23D).

O influxo tricúspide é analisado de maneira semelhante ao realizado na insuficiência mitral, por meio do Doppler pulsado na ponta das cúspides (Figura 25). Uma onda E de velocidade maior que 1,0 m/s com padrão E > A é compatível com regurgitação significativa, resultado do hiperfluxo através da valva.

Um dos sinais mais sensíveis (embora pouco específico) para uma regurgitação significativa é a presença de dilatação da veia cava inferior e veias hepáticas, sem variação importante com o ciclo respiratório, observados na janela subcostal. Nos casos mais graves, é possível notar ainda algum grau de pulsatilidade das veias e, mesmo ao Doppler colorido, pode ser percebido um fluxo reverso preenchendo as veias hepáticas de vermelho durante a sístole (Figura 26). Esse fluxo também pode ser analisado por meio do Doppler pulsado de uma das veias hepáticas, que mostrará um padrão bifásico (afastando-se do transdutor durante a diástole e na direção do transdutor na sístole).

Definindo uma insuficiência tricúspide sem repercussão

Em uma regurgitação definitivamente leve, as câmaras direitas terão tamanho normal e as cúspides apresentarão coaptação normal ao longo da sístole, mesmo durante uma inspiração profunda. O jato de regurgitação tem formato mais parabólico ao Doppler contínuo, com uma curva de densidade (brilho) variável, podendo até não ser preenchida durante todo o período da sístole. No Doppler colorido, o jato regurgitante ocupa menos de 20% da área do átrio direito (Figura 24A).

Um padrão com onda E menor que a onda A no influxo tricúspide praticamente exclui a possibilidade de uma regurgitação significativa, semelhante ao que vemos na insuficiência mitral.

No Doppler pulsado das veias hepáticas, analisado na janela subcostal, o fluxo de sangue se desloca para longe do transdutor (na direção do átrio direito) durante a maior parte do tempo, podendo existir breves refluxos que ocorrem predominantemente na expiração e durante a diástole, um padrão bem diferente do que vimos na regurgitação grave.

REFERÊNCIAS

1. Zoghbi WA, Adams D, Bonow RO, Enriquez-Sarano M, Foster E, Grayburn PA, et al. Recommendations for noninvasive evaluation of native valvular regurgitation: A report from the American Society of Echocardiography developed in collaboration with the Society for Cardiovascular Magnetic Resonance. J Am Soc Echocardiogr. 2017;30(4):303-71.
2. Lancellotti P, Pibarot P, Chambers J, La Canna G, Pepi M, Scientific Document Committee of the European Association of Cardiovascular Imaging, et al. Multi-modality imaging asses-

sment of native valvular regurgitation: An EACVI and ESC council of valvular heart disease position paper. Eur Heart J Cardiovasc Imaging. 2022;23(5):e171-e232.
3. Baumgartner H, Hung J, Bermejo J, Chambers JB, Edvardsen T, Goldstein S, et al. Recommendations on the echocardiographic assessment of aortic valve stenosis: A focused update from the European Association of Cardiovascular Imaging and the American Society of Echocardiography. J Am Soc Echocardiogr. 2017;30(4):372-92.
4. Pandian NG, Kim JK, Arias-Godinez JA, Marx GR, Michelena HI, Chander Mohan J, et al. Recommendations for the use of echocardiography in the evaluation of rheumatic heart disease: A report from the American Society of Echocardiography. J Am Soc Echocardiogr. 2023;36(1):3-28.

CAPÍTULO 36

Ultrassonografia *point-of-care* na avaliação da função diastólica: qual é o racional para o médico não ecocardiografista?

Reiby Caetano Mustafá

Objetivos

- Conceituar de forma pontual a diastologia para o médico de emergência.
- Demonstrar como o médico de emergência pode realizar uma avaliação objetiva da função diastólica do ventrículo esquerdo a partir da ultrassonografia *point-of-care*, principalmente no contexto dos diagnósticos diferenciais de dispneia.

INTRODUÇÃO

A insuficiência cardíaca sintomática continua sendo uma grande causa de morbidade e mortalidade no cenário de emergências médicas.[1] Um número expressivo de pacientes hospitalizados por insuficiência cardíaca (IC) sintomática apresenta função sistólica do ventrículo esquerdo preservada (ICFEp),[2] que engloba pacientes com IC com fração de ejeção do ventrículo esquerdo (FEVE) ≥ 50%. O reconhecimento ecocardiográfico de disfunção diastólica pode ser muito útil para diferenciar a etiologia subjacente dos pacientes que se apresentam na emergência ou evoluem com dispneia em cuidados intensivos.[3]

Os critérios da Sociedade Europeia de Cardiologia (ESC) incluem, além de sinais e/ou sintomas de IC, níveis elevados de peptídeo natriurético, bem como evidências objetivas de alterações estruturais ou funcionais. As anormalidades estruturais principais incluem o crescimento do átrio esquerdo (AE) ou aumento da massa do VE; alterações funcionais compatíveis com a disfunção diastólica, incluindo avaliação com Doppler tecidual da onda E septal com referência < 7 cm/s e lateral < 10 cm/s, com a relação E/e' >14.[4]

Em 2016, a Sociedade Americana de Ecocardiografia (ASE) e a Associação Europeia de Imagem Cardiovascular (EACI) já haviam publicado as diretrizes para a avaliação de disfunção diastólica usando ecocardiografia, recomendando que a graduação da disfunção diastólica fosse feita depois da estimativa das pressões de enchimento do ventrículo esquerdo (VE) e, para isso, utilizam-se quatro parâmetros principais:[5]

- Relação E/e' média > 14.
- e' septal < 7 cm/s ou e' lateral < 10 cm/s.
- Velocidade do jato de regurgitação tricúspide > 2,8 m/s.
- Volume atrial esquerdo indexado > 34 mL/m^2.

É importante lembrar que a relação E/e' média é idade-independente, raramente ultrapassando 14 em pacientes normais.

Para os três primeiros parâmetros, os valores devem ser obtidos pelo plano apical 4 câmaras (4C), sendo a onda E (enchimento rápido) obtida pela avaliação do fluxo transmitral pelo Doppler pulsátil; as ondas E' (incursão diastólica mitral septal e lateral) da valva mitral pelo Doppler tecidual, e a velocidade de pico do jato do refluxo tricúspide pelo Doppler contínuo. Por último, realiza-se uma análise volumétrica do AE, tradicionalmente pelo plano 4C e podendo em alguns casos realizar uma média estimando também o volume pelo plano duas câmaras (2C).

A presença de 3 ou 4 critérios fecha o diagnóstico de disfunção diastólica; um ou nenhum dos critérios o exclui e a presença de dois é considerada indeterminada. Porém, em boa parte dos casos, o mais comum é que se tenha três desses parâmetros; nesses casos, as recomendações são as mesmas, e a presença de dois parâmetros com critérios indica disfunção diastólica e um parâmetro exclui o diagnóstico.

Um estudo publicado em 2018 demonstrou acurácia superior a 80% na determinação da presença de disfunção distólica feita por médicos emergencistas por meio da avaliação isolada da onda E' quando comparados com cardiologistas experientes em imagem.[6]

Um artigo de revisão publicado em 2023, com mais de 1.300 trabalhos analisados, apresentou heterogeneidade substancial entre os estudos no que diz respeito aos parâmetros na avaliação da disfunção diastólica e sua relação com a mortalidade. Para a avaliação da função diastólica, a maioria dos estudos utilizou o padrão de fluxo transmitral pelo Doppler pulsátil, relação E/e' pelo Doppler tecidual e estimativa do volume atrial esquerdo, o que corrobora as diretrizes da ASE de 2016.[7]

Porém, apesar de a utilização desses parâmetros estar bem incorporada na prática do ecocardiografista, a avaliação básica da função diastólica por médicos atuantes em emergência e de cuidados intensivos ainda continua sendo desafiadora, complexa e, em muitos casos, de difícil avaliação, uma vez que ainda falta treinamento adequado, existe uma dificuldade relacionada ao correto posicionamento do paciente para esse tipo de avaliação e, muitas vezes, os recursos presentes nos aparelhos disponíveis nesses setores são limitados.[8,9]

Um artigo publicado em 2015 no periódico *Chest* sugere uma avaliação simplificada da função diastólica quando feita por médicos intensivistas por meio da avaliação da onda E' septal e relação E/E'. Na presença de onda E' < 8 cm/s e/ou relação E/E' > 14, tem-se o diagnóstico de disfunção diastólica com base na literatura atual. Os autores sugerem que não é clara a real necessidade de classificar a disfunção diastólica, uma vez que sua utilidade em ambiente de terapia intensiva pode ser limitada. Além disso, essa abordagem simplificada avalia de forma binária se existe ou não disfunção diastólica.[10]

Como visto, uma variedade de parâmetros ecocardiográficos tem sido utilizada para avaliar as pressões de enchimento do VE, como as velocidades de influxo mitral, o Doppler tecidual no anel mitral lateral e septal, o volume atrial esquerdo e a velocidade máxima do refluxo tricúspide. Porém, quando se fala em ultrassonografia *point-of-care* (POCUS), os trabalhos mostram que a avaliação do fluxo transmitral através do Doppler pulsátil é o parâmetro mais avaliado.[11]

COMO REALIZAR A AVALIAÇÃO DA FUNÇÃO DIASTÓLICA PELA ULTRASSONOGRAFIA *POINT-OF-CARE*?

- O posicionamento ideal do paciente é o mais lateralizado possível (decúbito lateral esquerdo), pois, para esse tipo de avaliação, é necessário obter a janela apical 4C.
- Para aplicabilidade e reprodutibilidade da avaliação diastólica pela POCUS no cenário de emergências médicas, principalmente pensando na avaliação binária dos pacientes com dispneia em que a suspeita clínica é insuficiência cardíaca com fração de ejeção preservada (FEVE > 50%), basicamente será realizada avaliação do fluxo transmitral pelo Doppler espectral pulsátil e Doppler tecidual no anel valvar mitral septal ou lateral, como demonstrado de forma esquemática na Figura 1.

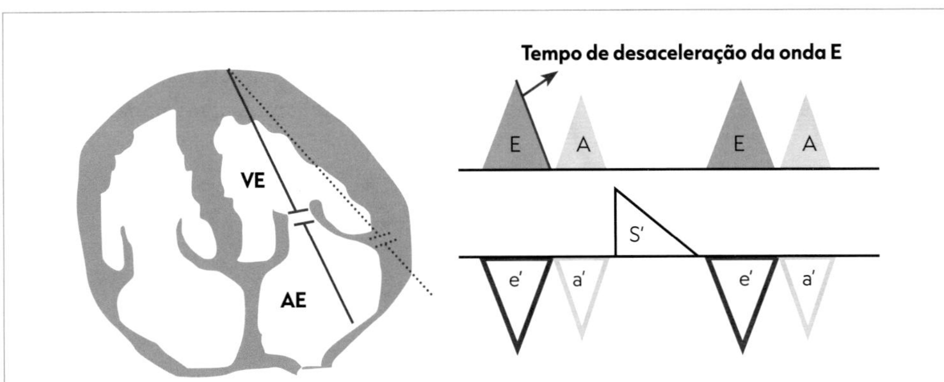

FIGURA 1 A: correto posicionamento do cursor para a obtenção da curva espectral do Doppler pulsátil transmitral (figura superior em B), demonstrando as ondas E e A. O tempo de desaceleração (TD) da onda E é o tempo necessário para que a velocidade de pico da onda E atinja a linha de base (seta rosa). A figura inferior à direita demonstra o padrão do Doppler tecidual no anel mitral lateral demonstrando E': diastólica precoce; A': diastólica tardia/atrial; S': velocidades teciduais sistólicas.
Fonte: Koratala et al, 2021.11

AVALIAÇÃO DO FLUXO TRANSMITRAL PELO DOPPLER PULSÁTIL

Para obter o traçado de fluxo, o volume de amostra do Doppler pulsátil é colocado entre as pontas abertas das cúspides da válvula mitral através da janela apical 4 câmaras (Figura 2). O traçado normal consiste em ondas E e A correspondentes ao fluxo durante o período de enchimento rápido (onda E) e a sístole atrial (onda A). Em indivíduos jovens e saudáveis, a maior parte do enchimento do VE ocorre durante o período de enchimento rápido e, portanto, a velocidade de pico da onda E excede a da onda A (relação E/A > 1).[11,12]

Outro parâmetro de fácil execução também obtido pelo Doppler pulsátil é a avaliação do tempo de desaceleração (TD) da onda E (Figura 3). Tal medida consiste no tempo necessário para que o pico de velocidade da onda E atravesse a linha de base representando, na fisiologia cardiovascular (diastologia), o tempo de dissipação do gradiente máximo de pressão entre o AE e o VE, ou seja, reflete a complacência efetiva do VE. Valores de normalidade estão entre 160 e 200 ms, e um valor < 150 ms foi considerado preditivo de uma pressão de capilar pulmonar (PCWP) >15 mmHg.[12,13]

Na presença de cardiopatia estrutural, o TD curto reflete pressão do AE elevada, necessária para encher o VE rígido, e o TD nesse tipo de cenário é considerado a melhor medida isolada da rigidez do VE e, quando < 120 ms, tem sensibilidade de 100% e especificidade de 99% para detectar PCWP > 20 mmHg.[12] No entanto, existem algumas limitações; por exemplo, o TD nem sempre se correlaciona com a pressão diastólica final do ventrículo esquerdo (Pd2VE) em pacientes que possuem fração de ejeção preservada, além de não poder ser usado nos casos de fusão das ondas E e A e em pacientes com *flutter* atrial.[14]

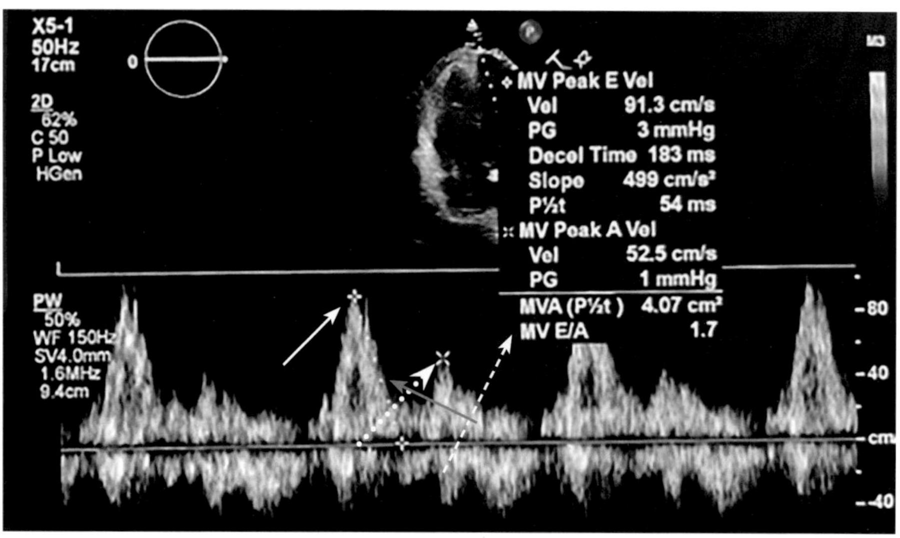

FIGURA 2 Demonstrando avaliação pelo Doppler espectral pulsátil do padrão de fluxo transmitral normal: onda E (seta branca), tempo de desaceleração (TD) seta cinza, onda A (seta pontilhada) e relação E/A (seta tracejada).
Fonte: acervo do autor.

AVALIAÇÃO PELO DOPPLER TECIDUAL NO ANEL VALVAR MITRAL

A avaliação da presença de disfunção diastólica por meio do Doppler tecidual, quando disponível, pode auxiliar e sensibilizar os resultados obtidos pelo fluxo transmitral. Para isso, deve-se medir o movimento longitudinal do anel valvar mitral (septal ou lateral) durante a diástole. Normalmente, esse traçado consiste na avaliação da onda E' (abaixo da linha de base), traduzindo o relaxamento ventricular precoce (Figura 4); e a onda A', que traduz a contração atrial no final da diástole. Uma onda E'septal < 7 cm/s ou E' lateral < 10 cm/s é considerada anormal. Uma relação E/E' lateral > 13 ou E/E' septal > 15 é considerada indicativo de PCWP elevada (Figura 5).[11,12]

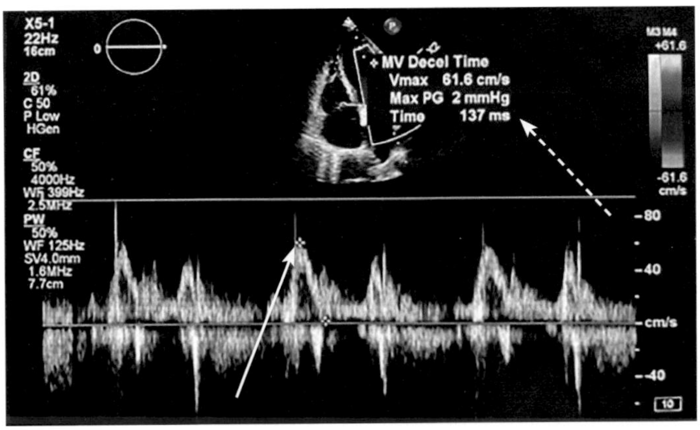

FIGURA 3 Avaliação do tempo de desaceleração (TD) que corresponde à diástase ventricular (enchimento lento), representado pela seta branca. A imagem mostra um TD reduzido (137 ms – VR > 160 ms) em paciente com insuficiência cardíaca sugerindo aumento da pressão de capilar pulmonar (seta pontilhada).
Fonte: acervo do autor.

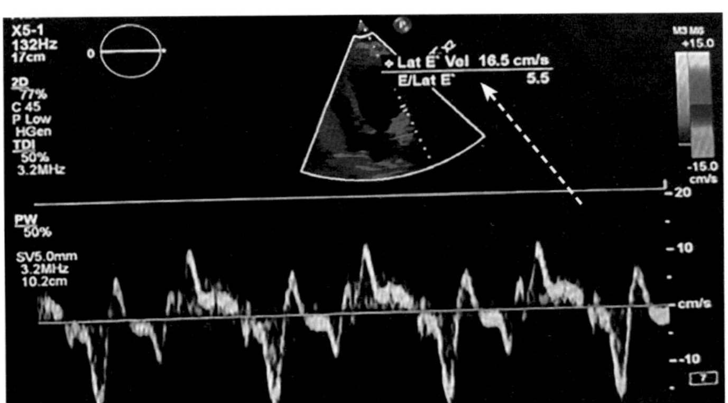

FIGURA 4 Onda E' (seta branca) e relação E/E' (seta tracejada), neste caso normal; ou seja, a depender do contexto clínico, pressões de enchimento do ventrículo esquerdo preservadas.
Fonte: acervo do autor.

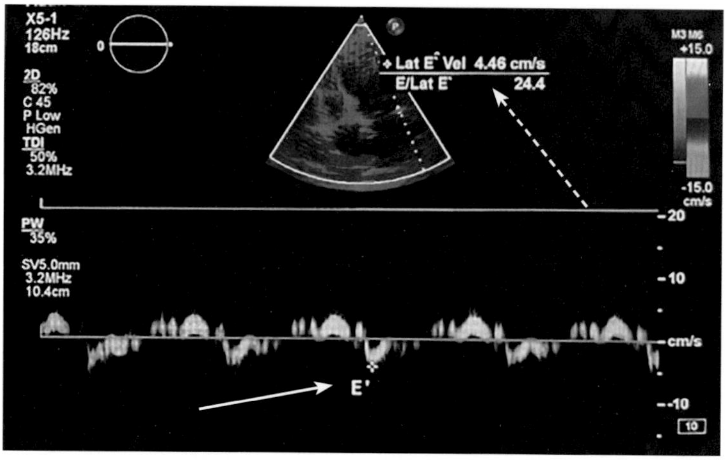

FIGURA 5 Onda E' lateral (seta branca) extremamente reduzida e relação E/E' muito aumentada (seta tracejada); ou seja, a depender do contexto clínico, sugere pressões de enchimento do ventrículo esquerdo elevadas.
Fonte: acervo do autor.

Em ambiente de terapia intensiva, após obtidos os valores da onda E e E', é possível estimar a PCWP com boa reprodutibilidade quando comparada às medidas realizadas por meio do cateter de oclusão da artéria pulmonar, utilizando para isso a fórmula de Nagueh et al., ou seja: PCWP = 1,24 × (E/e') + 1,9.[15]

Na maioria dos pacientes com IC, a onda E' permanece deprimida mesmo após melhora do quadro congestivo, mas a relação E/E' melhora pela diminuição da velocidade da onda E.[16] Além disso, deve-se ter cautela na utilização da onda E' de forma isolada como parâmetro da elevação das pressões de enchimento e consequente congestão pulmonar. Também é importante referir que os valores obtidos pelo Doppler tecidual podem não ser fidedignos na presença de anormalidades como calcificação do anel mitral (comum em pacientes com doença renal crônica), insuficiência mitral significativa, anormalidades regionais do movimento das paredes do ventrículo esquerdo, dissincronismo ventricular e miocardiopatia restritiva, por exemplo, amiloidose cardíaca. Não obstante, em pacientes taquicárdicos, o relaxamento é prejudicado pela diminuição da sucção diastólica, limitando a avaliação.[15,17]

QUAL É A APLICABILIDADE DA AVALIAÇÃO DA DISFUNÇÃO DIASTÓLICA NO CONTEXTO DA ULTRASSONOGRAFIA *POINT-OF-CARE*?

A avaliação da pré-carga antes e durante a administração de fluidos em pacientes com diagnóstico de choque séptico é extremamente importante. Nesse cenário, conhecer as pressões de enchimento ventricular, ou seja, o padrão diastólico, pode auxiliar o médico a administrar fluidos de maneira mais adequada. Um paciente com função diastólica normal geralmente tem uma tolerância maior a receber volume (ver Capítulo 21 - Monitorização hemodinâmica não invasiva - fluidotolerância).[11]

No entanto, se evidenciada disfunção diastólica, principalmente em graus mais avançados, deve-se atentar para os riscos de congestão pulmonar e sistêmica na tentativa de expansão volêmica. Claro que outros parâmetros podem auxiliar o médico a avaliar melhor o *status* volêmico pulmonar pela identificação das linhas B e sistêmico pelo protocolo Vexus, detalhado em outro capítulo deste manual prático.[11]

Além disso, a avaliação da função diastólica permite diferenciar quadros de dispneia de origem cardíaca, como ICFEp e, consequentemente, no manejo de diuréticos, principalmente nos casos de IC agudizada. Nesse cenário, se houver um ecocardiograma prévio que demonstre disfunção diastólica grau I, porém na sua avaliação demonstre um grau III, geralmente a diureticoterapia, se efetiva, poderá proporcionar alívio dos sintomas e mudança imediata no padrão da disfunção.[10]

Também é possível realizar diagnóstico diferencial de síndrome do desconforto respiratório agudo (SDRA), utilizando a avaliação da disfunção diastólica. Para isso, deve-se excluir possíveis causas cardiogênicas, o que muitas vezes se torna desafiador sem a utilização de dispositivos de monitorização invasivos. Com a avaliação da disfunção diastólica pela POCUS, pode-se determinar se as pressões do lado esquerdo estão normais (SDRA) ou não (edema pulmonar cardiogênico).[10]

DICAS E *PITFALLS*

Deve-se lembrar que, como qualquer método de avaliação complementar, existem limitações como as dificuldades técnicas de obtenção das imagens e angulação adequada, muitas vezes pela posição do paciente. Por exemplo, idealmente, como bem explicado no capítulo sobre física, quando se realizar uma avaliação pelo Doppler pulsátil, o cursor deverá estar o mais paralelo ao fluxo, e uma posição com ângulo maior que 20-30 graus em relação ao fluxo poderá subestimar os valores de velocidade, prejudicando esse tipo de avaliação.

Outras limitações na utilização da ecocardiografia para avaliação da disfunção diastólica são as arritmias. Se houver taquicardia significativa, pode-se observar fusão entre as ondas E e A, o que dificulta a diferenciação entre as duas. Além disso, se o ritmo for irregular, como na fibrilação atrial, além de as morfologias das ondas serem diferentes, não haverá presença da onda A (contração atrial).

Além disso, a presença de prótese em posição mitral, bem como a calcificação significativa do anel valvar mitral e/ou de suas cúspides, não permite uma correta avaliação do fluxo transmitral, limitando a avaliação da função diastólica.

REFERÊNCIAS

1. Abbate A, Arena R, Abouzaki N, Van Tassell BW, Canada J, Shah K, et al. Heart failure with preserved ejection fraction: refocusing on diastole. Int J Cardiol. 2015;179:430-40.
2. Yancy CW, Lopatin M, Stevenson LW, De Marco T, Fonarow GC. Clinical presentation, management, and in-hospital outcomes of patients admitted with acute decompensated heart failure with preserved systolic function: a report from the Acute Decompensated Heart Failure National Registry (ADHERE) Database. J Am Coll Cardiol. 2006;47(7):1502.
3. Greenstein YY, Mayo PH. Evaluation of left ventricular diastolic function by the intensivist. Chest. 2018;153(3):723-32.
4. van der Meer P, Gaggin HK, Dec GW. Diretrizes da insuficiência cardíaca: ACC/AHA vs. ESC. JACC. 2019;73(21): 2756-68.
5. Nagueh SF, Smiseth OA, Appleton CP, Byrd BF 3rd, Dokainish H, Edvardsen T, et al. Recommendations for the evaluation of left ventricular diastolic function by echocardiography: an update from the American Society of Echocardiography and the European Association

of Cardiovascular Imaging. J Am Soc Echocardiogr. 2016;29(4):277-314.

6. Del Rios M, Colla J, Kotini-Shah P, Briller J, Gerber B, Prendergast H. Emergency physician use of tissue Doppler bedside echocardiography in detecting diastolic dysfunction: an exploratory study. Crit Ultrasound J. 2018;10(1):4.
7. King SA, Salerno A, Downing JV, Wynne ZR, Parker JT, Miller TE, Tewelde SZ. POCUS for diastolic dysfunction: a review of the literature. POCUS J. 2023;8(1).
8. Ehrman RR, Russell FM, Ansari AH, Margeta B, Clary JM, Christian E, et al. Can emergency physicians diagnose and correctly classify diastolic dysfunction using bedside echocardiography? Am J Emerg Med. 2015;33(9):1178-83.
9. Unlüer EE, Bayata S, Postaci N, Yeşil M, Yavaşi Ö, Kara PH, et al. Limited bedside echocardiography by emergency physicians for diagnosis of diastolic heart failure. Emerg Med J. 2012;29(4):280-3.
10. Yonatan YY, Mayo PH. Evaluation of left ventricular diastolic function by the intensivist. Chest. 2018;153(3):723-32.
11. Koratala A, Kazory A. Point of care ultrasonography for objective assessment of heart failure: integration of cardiac, vascular, and extravascular determinants of volume status. Cardiorenal Med. 2021;11:5-17.
12. Mathias Jr W. Mathias ecocardiografia. Barueri: Manole; 2012.
13. Whalley GA, Doughty RN, Gamble GD, Wright SP, Walsh HJ, Muncaster SA, Sharpe N. Pseudonormal mitral filling pattern predicts hospital re-admission in patients with congestive heart failure. J Am Coll Cardiol. 2002;39(11):1787-95.
14. Nagueh SF, Smiseth OA, Appleton CP, Byrd BF 3rd, Dokainish H, Edvardsen T, et al. Recommendations for the evaluation of left ventricular diastolic function by echocardiography: an update from the American Society of Echocardiography and the European Association of Cardiovascular Imaging. J Am Soc Echocardiogr. 2016;29(4):277-314.
15. Sohn DW. Heart failure due to abnormal filling function of the heart. J Cardiol. 2011;57(2):148-59.
16. Little WC, Oh JK. Echocardiographic evaluation of diastolic function can be used to guide clinical care. Circulation. 2009;120(9):802-9.
17. Mitter SS, Shah SJ, Thomas JD. A test in context: E/A and E/e' to assess diastolic dysfunction and LV filling pressure. J Am Coll Cardiol. 2017;69(11):1451-64.
18. Nagueh SF, Middleton KJ, Kopelen HA, Zoghbi WA, Quiñones MA. Doppler tissue imaging: a noninvasive technique for evaluation of left ventricular relaxation and estimation of filling pressures. J Am Coll Cardiol. 1997;30(6):1527-33.

CAPÍTULO 37

Ultrassonografia *point-of-care* na covid-19

Andressa Pereira Cruz
Elisa Vidal Porciuncula
João Batista Saud Pereira

Objetivos

- Demonstrar a aplicação da ultrassonografia *point-of-care* (POCUS) no diagnóstico e monitoramento de pacientes com covid-19, destacando suas vantagens como ferramenta complementar de imagem.
- Descrever os principais achados ultrassonográficos na covid-19, incluindo alterações pulmonares, cardíacas e hemodinâmicas, além de sua correlação com o quadro clínico do paciente.
- Explicar o uso da POCUS na avaliação do estado de choque, da pré-carga do ventrículo direito e na identificação de complicações cardiovasculares associadas à covid-19.
- Apresentar recomendações para a realização segura da POCUS em pacientes com covid-19, incluindo protocolos de posicionamento, técnicas de obtenção de imagens e medidas de limpeza e desinfecção dos equipamentos.

INTRODUÇÃO

Com a pandemia da doença do coronavírus de 2019 (covid-19), novos desafios surgiram para a medicina e todo o sistema de saúde. Nesse cenário, a ultrassonografia *point-of-care* (POCUS) vem sendo uma ferramenta amplamente utilizada como exame complementar, por sua disponibilidade, praticidade, baixo custo, não invasividade e auxiliar em diversos diagnósticos.

A POCUS desempenha um papel importante na avaliação inicial e resposta a tratamentos de pacientes com suspeita de covid-19, auxiliando na detecção de anormalidades pulmonares (como consolidações) e cardíacas, como tromboembolismo pulmonar (TEP) ou choque cardiogênico.

É importante ressaltar que a POCUS não substitui outros métodos de imagem, como a tomografia computadorizada (TC), mas pode ser uma ferramenta complementar valiosa, especialmente em configurações nas quais o acesso frequente a exames pode ser limitado pela gravidade do paciente.

Entretanto, é fundamental que essa técnica seja realizada por profissionais de saúde treinados e familiarizados com a obtenção e interpretação dos achados ultrassonográficos relevantes nesse grupo específico de pacientes.

INDICAÇÃO DE ULTRASSONOGRAFIA *POINT-OF-CARE*

Deve-se correlacionar a POCUS com o contexto clínico do paciente, tentando sempre obter as melhores imagens e com possíveis diagnósticos em mente. Esses são alguns itens nos quais o exame à beira-leito pode nos auxiliar:

- Avaliação do acometimento pulmonar.
- Avaliação das causas de choque.
- Avaliação da pré-carga do ventrículo direito.
- Ventilação do paciente (se há intubação seletiva, pneumotórax, atelectasia).

ULTRASSONOGRAFIA *POINT-OF-CARE* NO ACOMETIMENTO PULMONAR

O ultrassom pulmonar provou ser uma ferramenta diagnóstica de primeira linha quando se trata de pacientes com covid-19, apresentando uma sensibilidade diagnóstica global de 90,2% (67,6-99,3%) e especificidade de 88,8% (81,8-94,4%) na pneumonia por covid-19 quando comparado à radiografia torácica, à tomografia computadorizada de tórax e ao exame clínico.

Em geral, o transdutor utilizado é o convexo ou abdominal. Por ser um exame dinâmico, o paciente pode ser avaliado em diversas posições, como decúbitos dorsal, lateral, posição prona, sentado e em ortostase. Caso o paciente esteja em desconforto respiratório, ou já com controle de vias aéreas, o mais comum é realizá-lo no decúbito dorsal ou até mesmo na posição prona.

Seis áreas são avaliadas em cada hemitórax segundo o protocolo BLUE (*Bedside Lung Ultrasound in Emergency*), o primeiro a testar a ultrassonografia em afecções pleuropulmonares.

Na superfície anterior do tórax registram-se as regiões anterossuperior e anteroinferior (limitadas pelas linhas paraesternal anterior e axilar anterior). Na superfície lateral, são avaliadas as regiões laterais superior e inferior (limitadas pelas linhas axilar anterior e posterior). Na superfície posterior, as regiões posterossuperior e posteroinferior (posteriores à linha axilar posterior) são avaliadas. É importante dar atenção aos segmentos posteriores, pois estes têm sido campos frequentes de lesão por covid-19.

As principais alterações ultrassonográficas observadas são (Figura 1):

- Irregularidades em linha pleural.
- Consolidações subpleurais.
- Consolidações translobares.
- Linhas B.

ULTRASSONOGRAFIA *POINT-OF-CARE* NA AVALIAÇÃO DO ESTADO DE CHOQUE

Quando se trata de choque na sala de emergência ou unidade de terapia intensiva, a POCUS pode ser útil para determinar qual é o tipo que se tem à frente, visto que cada um tem sua particularidade. Com o auxílio da POCUS, pode-se responder perguntas, que, somadas a história clínica, podem corroborar o diagnóstico.

Por exemplo, um paciente com covid-19 há 5 dias é admitido no hospital com quadro de dispneia súbita, evoluin-

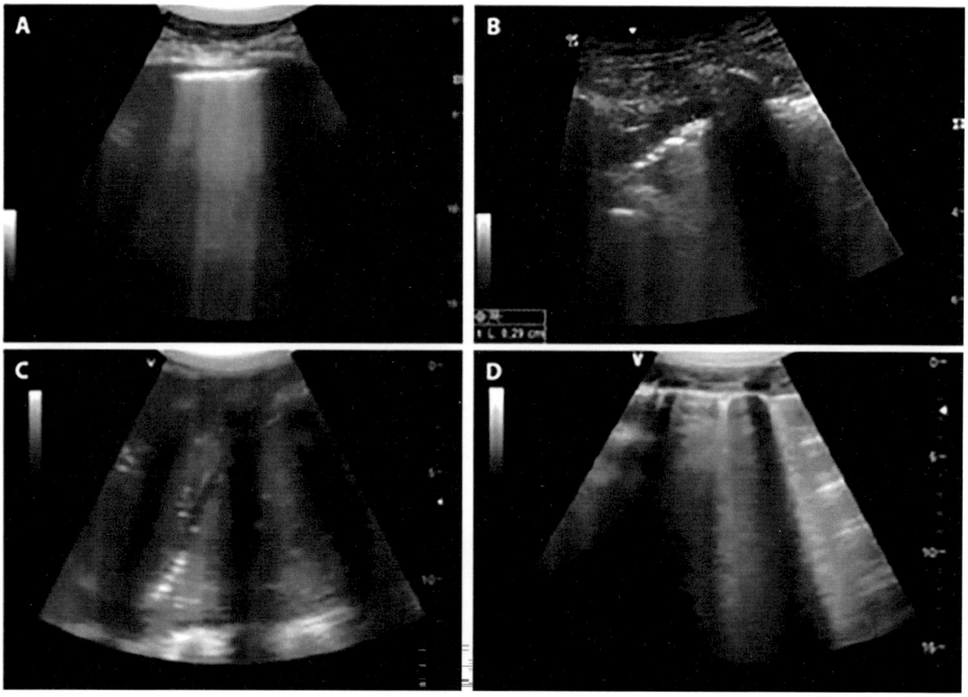

FIGURA 1 Principais alterações ultrassonográficas pulmonares da covid-19. A: irregularidades em linha pleural. B: consolidações subpleurais. C: consolidações translobares. D: linhas B.
Fonte: Giraldi T, Nocera P, Tonelli AC, et al. Recomendações para o uso do ultrassom point of care (POCUS) no atendimento inicial da COVID-19. Disponível em: https://cbr.org.br/wpcontent/uploads/2020/05/POCUS_COVID_19_ABRAMEDE_2.101.pdf. Acesso: jul. 2020.

do para insuficiência respiratória aguda, taquicardia sinusal e hipotensão, sendo necessária intubação orotraqueal. Como exame complementar na emergência do pronto-socorro, foi realizada POCUS, a qual visualizou aumento importante do ventrículo direito com hipocinesia e dilatação da veia cava inferior. Os dados clínicos e as imagens visualizadas e ilustradas na Figura 2 podem guiar para um quadro de choque obstrutivo por provável tromboembolismo pulmonar.

Além do choque obstrutivo, já citado, a POCUS pode auxiliar diante da suspeita e confirmação de um choque distributivo por provável sepse; nesse caso, principalmente em fases iniciais, pode-se encontrar sinais de hipovolemia (veia cava inferior colapsada e hipercontratilidade miocárdica por hiperdinamismo – *kissing wall*).

Para completar, há o choque cardiogênico, no qual se verifica hipocontratilidade miocárdica do ventrículo esquerdo e/ou direito com veia cava inferior frequentemente dilatada e mínima ou nenhuma variabilidade respiratória.

ULTRASSONOGRAFIA *POINT-OF-CARE* NA AVALIAÇÃO DA PRÉ-CARGA DO VENTRÍCULO DIREITO

Neste caso, é necessário visualizar a veia cava inferior (VCI) e verificar se está dilatada ou colapsada, com ou sem variabilidade à respiração (Tabela 1).

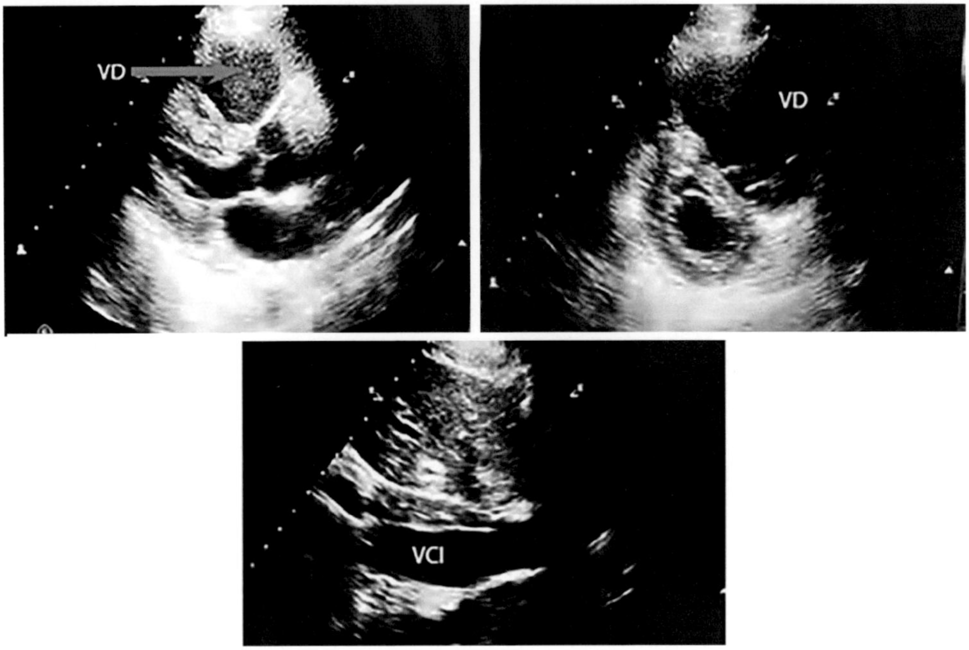

FIGURA 2 Alterações observadas em paciente com quadro de choque secundário a tromboembolismo pulmonar: aumento do ventrículo direito, septo interventricular retificado e veia cava inferior dilatada.
VCI: veia cava inferior; VD: ventrículo direito.
Fonte: acervo dos autores.

TABELA 1 **Estimativa da pressão do átrio direito através do diâmetro da veia cava inferior e sua variabilidade AD: átrio direito; VCI: veia cava inferior.**

Variável	Normal (0-5 (3) mmHg)	Intermediária (5-10 (8) mmHg)		Alta (15 mmHg)
Diâmetro da VCI	≤ 2,1 cm	< 2,1 cm	> 2,1 cm	> 2,1 cm
Colapso inspiratório	> 50%	< 50%	> 50%	< 50%
Índices secundários de aumento da pressão do AD				Padrão restritivo Tricúspide E/E' > 6 Fluxo diastólico predominante nas veias hepáticas (fração de enchimento sistólico < 55%)

Fonte: Rudski et al., 2010.[1]

ULTRASSONOGRAFIA *POINT-OF--CARE* NA AVALIAÇÃO CARDÍACA

O objetivo é obter respostas rápidas e relacionadas às alterações mais frequentes nesse tipo de cenário clínico, principalmente relacionadas à presença de tromboembolismo pulmonar, disfunção miocárdica aguda importante, doenças valvares novas e/ou com piora, além de tamponamento cardíaco.

O que se deve analisar em cada região de avaliação:

- **Ventrículo esquerdo:** avaliação da função sistólica global pelo método qualitativo (*eye-ballying*) e, para aqueles com mais experiência, sinais de disfunção segmentar.
- **Ventrículo direito:** avaliar função global; dimensão diastólica final e gradientes do refluxo tricúspide.
- **Válvulas:** realizado por médicos com mais experiência em POCUS e somente se houver importância clínica, com o objetivo de avaliar doença valvar prévia ou nova.
- **Pericárdio:** derrame ou espessamento pericárdico.

Os pacientes com doenças cardíacas preexistentes possuem risco elevado de piora do quadro, pelo aumento das demandas metabólicas e hemodinâmicas. A doença cardiovascular é considerada fator preditivo negativo em pacientes com covid-19.

Em suma, a tomada de decisão clínica nem sempre é fácil, e a POCUS pode auxiliar nas condutas de maneira mais assertiva, e muitas vezes, decisiva.

Quais são as melhores janelas acústicas para visualizar cada segmento desejado?

- **Avaliação do ventrículo direito e esquerdo:** paraesternal longitudinal; paraesternal "eixo curto"; apical e subcostal.
- **Avaliação do pericárdio:** janelas paraesternal longitudinal ou "eixo longo", paraesternal transversal ou "eixo curto", apical e subcostal.
- **Avaliação da veia cava inferior:** janela subcostal.

É importante lembrar que, muitas vezes, teremos limitações importantes para a realização do exame, sobretudo em pacientes mais graves e pronados. Nesses casos, é recomendado tentar obter, principalmente, a janela apical de 4 câmaras, realizando o exame com o examinador posicionado ao lado do braço esquerdo do paciente. A partir daí, eleva-se o membro superior esquerdo do paciente acima da cabeça (posição do nadador) e coloca-se um travesseiro sob o ombro esquerdo para permitir uma leve elevação do tórax lateral em relação ao leito. Outros autores sugerem esvaziar temporariamente o colchão de ar para melhor posicionamento da sonda. Na sequência, o transdutor é colocado ao longo da linha axilar anterior esquerda, entre o 4º e 5º espaços intercostais, com o indicador direcionado posteriormente, como mostram as Figuras 3 e 4.

O algoritmo a seguir (Figura 5) mostra uma linha de raciocínio rápida e que auxiliará nas dúvidas diagnósticas.

LIMPEZA, DESINFECÇÃO E PROTEÇÃO

Todo equipamento utilizado tem potencial de transportar gotículas contendo o vírus, portanto, deve ser tomado todo o cuidado com limpeza, desinfecção e proteção da máquina.

A proteção deve ser feita com tampas sob medida e não se deve cobrir a tela de maneira a reduzir a visão do operador; todas as sondas adicionais e eletrodos de eletrocardiograma (ECG) devem ser removidos.

Ao iniciar o exame, deve-se posicionar no lado direito do paciente com a finalidade de obter a maior distância entre as faces (paciente/operador); não se deve esquecer do uso de máscara no paciente para reduzir a contaminação por gotículas de ar.

Após realizar o exame, para limpeza e desinfecção da máquina, deve-se utilizar água morna e detergente neutro nas sondas, podendo usar desinfetante não alcoólico (existe recomendação conforme cada tipo de aparelho).

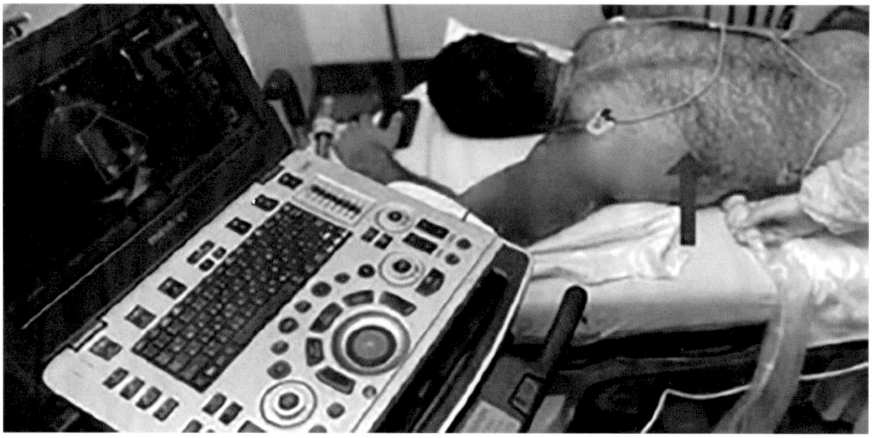

FIGURA 3 Posicionamento adequado do probe para realização de ecocardiograma focado em pacientes pronados.
Fonte: Gibson et al., 2020.[2]

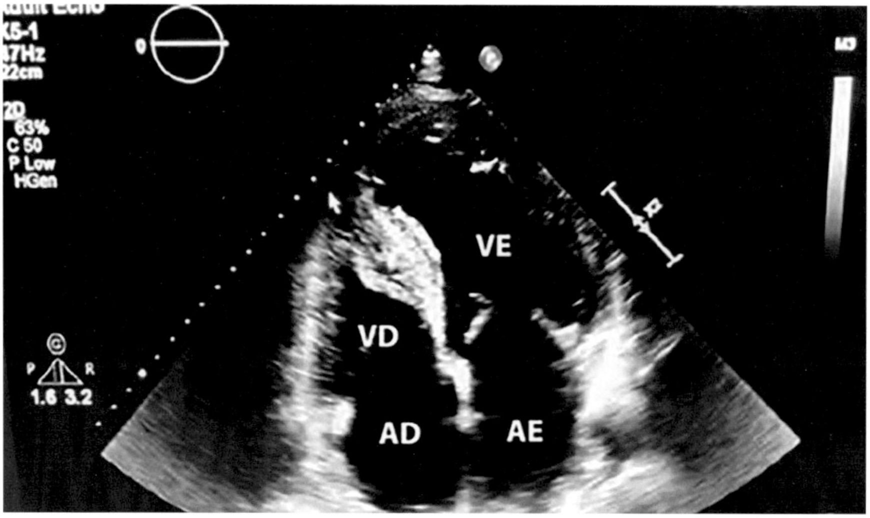

FIGURA 4 Imagem cardíaca obtida da janela apical 4 câmaras.
AD: átrio direito; AE: átrio esquerdo; VD: ventrículo direito; VE: ventrículo esquerdo.
Fonte: acervo dos autores.

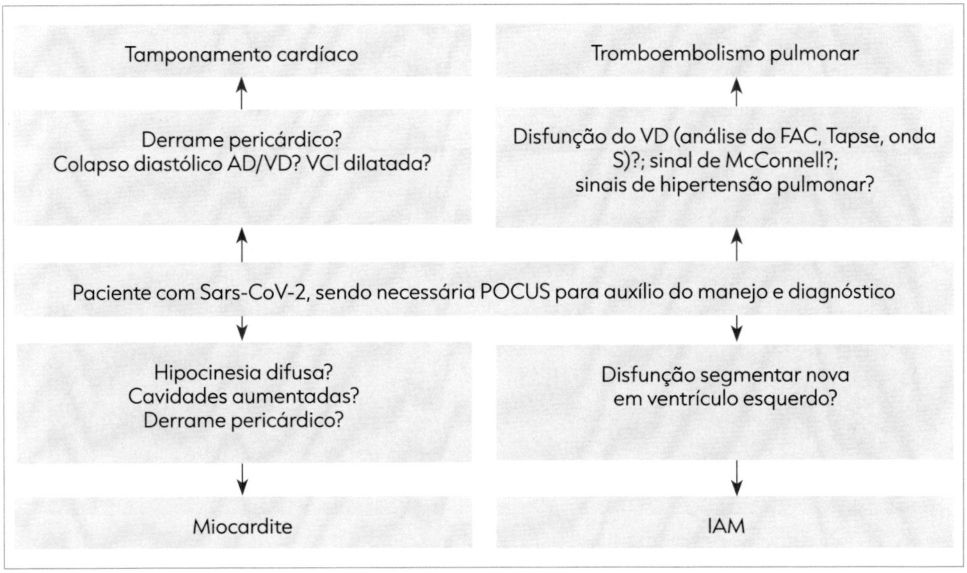

FIGURA 5 Algoritmo para POCUS em pacientes com infecção por covid-19.
AD: átrio direito; FAC: variação fracional da área; IAM: infarto agudo do miocárdio; POCUS: ultrassonografia point-of-care; Tapse: plano de excursão sistólica do plano do anel valvar tricúspide; VCI: veia cava inferior; VD: ventrículo direito.
Fonte: elaborada pelos autores.

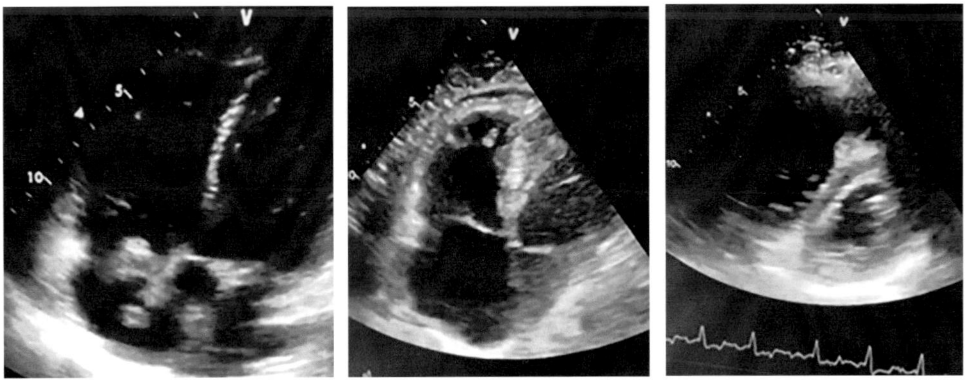

FIGURA 6 Alterações apresentadas no ecodopplercardiograma à beira-leito.
Fonte: acervo dos autores.

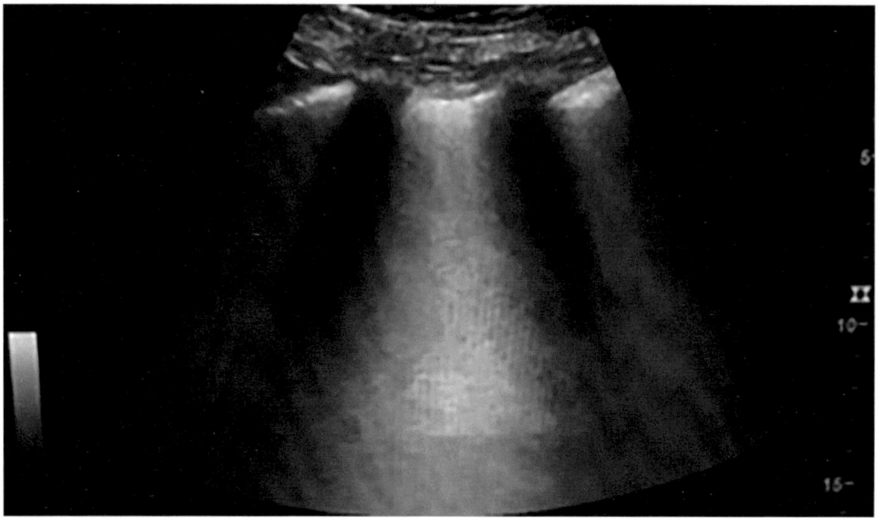

FIGURA 7 Imagem da POCUS para avaliação pulmonar.
Fonte: acervo dos autores.

REFERÊNCIAS

1. Rudski LG, Lai WW, Afilalo J, Hua L, Handschumacher MD, Chandrasekaran K, et al. Guidelines for the echocardiographic assessment of the right heart in adults: a report from the American Society of Echocardiography endorsed by the European Association of Echocardiography, a registered branch of the European Society of Cardiology, and the Canadian Society of Echocardiography. J Am Soc Echocardiogr. 2010;23(7):685-713; quiz 786-8.
2. Gibson LE, Di Fenza R, Berra L, Bittner EA, Chang MG. Transthoracic echocardiography in prone patients with acute respiratory distress syndrome: a feasibility study. Critic Care Expl. 2020;2(8):e0179.
3. American Society of Echocardiography. Cardiovascular point-of-care imaging for the medical student and novice user. Disponível em: https://aseuniversity.org/ase/lessons/47. Acesso em: 25 mar. 2020.
4. Neskovic AN, Skinner H, Price S, Via G, De Hert S, Stankovic I, et al.; Reviewers: This document was reviewed by members of the 2016–2018 EACVI Scientific Documents Committee. Focus cardiac ultrasound core curriculum and core syllabus of the European Association of Cardiovascular Imaging. Eur Heart J Cardiovasc Imaging. 2018;19:475-81.
5. Oliveira RR, Rodrigues TP, Silva PSD da, Gomes AC, Chammas MC. Ultrassonografia pulmonar: uma ferramenta adicional na COVID-19. Radiol Bras. 2020;53(4):241-51.
6. American College of Emergency Physicians. Ultrasound machine cleaning process for COVID-19. Disponível em: www.acep.org/globalassets/images/acep-us-machine-cleaning-covid-19.pdf. Acesso em: 25 mar. 2020.
7. Wu Z, McGoogan JM. Characteristics of and Important Lessons From the Coronavirus Disease 2019 (COVID-19) Outbreak in China: Summary of a Report of 72 314 Cases from the Chinese Center for Disease Control and Prevention. JAMA. 2020;323(13):1239-42.
8. Volpicelli G, Elbarbary M, Blaivas M, Lichtenstein DA, Mathis G, Kirkpatrick AW, et al.; International Liaison Committee on Lung Ultrasound (ILC-LUS) for International Consensus Conference on Lung Ultrasound (ICC-LUS). International evidence-based recommendations for point-of-care lung ultrasound. Intensive Care Med. 2012;38(4):577-91.

CAPÍTULO 38

Ultrassonografia *point-of-care* em Pediatria

Fabio Joly Campos
Thamyres Caetano Coelho Morato
Tiago Henrique de Souza

Objetivos

- Apresentar a aplicação da ultrassonografia ***point-of-care*** (POCUS) em Pediatria e sua importância no atendimento de emergências e terapia intensiva.
- Demonstrar o papel da POCUS na monitorização hemodinâmica, especialmente na avaliação de pré-carga, contratilidade e pós-carga no manejo do choque séptico.
- Explorar a utilidade do ultrassom no diagnóstico e monitoramento de condições pediátricas, como trauma, doenças pulmonares e avaliação da pressão intracraniana.
- Discutir a importância da ultrassonografia na realização de procedimentos invasivos pediátricos, como cateterização venosa e arterial, punção lombar e toracocentese, aumentando a segurança e a eficácia.

INTRODUÇÃO

O ultrassom (US) à beira-leito tem ganhado cada vez mais espaço nos atendimentos de emergência em pediatria, tanto nos prontos-socorros como nas unidades de terapia intensiva. Isso se deve tanto a uma maior divulgação e conhecimento sobre os dados fornecidos pelo US quanto pelos desenvolvimento de equipamentos cada vez menores e com tecnologia mais avançada. Apesar disso, a literatura é mais escassa que a referente aos adultos; grande parte das experiências iniciais foram reproduções do que era feito nos adultos. Nos próximos parágrafos, discorreremos um pouco sobre as possibilidades da ultrassonografia *point-of-care* (POCUS) em Pediatria.

Uma particularidade do exame da criança é que, pelo fato de as estruturas estarem mais próximas da pele, pode-se usar transdutores de frequência mais alta e, consequentemente, com uma melhor qualidade de imagem. É importante lembrar que a técnica para a realização dessa modalidade de US não requer treinamento prévio em radiologia ou cardiologia e que o objetivo não é buscar alterações estruturais, mas, sim, funcionais.

Hoje, as principais aplicações da POCUS em Pediatria são na monitorização hemodinâmica, no trauma e na avaliação hemodinâmica. Também já é bastante consagrado o uso para punção venosa profunda.

Não serão discutidos detalhes das técnicas de aquisição das imagens, já que é basicamente a mesma que a realizada nos adultos.

ECOCARDIOGRAMA NA MONITORIZAÇÃO HEMODINÂMICA

O ecocardiograma é ferramenta fundamental na monitorização hemodinâmica. Uma diferença importante da criança é o fato de apresentarem mais variações no perfil hemodinâmico: as crianças respondem em uma frequência maior que o adulto com disfunção cardíaca. Além disso, a resistência vascular periférica também pode variar, podendo estar diminuída, normal ou aumentada, e, não bastasse essa dificuldade, os trabalhos ainda mostram que o exame físico à beira-leito não é capaz de distinguir os diferentes perfis hemodinâmicos. Assim, o documento do Surviving Sepsis Campaign sugere que, para dividir o choque em quente ou frio, é necessária monitorização hemodinâmica avançada. Um grupo de pesquisadores do Egito demonstrou que, quando se faz o ecocardiograma seriado no choque séptico, o tempo de reversão dele é menor. Isso acontece porque o débito cardíaco é dado pelo volume ejetado multiplicado pela frequência cardíaca e o volume ejetado sofre influência de três variáveis: a pré-carga, a contratilidade e a pós-carga. Por meio da avaliação seriada com ecocardiograma, é possível avaliar cada uma dessas variáveis permitindo um tratamento mais preciso. Nos próximos parágrafos, será discutido como avaliar cada uma dessas variáveis.

PRÉ-CARGA

Das três, é a que tem uma quantidade maior de estudos. Hoje sabe-se que a ressuscitação fluídica é um ponto importante no tratamento do choque e ao longo da história passamos por três momentos.

Até o final da década de 1990, não havia o conceito da expansão com 10 a 20 mL/kg de cristaloide e havia uma mortalidade bastante alta no choque séptico. Nesse período foram publicados alguns artigos mostrando o benefício da expansão e houve uma melhora significativa na condução desses casos, porém nos últimos anos tem-se observado vários trabalhos mostrando que o uso exagerado de volume na fase de ressuscitação fluídica leva a uma sobrecarga de volume e isso aumenta a mortalidade; qual é o papel do US então? Até então, testava-se a resposta do paciente à expansão, praticamente até ele ficar congesto e começar a rebaixar o fígado e a apresentar crepitações na ausculta pulmonar; agora, com o US, antes de iniciar a expansão é possível avaliar se o paciente será realmente responsivo ao volume. Uma autora indiana demonstrou que cerca de 60% dos pacientes que recebem expansão não apresentam mudança na pressão arterial e no índice cardíaco e, portanto, não precisariam desse volume!

Como prever a responsividade a volume com o US? A forma mais consagrada é interpretar a variação do diâmetro da veia cava com a respiração do paciente. A veia cava tem suas paredes finas e é altamente complacente; além disso, está conectada ao átrio direito, sofrendo influência de sua pressão de enchimento. Variações em seu diâmetro maiores que 50% indicam que o paciente se beneficiaria de volume, que seria respondedor a volume. Ao usar essa estratégia, há uma diminuição na quantidade de volume administrado e um início mais precoce das drogas vasoativas. Apesar dos trabalhos com a variação do diâmetro da veia cava, recentemente outros têm mostrado que a variação da velocidade do fluxo através da valva aórtica é melhor preditor de responsividade a volume. Assim como há variação no retorno venoso durante a respiração, há variação da velocidade do volume ejetado; essa velocidade é medida com o Doppler pulsado e quando a variação na inspiração e expiração é maior que 12%, provavelmente o paciente será responsivo a volume.

CONTRATILIDADE

Classicamente, a avaliação da contratilidade é feita medindo a fração de ejeção e a fração de encurtamento. Porém, inúmeros trabalhos mostram que a sensibilidade desse método não é alta, portanto, pode-se considerar que a simples avaliação subjetiva tem sensibilidade semelhante e pode substitui-la. Na avaliação subjetiva, deve-se atentar à movimentação dos ventrículos, ao avaliar o ventrículo esquerdo deve-se observar a movimentação da valva mitral e o formato do coração: o ventrículo esquerdo normal tem um formato de elipse e, quando há disfunção, ele pode se tornar mais arredondado. Porém, em alguns casos com disfunção mais leve o formato pode ficar mais arredondado; além disso, observa-se a movimentação do septo e da parede livre. O ventrículo direito deve ser avaliado e o tamanho deve ser de até 60% do esquerdo; também se observa a movimentação das paredes.

Essa avaliação descrita até agora é a avaliação ecocardiográfica básica da função, porém existem inúmeros trabalhos recentes sobre avaliação avançada. Nos casos de alterações mais discretas, medidas mais precisas podem ajudar, assim, quando não se identifica alteração na análise subjetiva, deve-se avaliar novamente a função sistólica do ventrículo esquerdo (VE), com outras técnicas, além de função diastólica do VE e função sistólica do ventrículo direito (VD). A seguir, serão listadas algumas possibilidades, lembrando que ainda são necessárias mais evidências científicas para definir o melhor caminho:

- **Função sistólica do VE**: *strain*, excursão do anel da mitral (MAPSE), Doppler tissular.
- **Função diastólica do VE:** Doppler tissular e padrão de fluxo da mitral, tamanho do átrio esquerdo.
- **Função sistólica do VD:** variação da área do VD (FAC), Doppler tissular e excursão da tricúspide (TAPSE).

PÓS-CARGA

Pode ser medida também com o uso de ecocardiograma; para essa medida, é necessário medir o débito cardíaco e usar os valores de pressão venosa central e pressão arterial média. Usando a seguinte fórmula, teremos o valor da resistência vascular periférica:

$$RVP = (PAM-PVC)/DC \times 79{,}9$$

Em que:

RVP: resistência vascular periférica.

PAM: pressão arterial média.

DC: débito cardíaco.

Em resumo, a condução do choque séptico em Pediatria é extremamente desafiadora e o ecocardiograma é uma ferramenta fundamental. Ele permite a medida do débito cardíaco antes e após cada intervenção, permitindo identificar se foi bem-sucedida ou não, e permite avaliar os componentes determinantes do débito cardíaco.

TRAUMA

eFast

O Fast (*focused assessment with sonography*) foi criado em 1995 para descrever uma ferramenta de diagnóstico acessível, portátil, não invasiva e confiável. O exame evoluiu para uma maior abrangência, englobando também alterações traumáticas torácicas, sendo então chamado de eFast (*extended Fast* ou Fast estendido), que envolve pesquisa de pneumotórax e hemotórax.

É importante destacar que esse exame não tem como objetivo identificar lesões de órgãos sólidos ou vísceras ocas, apenas líquido livre na cavidade abdominal ou torácica.

No contexto da pediatria, a importância desse exame no atendimento de um trauma estável ou instável hemodinamicamente é inquestionável.

Os locais de avaliação são semelhantes aos do paciente adulto, sendo três regiões abdominais e cinco torácicas. As áreas abdominais se localizam no quadrante superior direito (hepatorrenal), quadrante superior esquerdo (esplenorrenal) e janela suprapúbica (pelve). Por sua vez, as regiões torácicas compreendem janela subcostal, regiões torácicas anteriores e laterais bilateralmente.

O transdutor a ser utilizado é o convexo (2,5 a 5 MHz), sendo possível realizar com o linear em lactentes (5 a 20 MHz) ou o cardíaco.

A maioria das crianças vítimas de trauma fechado se apresentam com estabilidade clínica, o que reduz a sensibilidade desse exame nessa população. Além disso, até 37% dos traumas fechados em Pediatria com lesões intra-abdominais não apresentam líquido livre no peritônio. Assim, é importante atentar-se ao fato de que um exame inicialmente negativo não exclui sangramento intra-abdominal, sendo necessário um novo Fast ou outro exame de imagem se houver instabilidade hemodinâmica.

Sistema nervoso central

A avaliação da pressão intracraniana (PIC) diante de um traumatismo craniano grave é de extrema importância e pode ser realizada de maneira não invasiva com a avaliação do diâmetro da bainha de mielina do nervo óptico. O aumento em diâmetro dessa bainha em cerca de 4,5 e 5,5 mm pode ser sugestivo de hipertensão intracraniana.

ULTRASSONOGRAFIA PULMONAR

Pela alta incidência de doenças respiratórias em crianças, a ultrassonografia pulmonar (UP) rapidamente se tornou um método valioso no setor de emergência e cuidados intensivos pediátricos. Esse método de imagem é acurado, rápido e seguro, possibilitando, além do diagnóstico, a monitorização respiratória do paciente hospitalizado. As dimensões anatômicas reduzidas da população pediátrica, com paredes torácicas finas e área torácica pequena, facilitam sua realização e favorecem a investigação das regiões torácicas posteriores. Além disso, ao contrário do que ocorre na avaliação de exames radiográficos, a UP apresenta alta concordância interoperador. Pesquisadores da UTI pediátrica da Universidade Estadual de

Campinas (Unicamp) encontraram uma alta concordância entre operadores com graus muito distintos de experiência quando foram avaliados achados ultrassonográficos em regiões pulmonares específicas. A seguir, serão discutidos alguns aspectos importantes da aplicação da UP em crianças.

Pneumonia

A evidência atual sugere que a UP pode ser utilizada como método de primeira linha na investigação de crianças com suspeita de pneumonia. A metanálise mais recente mostrou que a UP tem acurácia semelhante à da radiografia (RX) de tórax, com sensibilidade e especificidade da UP de 95 e 90%, respectivamente. Porém, a UP é superior à RX na detecção de derrames pleurais pequenos. Embora a presença de consolidações pequenas e múltiplas linhas B difusas sejam sugestivas de pneumonia viral (no contexto clínico de pneumonia), não é recomendado que a distinção etiológica entre pneumonias bacterianas ou virais seja realizada com base somente nos achados ultrassonográficos.

Bronquiolite viral aguda

Entre os achados ultrassonográficos mais comuns em pacientes com bronquiolite viral aguda (BVA) estão as linhas B e consolidações. Nessa população, a UP se mostrou superior à RX, uma vez que consolidações menores que 1 cm dificilmente são visualizadas nos exames radiográficos. Além disso, a visualização de consolidações, especialmente as maiores, auxilia no diagnóstico de coinfecção bacteriana. Contudo, novamente é preciso salientar que a imagem ultrassonográfica não deve ser utilizada isoladamente para estabelecer o diagnóstico de infecção bacteriana. A ocorrência de atelectasias é muito comum em pacientes com BVA e sua imagem ultrassonográfica frequentemente é indistinguível de pneumonias bacterianas.

Além de seu uso no diagnóstico, diversos estudos mostraram uma superioridade dos escores ultrassonográficos sobre os escores clínicos para prever a necessidade de admissão em UTI, oxigenoterapia e suporte ventilatório. De modo geral, a presença de múltiplas linhas B difusas (síndrome intersticial) e consolidações são os principais achados preditores de piores desfechos. A Tabela 1 mostra um exemplo de escore ultrassonográfico proposto por Basile et al.

Asma

Atualmente, poucos estudos avaliaram a UP em crianças asmáticas. A evidência atual sugere que a UP pode ser útil nessa população para estabelecer o diagnóstico diferencial com BVA e pneumonia. Em um estudo publicado em 2017, Dankoff et al. encontraram anormalidades ultrassonográficas em 45% dos pacientes com asma moderada ou grave, dos quais 90% tiveram diagnóstico final de asma e 10% de asma/pneumonia. Foram observadas presença de linhas B, consolidações e anormalidades pleurais.

Edema pulmonar

A presença de água extravascular pulmonar pode ser facilmente avaliada pela UP em crianças, tornando este método valioso para guiar a ressuscitação fluídica e na avaliação de pacientes com acúmulo hídrico, especialmente cardiopatas, nefropatas e hepatopatas. Alguns autores observaram que a fluidoterapia guiada por ultrassonografia resulta em menor incidência de acúmulo hídrico. As linhas B surgem precocemente durante a ressuscitação fluídica, ocorrendo antes da piora da oxigenação.

TABELA 1 Escore ultrassonográfico para crianças com bronquiolite viral aguda de Basile et al.

		0	1	2
Região anterolateral		Deslizamento pleural normal com linhas A	Síndrome intersticial heterogênea e difusa com múltiplas linhas B, confluentes e áreas poupadas	Síndrome intersticial heterogênea e difusa e/ou consolidações pulmonares subpleurais
Região paravertebral/ posterior	Síndrome intersticial	Linha B única ou ausente	Múltiplas linhas B focais	Múltiplas linhas B confluentes
	Extensão da síndrome intersticial	0-6 espaços intercostais envolvidos bilateralmente	6-12 espaços intercostais envolvidos bilateralmente	> 12 espaços intercostais envolvidos bilateralmente
	Presença de consolidação pulmonar subpleural	Ausente	Consolidação pulmonar subpleural < 1 cm	Consolidação pulmonar subpleural ≥ 1 cm

Classificação: normal (0); leve (1-3); moderada (4-6); grave (7-8).

É importante estar atento para o fato que muitas crianças apresentam linhas B decorrentes de doenças primárias pulmonares e não por acúmulo hídrico. Nesses casos, deve ser valorizado o aumento no número de linhas B durante a fluidoterapia. É muito frequente que sejam visualizados pequenos derrames pleurais em pacientes com edema pulmonar. Além disso, a UP pode ser utilizada para avaliar a eficácia de medidas ativas de retirada de líquidos. Pacientes submetidos à hemodiálise apresentam redução significativa das linhas B após a ultrafiltração.

Síndrome do desconforto respiratório agudo

Embora sejam escassos os estudos avaliando a UP em crianças com síndrome do desconforto respiratório agudo (SDRA), os estudos atuais apresentam resultados promissores, tanto para o diagnóstico quanto para a monitorização respiratória durante as manobras de recrutamento alveolar. Não existem achados ultrassonográficos específicos da SDRA, sendo encontradas linhas B, consolidações e alterações pleurais. O *guideline* atual de SDRA pediátrico (PALICC-2) ressalta que a UP pode ser útil para o diagnóstico, especialmente em locais com recursos limitados, onde a radiografia pode não estar disponível. Alguns estudos mostram que a UP pode ser útil para guiar manobras de recrutamento, nas quais a melhora dos escores ultrassonográficos esteve relacionada com a melhora na oxigenação.

Existe uma grande expectativa de que a UP possa auxiliar na avaliação da recrutabilidade pulmonar dos pacientes em ventilação mecânica invasiva, contudo, ainda são poucos os estudos pediátricos avaliando essa aplicação. Em nossa experiência, a UP tem se mostrado valiosa para avaliação do recrutamento pulmonar durante os ajustes de variáveis ventilatórias, mudanças de decúbito e atendimento fisioterapêutico.

PROCEDIMENTOS GUIADOS POR ULTRASSOM

A realização de procedimentos invasivos é especialmente desafiadora na Pediatria. As dimensões anatômicas reduzidas e as variações anatômicas aumentam substancialmente a chance de falha ou de complicações nos diversos procedimentos. Desse modo, recomenda-se que a ultrassonografia seja utilizada sempre que possível para guiar a realização desses procedimentos em tempo real, ou ao menos para pré-localização.

Cateterização venosa central

A cateterização venosa central é um procedimento frequentemente necessário em crianças gravemente doentes e está associada a risco de complicações diversas complicações, como pneumotórax, hemotórax, lesões nervosas, lesão arterial, tromboses e embolias. A ocorrência dessas complicações e de falhas no procedimento é substancialmente maior quando se utiliza a técnica tradicional de punção, ou seja, guiada por pontos de referência anatômicos na pele. Enquanto em adultos os procedimentos realizados às cegas apresentam taxas de falha que variam de 7 a 16%, em Pediatria esses valores podem atingir 60%.

Diversos estudos envolvendo crianças demonstraram a superioridade da cateterização venosa central guiada por ultrassom nos diversos sítios em comparação à técnica tradicional, mesmo quando são avaliados operadores com pouca experiência. Um estudo randomizado realizado na Unidade de Terapia Intensiva Pediátrica (Utip) do Hospital das Clínicas da Unicamp envolvendo médicos residentes observou um sucesso na cateterização da veia jugular interna de 95% no grupo em que o procedimento foi guiado por ultrassom, enquanto no grupo controle o sucesso foi de apenas 61%.

Os benefícios apontados pelas evidências atualmente disponíveis tornam imprescindível a utilização da ultrassonografia para guiar as cateterizações venosas centrais em crianças. Além disso, pacientes crônicos, com histórico de diversas cateterizações prévias, frequentemente apresentam tromboses, que podem ser facilmente identificadas pela ultrassonografia, permitindo assim a escolha de melhores sítios de punção.

Cateterização venosa periférica

A utilização do ultrassom está bem estabelecida para guiar a inserção periférica de cateteres venosos centrais (PICC), porém o benefício de seu uso para a obtenção de acessos venosos periféricos (AVP) ainda não está claro. A vantagem da ultrassonografia parece ser mais evidente nas crianças com acesso venoso difícil. Assim, seu uso deve ser individualizado para a obtenção de AVP.

Cateterização arterial

A cateterização arterial é um dos procedimentos invasivos mais desafiadores realizados pelo médico intensivista ou anestesiologista. Os diâmetros reduzidos das artérias periféricas dificultam substancialmente o sucesso do procedimento. As metanálises mais recentes mostram que o ultrassom pode aumentar significativamente a chance de sucesso na primeira tentativa, além de reduzir o tempo do procedimento e a ocorrência de complicações. Essas vantagens também foram observadas quando são analisados apenas estudos que avaliaram a cateterização da artéria radial. O procedimento guiado por US pode ser realizado com técnica semelhante à utilizada para cateterização venosa, ou seja, com visualização transversal ou longitudinal do vaso.

Punção lombar

A punção lombar guiada por ultrassonografia possui diversas vantagens sobre a técnica tradicional. Entre elas estão a possibilidade de avaliação do saco tecal previamente ao procedimento, visualização do saco tecal e do cone medular em tempo real e localização do posicionamento da agulha. O ultrassom aumenta significativamente a taxa de sucesso do procedimento. Pierce et al. observaram um sucesso de 96% na punção lombar de pacientes nos quais houve falha prévia do procedimento realizado às cegas. O procedimento guiado por ultrassom é realizado com transdutor linear, com visão transversal ou longitudinal.

Toracocentese, paracentese e pericardiocentese

A evidência disponível avaliando o uso da ultrassonografia nos procedimentos de toracocentese, paracentese e pericardiocentese é extremamente limitada em Pediatria. Contudo, é esperado que os benefícios descritos em pacientes adultos sejam os mesmos ou ainda maiores em crianças. O exame realizado previamente ao procedimento é fundamental para escolher o melhor local de punção. O benefício da ultrassonografia é maior em pacientes com derrames pleurais septados ou com ascite em abdome com aderências decorrentes de peritonites prévias ou procedimentos cirúrgicos. As graves complicações relacionadas à pericardiocentese podem ser reduzidas significativamente com o auxílio da ultrassonografia.

REFERÊNCIAS

1. Yan JH, Yu N, Wang YH, Gao YB, Pan L. Lung ultrasound vs chest radiography in the diagnosis of children pneumonia: Systematic evidence. Medicine (Baltimore). 2020;99(50):e23671.
2. Rizvi MB, Rabiner JE. Pediatric point-of-care lung ultrasonography: a narrative review. West J Emerg Med. 2022;23(4):497-504.
3. Kogias C, Prountzos S, Alexopoulou E, Douros K. Lung ultrasound systematic review shows its prognostic and diagnostic role in acute viral bronchiolitis. Acta Paediatr. 2023;112(2):222-32.
4. Kaiser RS, Sarkar M, Raut SK, Mahapatra MK, Zaman MAU, Roy O, et al. A study to compare ultrasound-guided and clinically guided fluid management in children with septic shock. Indian J Crit Care Med. 2023;27(2):139-46.
5. de Souza TH, Nadal JAH, Peixoto AO, Pereira RM, Giatti MP, Soub ACS, Brandão MB. Lung ultrasound in children with pneumonia: interoperator agreement on specific thoracic regions. Eur J Pediatr. 2019;178(9):1369-77.
6. Zhang W, Li K, Xu H, Luo D, Ji C, Yang K, Zhao Q. Efficacy of ultrasound-guided technique for radial artery catheterization in pediatric populations: a systematic review and meta-analysis of randomized controlled trials. Crit Care. 2020;24(1):197.
7. Mitchell EO, Jones P, Snelling PJ. Ultrasound for pediatric peripheral intravenous catheter insertion: a systematic review. Pediatrics. 2022;149(5):e2021055523.
8. Pierce DB, Shivaram G, Koo KSH, haw DWW, Meyer KF, Monroe EJ. Ultrasound-guided lumbar puncture in pediatric patients: technical success and safety. Pediatr Radiol. 2018;48:875-81.
9. Kaur G, Vinayak N, Mittal K, et al: Clinical outcome and predictors of mortality in children with sepsis, severe sepsis, and septic shock from Rohtak, Haryana: A prospective observational study. Indian J Crit Care Med. 2014;18:437-41.
10. Goldstein B, Giroir B, Randolph A; International Consensus Conference on Pediatric Sepsis. International pediatric sepsis consensus conference: definitions for sepsis and organ

dysfunction in pediatrics. Pediatr Crit Care Med. 2005;6:2-8.
11. Raj S, Killinger JS, Gonzalez JA, Lopez L. Myocardial dysfunction in pediatric septic shock. J Pediatr. 2014;164:72-77.e2.
12. Sanfilippo F, Orde S, Oliveri F, Scolletta S, Astuto M. The challenging diagnosis of septic cardiomyopathy. Chest. 2019;156:635-6.
13. Weiss SL, Balamuth F, Hensley J, Fitzgerald JC, Bush J, Nadkarni VM, et al. The epidemiology of hospital death following pediatric severe sepsis: when, why, and how children with sepsis die. Pediatr Crit Care Med. 2017;18:823-30.
14. Weiss SL, Peters MJ, Alhazzani W, Agus MSD, Flori HR, Inwald DP, et al. Surviving sepsis campaign international guidelines for the management of septic shock and sepsis-associated organ dysfunction in children. Pediatr Crit Care Med. 2020;21:e52-e106.

CAPÍTULO 39

Ultrassonografia *point-of-care* na prática do fisioterapeuta na unidade de terapia intensiva: princípios básicos para avaliação respiratória e musculoesquelética

Marcelo Azeredo Terra
Michele Vaz Pinheiro Canena

Objetivos

- Demonstrar como a POCUS melhora a segurança e a eficácia dos
- procedimentos realizados pelos fisioterapeutas.
- Demonstrar a importância do ultrassom pulmonar na prática do fisioterapeuta.
- Demonstrar os principais protocolos utilizados na avaliação pulmonar pelo ultrassom.
- Demonstrar a utilidade do ultrassom na avaliação diafragmática.

INTRODUÇÃO À ULTRASSONOGRAFIA NA PRÁTICA DO FISIOTERAPEUTA

A ultrassonografia *point-of-care* (POCUS) é uma ferramenta consolidada na prática do fisioterapeuta em terapia intensiva que proporciona uma avaliação rápida e dinâmica de diversos sistemas do corpo e se destaca na avaliação respiratória e musculoesquelética. Este capítulo tem como objetivo explorar a aplicação da POCUS, sua aplicabilidade e princípios básicos, assim como, destacar a importância da avaliação fisioterapêutica por POCUS e como essa ferramenta pode auxiliar na tomada de decisão clínica permitindo intervenções fisioterapêuticas mais precisas e personalizadas.

Os exames de imagem possuem um papel importante na elaboração do diagnóstico funcional, especialmente para os fisioterapeutas. A tomografia computadorizada, a radiografia e a ultrassonografia são exemplos de exames de imagem disponíveis no ambiente hospitalar. É de fundamental importância que o profissional saiba interpretar o exame de imagem em todas as suas estruturas, reconhecendo padrões de normalidade e anormalidade, a fim de garantir a assertividade de uma avaliação de qualidade.

A ultrassonografia é um dos métodos de diagnóstico por imagem mais versáteis que temos, de aplicação relativamente simples quando o profissional conhece sua aplicabilidade e com excelente relação custo-benefício. Esse exame progrediu muito nas últimas décadas, não só na melhora da aquisição e no processamento de imagem, mas também na questão da portabilidade, bastante ampliada diante do desenvolvimento de aparelhos pequenos e móveis, somados a uma qualidade de imagem avançada.

Várias são as vantagens da ultrassonografia comparada a outros exames de imagem descritos na literatura. A principal vantagem vem do fato de não emitir radiação ao paciente e ao profissional que está realizando o exame, além de ser não invasiva, com possibilidade de utilização à beira-leito de forma dinâmica, evitando transporte do paciente para ambiente externo e permitindo ao examinador realizar avaliações seriadas, em tempo real, para escolha adequada de suas condutas, além de acompanhar sua efetividade.

A qualidade da imagem do ultrassom é provavelmente mais dependente da habilidade do operador em produzir e refinar a imagem do que qualquer outro método. Historicamente, a ultrassonografia tem sido utilizada para fins médicos desde a década de 1950 com o objetivo de avaliar as características morfológicas e a integridade estrutural de vários órgãos e tecidos.[1] Contudo, com os avanços no conhecimento a respeito dessa ferramenta, surgiu uma diversidade de aplicações, as quais se estenderam para além do uso tradicional, dentre as quais vem se destacado a utilização da ultrassonografia por fisioterapeutas, enfermeiros e nutricionistas, entre outros profissionais, tanto no campo da pesquisa como no da prática clínica.

Em maio de 2006, aconteceu o primeiro simpósio internacional sobre a utilização da ultrassonografia para fins fisioterapêuticos, promovido na Faculdade de Fisioterapia da Universidade Army-Baylor, nos Estados Unidos.[2] O objetivo desse simpósio foi desenvolver diretrizes de boas práticas para o uso dessa ferramenta e definir uma agenda de pesquisa internacional e colaborativa relacionada ao uso da ultrassonografia por fisioterapeutas. Nesse evento, a ultrassonografia utilizada para avaliação por fisioterapeutas foi denominada ultrassonografia reabilitativa, conhecida no Brasil como ultrassonografia cinesiológica.

A ultrassonografia cinesiológica é referenciada como exame de imagem cinético-funcional que consta na lista de procedimentos fisioterapêuticos descritos no Referencial Nacional de Procedimentos Fisioterapêuticos (RNPF).[3] Todos os exames funcionais descritos no RNPF são instrumentos de avaliação complementares para análise semiológica sob o olhar do fisioterapeuta, ou seja, com o propósito de quantificar e qualificar os distúrbios funcionais, característicos dos diagnósticos fisioterapêuticos.

Portanto, essa ferramenta vem sendo utilizada para auxiliar na elaboração do fisiodiagnóstico e na monitorização de intervenções fisioterapêuticas destinadas a melhorar a funcionalidade. Além disso, pode fornecer *feedback* visual ao paciente e ao fisioterapeuta para melhor direcionamento das condutas, como demonstrado na Figura 1. Em resumo, a partir da ultrassonografia é possível estabelecer com maior precisão a presença de alterações morfofuncionais, bem como o nível de recuperação a partir das condutas fisioterapêuticas estabelecidas em tempo real e verificar objetivamente a melhora das alterações morfofuncionais com precisão, auxiliando na

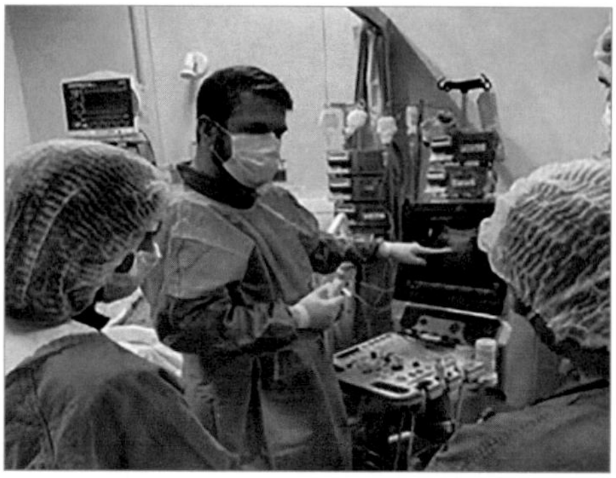

FIGURA 1 Avaliação ultrassonográfica à beira-leito realizada pelo fisioterapeuta na unidade de terapia intensiva.
Fonte: acervo do autor.

elaboração do plano terapêutico e nos seus possíveis ajustes, bem como no estabelecimento de prognóstico funcional.

PRINCÍPIOS BÁSICOS DA ULTRASSONOGRAFIA NA AVALIAÇÃO FISIOTERAPÊUTICA

Antes de iniciar qualquer exame de ultrassonografia, é imprescindível que o fisioterapeuta estude e conheça o aparelho e suas principais funções. A operação do aparelho de ultrassonografia tem os mesmos princípios básicos em todos os fabricantes; o ideal é familiarizar-se com o aparelho que será utilizado no dia a dia.

O conhecimento e o ajuste de alguns parâmetros durante a realização da ultrassonografia são fundamentais para a melhor aquisição das imagens. Aprender sobre os conceitos básicos e avançados da ultrassonografia se torna necessário para realizar uma avaliação eficiente.

O funcionamento do equipamento e a geração da imagem na tela ocorrem quando a energia elétrica é transformada em energia sonora pelos transdutores, retornando ao aparelho em forma de imagem em tons de cinza.[4] Uma variedade de interações ocorre à medida que a onda sonora se propaga através dos tecidos. A atenuação ocorre com o feixe de ultrassom depois que ele penetra no corpo do paciente. Quando o feixe se propaga, há uma redução de sua amplitude em função da distância percorrida, ou seja, quanto maior a distância, maior será a atenuação. A atenuação depende da natureza do meio e da frequência do transdutor (transdutores de baixa frequência são menos atenuados e podem atingir órgãos mais profundos).

A onda ultrassonográfica se propaga bem através de líquidos, partes moles e órgãos sólidos com alto teor de água. A propagação pelo ar se dá em velocidade muito baixa, o que dificulta a formação das imagens. A profundidade depende do tecido avaliado e do ajuste do equipamento pelo fisioterapeuta. Quanto menor for a frequência do transdutor, maior será a profundidade do tecido observado. Seu pulso é gerado por cristais piezoelétricos presentes no transdutor, originando ondas sonoras que são transmitidas, atenuadas e refletidas pelos tecidos.[4]

O ganho amplifica os sinais ultrassonográficos, tornando a imagem mais clara ou mais escura conforme a necessidade do examinador. A intensidade do brilho no monitor é proporcional à intensidade do eco, o qual depende da diferença entre as impedâncias de dois meios. Quanto maior for o eco, mais branca (ou hiperecoica) aparecerá à imagem; ao contrário, quanto menor for o eco, mais preta (ou hipoecoica ou anecoica) é a imagem[4,5] (Figura 2).

Os transdutores são os dispositivos que convertem a energia elétrica em energia sonora através de cristais piezoelétricos contidos em seu interior, que ao vibrar produzem a onda sonora. Os transdutores fazem a varredura na pele, transmitindo ao aparelho a imagem encontrada, e variam em tamanho e

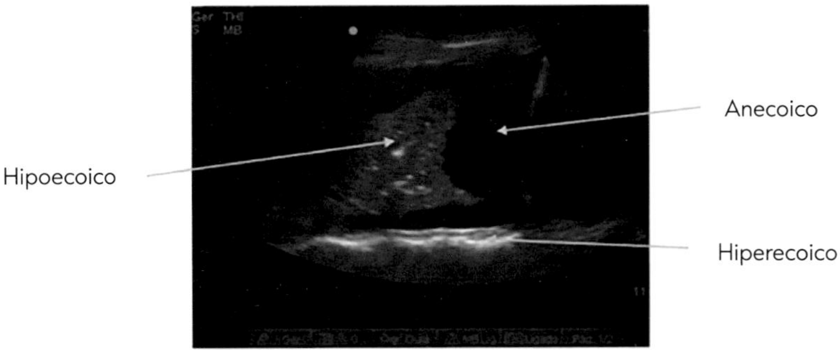

FIGURA 2 Diferentes intensidades do eco na imagem do ultrassom. Sinal da coluna vertebral (hiperecoico), pulmão atelectasiado (hipoecoico) e derrame pleural (anecoico).
Fonte: acervo do autor.

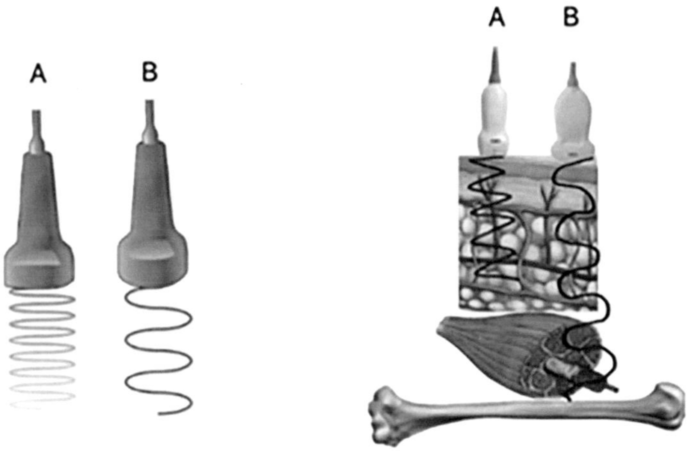

FIGURA 3 Representação das ondas sonoras. A: onda sonora de alta frequência; B: onda sonora de baixa frequência.
Fonte: acervo do autor.

frequência. Quanto menor for a frequência do transdutor, maior é a profundidade que ele atinge, e quanto maior for a frequência, menor será a profundidade (Figura 3). [4,5]

Os transdutores de baixa frequência mais utilizados na avaliação fisioterapêutica são os transdutores convexo ou curvilíneo e o setorial ou cardiológico. Na avaliação do sistema respiratório do adulto, o mais indicado é utilizar o transdutor convexo ou curvilíneo para avaliação pleuropulmonar, pela importância da avaliação pleural e a profundidade de alcance da aeração pulmonar; no entanto, ao avaliar pacientes neonatos ou pediátricos recém-nascidos, utilizam-se os transdutores retilíneo ou linear, que possuem como características maiores frequências, avaliação mais superficial e melhor qualidade de imagem. Igualmente acontece na avaliação diafragmática, em que se seleciona o transdutor curvilíneo ou convexo para avaliar a excursão do diafragma, por alcançar maior profundidade, e o transdutor retilíneo ou linear para avaliar a espessura do diafragma na zona de aposição, por ser uma avaliação superficial.

A Figura 4 apresenta exemplos de transdutores: linear ou retilíneo – considerado de alta frequência, que trabalha em uma faixa que varia de 7 a 20 MHz (Figura 4 A); curvilíneo ou convexo – considerado de alta frequência, que trabalha em uma faixa que varia de 2 a 8 MHz (Figura 4 B); e setorial ou cardiológico – considerado de alta frequência que trabalha em uma faixa que varia de 1 a 5 MHz (Figura 4 C).

ULTRASSONOGRAFIA PLEUROPULMONAR NA VISÃO DO FISIOTERAPEUTA

Com o progresso e o desenvolvimento da avaliação fisioterapêutica, a ultrassonografia se tornou uma ferramenta importante no rol de procedimentos e suas aplicações estão se expandindo. Originalmente considerada inviável por muitos especialistas, a ultrassonografia pulmonar tem sido aplicada e está mudando o processo de tratamento de pacientes no hospital e até mesmo em consultórios. A ultrassonografia em tempo real pode ser usada para avaliar a anatomia e dinâmica de órgãos e tecidos, além de informações funcionais e hemodinâmicas à beira-leito.

O ar é uma barreira às ondas do ultrassom e, por isso, por muito tempo a avaliação dos pulmões por esse método foi considerada impossível. Nas últimas décadas vem crescendo o interesse pelo uso da ultrassonografia para avaliação de inúmeras condições patológicas da pleura, do líquido pleural e dos pulmões, especialmente de pacientes internados na unidade de terapia intensiva (UTI) e no setor de emergência.[6]

A onda ultrassonográfica se propaga bem por meio de líquido, partes moles e órgãos sólidos com alto teor de água. A propagação pelo ar se dá em velocidade muito baixa, o que dificulta a formação das imagens. Por esse motivo, é através de artefatos, quando bem conhecidos, que podemos reconhecer as mudanças que ocorrem na aeração pulmonar em patologias diversas.[6]

Na UTI, os fisioterapeutas utilizam da avaliação respiratória para a identificação de alterações na aeração pulmonar e possíveis disfunções do sistema respiratório

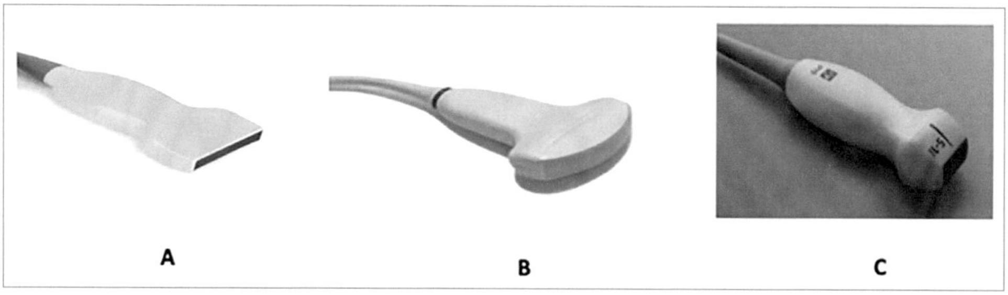

FIGURA 4 Tipos de transdutores mais comumente utilizados nas avaliações fisioterapêuticas em pacientes na UTI. A: transdutor retilíneo ou linear de alta frequência; B e C: transdutores convexo ou curvilíneo e setorial ou cardiológico (C), ambos de baixa frequência.
Fonte: acervo do autor.

para a elaboração do fisiodiagnóstico. As ferramentas mais comuns e facilmente utilizadas ainda são radiografia de tórax e a ausculta pulmonar. Porém, é conhecida a limitação diagnóstica em sua utilização, e muitas vezes não permite diagnósticos diferenciados.[7] Embora a tomografia de tórax permita essa diferenciação, além do custo mais elevado e do alto risco de exposição à radiação, requer o transporte do paciente para fora da UTI, o que envolve grande parte da equipe multiprofissional quando se trata de paciente crítico.[7]

Por convenção, a ultrassonografia pleuropulmonar é realizada com o transdutor perpendicular à pele no plano longitudinal, ou seja, com o marcador do transdutor (*probe mark*) direcionado para cabeça do paciente. Para avaliação das áreas pleuropulmonares, é necessário utilizar um transdutor de baixa frequência, que permite maior penetração (2-6 MHz) quando o paciente for adulto. Os mais utilizados para este fim são os transdutores convexo ou curvilíneo e setorial ou cardiológico. Caso o objeto de estudo seja a análise exclusiva da linha pleural ou pacientes neonatos e pediátricos, o transdutor linear de alta frequência (8-20 MHz) pode ser utilizado, uma vez que fornece maior resolução da imagem.[8]

Os modos ultrassonográficos mais comuns de avaliação pleuropulmonar são: modo B, que também é conhecido com 2D (bidimensional); e modo M (movimento). O modo B é o modo inicial de avaliação ultrassonográfica (o que aparece na tela quando o aparelho é ligado), também conhecido como modo brilho. Já o modo M é utilizado para verificar o movimento das estruturas ao longo do tempo (p. ex., mobilidade do diafragma, variação da espessura da veia cava inferior, deslizamento pleural, entre outros); o examinador posicionará a linha estacionária mostrada no visor do aparelho no local da avaliação.[6]

As ondas de ultrassom não são bem transmitidas com os pulmões bem aerados.[4] Partindo desse princípio, a ultrassonografia pleuropulmonar é baseada na análise dos artefatos gerados. No pulmão aerado, apenas a linha pleural é visível e seu movimento é tipicamente evidente, gerando o deslizamento pleural. A partir da linha pleural, é possível ver as linhas A, que são a reverberação do eco da linha pleural, e traduzem a aeração normal dos pulmões. As costelas geram sombra acústica, pois a onda de ultrassom é refletida ao atingir o osso. Por esta razão, abaixo da costela se vê uma sombra, denominada sombra acústica das costelas. Entre duas sombras acústicas das costelas localiza-se o campo pulmonar, região onde é feita a avaliação pulmonar.[6,9] A Figura 5 mostra essa representação esquemática do campo pulmonar normal.

Na Figura 6 A, pode-se visualizar um campo pulmonar no modo B, sendo a linha mais hiperecoica a representação da linha pleural. Na Figura 6 B, o modo M representa o movimento da respiração, confirmando a presença do deslizamento pleuropulmonar. Como acima da pleura não existe movimentação de ar, é gerada uma imagem conhecida na literatura como "sinal do código de barras" ou "sinal da estratosfera", representando que não há movimento de ar nessa região. Abaixo da linha pleural, pode-se visualizar outro padrão de imagem, que representa a movimentação normal pleuropulmonar, denominado "sinal da areia da praia".[12]

Com a identificação da linha pleural, observa-se nela o movimento de inspiração e expiração sincronizado com a respiração do paciente, o que gera o deslizamento pleural. Esse deslizamento indica que as duas superfícies pleurais (parietal e visceral) es-

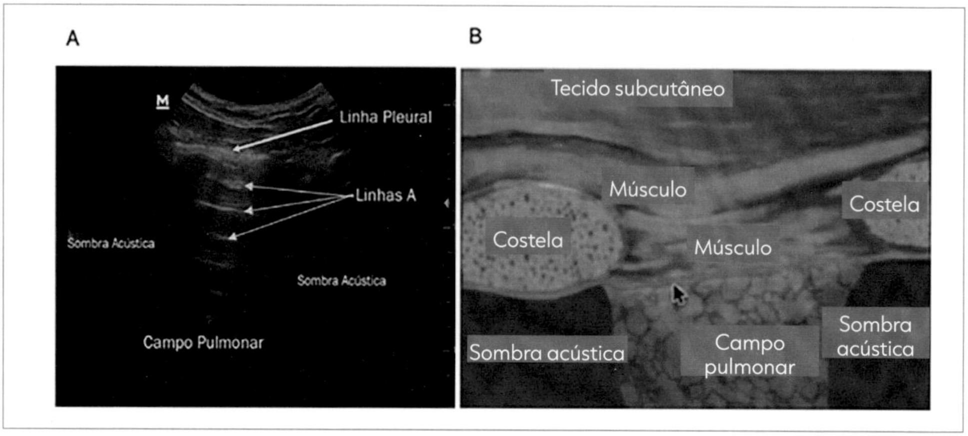

FIGURA 5 A: campo pulmonar normal visualizado por imagem da ultrassonografia modo B. B: visualização esquemática do tecido subcutâneo superiormente, abaixo os músculo e costelas, inferiormente representação da linha pleural, logo abaixo sombra acústica e campo pulmonar.
Fonte: adaptado de https://www.e-radiologia.org.[53]

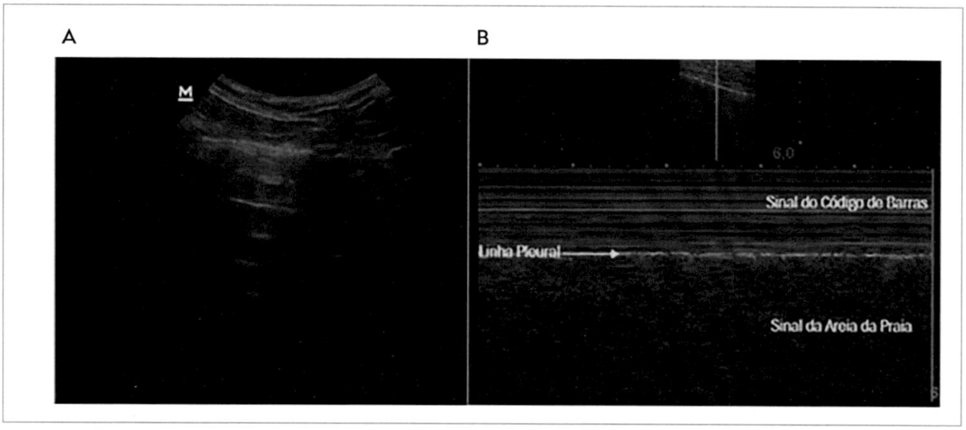

FIGURA 6 A: avaliação da aeração pleuropulmonar normal no modo B, linha pleura acima hiperecoica e linhas A abaixo. B: imagem pleuropulmonar no modo M apresentando as características da presença do deslizamento pleuropulmonar; observa-se a linha pleural mais hiperecoica ao centro, acima o sinal do código de barras (sem movimentação de ar) e, abaixo, o sinal da areia da praia (movimentação com o ar).
Fonte: acervo do autor.

tão justapostas. É imprescindível avaliar o deslizamento pleuropulmonar pela ultrassonografia.[6,9] Portanto, no modo M, em situações normais, acima da pleura visualiza-se o sinal do código de barras, e abaixo da pleura, o sinal da areia da praia.

PADRÕES DE IMAGEM NA ULTRASSONOGRAFIA PLEUROPULMONAR

A ultrassonografia cinesiológica pleuropulmonar baseia-se no fato de que toda as agressões agudas reduzem a aeração pulmonar, alterado sua superfície e gerando padrões previsíveis e distintos, o que permite firmar o fisiodiagnóstico e monitorizar as intervenções terapêuticas.

A seguir, serão descritos os artefatos que reverberam na avaliação pleuropulmonar e fazem parte da avaliação.

Linhas A

Consistem em artefatos hiperecoicos de repetição da linha pleural, identificados abaixo da linha pleural e que se repetem em intervalos iguais. Encontradas habitualmente em indivíduos saudáveis. Representam a aeração normal dos pulmões e são geradas a partir de um fenômeno físico denominado reverberação da linha pleural, conforme mostrado na Figura 7.[6,9]

Quando observado o campo pulmonar acima da Figura 7 e adicionado a identificação do deslizamento pleural (modo M), verificamos o que chamamos padrão de normalidade ultrassonográfico dos pulmões, encontrado em indivíduos saudáveis.[4] Na avaliação do Escore do Protocolo de Aeração Pulmonar, caso haja presença de deslizamento pleural e de linhas A no campo pulmonar avaliado, este é pontuado como zero.[4,10]

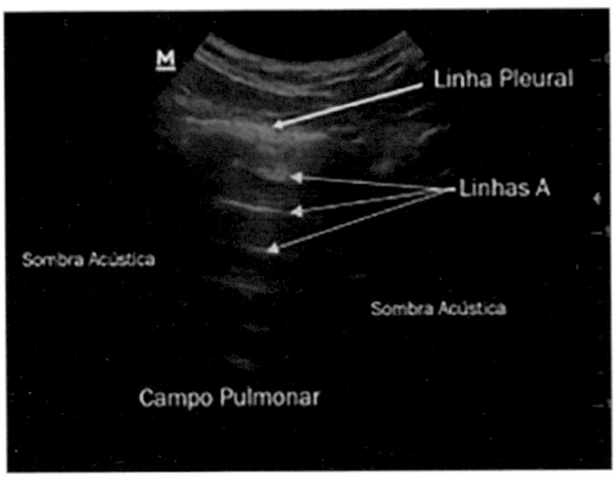

FIGURA 7 Avaliação por ultrassonografia do campo pulmonar normal, modo B. Linha pleural hiperecoica, linhas A, sombra acústica lateralmente.
Fonte: acervo do autor.

Linhas B

Basicamente, as linhas B são classificadas em linhas B1 (separadas) e linhas B2 (coalescentes ou agrupadas), exigindo diferentes tipos de interpretação quando encontradas.

As linhas B1 são linhas verticais que partem da linha pleural e avançam até a parte de visualização mais profunda na tela do ultrassom (anteroposterior), gerando um sinal conhecido como "sinal da cauda de cometa" (Figura 8).

A linha B1 é gerada por uma mistura ar-líquido no tecido pulmonar e representa condições de espessamento nos septos interlobulares ou intralobulares, como nos processos de congestão pulmonar. As linhas B movimentam-se junto com a linha pleural de forma perpendicular à pleura e apagam as linhas A. Na avaliação do Escore do Protocolo de Aeração Pulmonar, caso haja presença de três ou mais linhas B no campo pulmonar avaliado, este é pontuado como 1.[6]

As linhas B podem também ser coalescentes, também classificadas como agrupadas, quando são mais espessas que as linhas B1 (maiores que 3 mm), formando uma espécie de cortina à imagem ultrassonográfica, que também apagam as linhas A (Figura 9), sendo chamadas de linhas B2.

Nesta condição, considera-se que o acometimento pulmonar está presente no interstício e no alvéolo (síndrome interstício-alveolar), podendo representar vários processos patológicos, como o vidro fosco na tomografia de tórax, entre outros.[5,6] Múltiplas linhas B2 no campo pulmonar representam o "pulmão branco". Recentemente pôde-se verificar com frequência esta condição nos pacientes com acometimento pulmonar causado pelo vírus Sars-CoV-2.[9] Em

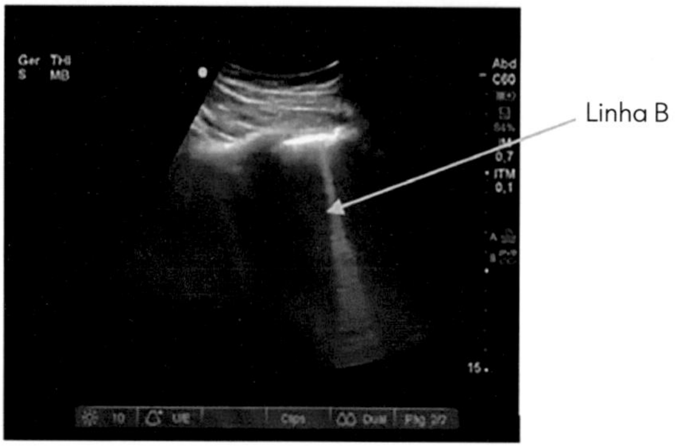

FIGURA 8 Linhas B1.
Fonte: acervo do autor.

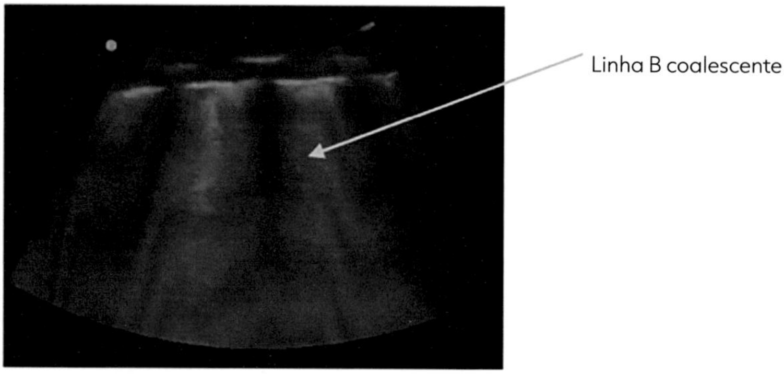

FIGURA 9 Linhas B2, também chamadas coalescentes ou agrupadas (seta). Note que as linhas são mais agrupadas, representando acometimento interstício-alveolar.
Fonte: acervo do autor.

pacientes que cursam com síndrome do desconforto respiratório agudo (SDRA), esse padrão é igualmente encontrado.[5] As linhas B2, quando presentes, representam uma pior condição pulmonar do paciente, sendo dessa maneira pontuadas como 2 no Escore de Aeração Pulmonar.

Linhas C

São artefatos em cauda de cometa, ou linhas hiperecogênicas subpleurais (partem abaixo da pleura no interior da consolidação), derivadas de um pulmão condensado (Figura 10). Não existe continuidade da linha pleural. Representam processos de consolidações pulmonares, como nos casos de pneumonia. São pontuadas como 3 no Escore de Aeração Pulmonar.

Consolidações

As consolidações pulmonares são processos que fazem com que o parênquima do pulmão fique com o aspecto parecido ao do parênquima hepático (pulmão hepatizado). Isso ocorre pela perda de aeração do pulmão gerando colapso pulmonar. Geralmente são de natureza infeciosa, substituindo o conteúdo aéreo normal por conteúdo mais denso, como fluidos, células inflamatórias ou exsudatos. Podem ser pequenas, periféricas ou maiores, e apresentar broncogramas aéreos dinâmicos, o que representa ao ultrassom pontos hiperecoicos causados pela presença de ar dentro de bronquíolos[10] (Figura 11).

Essa condição faz com que o pulmão perca completamente sua aeração. Portanto, caso o campo pulmonar avaliado apresente-se consolidado, pontua-se como 3 no Escore de Aeração Pulmonar.

Atelectasias

As atelectasias compreendem a perda completa da aeração pulmonar em uma parte do pulmão ou em todo campo pulmonar. Um derrame pleural volumoso pode causar atelectasia compressiva, enquanto obstruções aéreas causam atelectasias obstrutivas. Diferenciam-se das consolidações

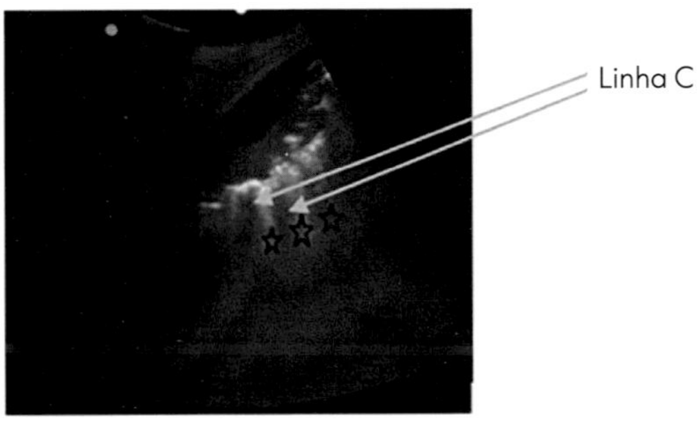

FIGURA 10 Consolidações subpleurais, irregulares e de morfologia redonda (setas). De suas extremidades posteriores partem as linhas C pleurais (estrelas), que são hiperecogênicas e verticais, à semelhança das linhas B.
Fonte: acervo do autor.

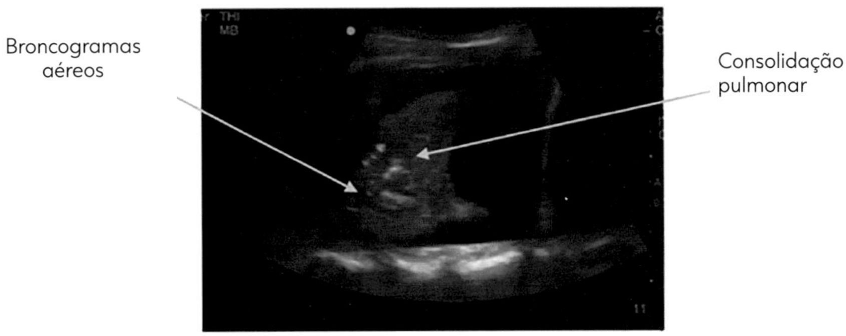

FIGURA 11 Consolidação do parênquima pulmonar. Os pontos hiperecoicos representam os broncogramas aéreos e são dinâmicos, movimentando-se com a respiração.
Fonte: acervo do autor.

por apresentarem broncogramas aéreos estáticos em vez de dinâmicos, embora uma pequena proporção das atelectasias possa apresentar broncogramas dinâmicos. O tecido pulmonar torna-se hepatizado, com aspecto hipoecoico, o que representa seu colapso, como mostra a Figura 12.[4,10]

Assim como nas consolidações, ao depararmos com um campo pulmonar atelectasiado, este deve ser pontuado como 3 no Escore de Aeração Pulmonar, representando a perda completa de aeração naquela região.[4]

Derrame pleural

A onda do ultrassom é facilmente transmitida no meio líquido, o que faz o derrame pleural ser uma condição patológica muito acessível por essa ferramenta de avaliação. Apresenta-se geralmente como uma imagem anecoica e homogênea (caso seja transudativo) e algumas vezes hipoecoica e heterogênea, também chamado derrame pleural septado ou trabecular (caso seja exsudativo), como mostram as Figuras 13 A e B.

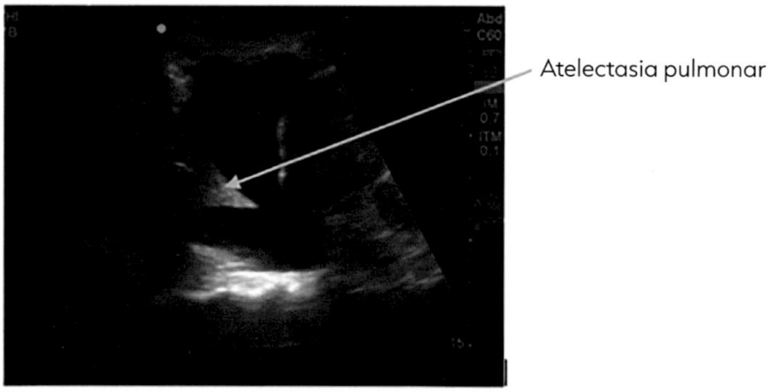

FIGURA 12 Porção atelectasiada do pulmão (seta).
Fonte: acervo do autor.

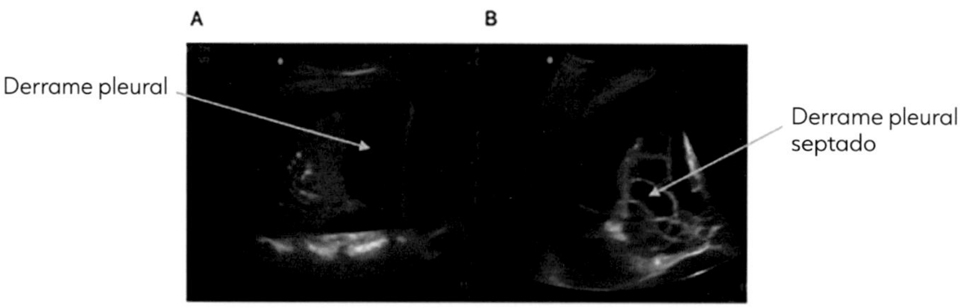

FIGURA 13 A: área anecoica acima do diafragma indicando derrame pleural; B: área hipoecoica com derrame pleural septado.
Fonte: acervo do autor.

No pneumotórax existem três critérios claros para diagnóstico:[10]

- Não se observa o deslizamento pleural com a respiração, porque o gás no espaço pleural não permite que se veja a linha pleural subjacente deslizando; assim, na ausência desse fator e, por conseguinte, não sincronizado com a inspiração e expiração do paciente, deve-se continuar a avaliação nos pontos subsequentes, pois se pode estar diante de um pneumotórax. Nesse contexto, o aspecto fisiológico do "sinal da areia da praia", no modo M, não é visto, sendo substituído pelo sinal do "código de barras" acima e abaixo da linha pleural (Figura 14).
- Outra característica que auxilia no diagnóstico é a ausência de linhas B, pois se no pneumotórax não se visualiza a linha pleural, também fica impossível ver linhas B que, por definição, são formadas e emergem a partir da linha pleural. Logo, a presença de linhas B descarta a presença de pneumotórax.
- Finalmente, a presença do "ponto pulmonar", que representa a transição entre o pulmão normalmente aerado e a área do pneumotórax, confirma a presença do pneumotórax caso os pontos supracitados também forem positivos. O ponto pulmonar é patognomônico do pneumotórax, com sensibilidade de 66% e especificidade em 100%, superior à radiografia de tórax (Figura 15).

PROTOCOLO DE AVALIAÇÃO EM ULTRASSONOGRAFIA PLEUROPULMONAR

Este tópico apresentará duas propostas de avaliação para a ultrassonografia cinesiológica pleuropulmonar na UTI: o protocolo Blue (*Beside Lung Ultrasound Emergency*) e o protocolo LUS (*Lung Ultrasound Score*). Este último deu origem a diversos outros com a mesma finalidade, porém para casos diferentes (LUSm, PLUE, CLUE, PINK, entre outros).

Protocolo Blue - avaliação rápida de pacientes com insuficiência respiratória aguda

O protocolo Blue, desenhado para casos de emergência de pacientes em insuficiên-

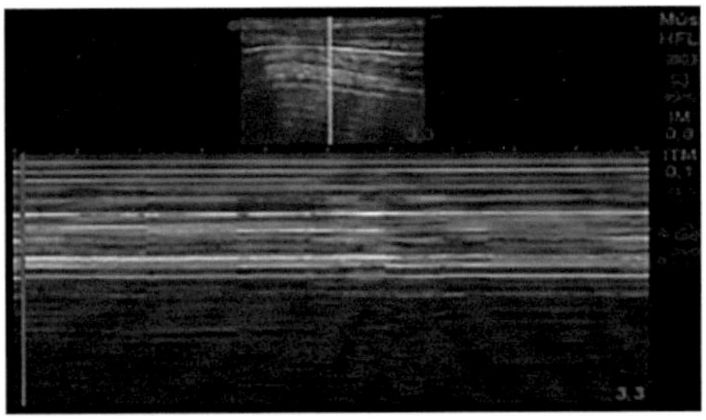

FIGURA 14 Imagem em modo M mostra o sinal do código de barras acima e abaixo da pleura, sugestivo de pneumotórax. Para a confirmação, é necessário localizar o ponto pulmonar.
Fonte: acervo do autor.

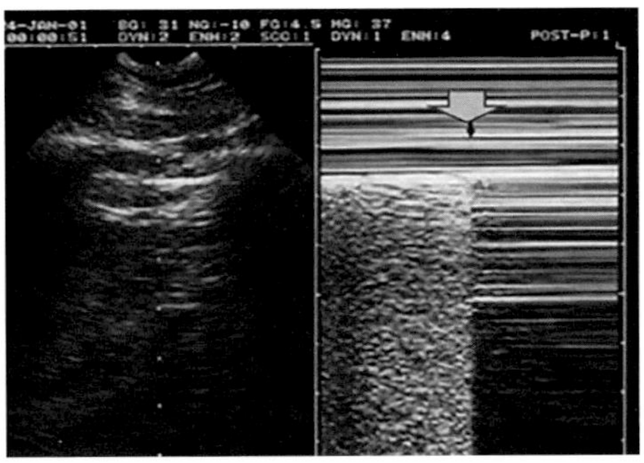

FIGURA 15 A seta indica o "ponto pulmonar", a transição entre o pulmão aerado e o pneumotórax no modo M. O ponto pulmonar é patognomônico para o diagnóstico de pneumotórax.
Fonte: adaptada de Lichtenstein et al., 2014.[11]

cia respiratória, consiste na varredura de três áreas pulmonares: ponto superior, ponto inferior e Plaps (síndromes alveolares ou pleurais posterolaterais). O paciente deve estar em decúbito dorsal e essas três áreas devem ser avaliadas. Em cada hemitórax, as mãos do examinador são colocadas sobre o tórax do paciente; mãos superiores tocando a clavícula (polegares excluídos) correspondem à localização correta e possibilitam que três pontos padronizados sejam definidos. O ponto Blue superior está no meio da mão superior. O ponto Blue inferior fica no meio da parte inferior da palma. O ponto Plaps é definido pela intersecção de uma linha horizontal no nível do ponto Blue inferior e uma linha vertical na linha axilar posterior, como mostra a Figura 16.[11]

A proposta do protocolo é que em 3 minutos ocorra a avaliação das estruturas pulmonares e, a partir de padrões de imagem específicos, são propostos sete diferentes perfis, como mostrado na Figura 17 (normalidade, edema pulmonar, pneumonia, embolia pulmonar, pneumotórax, doença pulmonar obstrutiva crônica e asma). Em um estudo, houve 90,5% de conformidade quando comparado a outros métodos para insuficiência respiratória, o que faz do Blue um protocolo confiável para avaliação.[11] O Blue é vastamente utilizado em salas de emergência pela sua praticidade, simplicidade e assertividade no diagnóstico de doenças pulmonares que cursem com insuficiência respiratória.

No protocolo Blue, inicia-se pela avaliação dos pontos superiores e inferiores e observa-se o deslizamento pleural, se observado deslizamento pleural presente temos o perfil A e realiza-se a análise venosa sequencial. Quando observado veia trombosada então resulta no diagnóstico de embolia pulmonar, se observado veias livres, passa para o estágio 3 com avaliação dos pontos Plaps, quando presente diagnóstico de pneumonia e quanto ausente DPOC ou asma. Quando observado deslizamento pleural presenta com perfil B, o diagnóstico é de edema pulmonar[11] (Figura 17).

Quando observado perfil A/B ou C com ou sem deslizamento pleural pode indicar diagnóstico de pneumonia, assim como perfil B' com deslizamento pleural abolido. Perfil A 'com deslizamento pleural abolido é observado presença ou au-

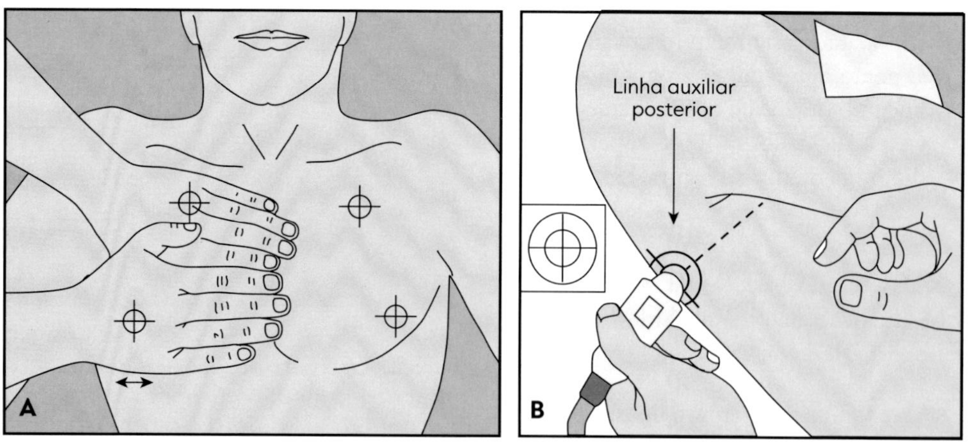

FIGURA 16 Áreas de investigação e pontos protocolo Blue.
Fonte: Lichtenstein et al., 2014.[11]

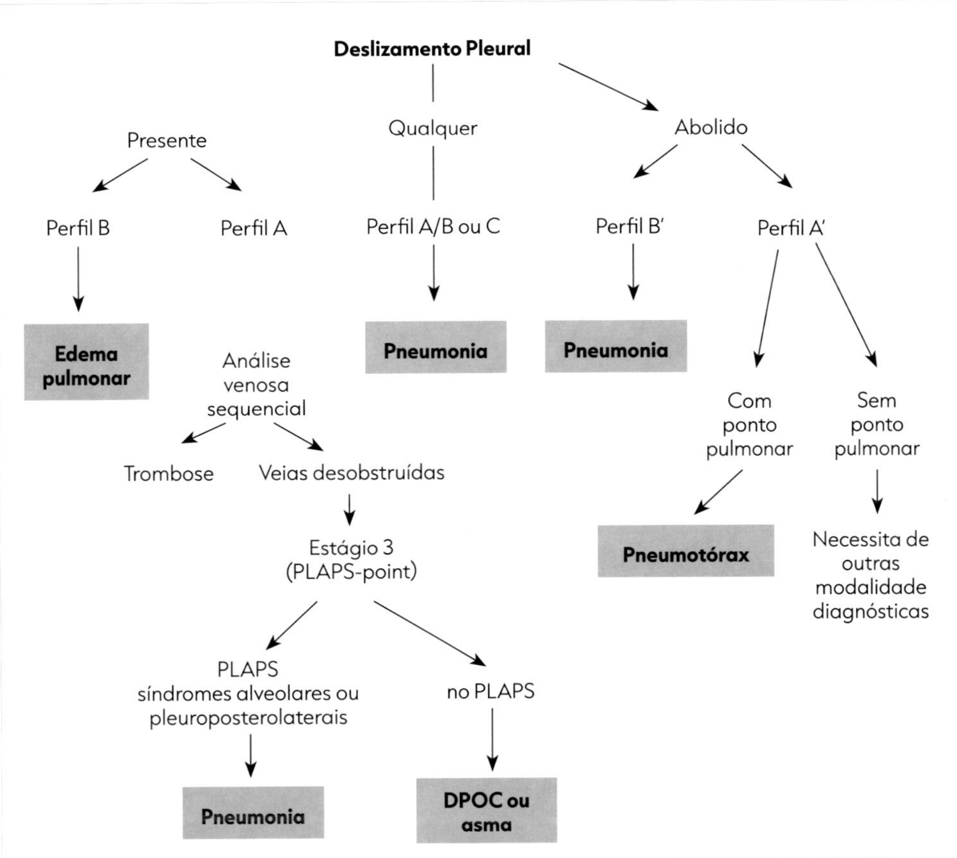

FIGURA 17 Árvore de decisão do Protocolo Blue: 7 principais diagnósticos a partir de padrões de imagem específicos.
Fonte: Lichtenstein et al., 2014.[11]

sência de ponto pulmonar. Na presença de ponto pulmonar podemos observar um diagnóstico de pneumotórax e na ausência deve-se considerar a necessidade de outras modalidades diagnósticas (Figura 17). Esta árvore de decisão não foi projetada para fornecer 100% dos diagnósticos de dispneia aguda, ela foi simplificada com a meta de 90,5% de precisão geral.[11]

Protocolo LUS – Escore de Aeração Pulmonar

O LUS tem origem em um estudo de Soummer et al, 2012.[12] que avaliou o desfecho de pacientes em ventilação mecânica a partir da realização de exame de ultrassonografia pleuropulmonar. Cada uma das 12 áreas do pulmão avaliadas é pontuada conforme sua aeração. É sugerido uma pontuação de 0 a 3 pontos para cada uma das regiões (6 em cada hemitórax), em um escore que vai de 0 a 36 pontos[12] (Figura 18).

No estudo, concluiu-se que pacientes com LUS maior que 17 obtiveram piores desfechos de desmame, enquanto pontuação abaixo de 13 foi associada ao sucesso de desmame da ventilação.[12] Desde então, o LUS vem sendo amplamente utilizado na

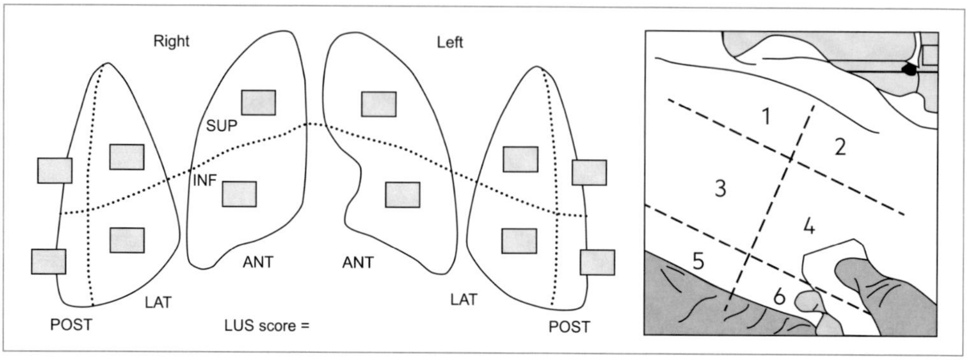

FIGURA 18 Regiões para avaliação do LUS em pacientes acamados, 6 regiões em cada hemitórax: 2 anteriores (regiões 1 e 2, entre as linhas paraesternal e axilar anterior), 2 laterais (3 e 4, entre as linhas axilares anterior e posterior) e 2 posteriores (5 e 6, entre as linhas axilar posterior e paravertebral).
AAL: linha axilar anterior; PAL: linha axilar posterior; PSL: linha paraesternal; PVL: linha paravertebral, ANT: anteriores, INF: inferiores, LAT: lateral, POST: posterior, RIGTH: direita, LEFT: esquerda, LUS SCORE: escore LUS.
Fonte: Soummer, et al., 2012.[12]

TABELA 1 Classificação do LUS (*Lung Ultrasound Score*) – Escore de Aeração Pulmonar

Pontos	Aeração	Padrão	Imagem
0 ponto	Aeração normal	Linhas A horizontais no máximo 3 linhas B	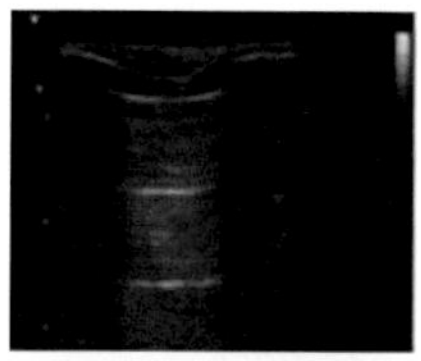
1 ponto	Moderada perda de aeração	Múltiplas linhas B, regularmente espaçadas	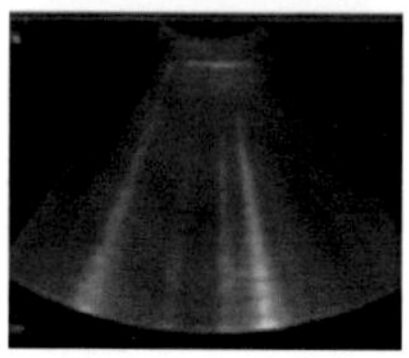
2 pontos	Severa perda de aeração	Múltiplas linhas B, coalescentes	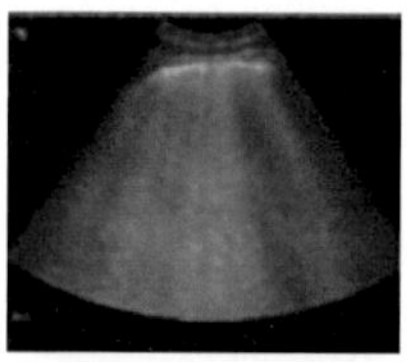
3 pontos	Perda completa de aeração	Consolidação e atelectasias	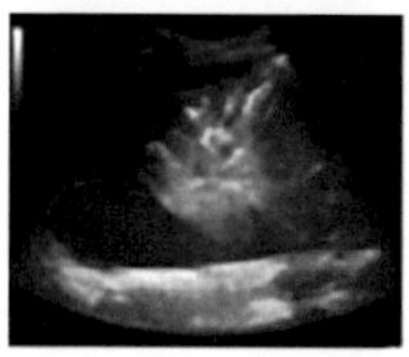

avaliação da aeração pulmonar em diferentes situações, em especial dentro da UTI.

O LUS é uma forma de avaliação interessante para os fisioterapeutas dentro da UTI, uma vez que se baseia na quantificação do grau de aeração pulmonar decorrente das doenças pleuropulmonares, e não em seu diagnóstico nosológico. Pode ser usado para avaliar a eficácia de uma terapêutica, para guiar o desmame da ventilação mecânica, para o uso de ventilação não invasiva, necessidade de higiene brônquica, posicionamento, na posição prona, antes e após o procedimento de uma forma quantitativa.[13]

A Tabela 1 mostra o esquema de classificação do LUS embasado no padrão de imagem e sua respectiva pontuação.[12]

ULTRASSONOGRAFIA DIAFRAGMÁTICA NA VISÃO DO FISIOTERAPEUTA

O diafragma é uma estrutura muscular que divide o tórax do abdome. Sua face superior é revestida pela pleura parietal e a inferior, pelo peritônio parietal. É divido em três partes: parte esternal, que se fixa no processo xifoide do esterno; parte costal, cujos feixes ligam-se às cartilagens costais inferiores e às costelas correspondentes; e parte lombar, onde se fixa às três vértebras lombares superiores. A lâmina muscular costal se arruma de modo a mostrar um desenho semiesférico que forma as cúpulas diafragmáticas direita e esquerda (Figura 19).[14,15]

Ele possui um tendão central, também chamado centro frênico. A passagem de estruturas entre o abdome e o tórax ocorre por meio de orifícios presentes no músculo, como o forame da veia cava inferior, o hiato esofágico e aórtico. Sua inervação é feita através do nervo frênico.[14,15]

Na contração, o diafragma move-se caudalmente, aumenta a pressão intra-abdominal e diminui a pressão intrapleural, o que resulta na diminuição da pressão intra-alveolar e no movimento do ar atmosférico para os alvéolos. O movimento é uma consequência do aumento da pressão intra-abdominal na zona de aposição e das forças de inserção diafragmática inferiores na caixa torácica. Na expiração, observa-se o retorno das estruturas através da retração elástica; esses movimentos compõem a mobilidade diafragmática.[17]

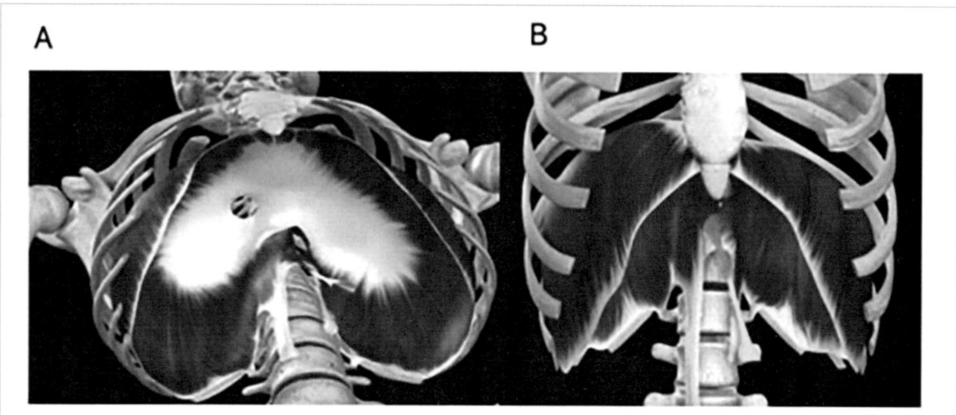

FIGURA 19 A: visão inferior da cúpula diafragmática; B: visão anterior do músculo diafragma. Fonte: Complet Anatomy 2020; Educator's License for José Afonso Coelho Neves.[16]

Alterações na mobilidade diafragmática são definidas como disfunção diafragmática, que corresponde à perda parcial ou total da contratilidade do diafragma. As disfunções diafragmáticas também podem ser designadas como paralisia ou fraqueza, e classificadas de acordo com o envolvimento de um ou ambos hemidiafragmas. Grande parte das alterações diafragmáticas é assintomática e uma anormalidade da posição, contorno ou estrutura diafragmática pode ser identificada por acaso durante um exame torácico ou abdominal com outra finalidade.[17,18]

Diversos são os fatores que podem levar à disfunção diafragmática: defeitos congênitos do músculo ou lesões no nervo frênico, que podem levar à paralisia; hérnias diafragmáticas congênitas ou adquiridas; tumores; alteração muscular respiratória pelo uso de próteses ventilatórias; alterações restritivas e obstrutivas; lesões traumáticas, dentre outros. O prognóstico e o tratamento dependem da identificação precoce e do tipo de envolvimento unilateral ou bilateral. Processos patológicos e disfunção diafragmática, de modo geral, cursam com dispneia e, em processos mais graves, com insuficiência respiratória[17,19].

O diafragma, por sua localização e estrutura complexa, não é passível de avaliação direta, principalmente em sua totalidade. As ferramentas disponíveis para avaliação da disfunção diafragmática são limitadas. Os exames diafragmáticos podem ser estáticos e/ou dinâmicos. Tradicionalmente, medidas de avaliação radiográficas, como a fluoroscopia, são os principais métodos de avaliação da mobilidade do diafragma.[20,21] A fluoroscopia é uma técnica que consiste na análise do diafragma por meio de uma radiografia em tempo real; a imagem funcional permite a visualização da elevação diafragmática. Apesar de ser uma técnica relativamente simples, apresenta algumas desvantagens, como exposição do paciente à radiação ionizante, necessidade de cálculos corretivos e necessidade de compreensão e colaboração do paciente.[22]

Com os avanços diagnósticos, pode-se observar que o ultrassom vem demonstrando boa acurácia para a análise de artefatos pulmonares e de estruturas adjacentes. A ultrassonografia diafragmática apresenta vantagens em relação às demais técnicas de análise diafragmática, como radiografia de tórax, fluoroscopia ou tomografia, não utiliza radiação, apresenta baixo custo, é um método não invasivo e, principalmente, sua aplicação pode ser imediata à beira-leito, integrada com os resultados do exame físico e da impressão clínica, com a análise dinâmica do músculo em tempo real. Assim, a técnica pode ser utilizada em diferentes contextos, como ambulatorial, laboratorial em testes de função pulmonar, hospitalar e na terapia intensiva, além de ser útil na avaliação objetiva da função pulmonar e desordens neuromusculares (Figura 20).[23,24]

A avaliação do diafragma, por meio da ultrassonografia, permite a identificação de variáveis relacionadas com excursão diafragmática, força muscular, velocidade de contração do músculo e espessura, além de índices preditores para desmame da ventilação mecânica, taxa e fração de espessamento e características das fibras musculares.[25]

A medida da excursão descendente diafragmática (mobilidade diafragmática), também chamada excursão diafragmática (DE), da velocidade de contração [distância (DE)/tempo inspiratório (cm/s), observada na rampa inspiratória] e do tempo inspiratório e expiratório, por meio do ultrassom, são realizadas com um transdutor de baixa frequência e maior profundidade, transdutor convexo ou curvilíneo e setorial ou car-

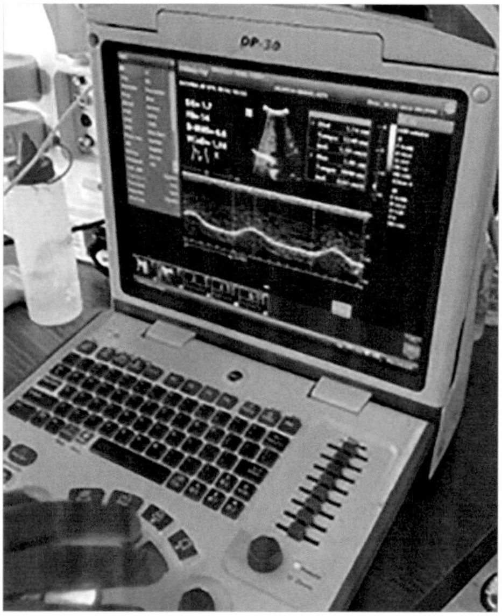

FIGURA 20 Avaliação ultrassonográfica diafragmática à beira-leito.
Fonte: acervo do autor.

díaco, posicionado subcostalmente entre as linhas hemiclavicular e axilar anterior e angulado para cima, de modo que o feixe do ultrassom se projete perpendicularmente ao diafragma. O paciente pode estar em posição supina, sentado ou inclinado a 45°. Dessa forma, pode-se observar as manobras respiratórias em repouso, durante a inspiração profunda e *sniffing* (suspiro). Inicialmente utiliza-se no modo B para localização do músculo e posteriormente seu movimento é observado no modo M do ultrassom (Figura 21).[26,27]

Embora o movimento diafragmático seja frequentemente estudado pela ultrassonografia, valores de referência de mobilidade diafragmática permanecem controversos e pouco estratificados.[28] Em indivíduos saudáveis, os valores apresentam-se em torno de 1,78 ± 0,58 cm em repouso e 7,62 ± 1,44 na inspiração máxima e valores acima de 1,0 cm, em respiração tranquila, cursam com mobilidade diafragmática dentro da normalidade.[26,28,29]

Doenças pulmonares e diafragmáticas podem induzir a alteração da mobilidade diafragmática e consequente disfunção, como observado nos pacientes com doença pulmonar obstrutiva crônica (DPOC). Na DPOC, a ineficiência funcional muscular parece correlacionar-se com a perda da função pulmonar e, assim, pode-se observar

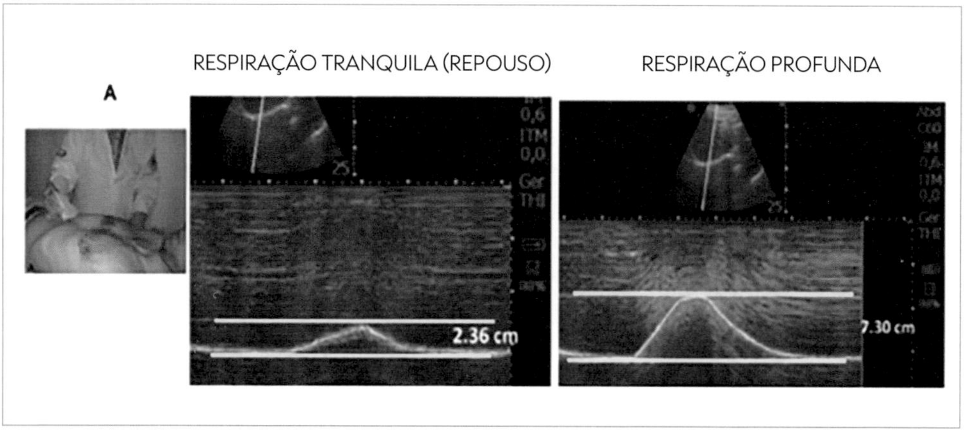

FIGURA 21 Avaliação da excursão diafragmática em repouso e inspiração profunda. A: paciente em repouso.
Fonte: Cardenas et al., 2018.[27]

valores em torno de 1,58 ± 0,5 cm em repouso e 4,58 ± 1,83 na inspiração profunda em DPOC classificados como moderado a grave.[30] Porém, esses valores são controversos: outros estudos verificam a mobilidade diafragmática no paciente com DPOC em repouso de 36,27 ± 10,96, 19,8 ± 7,5 mm para Kang et al.; e 33,9 mm (20,8-51,6) para Paulin et al.[31,32] Na doença pulmonar intersticial, a mobilidade diafragmática também pode sofrer alterações, e parece se apresentar em torno de 1,80 ± 0,67 cm. Alterações importantes também são observadas em pacientes submetidos à ventilação mecânica (VM) e podem correlacionar-se ao prognóstico dos pacientes e ao tempo de permanência na VM e desmame da ventilação.[34]

Outras medidas realizadas com a ultrassonografia diafragmática são a espessura, a razão e a fração de espessamento diafragmático. A medida da espessura é mais bem observada com o transdutor retilíneo de alta frequência e baixa profundidade, na zona de aposição diafragmática, entre o 8º e o 9º espaço intercostal, entre as linhas axilares anterior e média[26] (Figura 22). Novamente, utiliza-se no modo B para localização do músculo e posteriormente seu movimento é observado no modo M do ultrassom; a espessura diafragmática também pode ser observada somente no modo B.[26,27]

No modo B, a espessura pode ser medida pela distância da linha peritoneal à linha pleural (linhas hiperecoicas), no repouso, capacidade residual funcional (CRF – final da expiração) e capacidade pulmonar total (CPT – final da inspiração). Essas medidas de espessura podem ser utilizadas para identificação de disfunção diafragmática, pelo cálculo de fração de espessura diafragmática (DTF): espessura na CPT – espessura na CRF/espessura CRF × 100[14,15] (Figura 23). Medidas de DTF parecem correlacionar-se com avaliação

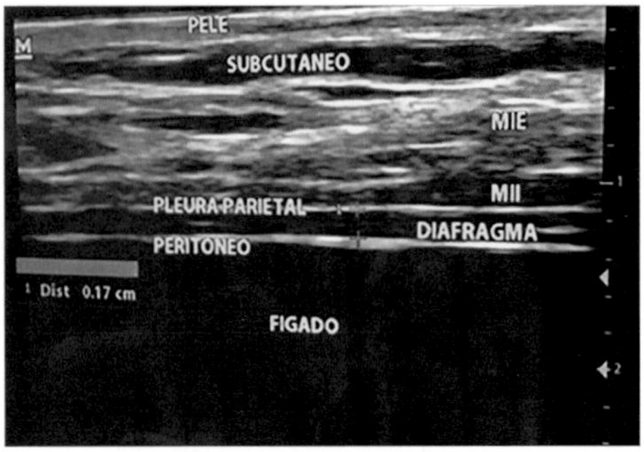

FIGURA 22 Avaliação da espessura do diafragma à beira-leito, modo B. Pele, subcutâneo: tecido subcutâneo, MIE: músculo intercostal externo, MII: músculo intercostal interno, pleura parietal, fígado, peritônio, Dist: distância.
Fonte: acervo do autor.

de esforço muscular (P01); podem ser utilizadas como preditor para desmame da ventilação mecânica e avaliação da força de contração diafragmática e correlacionar-se com a $PI_{máx}$. DTF entre 15 e 30% durante a ventilação parece estar associada a espessura estável e redução do tempo de ventilação; valores < 20% representam disfunção diafragmática e valores > 40% podem representar aumento do esforço respiratório.[26,27]

A avaliação de força muscular também pode ser realizada com a análise da taxa de espessamento ou fração de espessamento: espessamento inspiratório (CPT)/espessamento expiratório (CRF); neste caso, valores > 2,0 representam força muscular adequada e valores < 2,0 podem representar fraqueza muscular.[34,35]

A dependência prolongada dos pacientes à VM resulta em piores desfechos e lesão do diafragma. Índices preditivos de desmame da VM são utilizados para auxiliar nesse processo, diminuir o tempo de uso da prótese ventilatória e proporcionar melhores desfechos. O índice de respiração rápida superficial

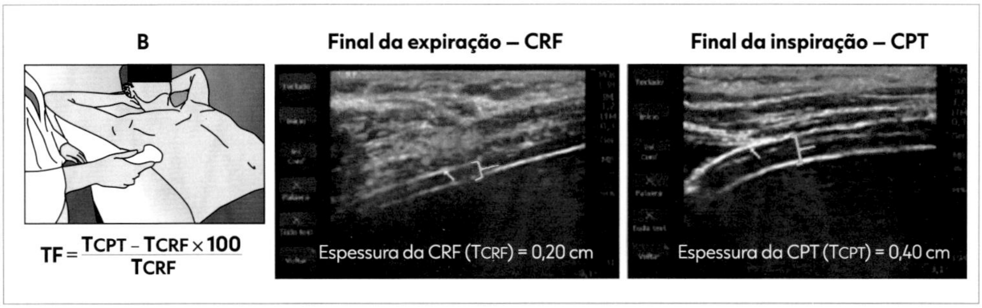

FIGURA 23 Avaliação da espessura diafragmática na fase inspiratória e na fase expiratória. B: posição do paciente em decúbito dorsal, TF= TCPT – TCRF × 100/TCRF.
End expiration: final da expiração.
Espessura da CRF (TCRF) = 0,20 cm.
End inspiration: final da inspiração, espessura da CPT (TCPT) = 0,40 cm.
Fonte: Cardenas et al., 2018.[27]

(IRSS), frequentemente utilizado na avaliação do desmame dos pacientes críticos, ganha uma versão com o auxílio da ultrassonografia diafragmática: o índice diafragmático de respiração rápida superficial (D-IRRS), que corresponde à razão da frequência respiratória pelo deslocamento diafragmático (FR/MD). Nesse índice, valores < 1,7 e 1,9 para pacientes com DPOC associam-se a provável sucesso na extubação.[36,37]

Assim, em pacientes internados na UTI e ventilados mecanicamente, a ultrassonografia diafragmática é uma ferramenta essencial na identificação de atrofias por desuso, excesso ou supressão de suporte ventilatório e identificação de possível miotrauma diafragmático, de forma contribuir para redução da lesão pulmonar autoinfligida (P-SILI) e a lesão pulmonar induzida pelo VM (VILI), e proporcionar melhores desfechos clínicos[38] (Figura 24).

Como resultado, a ultrassonografia diafragmática pode ser considerada uma ferramenta de diagnóstico que pode ser usada para abordar os estágios iniciais do tratamento e em qualquer estágio, tanto para condições graves quanto ambulatoriais e clínicas. Isso permite um melhor prognóstico para o paciente e a identificação precoce de disfunções diafragmáticas que são altamente prevalentes e subdiagnósticas.

ULTRASSONOGRAFIA MUSCULOESQUELÉTICA NA VISÃO DO FISIOTERAPEUTA

Durante o período de internação na UTI, o paciente enfrenta uma série de problemas decorrentes dessa estadia e do imobilismo no leito. Além da doença que o levou para UTI, uma série de situações adversas graves pode aumentar o tempo de internação e a mortalidade.[39] As principais complicações durante a hospitalização prolongada para uma ITU são: imobilidade; deficiências nutricionais; corticoterapia, que resulta em perda de massa muscular, alterações no sono e na vigilância; delírio hipercinético; medicamentos vasoativos, que prejudicam a função muscular e pioram a condição dos músculos; bloqueadores neuromusculares, que aceleram muito a perda de massa muscular; e a incapacidade de manter as trocas gasosas, o que exige ventilação mecânica invasiva com o risco de um de coma prolongado.[39, 40, 41,42]

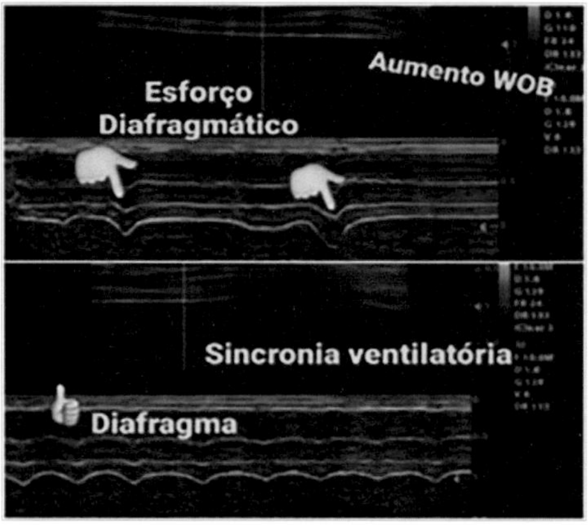

FIGURA 24 Avaliação da espessura diafragmática durante o esforço respiratório (aumento do WOB, imagem superior) e, logo após, a conduta fisioterapêutica mantendo sincronização nas contratações diafragmáticas reduzindo o esforço (imagem inferior).
WOB: trabalho, diafragma, esforço diafragmático, sincronia ventilatória.
Fonte: acervo do autor.

A perda de massa muscular decorrente do imobilismo no leito é um achado comum em pacientes internados na UTI. Em pacientes críticos, além da imobilização, a sepse e a falência de múltiplos órgãos, entre outros fatores, estão associadas a significativa perda de massa muscular. Esses fatores são independentes para o surgimento da fraqueza muscular adquirida na UTI (Fauti) — uma consequência da doença crítica. A Fauti é um preditor importante de morbidade, mortalidade e incapacidades funcionais durante a internação e após a alta hospitalar. Nos casos não tratados, essas disfunções podem permanecer por anos, mesmo após o período de internação. Os resultados a longo prazo da Fauti em populações heterogêneas incluem incapacidade transitória dos pacientes e incapacidades persistentes, que podem ocorrer mesmo em pacientes com recuperação funcional quase completa.[43, 44]

Contudo, até pouco tempo, a avaliação da arquitetura muscular, à beira-leito, era difícil de ser realizada na prática clínica, tornando-a pouco viável. Tentativas iniciais para avaliação da massa muscular por meio de medidas antropométricas (p. ex., perimetria) mostraram grandes limitações. A perimetria sofre importante influência do balanço hídrico do paciente e não se mostrou acurada quando comparada aos métodos não invasivos considerados padrão-ouro, como a tomografia computadorizada (TC) e/ou a ressonância magnética (RM). No entanto, a logística para o transporte dentro do hospital de um paciente instável não é tão simples e apresenta inúmeros riscos, além da dose de radiação ionizante e o custo elevado desses exames.[45,46]

A ultrassonografia dos músculos apendiculares vem gerando um interesse crescente há alguns anos na prática assistencial. A ferramenta tem boa acurácia quando comparada aos métodos de referência,[47] não é invasiva, apresenta baixo custo e possibilita quantificar e qualificar a massa magra de indivíduos, facilitando a tomada de decisão à beira-leito e auxiliando nas avaliações necessárias nesse ambiente.[48] Demonstra ser um bom instrumento de avaliação da Fauti que ocorre rapidamente nos primeiros dez dias de internação[49] e afeta cerca de 50 até 100% dos sobreviventes da UTI.[49] E, apesar de não definir a Fauti com os dados encontrados na ultrassonografia, em pacientes com comprometimento cognitivo (RASS ≠ 0 e CAM-ICU +), esses dados são promissores para rastrear uma provável fraqueza adquirida nos pacientes críticos com perda de 20% da espessura muscular, perda de 10% da área de seção transversa, aumento de 8% na ecogenicidade e redução de 5% no ângulo de penação, com 7 a 10 dias de internação.[50]

Na avaliação ultrassonográfica realizada pelo fisioterapeuta à beira-leito, é possível visualizar e classificar as características da arquitetura muscular, definidas pelas seguintes variáveis:

- Espessura muscular.
- Área de seção transversa.
- Ecointensidade ou ecogenicidade.
- Ângulo de fascículo ou de penação.

Com esses parâmetros, é possível medir a perda de massa muscular, inferir a diminuição da força muscular e detectar a presença de necrose com deposição de colágeno e gordura no músculo.

MÉTODO DE AVALIAÇÃO MUSCULAR PELA ULTRASSONOGRAFIA

Para avaliação da arquitetura muscular, os planos transversal e longitudinal são comumente os escolhidos. A espessura, a área de seção transversa e a ecogenicidade podem ser avaliadas tanto no plano transversal quanto no longitudinal. Entretanto, o ângulo e o comprimento do fascículo não podem ser avaliados no plano transversal (Figura 25).

A avaliação ultrassonográfica dos músculos apendiculares preferencialmente é realizada com transdutores linear e, em caso de músculos mais profundos (ou ausência da sonda linear), com sonda convexa, com variação da frequência a depender do músculo que será avaliado. Geralmente, o grupo muscular mais avaliado é o quadríceps femoral no paciente internado na UTI. Nesse grupamento muscular pode-se realizar todas as análises para acompanhamento das características musculares durante o período de internação.[50,51]

Para realização dessa avaliação, a menor compressão possível do transdutor com a pele do paciente deve ser respeitada para

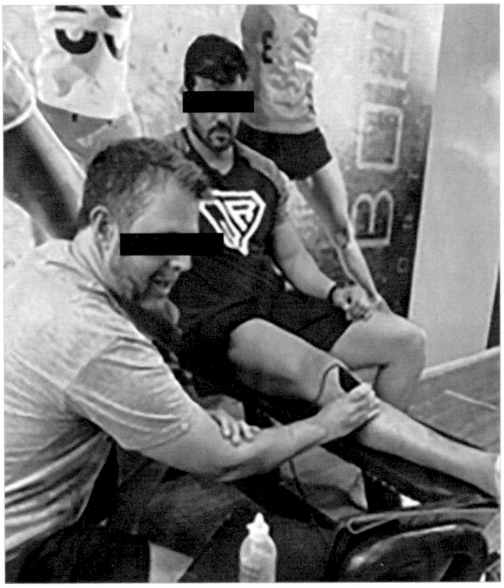

FIGURA 25 Avaliação ultrassonográfica musculoesquelética realizada por fisioterapeuta. Fonte: acervo do autor.

não interferir na espessura do músculo ou em qualquer outra medida, aplicando quantidade adequada de gel para gerar imagens adequadas, lembrando que edema e tecido adiposo muito extensos dificultam a visualização da imagem.[50]

Na avaliação ultrassonográfica dos músculos, é imprescindível que o fisioterapeuta obtenha o registro de três imagens com os valores mensurados e faça a média dos valores encontrados. Além disso, a comparação dos resultados deve ser seriada, ou seja, comparando a progressão dos resultados do paciente com ele mesmo.

AVALIAÇÃO ULTRASSONOGRÁFICA DA ESPESSURA MUSCULAR

Na avaliação ultrassonográfica da espessura muscular, o maior objetivo é acompanhar a perda ou o aumento de massa muscular do paciente. O principal grupamento avaliado é o quadríceps femoral (compreende os músculos reto femoral e os vastos medial, lateral e intermédio). A camada muscular do eixo anterior do quadríceps, composta pelos músculos reto femoral e vasto intermédio, é facilmente detectada, apresenta boa confiabilidade e os estudos mostram que sua aferição é altamente reprodutível[50] (Figura 26).

AVALIAÇÃO DA ÁREA DE SEÇÃO TRANSVERSA MUSCULAR

A avaliação ultrassonográfica da área de seção transversa do músculo tem o mesmo objetivo da espessura muscular, ou seja, acompanhar o volume muscular durante a internação na UTI. A localização e a posição do transdutor também são iguais, porém na escolha da unidade de medida o fisioterapeuta deve selecionar a opção traço ou área, dependendo da marca do aparelho.

O músculo reto da coxa deve ser centralizado na tela do ultrassom e com o ajuste da profundidade de visualização adequada, permitindo observar e contornar toda a borda do músculo. Na literatura, é observada uma preferência pela avaliação da área de seção transversa do reto femoral no terço distal da coxa[51, 52] (Figura 27).

AVALIAÇÃO DO ÂNGULO DE PENAÇÃO MUSCULAR

Na avaliação ultrassonográfica cinesiológica do ângulo de penação muscular, o fisioterapeuta deverá optar por avaliar músculos conhecidos com bipenados (p. ex., tibial anterior e gastrocnêmios); no entanto, o vasto lateral também pode ser avaliado, fazendo ângulo com o reto femoral ou vasto intermédio. A posição anatômica das fibras e angulação com relação à aponeurose central do músculo definem a medida do ângulo de penação. Essa medida tem boa associação com força muscular[52] e a baixa espessura nessa medida indica ângulos mais fechados e, por consequência, mais hipotrofia (Figura 28).

AVALIAÇÃO DA ECOGENICIDADE MUSCULAR

Na avaliação ultrassonográfica da ecogenicidade ou ecointensidade muscular,

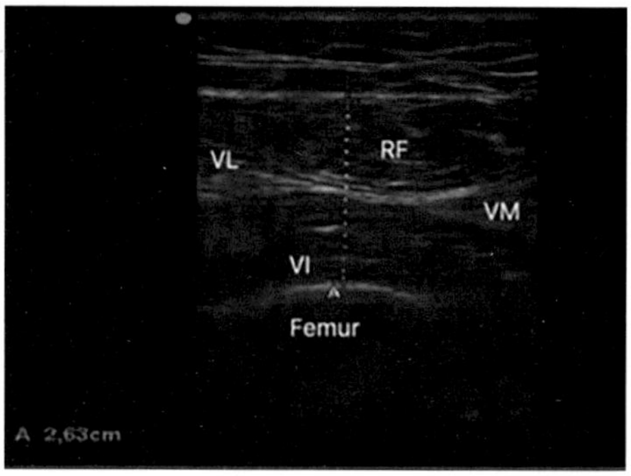

FIGURA 26 Visualização dos músculos do quadríceps femoral com ultrassonografia (RF: músculo reto femoral; VL: músculo vasto lateral; VI: músculo vasto intermédio; VM: músculo vasto medial).
Fonte: acervo do autor.

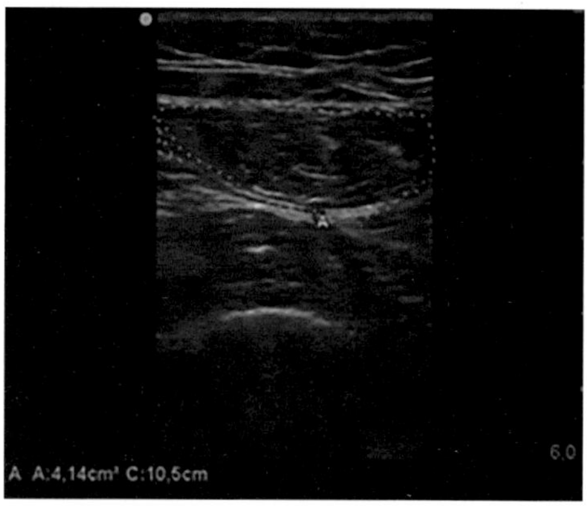

FIGURA 27 Imagem do músculo reto femoral e a mensuração da área de secção transversa do músculo.
Fonte: adaptada de Formenti et al.[51]

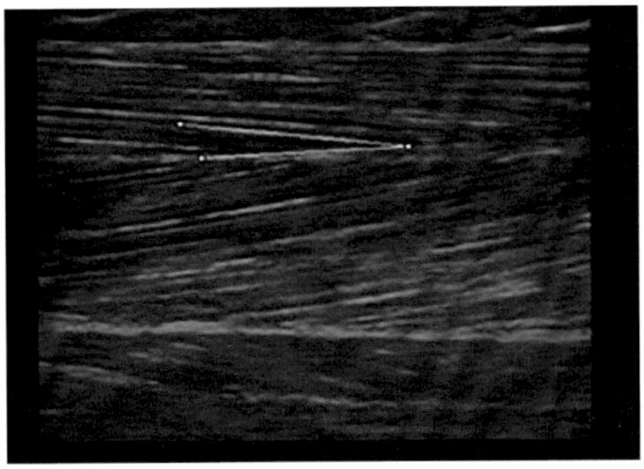

FIGURA 28 Avaliação do ângulo de penação do músculo tibial anterior.
Fonte: acervo do autor.

qualquer músculo poderá ser selecionado, basta padronizar a área que será abordada em cada músculo. Prioritariamente, o ideal é selecionar um músculo visualizado por inteiro na tela do ultrassom onde possa ser contornado, como na área de seção transversa. O músculo mais avaliado quanto à ecogenicidade é o reto femoral[50] (Figura 29).

O objetivo dessa avaliação e determinar a composição ou qualidade muscular por meio de uma escala de cinzas (*pixels*) que tem valores entre 0 e 255 *pixels*, com o *software* de histograma de alguns equipamentos ou com o *software* ImageJ (disponível para computadores *desktop* ou *notebooks*). Quanto mais ecogênico, mais próximo da escala de branco estará o valor médio de *pixels*, ou seja, valores mais próximos a 255 e pior qualidade muscular, e quanto menos ecogênico, mais próximo da escala de preto estará o valor médio de *pixels*, ou seja, valores mais próximos a 0 e melhor qualidade muscular.[50,51]

A Figura 30 apresenta uma proposta de protocolo idealizado por Formenti et al.[51] No fluxograma de ultrassom muscular

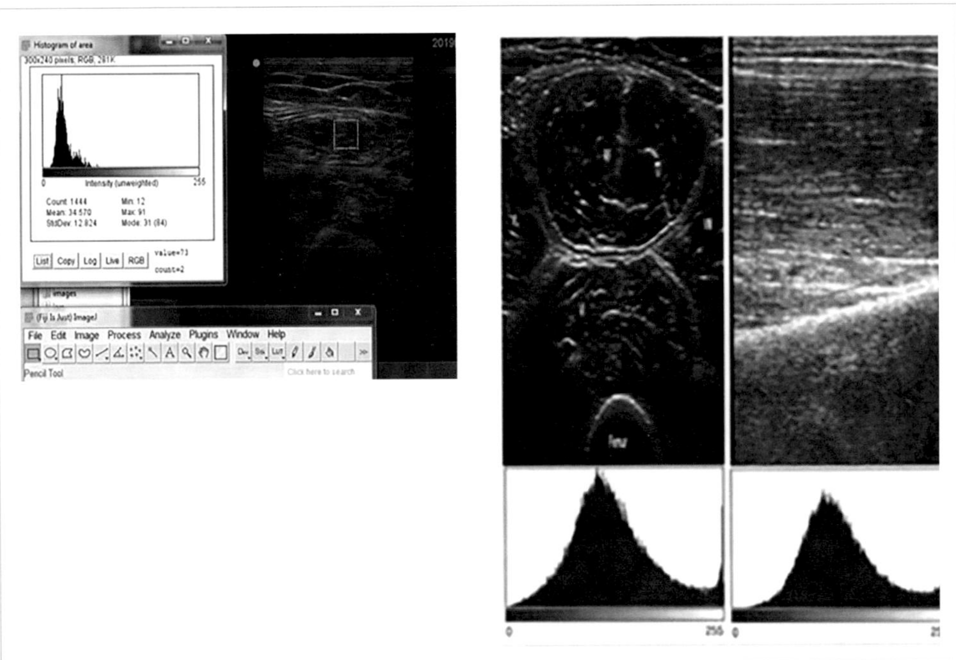

FIGURA 29 Avaliação da ecogenicidade do músculo reto femoral.
Fonte: adaptada de Formenti et al.[51]

para avaliação da minimização da fraqueza muscular adquirida na UTI, iniciamos a avaliação com admissão do paciente na UTI, antes de 48 horas ele passa pela avaliação inicial por ultrassonografia musculoesquelética. Observa-se na avaliação a espessura, área de secção transversa (AST), ângulo de penação e ecogenicidade. Em seguida, observa-se possível alteração cognitiva se Escala de agitação e sedação de Richmond se RASS = 0 método de avaliação de confusão para a UTI CAM-, então, segue-se para teste de força muscular manual, se MRC > 48 realiza a ultrassonografia muscular novamente entre 7 e 10 dias, se MRC < 48, determina a necessidade de um exame adicional para avaliação de fraqueza muscular adquirida na UTI, nesse

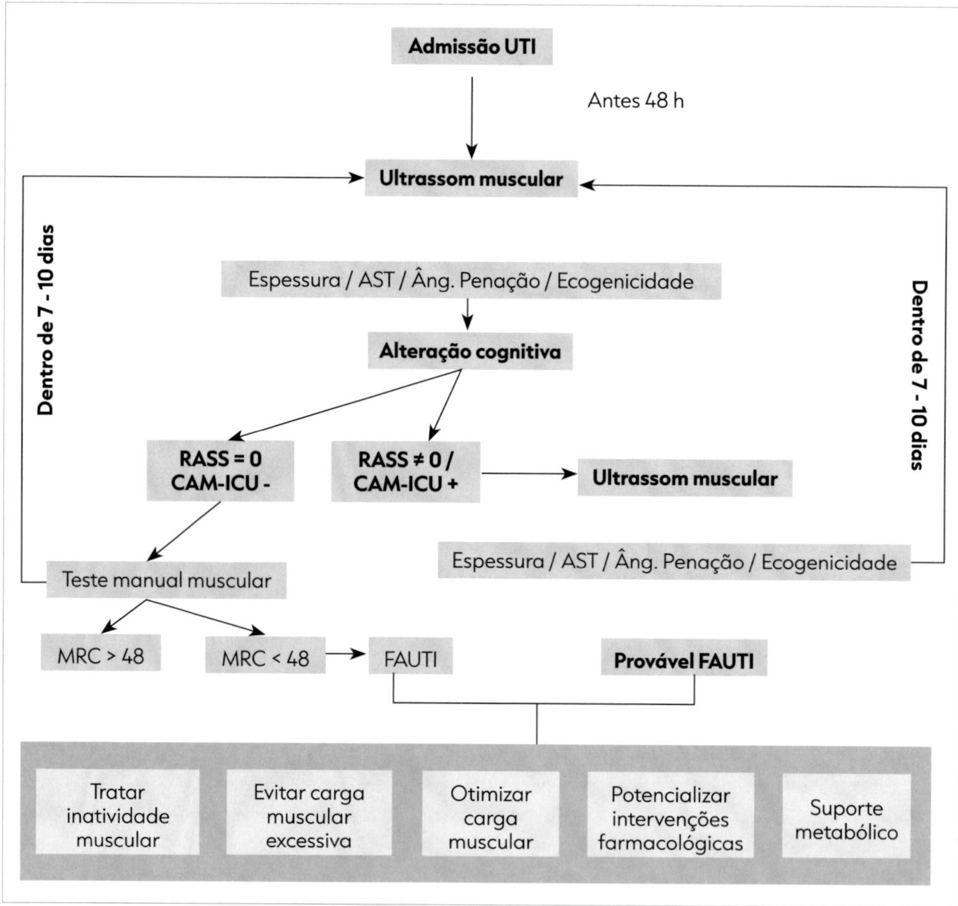

FIGURA 30 Adaptação do protocolo idealizado por Formenti *et al.*[39]
RASS: escala de agitação e sedação de Richmond, FAUTI: fraqueza muscular adquirida na UTI; ICU: unidade de terapia intensiva; CAM: avaliação de confusão mental; AST: área de secção transversa; MRC: Medical Research Councilrogerio.

caso, avaliações com ultrassom mais frequentes podem ser melhor e otimizar a carga muscular. Para otimizar a carga muscular pode se tomar medidas de tratamento da inatividade muscular, evitar carga muscular excessiva, potencializar intervenções farmacológicas e dar suporte metabólico ao paciente. Quando CAM + o acompanhamento com ultrassonografia mais frequente deve ser indicado.

REFERÊNCIAS

1. Wild J. Use of High-frequency Ultrasonic Waves for Detecting Changes of Texture in Living Tissues.The Lancet. 1951 Mar 1;257(6656):655–7. Available from: https://doi.org/10.1016/s0140-6736(51)92403-8
2. Whittaker JL, Teyhen DS, Elliott JM, Cook K, Langevin HM, Dahl HH, et al. Rehabilitative Ultrasound Imaging: Understanding the technology and its applications. Journal of Orthopaedic and Sports Physical Therapy. 2007 Aug 1;37(8):434–49. Available from: https://doi.org/10.2519/jospt.2007.2350.
3. da Silva CL. COFFITO. COFFITO. Available from: https://www.coffito.gov.br/nsite/?page_id=2353.
4. Aldrich JE. Basic Physics of Ultrasound Imaging. Critical Care Medicine. 2007 Apr 19;35(Suppl): S131–7. Available from: https://doi.org/10.1097/01.ccm.0000260624.99430.22.
5. Shriki J. Ultrasound Physics. Critical Care Clinics. 2013 Nov 27;30(1):1–24. Available from: https://doi.org/10.1016/j.ccc.2013.08.004.
6. Leech M, Bissett B, Kot M, Ntoumenopoulos G. Lung ultrasound for critical care physiotherapists: A narrative review. Physiotherapy Research International. 2014 Dec 29;20(2):69–76. Available from: https://doi.org/10.1002/pri.1607.
7. Peris A, Tutino L, Zagli G, Batacchi S, Cianchi G, Spina R, et al. The use of Point-of-Care bedside lung ultrasound significantly reduces the number of radiographs and computed tomography scans in critically ill patients. Anesthesia & Analgesia. 2010 Aug 25;111(3):687–92. Available from: https://doi.org/10.1213/ane.0b013e3181e7cc42.
8. Karthika M, Wong D, Nair SG, Pillai LV, Mathew CS. Lung ultrasound: The emerging role of respiratory therapists. Respiratory Care. 2019 Jan 15;64(2):217–29. Available from: https://doi.org/10.4187/respcare.06179.
9. Neindre AL, Mongodi S, Philippart F, Bouhemad B. Thoracic ultrasound: Potential new tool for physiotherapists in respiratory management. A narrative review. Journal of Critical Care. 2015 Oct 27;31(1):101–9. Available from: https://doi.org/10.1016/j.jcrc.2015.10.014.
10. McKiernan S, Chiarelli P, Warren-Forward H. Diagnostic ultrasound use in physiotherapy, emergency medicine, and anaesthesiology. Radiography. 2010 Jan 25;16(2):154–9. Available from: https://doi.org/10.1016/j.radi.2009.12.004.
11. Lichtenstein DA. Lung ultrasound in the critically ill. Annals of Intensive Care. 2014 Jan 1;4(1):1. Available from: https://doi.org/10.1186/2110-5820-4-1.
12. Soummer A, Perbet S, Brisson H, Arbelot C, Constantin JM, Lu Q, et al. Ultrasound assessment of lung aeration loss during a successful weaning trial predicts postextubation distress. Critical Care Medicine. 2012 May 15;40(7):2064–72. Available from: https://doi.org/10.1097/ccm.0b013e31824e68ae.
13. Mayo PH, Copetti R, Feller-Kopman D, Mathis G, Maury E, Mongodi S, et al. Thoracic ultrasonography: a narrative review. Intensive Care Medicine. 2019 Aug 15;45(9):1200–11. Available from: https://doi.org/10.1007/s00134-019-05725-8.
14. Maish MS. The diaphragm. Surgical Clinics of North America. 2010 Oct 1;90(5):955–68. Available from: https://doi.org/10.1016/j.suc.2010.07.005.
15. Lessa TB, De Abreu DK, Bertassoli BM, Ambrósio CE. Diaphragm: A vital respiratory muscle in mammals. Annals of Anatomy - Anatomischer Anzeiger. 2016 Apr 3; 205:122–7. Available from: https://doi.org/10.1016/j.aanat.2016.03.008.
16. Complete Anatomy. Complete Anatomy - advanced 3D anatomy platform. Complete

Anatomy | Advanced 3D Anatomy Platform. 2024. Available from: https://3d4medical.com/.

17. McCool FD, Manzoor K, Minami T. Disorders of the diaphragm. Clinics in Chest Medicine. 2018 May 17;39(2):345–60. Available from: https://doi.org/10.1016/j.ccm.2018.01.012.
18. Kharma N. Dysfunction of the diaphragm. Current Opinion in Pulmonary Medicine. 2013 May 1;1. Available from: https://doi.org/10.1097/mcp.0b013e3283621b49.
19. León-Atance P, Martínez-Hernández NJ, Milla-Saba ÁM, Roca-Fernández J. Patología del diafragma. Archivos de Bronconeumología. 2011 Jan 1; 47:37–40. Available from: https://doi.org/10.1016/s0300-2896(11)70066-7.
20. Roberts HC. Imaging the diaphragm. Deleted Journal. 2009 Nov 1;19(4):431–50. Available from: https://doi.org/10.1016/j.thorsurg.2009.08.008.
21. Minami T, Manzoor K, McCool FD. Assessing diaphragm function in chest wall and neuromuscular diseases. Clinics in Chest Medicine. 2018 May 17;39(2):335–44. Available from: https://doi.org/10.1016/j.ccm.2018.01.013.
22. Nason LK, Walker CM, McNeeley MF, Burivong W, Fligner CL, Godwin JD. Imaging of the diaphragm: anatomy and function. Radiographics. 2012 Mar 1;32(2): E51–70. Available from: https://doi.org/10.1148/rg.322115127.
23. Noda Y, Sekiguchi K, Kohara N, Kanda F, Toda T. Ultrasonographic diaphragm thickness correlates with compound muscle action potential amplitude and forced vital capacity. Muscle & Nerve. 2015 Sep 10;53(4):522–7. Available from: https://doi.org/10.1002/mus.24902.
24. Neto FLD, de Tarso Roth Dalcin P, Teixeira C, Beltrami FG. Ultrassom pulmonar em pacientes críticos: uma nova ferramenta diagnóstica. Jornal Brasileiro de Pneumologia. 2012 Apr 1;38(2):246–56. Available from: https://doi.org/10.1590/s1806-37132012000200015.
25. Tuinman PR, Jonkman AH, Dres M, Shi ZH, Goligher EC, Goffi A, et al. Respiratory muscle ultrasonography: methodology, basic and advanced principles and clinical applications in ICU and ED patients—a narrative review. Intensive Care Medicine. 2020 Jan 14;46(4):594–605. Available from: https://doi.org/10.1007/s00134-019-05892-8.
26. Santana PV, Cardenas LZ, de Albuquerque ALP, de Carvalho CRR, Caruso P. Diaphragmatic ultrasound: a review of its methodological aspects and clinical uses. Jornal Brasileiro de Pneumologia. 2020 Jan 1;46(6): e20200064. Available from: https://doi.org/10.36416/1806-3756/e20200064.
27. Cardenas LZ, Santana PV, Caruso P, de Carvalho CRR, de Albuquerque ALP. Diaphragmatic Ultrasound Correlates with Inspiratory Muscle Strength and Pulmonary Function in Healthy Subjects. Ultrasound in Medicine & Biology. 2018 Jan 17;44(4):786–93. Available from: https://doi.org/10.1016/j.ultrasmedbio.2017.11.020.
28. Boussuges A, Gole Y, Blanc P. Diaphragmatic motion studied by M-Mode ultrasonography. CHEST Journal. 2008 Nov 18;135(2):391–400. Available from: https://doi.org/10.1378/chest.08-1541.
29. Testa A, Soldati G, Giannuzzi R, Berardi S, Portale G, Silveri NG. Ultrasound M-Mode assessment of diaphragmatic kinetics by anterior transverse scanning in healthy subjects. Ultrasound in Medicine & Biology. 2010 Dec 8;37(1):44–52. Available from: https://doi.org/10.1016/j.ultrasmedbio.2010.10.004.
30. Corbellini C, Boussuges A, Villafañe JH, Zocchi L. Diaphragmatic mobility loss in subjects with moderate to very severe COPD may improve after In-Patient pulmonary rehabilitation. Respiratory Care. 2018 Jul 31;63(10):1271–80. Available from: https://doi.org/10.4187/respcare.06101.
31. Kang HW, Kim TO, Lee BR, Yu JY, Chi SY, Ban HJ, et al. Influence of Diaphragmatic Mobility on Hypercapnia in Patients with Chronic Obstructive Pulmonary Disease. Journal of Korean Medical Science. 2011 Jan 1;26(9):1209. Available from: https://doi.org/10.3346/jkms.2011.26.9.1209.
32. Paulin E, Yamaguti WPS, Chammas MC, Shibao S, Stelmach R, Cukier A, et al. Influence of diaphragmatic mobility on exercise tolerance and dyspnea in patients with COPD. Respiratory Medicine. 2007 Jul 21;101(10):2113–8. Available from: https://doi.org/10.1016/j.rmed.2007.05.024.
33. Ahmed S, Martin A. AnatoleD, Smith BK. Inspiratory muscle training in patients with

Prolonged Mechanical Ventilation: Narrative review. Cardiopulmonary Physical Therapy Journal. 2018 Jul 16;30(1):44–50. Available from: https://doi.org/10.1097/cpt.0000000000000092.

34. Schepens T, Dres M, Heunks L, Goligher EC. Diaphragm-protective mechanical ventilation. Current Opinion in Critical Care. 2018 Dec 5;25(1):77–85. Available from: https://doi.org/10.1097/mcc.0000000000000578.
35. Ueki J, De Bruin PF, Pride NB. In vivo assessment of diaphragm contraction by ultrasound in normal subjects. Thorax. 1995 Nov 1;50(11): 1157–61. Available from: https://doiorg/10.1136/thx.50.11.1157.
36. Spadaro S, Grasso S, Mauri T, Corte FD, Alvisi V, Ragazzi R, et al. Can diaphragmatic ultrasonography performed during the T-tube trial predict weaning failure? The role of diaphragmatic rapid shallow breathing index. Critical Care. 2016 Sep 27;20(1). Available from: https://doi.org/10.1186/s13054-016-1479-y.
37. Abbas A, Embarak S, Walaa M, Lutfy S. Role of diaphragmatic rapid shallow breathing index in predicting weaning outcome in patients with acute exacerbation of COPD. International Journal of COPD. 2018 May 1; Volume 13:1655–61. Available from: https://doi.org/10.2147/copd.s161691.
38. Goligher EC, Brochard LJ, Reid WD, Fan E, Saarela O, Slutsky AS, et al. Diaphragmatic myotrauma: a mediator of prolonged ventilation and poor patient outcomes in acute respiratory failure. The Lancet Respiratory Medicine. 2018 Nov 16;7(1):90–8. Available from: https://doi.org/10.1016/s2213-2600(18)30366-7.
39. Chen J, Huang M. Intensive care unit-acquired weakness: Recent insights. Journal of Intensive Medicine. 2023 Aug 30;4(1):73–80. Available from: https://doi.org/10.1016/j.jointm.2023.07.002.
40. Babb T, Levine B, Philley J. ICU-Acquired weakness: an extension of the effects of bed rest. American Journal of Respiratory and Critical Care Medicine. 2012 Jan 15;185(2):230–1. Available from: https://doi.org/10.1164/ajrccm.185.2.230.
41. Nanas S, Kritikos K, Angelopoulos E, Siafaka A, Tsikriki S, Poriazi M, et al. Predisposing factors for critical illness polyneuromyopathy in a multidisciplinary intensive care unit. Acta Neurologica Scandinavica. 2008 Mar 19;118(3):175–81. Available from: https://doi.org/10.1111/j.1600-0404.2008.00996.x
42. Kress JP, Hall JB. ICU-Acquired Weakness and Recovery from Critical Illness. New England Journal of Medicine. 2014 Apr 23;370(17):1626–35. Available from: https://doi.org/10.1056/nejmra1209390.
43. Vanhorebeek I, Latronico N, Van Den Berghe G. ICU-acquired weakness. Intensive Care Medicine. 2020 Feb 19;46(4):637–53. Available from: https://doi.org/10.1007/s00134-020-05944-4.
44. Hashem MD, Nelliot A, Needham DM. Early mobilization and rehabilitation in the ICU: moving back to the future. Respiratory Care. 2016 Apr 19;61(7):971–9. Available from: https://doi.org/10.4187/respcare.04741
45. Schedel H, Reimers CD, Nägele M, Witt ThN, Pongratz DE, Vogl Th. Imaging techniques in myotonic dystrophy. A comparative study of ultrasound, computed tomography and magnetic resonance imaging of skeletal muscles. European Journal of Radiology. 1992 Oct 1;15(3):230–8. Available from: https://doi.org/10.1016/0720-048x(92)90113-n.
46. Mercuri E, Pichiecchio A, Allsop J, Messina S, Pane M, Muntoni F. Muscle MRI in inherited neuromuscular disorders: Past, present, and future. Journal of Magnetic Resonance Imaging. 2007 Jan 26;25(2):433–40. Available from: https://doi.org/10.1002/jmri.20804.
47. Thomaes T, Thomis M, Onkelinx S, Coudyzer W, Cornelissen V, Vanhees L. Reliability and validity of the ultrasound technique to measure the rectus femoris muscle diameter in older CAD-patients. BMC Medical Imaging. 2012 Apr 2;12(1). Available from: https://doi.org/10.1186/1471-2342-12-7.
48. Reeves ND, Maganaris CN, Narici MV. Ultrasonographic assessment of human skeletal muscle size. European Journal of Applied Physiology. 2004 Jan 1;91(1):116–8. Available from: https://doi.org/10.1007/s00421-003-0961-9.
49. Dupont A, Sauerbrei EE, Fenton PV, Shragge PC, Loeb GE, Richmond FJR. Real-time sonography to estimate muscle thickness: Comparison with MRI and CT. Journal of Clinical

Ultrasound. 2001 Apr 16;29(4):230–6. Available from: https://doi.org/10.1002/jcu.1025.

50. Parry SM, El-Ansary D, Cartwright MS, Sarwal A, Berney S, Koopman R, et al. Ultrasonography in the intensive care setting can be used to detect changes in the quality and quantity of muscle and is related to muscle strength and function. Journal of Critical Care. 2015 Jun 6;30(5): 1151.e9-1151.e14. Available from: https://doi.org/10.1016/j.jcrc.2015.05.024.
51. Formenti P, Umbrello M, Coppola S, Froio S, Chiumello D. Clinical review: peripheral muscular ultrasound in the ICU. Annals of Intensive Care. 2019 May 17;9(1). Available from: https://doi.org/10.1186/s13613-019-0531-x.
52. Toledo DO, de Lima e Silva DC, Santos DMD, de Freitas BJ, Dib R, Cordioli RL, et al. Bedside ultrasound is a practical measurement tool for assessing muscle mass. Revista Brasileira de Terapia Intensiva. 2017 Jan 1;29(4). Available from: https://doi.org/10.5935/0103-507x.20170071.
53. Luiz A. E-Radiologia. e-Radiologia. 2024. Available from: https://e-radiologia.org/.

CAPÍTULO 40

Ultrassom *point-of-care* na prática clínica do enfermeiro

Wesley Pinto da Silva
Marcelo Marinho Delfino

Objetivos

- apresentar a evolução e regulamentação do uso do ultrassom *point-of-care* (POCUS) na prática clínica do enfermeiro.
- Demonstrar como a POCUS melhora a segurança e a eficácia dos procedimentos realizados por enfermeiros.
- Explorar as principais aplicações do ultrassom na assistência de enfermagem, como triagem, avaliação pulmonar, retenção urinária e fecal, e inserção de cateteres.
- Destacar o impacto da POCUS na redução de complicações, no aprimoramento da tomada de decisão clínica e na segurança do paciente.

INTRODUÇÃO

A ultrassonografia *point-of-care* (POCUS, do inglês *point-of-care ultrasound*) é uma tecnologia inovadora, pois permite a dispensa de locomoção do paciente possibilitando o atendimento no local que se encontra, seja na ambulância, seja em uma residência, o que é uma das grandes vantagens dessa tecnologia.[1]

O uso do ultrassom é descrito na literatura desde os primeiros anos da década de 1990 para punção de veias periféricas. Nos Estados Unidos, nesse mesmo período, enfermeiros iniciaram o uso do ultrassom para direcionar a passagem do cateter central de inserção periférica (PICC).[1]

Por outro lado, no Brasil, o ultrassom chegou primeiro as unidades de terapia intensiva (UTI) neonatais e só depois foi agregada a outros casos. O parecer do Conselho Regional de Enfermagem de São Paulo (Coren-SP) n. 29/2014 corrobora o uso do ultrassom pelo enfermeiro para realizar cálculo de volume residual da bexiga na retenção urinária.[2] No entanto, os estudos sobre o tema concentram-se no cenário de pós-operatório e demonstram que o uso da POCUS pelo enfermeiro configura-se como uma maneira não invasiva e confiável para detectar a retenção urinária.[3]

Além disso, em 2017 o Conselho Federal de Enfermagem (Cofen) publicou o Parecer n. 243/2017, em que normatiza a execução de passagem de PICC pelo enfermeiro habilitado com uso de ultrassom para visualização e escolha do vaso a ser puncionado. Essa decisão, de validade no âmbito nacional, torna legal a utilização do ultrassom pelo enfermeiro.[4]

Já em 2021, o Cofen publicou a resolução n. 679/2021, na qual aprova a normatização da realização de ultrassonografia à beira-leito e no ambiente pré-hospitalar pelo enfermeiro, ampliando, dessa forma, a filosofia de segurança do paciente.[5]

Um dos objetivos da realização da ultrassonografia pelos enfermeiros é aumentar a segurança na realização dos procedimentos. Desse modo, alguns procedimentos podem ser facilitados e até mesmo confirmados com o uso da ultrassonografia, como: avaliação da distância da língua como preditor de via aérea difícil para a ventilação com bolsa-válvula-máscara (BVM); confirmações de intubações esofágicas e traqueais; avaliação pulmonar; utilização dos protocolos Fast e eFast na triagem pelo enfermeiro; avaliação do volume residual gástrico; confirmação do cateter dentro da bexiga; avaliação de retenção fecal na ampola retal; acesso venoso periférico guiado; procedimento de acesso arterial radial para pressão arterial invasiva (PAI) ou coleta de gasometria conduzido por enfermeiro; implantação do PICC; confirmação da agulha de punção intraóssea. Assim, o ultrassom poder ser uma ferramenta tecnológica importante na tomada de decisão por parte dos enfermeiros, garantindo a segurança do paciente e diminuindo o risco de complicações.

REVISÃO DA LITERATURA

Manejo de via aérea difícil pelo enfermeiro do time de via aérea

No manejo de via aérea, a POCUS permite ao enfermeiro uma avaliação de parâmetros ultrassonográficos submentonianos (Figura 1) para distinguir uma via aérea difícil de uma via aérea fácil. A medição da porção submentoniana para avaliar a espessura da base da língua por ultrassom é preditivo de ventilação com máscara difícil quando se tem uma espessura de base de língua maior que 69,6 mm (Figura 2). A falha em avaliar ou identificar uma via aérea difícil e não fazer um plano organizado para o manejo da via aérea pode levar a um resultado ruim e, com essa ferramenta, o enfermeiro pode prever uma ventilação difícil com máscara, dando ao time de via aérea a oportunidade de elaborar medidas corretivas para esse cenário.[6,7]

A POCUS da via aérea superior é um método simples, não invasivo e seguro, que o enfermeiro pode utilizar à beira-leito para confirmação no momento da intubação endotraqueal, avaliando os sinais de dupla traqueia e de deslizamento pulmonar.[8] Um estudo realizado com enfermeiros da emergência em cadáveres mostrou que o ultras-

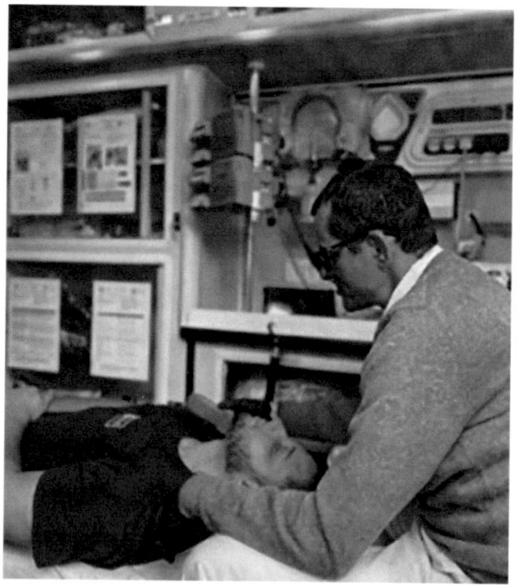

FIGURA 1 Posicionamento do transdutor para visão sagital.
Fonte: acervo dos autores.

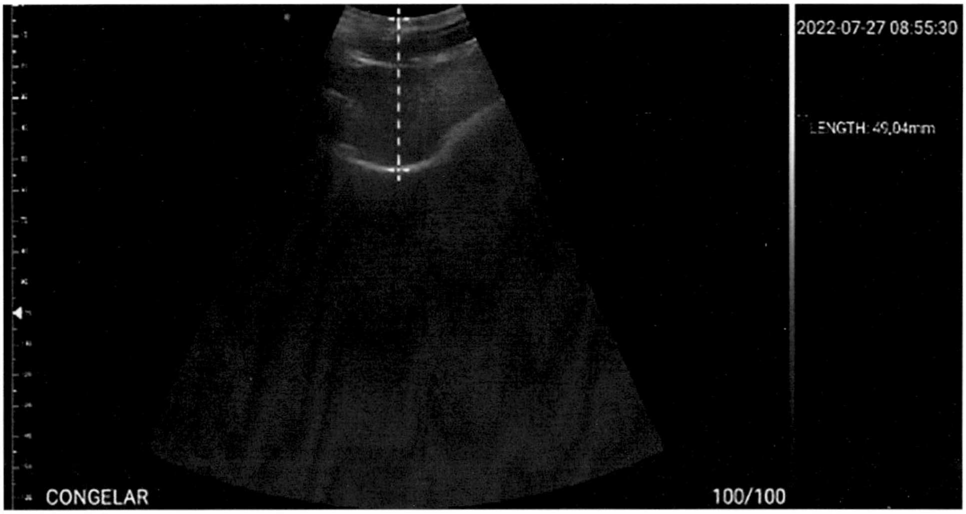

FIGURA 2 Mensuração da espessura da base da língua no plano sagital.
Fonte: acervo dos autores.

som pode ser realizado para a confirmação de intubações esofágicas e traqueais (Figura 3) de forma rápida e precisa, com tempo médio de 6,57 segundos para avaliar a localização do tubo.[9]

É o médico que normalmente realiza e interpreta a ultrassonografia pulmonar diagnosticando a congestão pulmonar na insuficiência cardíaca. No entanto, uma revisão sistemática pesquisou bancos de dados *online* em busca de estudos que investigassem a capacidade dos enfermeiros de realizar a ultrassonografia pulmonar e detectar linhas B e derrames pleurais. Com isso, foram encontrados cinco estudos com enfermeiros que atenderam ao critério de inclusão. Observou que, após 0 a 12 horas de treinamento didático e de 58 a 62 exames de ultrassonografia pulmonar prática, os enfermeiros foram capazes de identificar linhas B e derrames pleurais com sensibilidade de 79 a 98% e especificidade de 70 a 99%.[10] Ainda é necessário avaliar se, na prática do enfermeiro e em rotinas bem estabelecidas, esses dados ajudam melhorar a assistência de enfermagem. Como ainda é um método novo na saúde, a POCUS abre inúmeras possibilidades de melhorias na assistência à beira-leito.

A ultrassonografia pulmonar está se tornando uma ferramenta não invasiva fácil e confiável para a avaliação de dispneia, tendo uma boa precisão no diagnóstico de dispneia cardiogênica aguda. O uso dessa técnica associada com avaliação dos níveis séricos de peptídeo natriurético tende a ser útil na exclusão de dispneia cardiogênica.[11]

FAST E EFAST NA TRIAGEM REALIZADA PELO ENFERMEIRO

O enfermeiro, com seu papel importante no gerenciamento de emergências, e a avaliação focada com ultrassonografia no trauma (Fast, do inglês *focused assessment with sonography for trauma*), quando bem estabelecida no setor de triagem, são ferramentas válidas. Os enfermeiros treinados para a realização do Fast agilizam, ainda na fase de triagem, o reconhecimento do

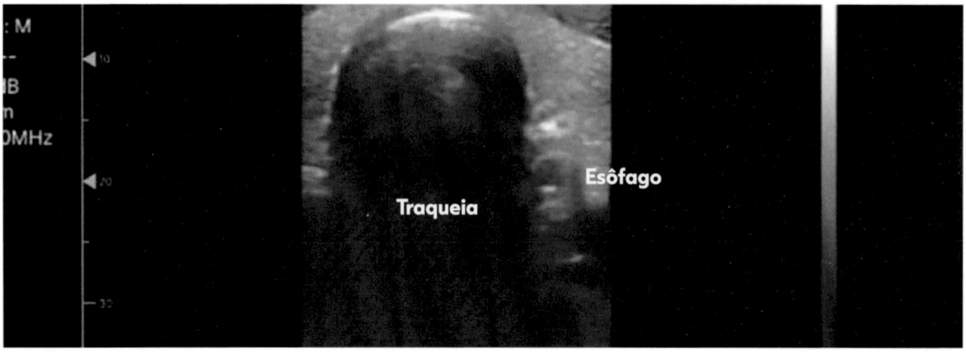

FIGURA 3 Imagem da traqueia e do esôfago.
Fonte: acervo dos autores.

grau de gravidade de um politraumatizado, além de poderem distinguir os pacientes graves dos não graves em um cenário de emergência.[12] No setor de triagem, a utilização da ultrassonografia não se limita ao Fast, mas como parâmetro de avaliação também é possível citar o Fast estendido (eFast, do inglês *extended focused assessment with sonography for trauma*).

O ultrassom pode ser uma ferramenta tecnológica importante na tomada de decisão do enfermeiro no serviço de emergência. Com treinamento adequado e protocolos bem estabelecidos, pode acelerar o processo de triagem nos serviços de emergência e ajudar esse profissional a ser mais assertivo. Conforme consta na resolução Cofen n. 679/2021, é vedado ao enfermeiro o diagnóstico nosológico, não sendo esse o objetivo da utilização do eFast pelo enfermeiro nos cenários de emergência, mas, sim, a melhora do processo de triagem e a da rapidez nesse processo, com maior assertividade por parte do enfermeiro.

AVALIAÇÃO DO CONTEÚDO GÁSTRICO PELO ENFERMEIRO

O protocolo Fast tem valor no tratamento do paciente com trauma agudo, no entanto, ele não avalia o conteúdo do estômago. Além de ajudar a identificar os pacientes graves dos não graves, o ultrassom pode determinar a natureza do conteúdo gástrico, condição extremamente relevante quando se trata de aspiração pulmonar de conteúdo gástrico. Na emergência, o enfermeiro possui poucos recursos para a avaliação de conteúdo gástrico e o ultrassom pode auxiliar na avaliação à beira-leito para pacientes politraumatizados que correm maior risco de esvaziamento gástrico retardado. Em cenários fora da emergência como UTI, *home care*, ambulância, setor de imagens é bem descrito que, apesar do jejum adequado, os pacientes podem apresentar um volume residual gástrico significativo (> 1,5 mL/kg).[13] Para que seja realizada a avaliação gástrica, o enfermeiro utilizará o transdutor curvilíneo em plano sagital na região epigástrica (Figura 4) para visualizar o antro gástrico logo abaixo da borda livre do lobo hepático esquerdo (Figura 5), e deve usar como referência anatômica a aorta e/ou a veia cava inferior; essa avaliação pode ser qualitativa e quantitativa. Na qualitativa, é avalia-se o esvaziamento gástrico, que se divide em três graus, de acordo com o risco de broncoaspiração, sendo eles: grau 0 – baixo risco de broncoaspiração (nenhum

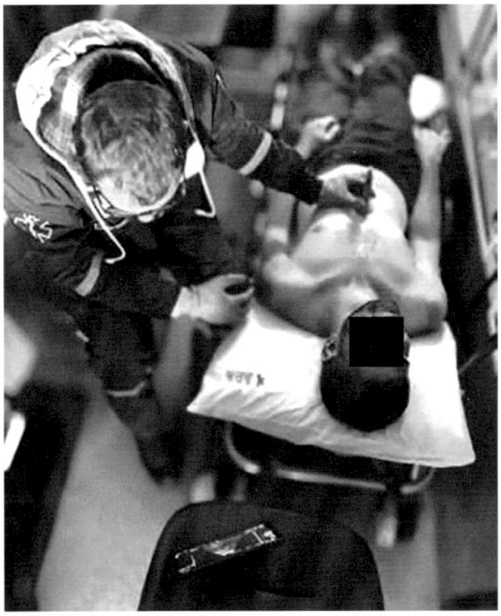

FIGURA 4 Transdutor curvilíneo em plano sagital na região epigástrica para visualizar o antro gástrico.
Fonte: acervo dos autores.

fluido visível no antro na posição supina ou decúbito lateral direito – DLD); grau 1 – baixo risco de broncoaspiração (fluido antral visualizado apenas em DLD; compatível com secreção gástrica fisiológica – menor que 1,5 mL/kg); grau 2 – alto risco de broncoaspiração (fluido antral visualizado na posição supina e DLD; compatível com volume gástrico maior que 1,5 mL/kg).

Esse sistema de graus é embasado na avaliação ultrassonográfica do conteúdo antral na posição supina e DLD. Já na avaliação quantitativa, é utilizada a medida da área de seção transversa do antro gástrico (ATAG) em DLD, tendo como referência a parede externa do estomago, a camada serosa. Para realizar o cálculo da ATAG, o enfermeiro vai medir os dois diâmetros perpendiculares do antro: craniocaudal (CC) e anteroposterior (AP), e aplicar a seguinte formula: ATAG = (CC × AP × 3,14)/4. O volume total do estômago pode ser estimado pela fórmula: volume gástrico estimado (mL) = 27 + 14,6 × ATAG (CM^2) – 1,28 × idade (anos). Assim, com base no volume e peso do paciente, o enfermeiro pode classificá-lo em alto ou baixo risco de broncoaspiração, com valores menores que 1,5 mL/kg indicativos de baixo risco e maiores que 1,5 mL/kg, de alto risco de broncoaspiração.[14]

CONFIRMAÇÃO ULTRASSONOGRÁFICA DA COLOCAÇÃO DE SONDAS NASOENTERAL E NASOGÁSTRICA

A nutrição enteral é amplamente utilizada no ambiente hospitalar e a passagem de sonda nasoenteral (SNE) normalmente é realizada às cegas, necessitando de um método confirmatório para liberação do uso. A ausculta em região epigástrica após insuflação de ar, amplamente utilizada, não é um método seguro. Desse modo, o método padrão-ouro (método de referência) é a radiografia.[15] O ultrassom é um equipamento que pode melhorar a prática clínica diária da equipe de cuidados intensivos em relação à confirmação do posicionamento correto da SNE.

É comum o paciente de UTI utilizar sonda nasogástrica (SNG) para facilitar a nutrição enteral, a administração de medicamentos e a descompressão gástrica. A confirmação ultrassonográfica da colocação correta da sonda é uma alternativa viável, principalmente nos locais onde a radiografia não está prontamente disponível.[16]

Assim, para a visualização o enfermeiro utiliza o transdutor linear transversalmente sobre a fúrcula esternal, tentando visualizar o esôfago (Figura 6) e tendo como resultado positivo a visualização de um círculo hiperecoico enquanto progride sua-

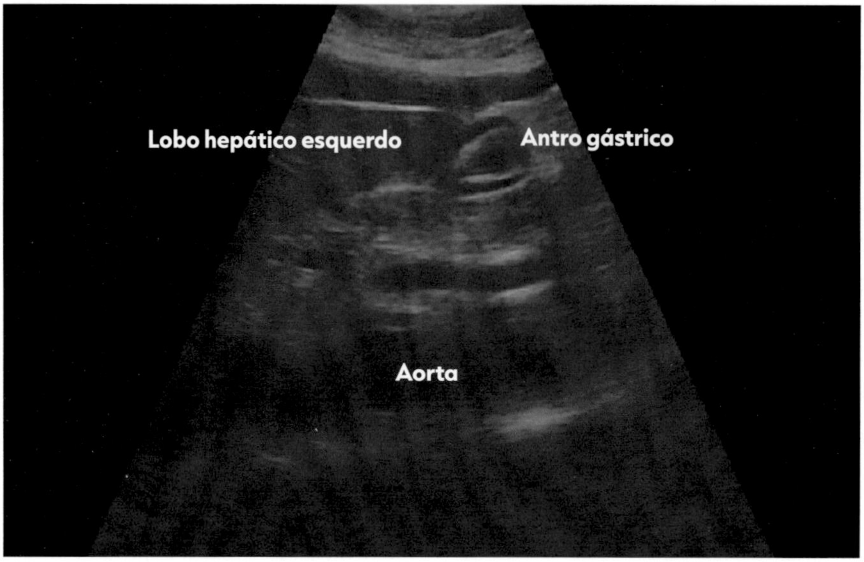

FIGURA 5 Visualizar o antro gástrico logo abaixo da borda livre do lobo hepático esquerdo.
Fonte: acervo dos autores.

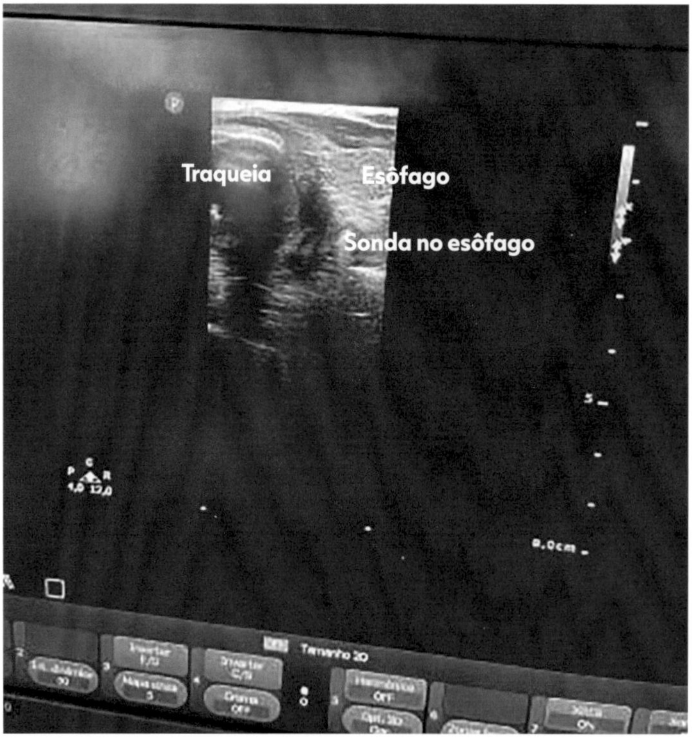

FIGURA 6 Transdutor linear em plano transversal do pescoço evidenciando passagem da sonda pelo esôfago.
Fonte: acervo dos autores.

vemente a sonda. Após a sondagem, por meio do transdutor convexo na região epigástrica longitudinalmente (Figura 7), utiliza-se o Doppler colorido para confirmar a localização da sonda com a injeção de ar ou visualização direta da sonda no antro. Existe uma orientação fundamentada do Coren-SP, n. 028/2015, sobre o uso do ultrassom pelo enfermeiro para passagem de sonda nasogástrica, respaldando o profissional capacitado para uso do aparelho em sua prática. Mesmo assim, essa ferramenta ainda é pouco utilizada pelos profissionais.[17]

USO DO ULTRASSOM POR ENFERMEIROS NA AVALIAÇÃO DA BEXIGA

A assistência de enfermagem sustenta-se na avaliação clínica feita pelo enfermeiro. Assim, o enfermeiro deve realizar testes diagnósticos de acordo com a queixa do paciente. O exame físico da região suprapúbica tem como objetivo investigar possíveis alterações, porém essa avaliação é subjetiva, dependente do avaliador e da anatomia do paciente.

Dessa forma, o uso do ultrassom pelo enfermeiro como extensão do exame físico traz benefícios, uma vez que possibilita uma avaliação não invasiva, direta e precisa à beira-leito, ou seja, mostrando se há ou não retenção urinaria. É uma ferramenta extremamente útil para estimar o volume urinário e evitar cateterismos desnecessários.

A retenção urinária aguda é um problema comum no departamento de emergência, sendo necessária a intervenção por meio de cateterismo vesical de demora. Pode ser de difícil realização, dependendo da etiologia da retenção urinária e do grau de obstrução, mas, com o uso do ultrassom, o enfermeiro consegue visualizar de forma dinâmica a instalação do cateter na bexiga, minimizando assim o potencial de lesão traumática da próstata e da uretra durante uma inserção difícil.[18] A avaliação da bexiga é realizada pelo enfermeiro com o transdutor convexo em uma abordagem via suprapúbica (Figura 8) e consiste em dois cortes: um no transversal [anteroposterior (AP) e laterolateral (LL), Figura 9] e um no longitudinal (Figura 10), diâmetro superior e inferior (SI), obtendo três eixos. A

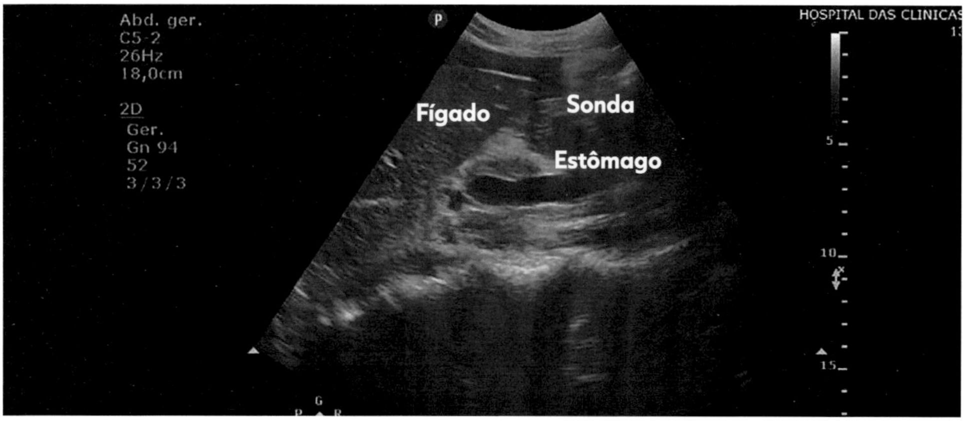

FIGURA 7 Transdutor curvilíneo em plano sagital na região epigástrica para visualizar o antro gástrico e a sonda.
Fonte: acervo dos autores.

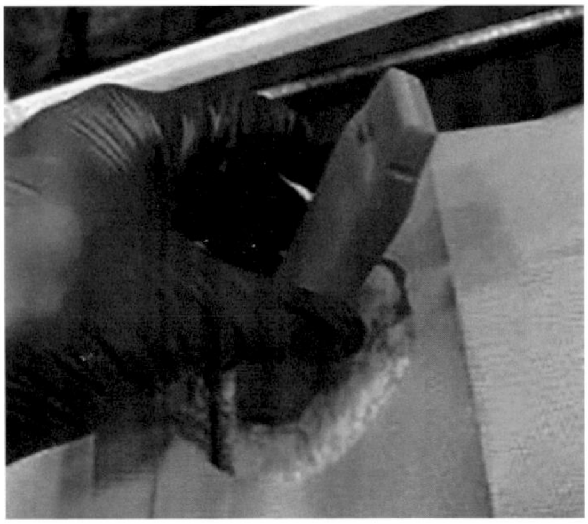

FIGURA 8 Avaliação da bexiga pela abordagem via suprapúbica.
Fonte: acervo dos autores.

partir dos valores desses três eixos, utiliza-se uma fórmula para a estimativa do volume urinário: AP × LL × SI × 0,52.[19]

AVALIAÇÃO DA RETENÇÃO FECAL NO RETO PELO ENFERMEIRO UTILIZANDO A ULTRASSONOGRAFIA *POINT-OF-CARE*

O enfermeiro tem uma atuação importante, desde a identificação de riscos ou dificuldades na eliminação intestinal do paciente até a resposta do tratamento proposto. A retenção fecal é algo comem em

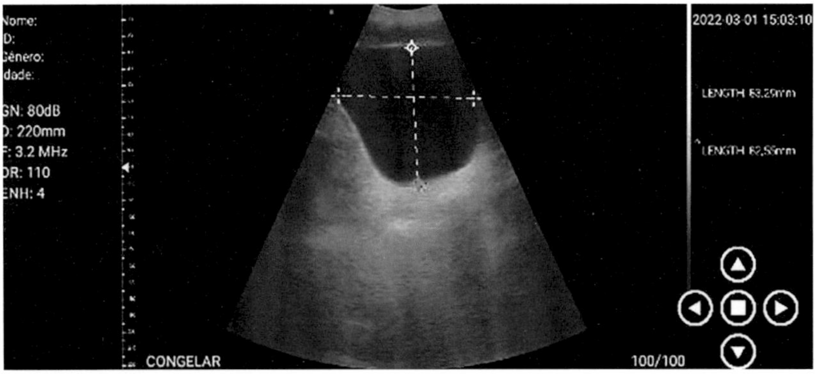

FIGURA 9 Imagem transversal da bexiga.
Fonte: acervo dos autores.

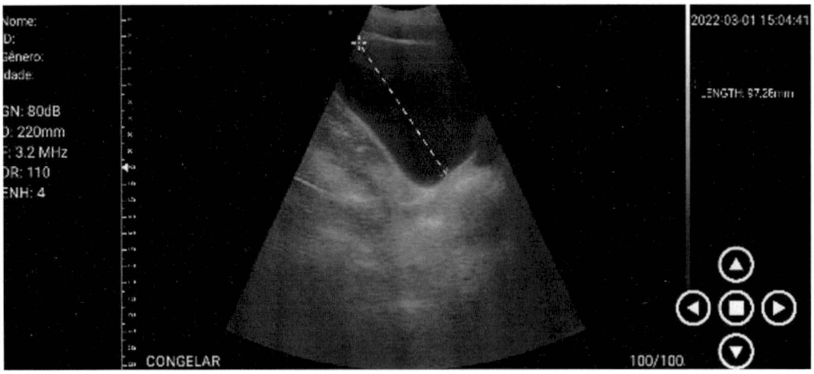

FIGURA 10 Imagem longitudinal da bexiga.
Fonte: acervo dos autores.

pacientes internados e o ultrassom traz benefícios, uma vez que possibilita uma avaliação não invasiva, direta e precisa do paciente.[20] A impactação de fezes no reto pode trazer desconforto em pacientes graves ou até mesmo naqueles estáveis e acordados. Muitos pacientes idosos em ambiente domiciliar também sofrem com a impactação de fezes no reto e em ambos os casos o exame de toque retal é desagradável e perturbador. Nesse cenário, o enfermeiro pode utilizar a POCUS sem necessidade de realizar o toque retal. A imagem ultrassonográfica é realizada utilizando uma sonda convexa na borda superior do osso púbico (Figura 11) e o feixe de ultrassom é inclinado caudalmente para visualizar a bexiga. A bexiga é usada como uma janela acústica e a visualização do reto é mais profunda que a da bexiga, onde é realizado um corte transversal e outro longitudinal. A presença de fezes no reto aparece como área hiperecoica em forma de meia-lua na parte inferior da bexiga (Figura 12). A imagem longitudinal do ultrassom pode mostrar a localização da retenção fecal retal. A imagem longitudinal pode ser usada para determinar se a retenção fecal está no reto superior ou inferior (Figura 13). Quando há acúmulo de fezes duras, uma área hiperecoica em forma de meia-lua com sombra acústica é observada na parte inferior da bexiga, retratada na imagem transversal do ultrassom (Figura 14). Alguns fatores como obesidade, falta de urina na bexiga e gases gastrintestinais são fatores que dificultam a observação por ultrassom.[21] O enfermeiro pode avaliar o diâmetro retal no corte transverso medido por ultrassom e analisar se o tratamento em casos de impactação de fezes surtiu efeito realizando a medida do diâmetro do reto antes e após a intervenção. A POCUS para avaliação de retenção fecal no reto é extremamente útil em unidades hospitalares e em locais com poucos recursos de imagem, sendo uma ferramenta muito útil nesses casos.

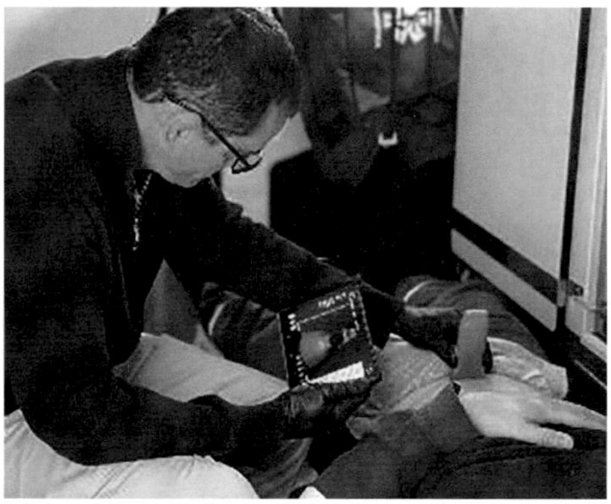

FIGURA 11 Avaliação do reto na janela pélvica utilizando a bexiga como janela acústica. Fonte: acervo dos autores.

ACESSO VENOSO PERIFÉRICO E PUNÇÃO ARTERIAL PELO ENFERMEIRO COM O USO DA ULTRASSONOGRAFIA *POINT-OF-CARE*

Um número expressivo de pacientes graves tem acesso intravenoso difícil, por diversos fatores, como obesidade, paciente mal distribuído, queimaduras e até mesmo canulações prévias. Nesses pacientes, a possibilidade de a técnica convencional falhar é grande. Dessa forma, a canulação guiada por ultrassom demonstra alta taxa de sucesso, trazendo mais conforto para o paciente e reduzindo inclusive a necessidade de acesso venoso central.[22] O mesmo ocorre com a coleta de gasometria arterial, rotineiramente realizada em UTI e emergência, em que há necessidade de avaliação de distúrbios ácido-base. Portanto, o uso do ultrassom para canulação da artéria na coleta de sangue para gasometria arterial reduz o tempo de punção, o número de

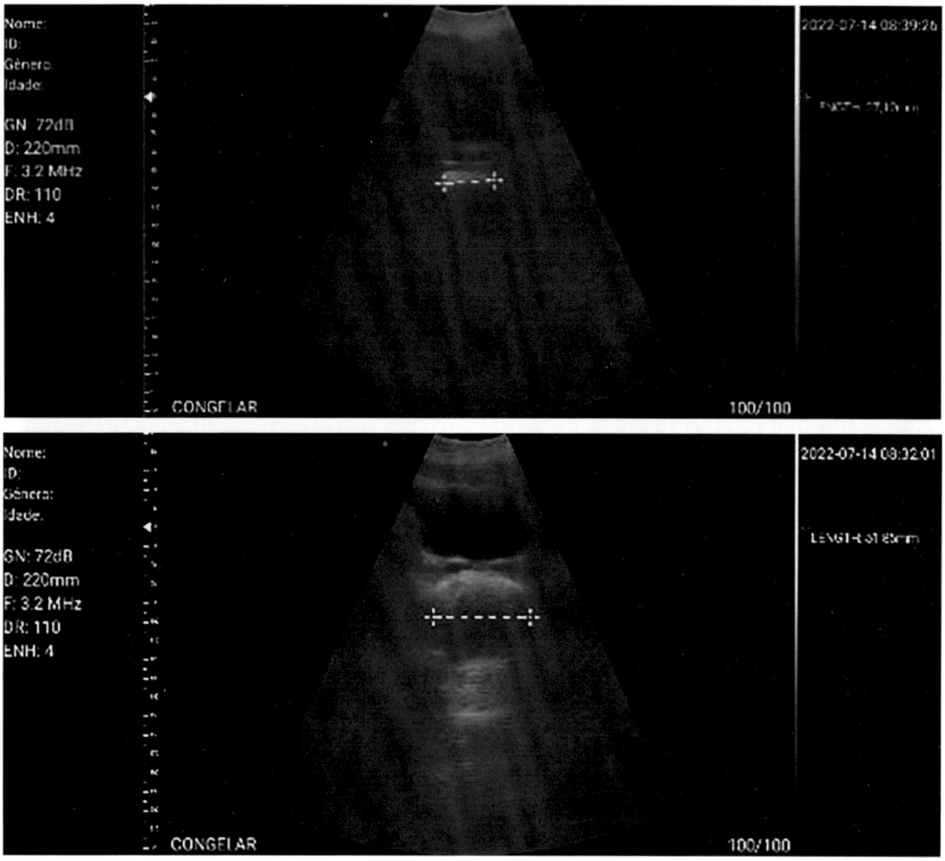

FIGURA 12 Avaliação do reto no corte transversal. Presença de fezes no reto evidenciada por uma área hiperecoica em forma de meia-lua na parte inferior da bexiga.
Fonte: acervo dos autores.

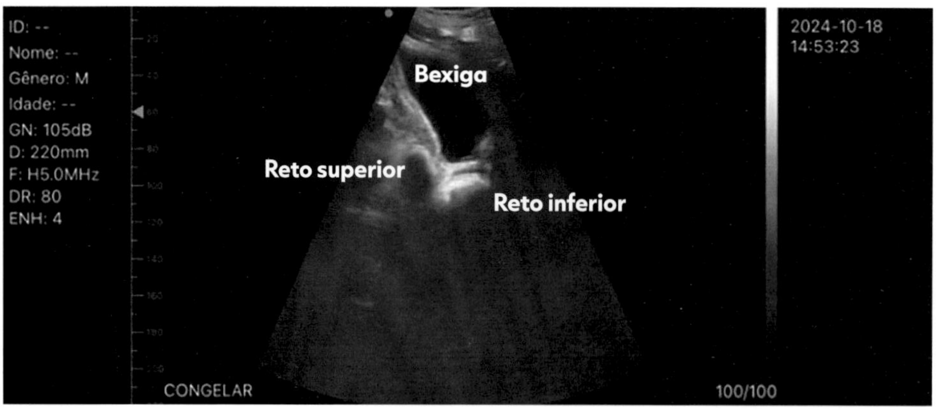

FIGURA 13 Avaliação do reto no corte transversal. Presença de fezes no reto evidenciada por uma área hiperecoica em forma de meia-lua na parte inferior da bexiga.
Fonte: acervo dos autores.

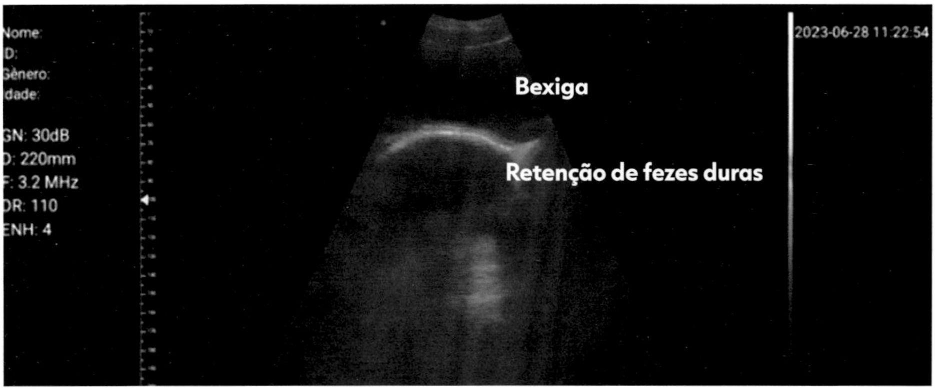

FIGURA 14 Avaliação do reto no corte transversal com retenção de fezes duras.
Fonte: acervo dos autores.

tentativas e a dor relacionada ao procedimento, tornando-a um procedimento muito mais seguro.

A atualização da norma para a execução pelo enfermeiro da punção arterial para gasometria e/ou instalação de cateter intra-arterial para monitorização da pressão arterial invasiva (Resolução Cofen n. 703/2022) fundamenta que o enfermeiro poderá utilizar-se do ultrassom à beira-leito para a realização da punção arterial, sendo vedada a emissão de laudo ou a utilização da ferramenta para fins de diagnóstico nosológico.[23]

Seja para punções de acessos periféricos (Figura 15), seja para punções de artérias, a ultrassonografia permite ao enfermeiro mais assertividade, bem como preservação da segurança do paciente, que é o objetivo da utilização dessa ferramenta na prática diária do enfermeiro.

Pela impossibilidade de obter acesso venoso em algumas situações, se faz necessário o uso do acesso intraósseo. O uso do ultrassom pode melhorar a inserção do acesso intraósseo no espaço medular. No terremoto na Itália em 2016, um médico anestesista e dois enfermeiros utilizaram a ferramenta em vítimas de parada cardíaca traumática fora do hospital. Comparando os dados com outra equipe que não usou o ultrassom, a equipe sem ultrassom fez mais tentativas e gastou mais tempo para realizar a punção.[24]

O ultrassom pode ajudar o enfermeiro a identificar o ponto referência do úmero proximal, assim como utilizar a ferramenta para confirmar se agulha está no espaço medular.

O uso do ultrassom pelo médico para avaliação do ombro já bem descrita na literatura, mas a utilização para avaliação do acesso intraósseo ainda é nova. O ultrassom se mostra uma ferramenta promissora, pois possibilita a visualização em tempo real e a incapacidade de identificar pontos de referência é uma contraindicação para o acesso intraósseo.

CONCLUSÃO

O papel da ultrassonografia tem crescido exponencialmente nas últimas décadas e o enfermeiro vem acompanhando esse crescimento. A filosofia de segurança do paciente vem motivando cada dia mais os enfermeiros a utilizar o ultrassom à beira -eleito, e a assistência de enfermagem com

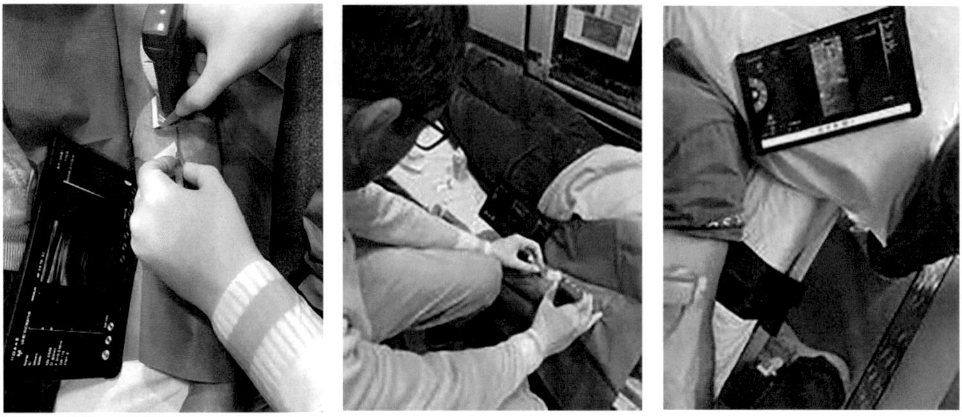

FIGURA 15 Acesso venoso periférico.
Fonte: acervo dos autores.

o uso da POCUS contribui para segurança dos procedimentos invasivos, assim como para uma avaliação clínica mais assertiva. Nesse contexto, a POCUS pode ser usada amplamente pelo enfermeiro em inúmeros cenários, como *home care*, saúde da família, UTI, setor de endoscopia, ambulância, sala de recuperação anestésica, sala vermelha, classificação de risco, transporte aeromédico e outros, com a vantagem de ser realizada em tempo real.

REFERÊNCIAS

1. Nayak S, Blumenfeld NR, Laksanasopin T. Point-of-care diagnostics: recent developments in a connected age. Anal Chem. 2017; 89(1):102-23.
2. Conselho Regional de Enfermagem de São Paulo (Coren). Parecer Coren-SP 29/2014 – CT. PRCI n. 1530/2014. São Paulo: Coren; 2014.
3. Ceratti RN, Beghetto MG. Incidência de retenção urinária e relações entre queixa do paciente, exame físico e ultrassonografia vesical. Rev Gaúcha Enferm. 2021;42:e20200014.
4. Conselho Federal de Enfermagem (Cofen). Parecer de Conselheiro Federal n. 243/2017/ Cofen. Brasília: Cofen; 2017.
5. Conselho Federal de Enfermagem (Cofen). Resolução Cofen n. 679/2021. Brasília: Cofen; 2021.
6. Lin HY, Tzeng IS, Hsieh YL. Submental ultrasound is effective in predicting difficult mask ventilation but not in difficult laryngoscopy. Ultrasound Med Biol. 2021;47(8):2243-9.
7. Bianchini A, Nardozi L, Nardi E. Airways ultrasound in predicting difficult face mask ventilation. Minerva Anestesiol. 2021;87(1):26-34.
8. Itoh T, Gorga S, Hashikawa A, Cranford J, Thomas J, Hatton C, et al. Point-of-care ultrasound for pediatric endotracheal tube placement confirmation by advanced practice transport nurses. Air Med J. 2020;39(6):448-53.
9. Sağlam C, Güllüpınar B, Karagöz A, Tandon S, Bilge O, Aykır M, et al. Verification of endotracheal tube position by emergency nurses using ultrasound: a repeated measures cadaver study. J Emerg Nurs. 2022;48(2):181-8.
10. Swamy V, Brainin P, Biering-Sørensen T. Ability of non-physicians to perform and interpret lung ultrasound: a systematic review. Eur J Cardiovasc Nurs. 2019;18(6):474-83.
11. Mumoli N, Vitale J, Giorgi-Pierfranceschi M, Cresci A, Cei M, Basile V, et al. Accuracy of nurse-performed lung ultrasound in patients with acute dyspnea: a prospective observational study. Medicine (Baltimore). 2016;95(9): e2925.
12. Storti M, Musella L, Cianci V. L'utilizzo della tecnica ad ultrasuoni FAST eseguita dagli infermieri del Dipartimento di Emergenza: una revisione sistematica. Prof Inferm. 2013;66(1).
13. Chaitra T, Palta S, Saroa R, Jindal S, Jain A. Assessment of residual gastric volume using

point-of-care ultrasonography in adult patients who underwent elective surgery. Ultrasound J. 2023;15(1):7.

14. Zhang G, Huang X, Shui Y. Ultrasound to guide the individual medical decision by evaluating the gastric contents and risk of aspiration: a literature review. Asian J Surg. 2020;43(12): 1142-8.
15. Fan EMP, Tan SB, Ang SY. Nasogastric tube placement confirmation: where we are and where we should be heading. Proc Singap Healthc. 2017;26(3):189-95.
16. Tsolaki V, Zakynthinos GE, Zygoulis P, Bardaka F, Malita A, Aslanidis V, et al. Ultrasonographic confirmation of nasogastric tube placement in the COVID-19 era. J Pers Med. 2022;12(3):337.
17. Conselho Regional de Enfermagem de São Paulo (Coren). Câmara Técnica. Orientação Fundamentada n. 28/2015. São Paulo: Coren; 2015.
18. Garagliano J, Madhok J. POCUS for visualization and facilitation of urinary catheter placement. POCUS J. 2020;5(2):35-6.
19. Bastos M, Silveira Vieira AL, Muniz Pazeli Jr J. Uso da ultrassonografia "point-of-care" na prática nefrológica: transpondo os limites do trato urinário. HU Rev. 2019;45(3):341-5.
20. Yabunaka K, Nakagami G, Komagata K. Ultrasonographic follow-up of functional chronic constipation in adults: a report of two cases. SAGE Open Med Case Rep. 2017;5:2050313X17694234.
21. Matsumoto M, Misawa N, Tsuda M, Manabe N, Kessoku T, Tamai N, et al. Expert Consensus Document: Diagnosis for chronic constipation with faecal retention in the rectum using ultrasonography. Diagnostics. 2022;12(2):300.
22. Blanco P. Ultrasound-guided peripheral venous cannulation in critically ill patients: a practical guideline. Ultrasound J. 2019;11(1):27.
23. Conselho Federal de Enfermagem (Cofen). Resolução Cofen n. 703 de 2022. Brasília: Cofen; 2022.
24. Petrucci E, Cofini V, Pizzi B, Di Carlo S, Necozione S, Fusco P, et al. Ultrasound-guidance for intraosseous access could improve resuscitation maneuvers. A retrospective data report on Italian earthquake victims. Minerva Anestesiol. 2020;86(3):357-8.

Índice remissivo

A

Apêndice A

Imagens coloridas

A seguir, algumas das imagens coloridas dos capítulos 3, 7, 9, 17, 34 e 35.

CAPÍTULO 3

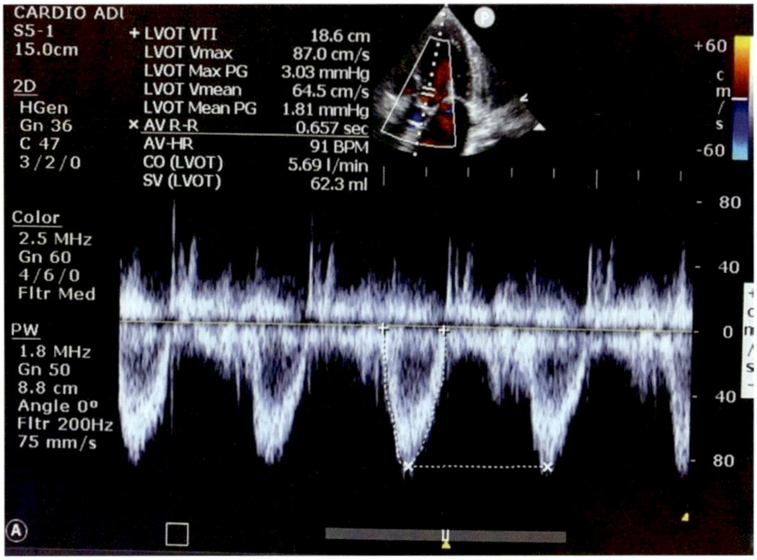

FIGURA 16 Doppler pulsado com amostra na via de saída do ventrículo esquerdo, evidenciando curva espectral negativa, isto é, afastando-se do transdutor. É possível avaliar a velocidade de fluxo e o débito cardíaco em cálculos derivados.
Fonte: acervo dos autores.

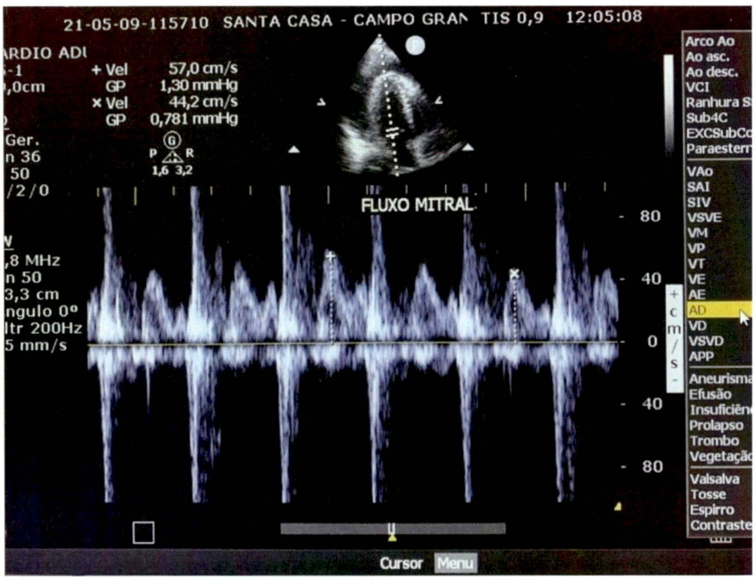

FIGURA 17 Doppler pulsado com amostra na via de entrada do ventrículo esquerdo, próximo ao anel mitral, evidenciando a curva espectral positiva, isto é, aproximando-se do transdutor.
Fonte: acervo dos autores.

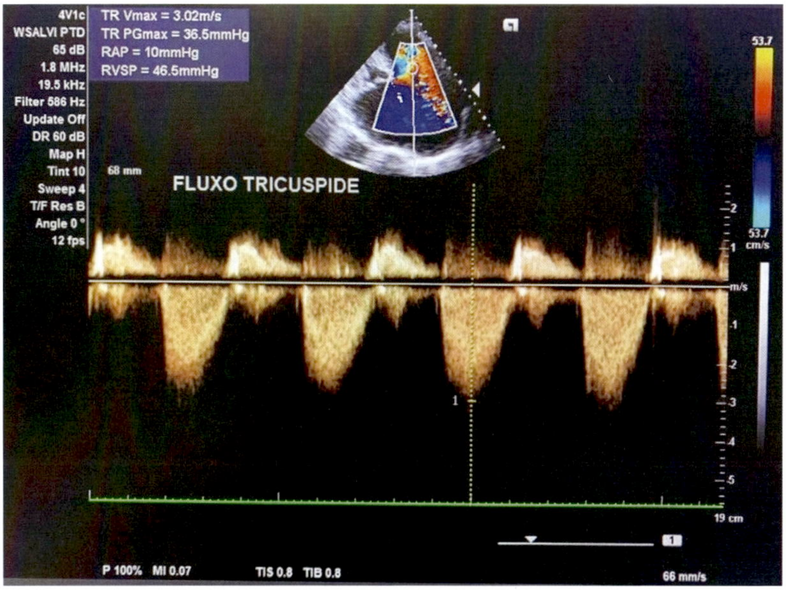

FIGURA 18 Doppler contínuo com o feixe de ultrassom apontado nas câmaras cardíacas direitas. A curva espectral mostra o fluxo turbulento de uma insuficiência valvar tricúspide. Note que a curva é borrada, pois o Doppler consegue medir as velocidades ao longo do feixe de ultrassom, e não apenas em uma amostra.
Fonte: acervo dos autores.

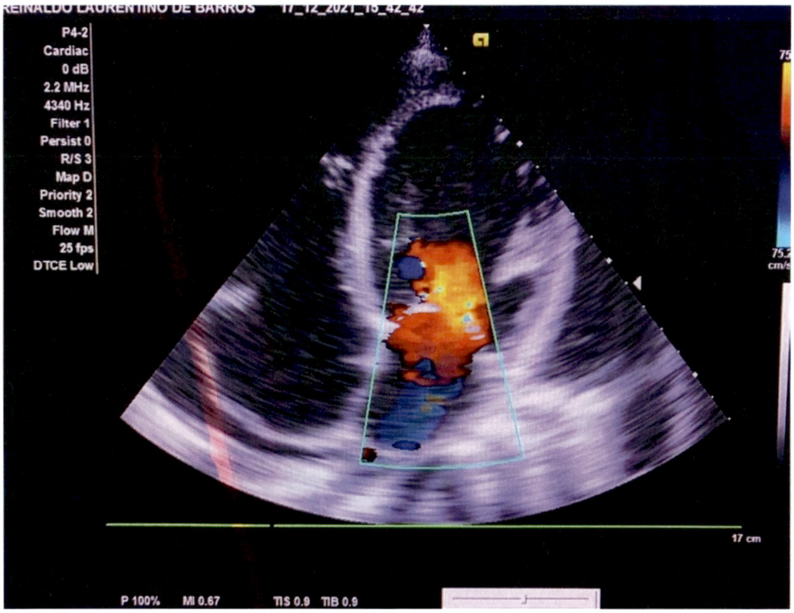

FIGURA 19 Doppler colorido com o campo de amostra localizado na via de entrada do ventrículo esquerdo. O fluxo com padrão em vermelho evidencia que o fluxo sanguíneo se aproxima do transdutor.

CAPÍTULO 7

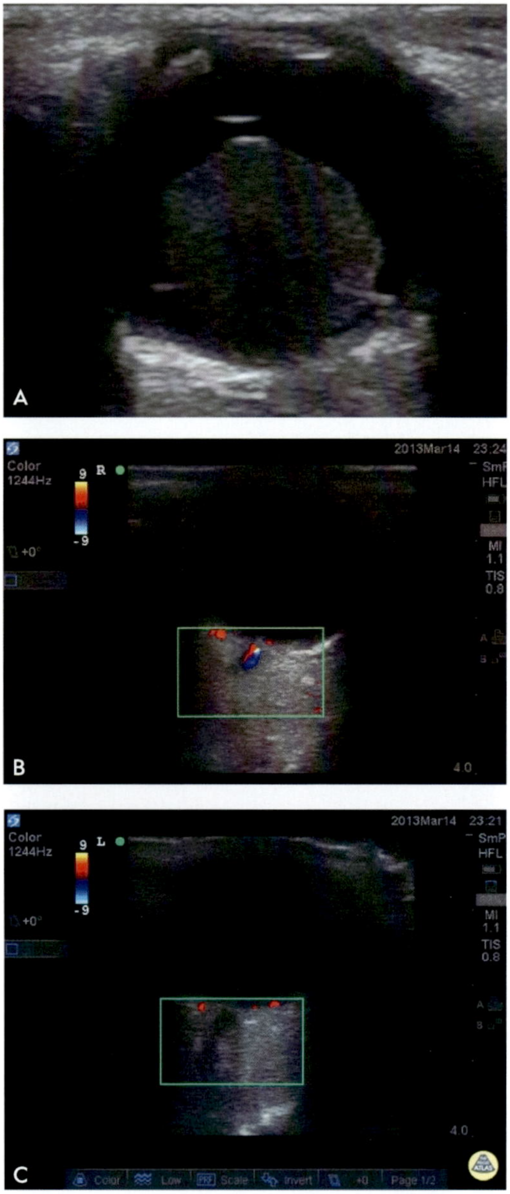

FIGURA 16 A: massa intraocular: a imagem bem delimitada de conteúdo sólido. Nesses casos, é sempre importante verificar a possibilidade de tumor primário ou metastático. B: GFluxo arterial e venoso visto ao Doppler de forma normal. C: sem visualização de fluxo arterial, podendo sugerir uma oclusão da artéria central da retina.

Fonte: Ahn J, Dinh V. Ocular ultrasound made easy: step-by-step guide. Disponível em: https://www.pocus101.com/ocular-ultrasound-made-easy-step-by-step-guide/. Acesso em: 31 jul. 2024. C: acervo do autor.

CAPÍTULO 9

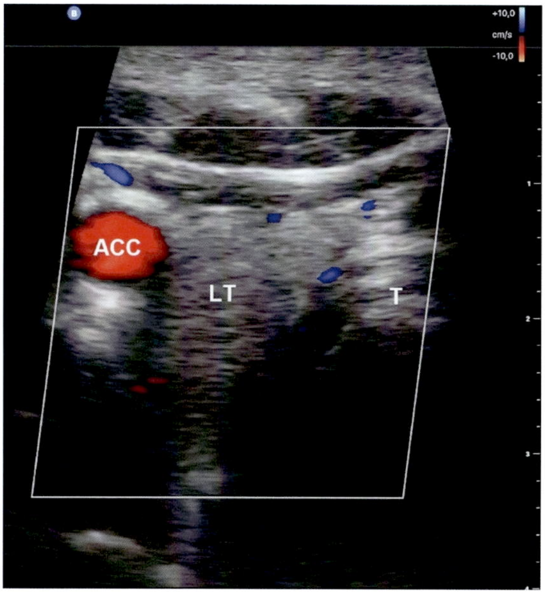

FIGURA 4 Vascularização arterial da glândula tireoide. Padrão de fluxo sanguíneo na glândula tireoide normal.
Fonte: acervo dos autores.

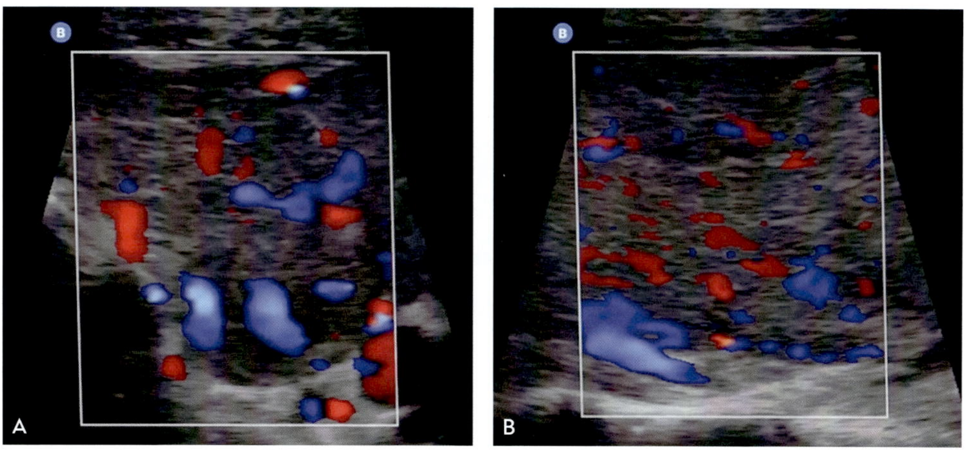

FIGURA 6 A ultrassonografia Doppler de potência transversal (imagem à esquerda) e longitudinal (imagem à direita) mostra o aumento acentuado da vascularização do parênquima na doença de Graves, dando a aparência de "inferno tireoidiano".
Fonte: acervo dos autores.

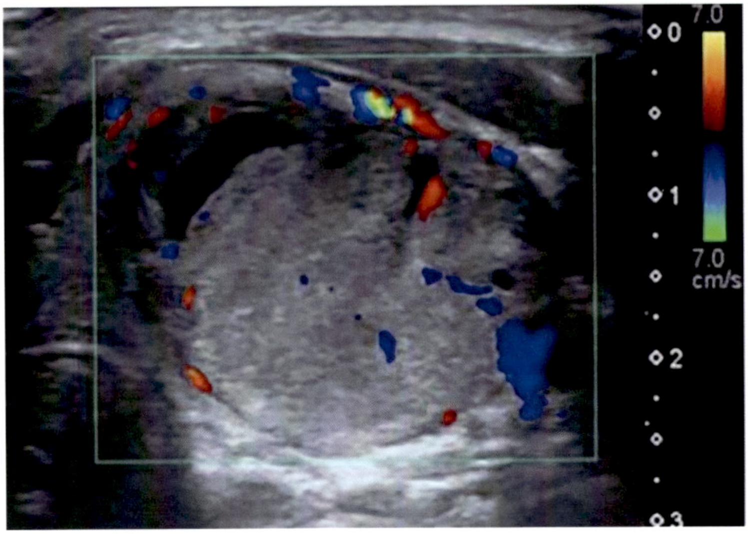

FIGURA 7 Nódulo solitário tóxico hipervascularizado.
Fonte: Meeren et al., 2023.

CAPÍTULO 17

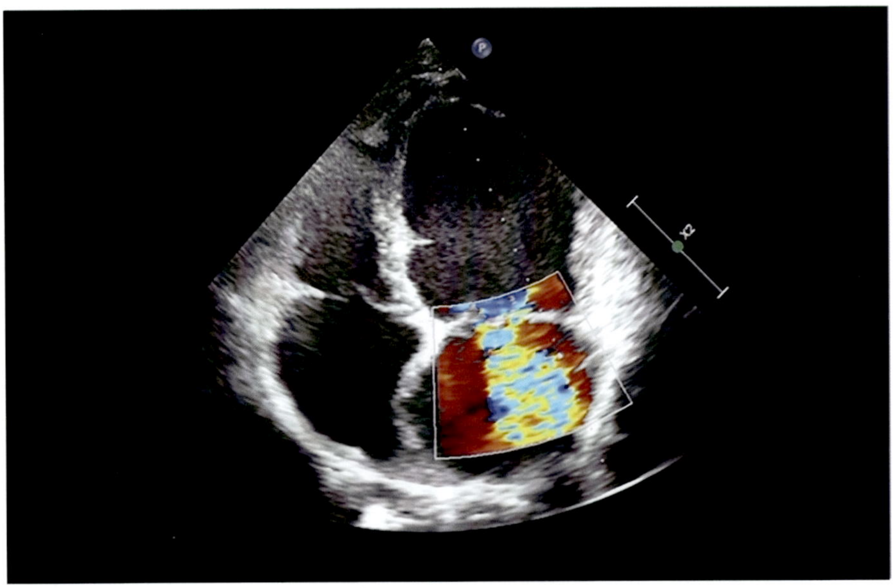

FIGURA 21 Refluxo mitral significativo (presença de mosaico – fluxo turbilhonar – até o teto do átrio esquerdo) demonstrado pela janela apical 4 câmaras por meio do Doppler colorido.
Fonte: acervo do autor.

CAPÍTULO 34

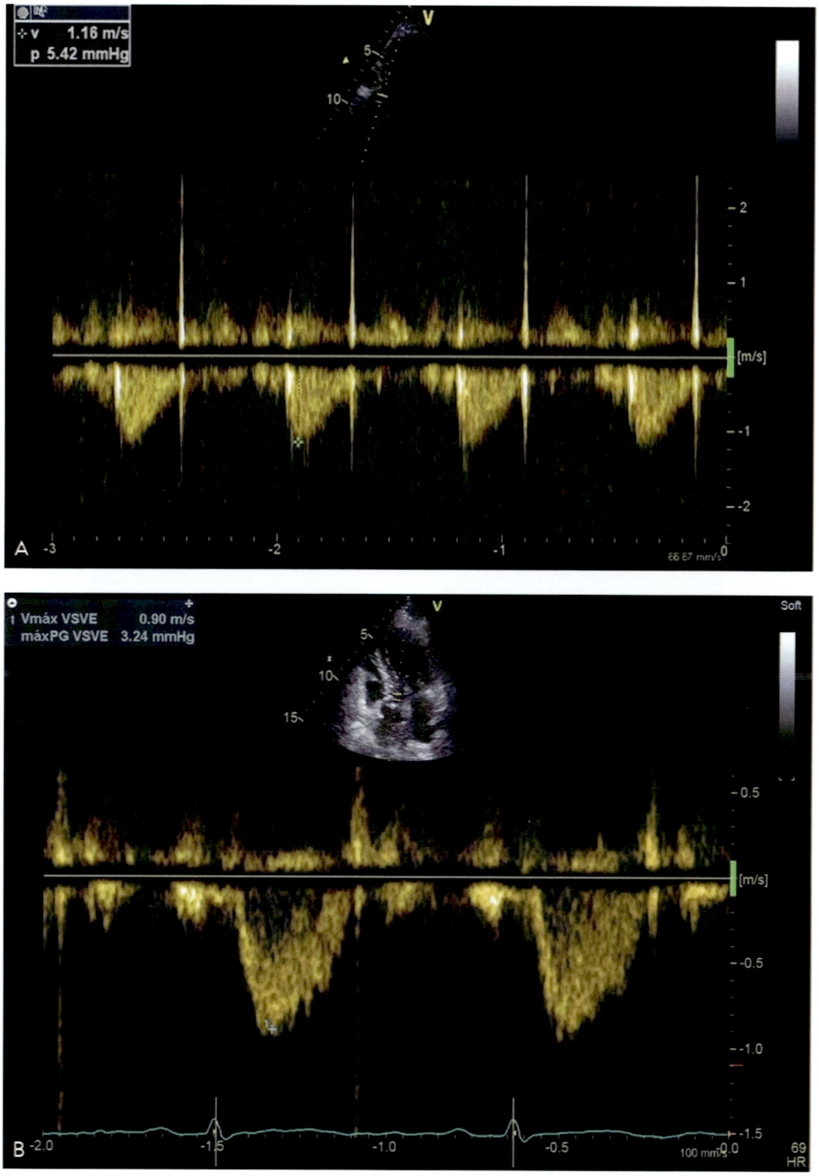

FIGURA 1 A: fluxo aórtico analisado ao Doppler espectral contínuo e B: pulsado. Ao marcar a velocidade máxima do fluxo, o aparelho calcula automaticamente o gradiente de pressão correspondente por meio da fórmula de Bernoulli.
Fonte: acervo do autor.

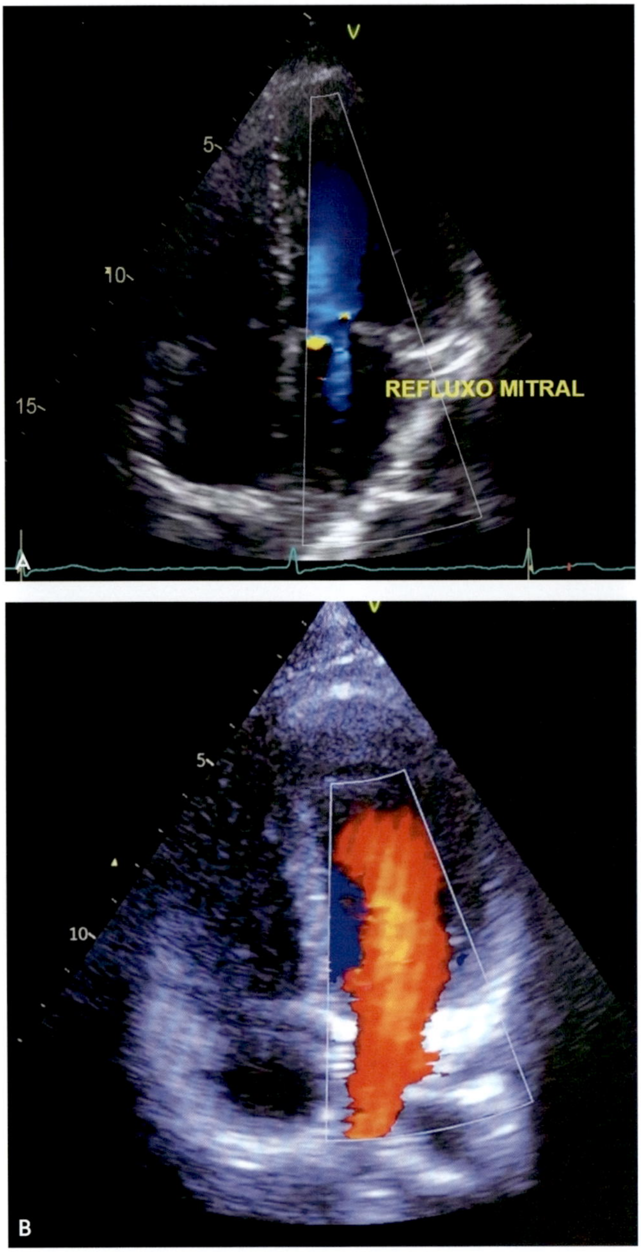

FIGURA 2 A: Doppler colorido da valva mitral em paciente com insuficiência de grau leve, no exame irá identificar o fluxo de cor azul dentro do átrio esquerdo durante a sístole. Observe a sobreposição dos sinais de Doppler somente na área delimitada pela caixa. Como o fluxo está se afastando do transdutor, é representado na cor azul, conforme a escala de cores mostrada no canto superior direito que aparecerá na sua tela. B: imagem do influxo mitral durante a diástole em um paciente sem valvopatia mitral, observará na sua tela a representação em vermelho, por estar se aproximando do transdutor.
Fonte: acervo do autor.

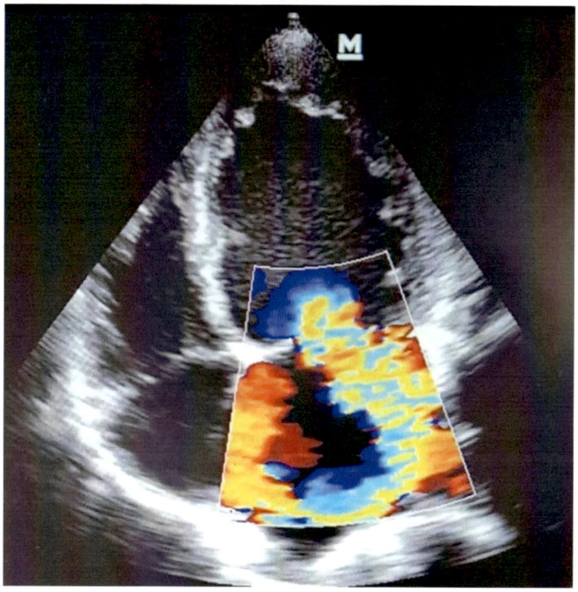

FIGURA 3 Exemplo do fenômeno de *Alliasing* levando à formação de um mosaico de cores em paciente com insuficiência mitral grave. Note ao realizar o exame que, embora o fluxo esteja se afastando do transdutor, ele possui uma coloração em mosaico com predomínio da cor vermelha. Isso ocorre porque nesse caso o jato de sangue possui uma velocidade que supera o limite de detecção do Doppler pulsado (denominado de Limite de *Nyquist*).
Fonte: acervo do autor.

CAPÍTULO 35

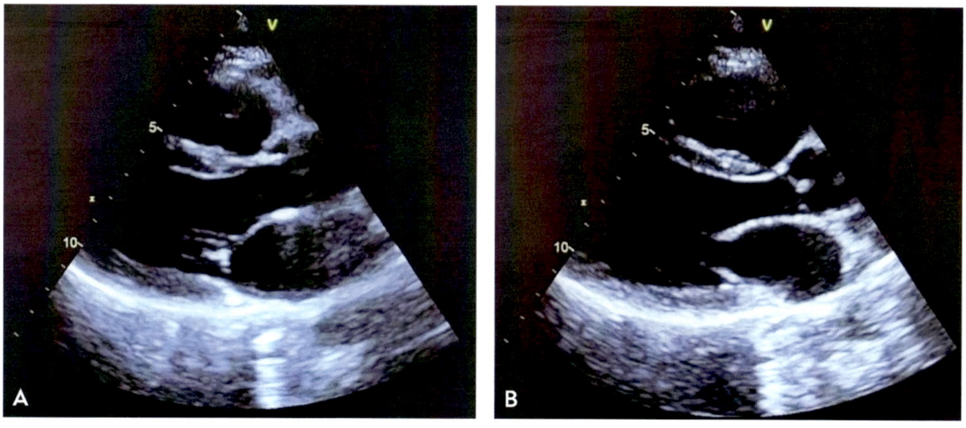

FIGURA 1 Janela paraesternal longitudinal de um paciente com coração normal. Observe o aspecto ultrassonográfico das valvas mitral e aórtica na sístole (A) e na diástole (B).
Fonte: acervo do autor.

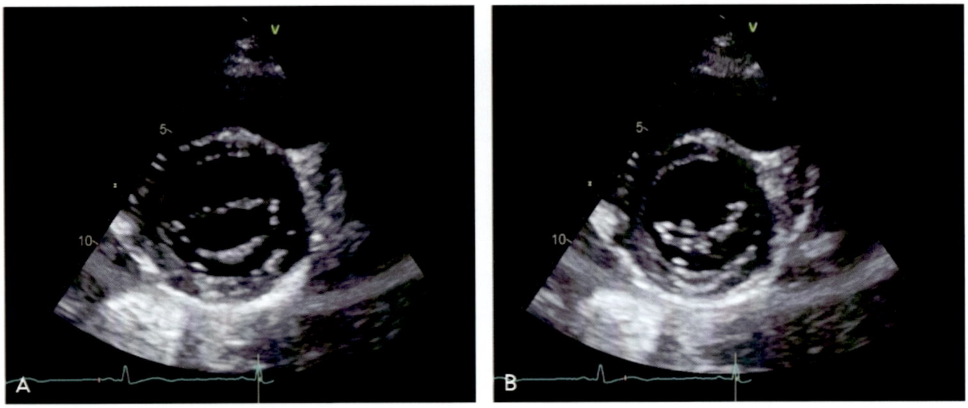

FIGURA 2 Janela paraesternal eixo curto ao nível da valva mitral na diástole (A) e na sístole (B).
Fonte: acervo do autor.

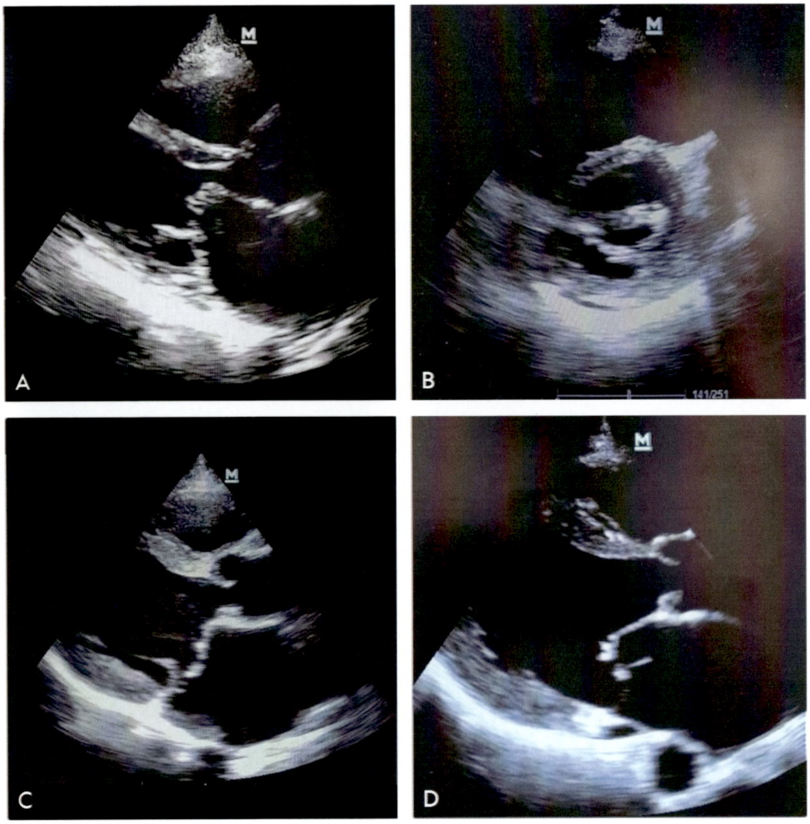

FIGURA 3 Exemplos de pacientes com valvopatia mitral de diversas etiologias. A e B: imagens de paciente com valvopatia reumática - note a abertura em "domus" ou taco de hóquei no paraesternal eixo longo e o aspecto de "boca de peixe" no eixo curto, resultado da fusão comissural. Em (C) pacientes com prolapso da cúspide anterior e (D) da cúspide posterior da valva mitral, ambos com imagem sugestiva de corda rota aderida à ponta do folheto acometido.
Fonte: acervo do autor.

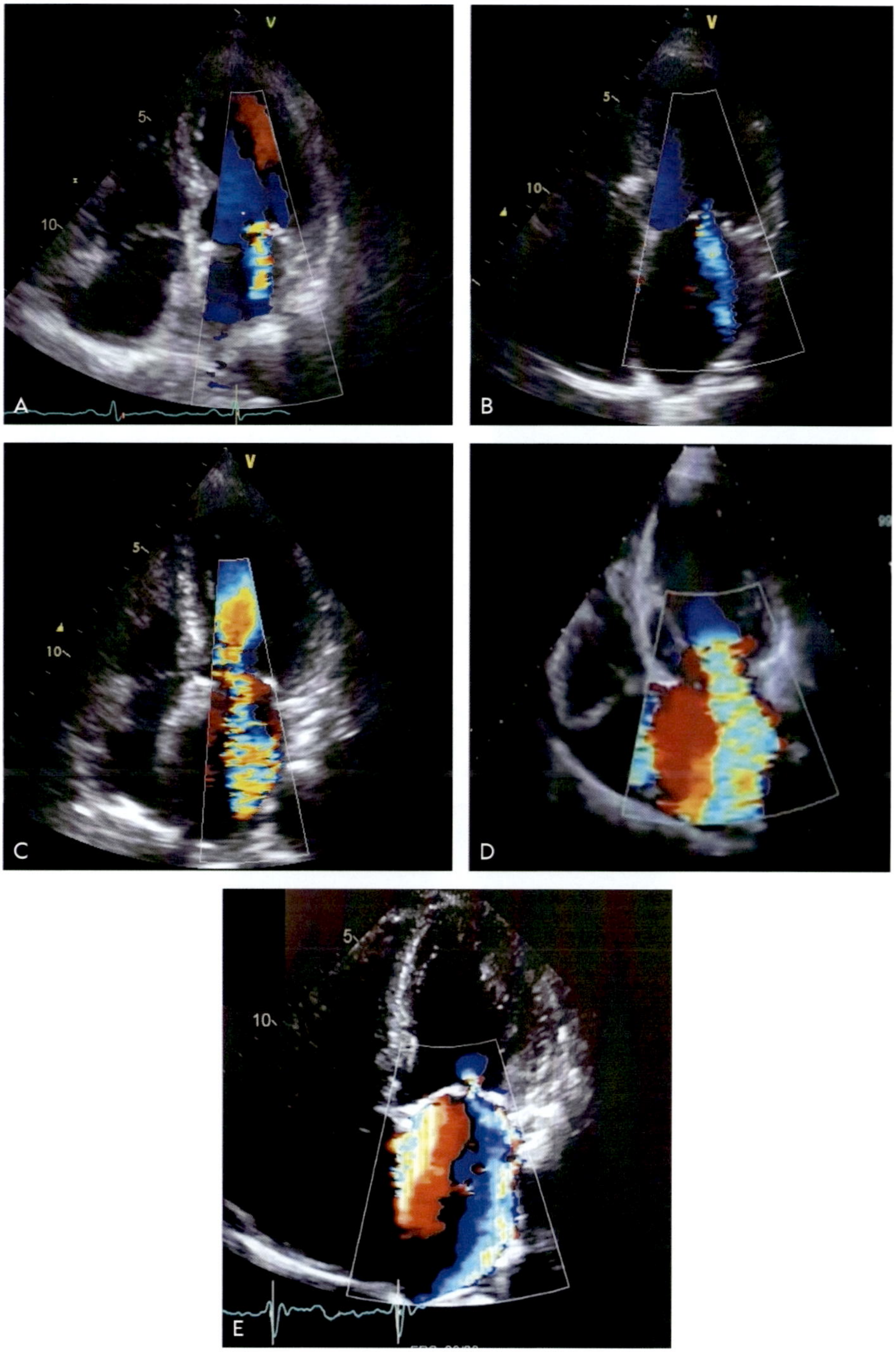

FIGURA 4 Exemplos de insuficiência mitral analisada ao Doppler colorido na janela apical de 4 câmaras. As imagens A e B representam casos de regurgitação leve, enquanto as imagens C, D e E são de pacientes com insuficiência significativa. Note o jato excêntrico na Figura E, intimamente relacionado à parede lateral do átrio esquerdo e atingindo a sua parede posterior.
Fonte: acervo do autor.

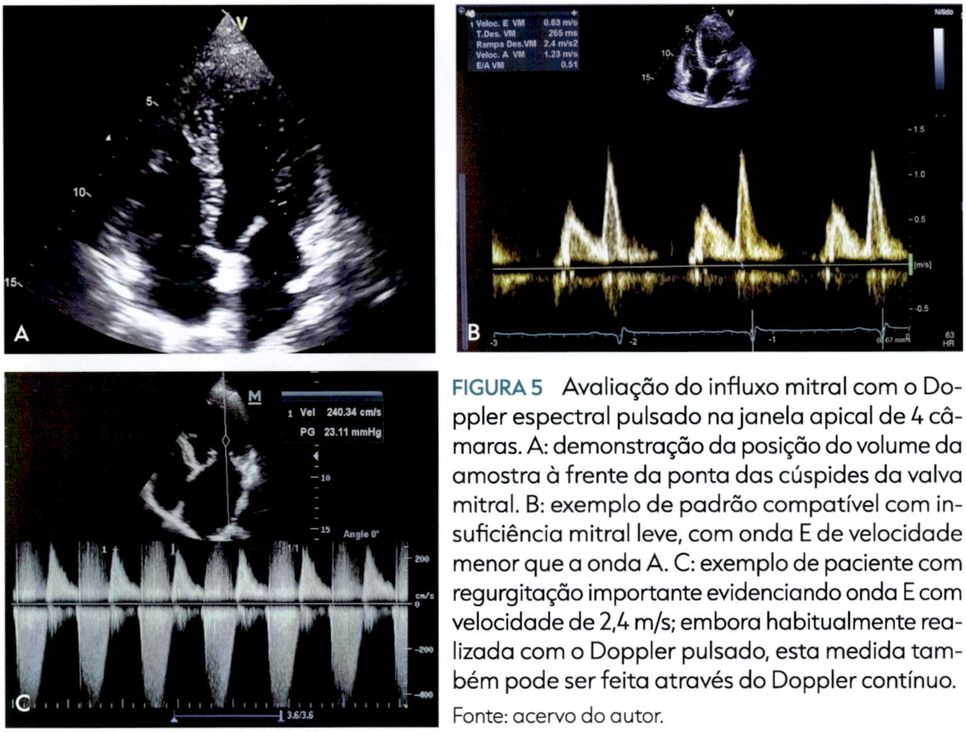

FIGURA 5 Avaliação do influxo mitral com o Doppler espectral pulsado na janela apical de 4 câmaras. A: demonstração da posição do volume da amostra à frente da ponta das cúspides da valva mitral. B: exemplo de padrão compatível com insuficiência mitral leve, com onda E de velocidade menor que a onda A. C: exemplo de paciente com regurgitação importante evidenciando onda E com velocidade de 2,4 m/s; embora habitualmente realizada com o Doppler pulsado, esta medida também pode ser feita através do Doppler contínuo.
Fonte: acervo do autor.

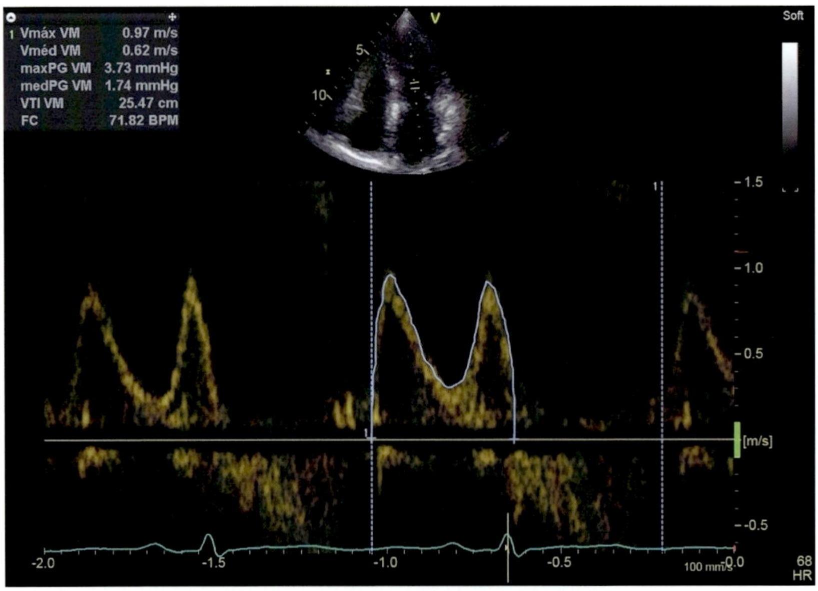

FIGURA 6 Exemplo de obtenção do VTI do influxo mitral para cálculo da sua relação com o VTI da via de saída do VE. Uma relação maior que 1,4 indica regurgitação significativa, desde que não haja insuficiência aórtica ou estenose mitral concomitantemente.
Fonte: acervo do autor.

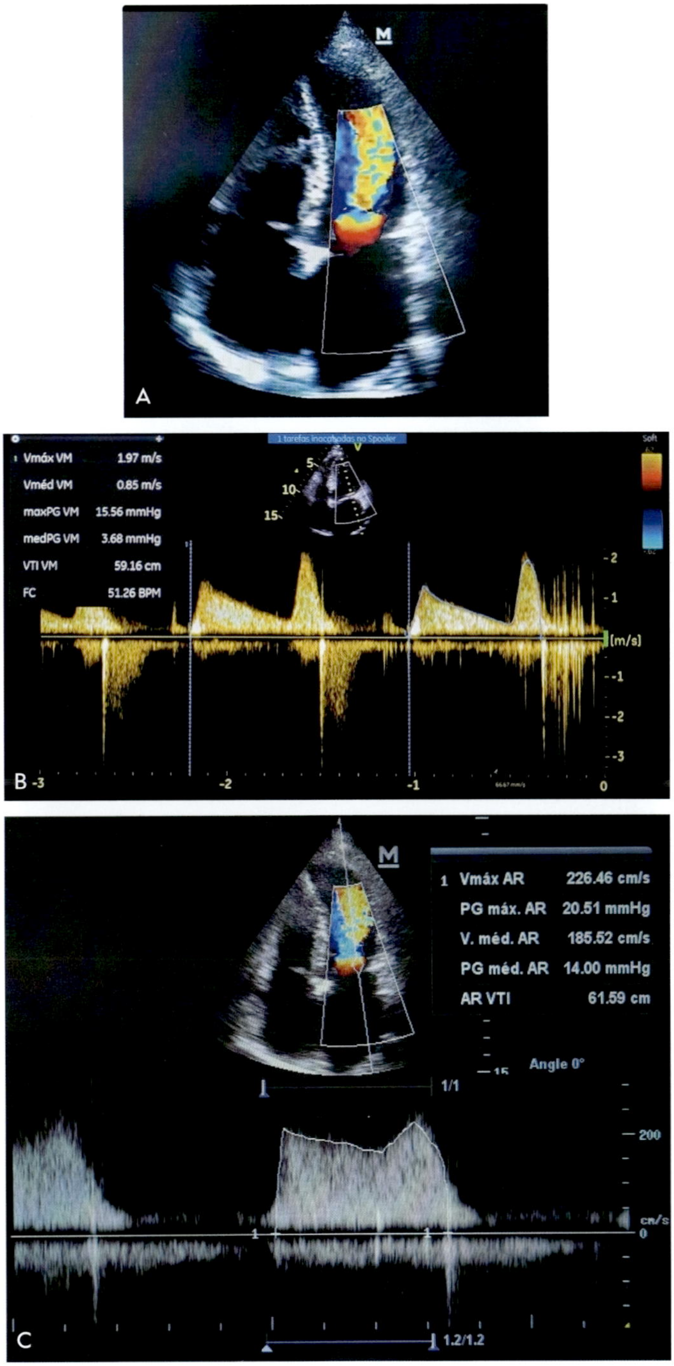

FIGURA 7 Estenose mitral reumática. A: aspecto do fluxo na análise do Doppler colorido; B: análise do fluxo por meio do Doppler contínuo com a obtenção de um gradiente médio < 5 mmHg, compatível com estenose leve; C: paciente com estenose grave e gradiente médio < 10 mmHg.

Fonte: acervo do autor.

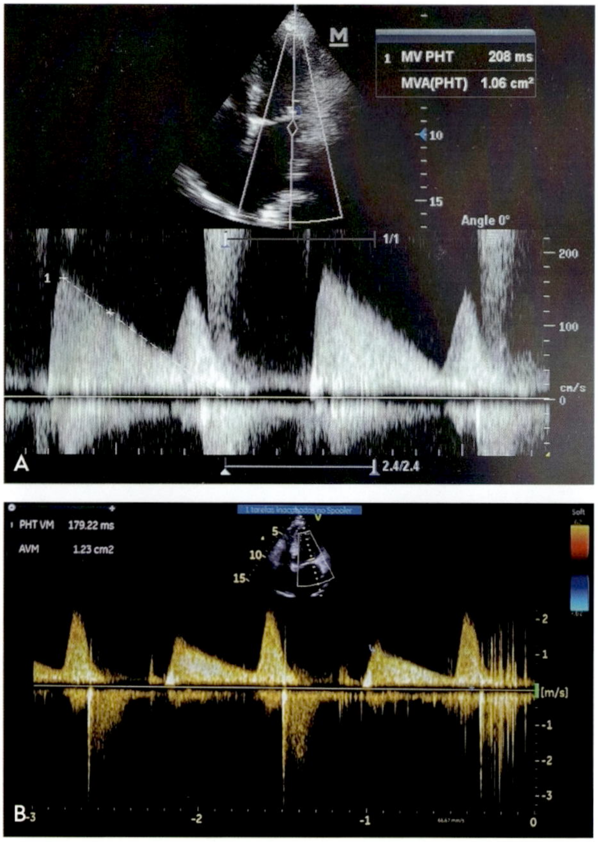

FIGURA 8 A: medida do PHT em pacientes com estenose mitral; B: exemplo de curva bimodal, com uma fase inicial da onda E, de desaceleração rápida seguida de uma segunda fase com curva de menor inclinação – em casos como esse, o mais correto é fazer a medida considerando apenas a segunda fase da curva.
Fonte: acervo do autor.

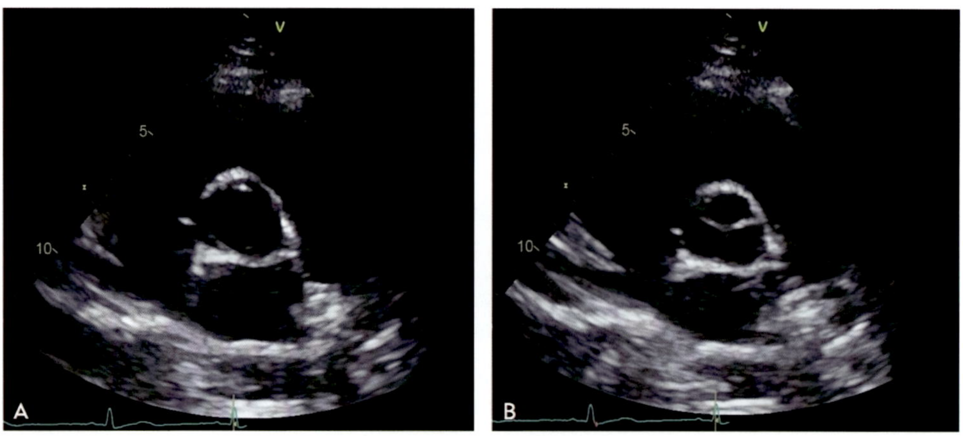

FIGURA 9 A: janela paraesternal eixo curto ao nível da valva aórtica na sístole; B: na diástole.
Fonte: acervo do autor.

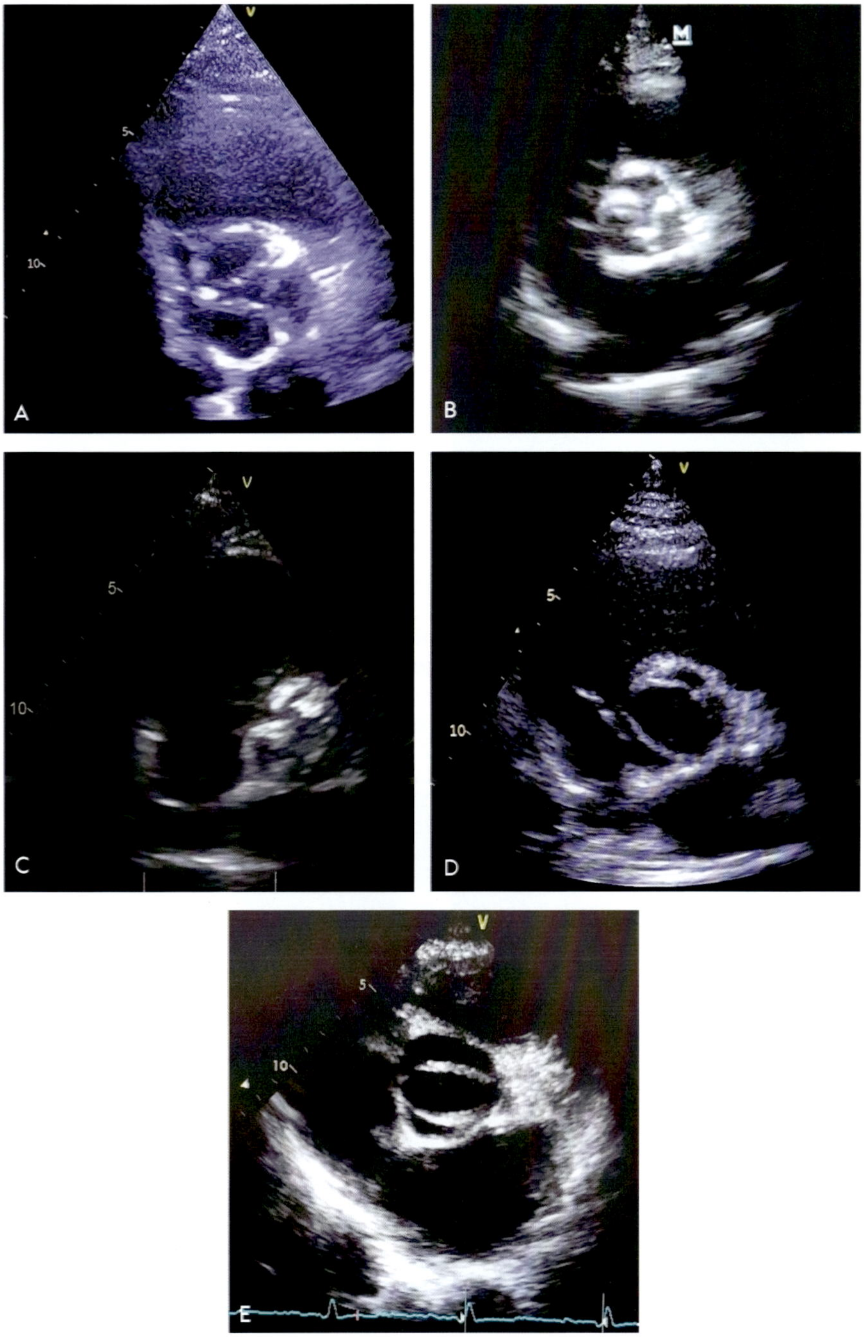

FIGURA 10 Exemplos de pacientes com valvopatia aórtica na janela paraesternal em eixo curto. A, B e C: pacientes no espectro da doença degenerativa fibrocalcífica com esclerose valvar sem disfunção (A), estenose aórtica leve (B) e importante (C). Note na imagem C como a intensa calcificação impede a adequada diferenciação dos 3 folhetos da valva aórtica. D, E: dois pacientes com valva aórtica bivalvular ou bicúspide.
Fonte: acervo do autor.

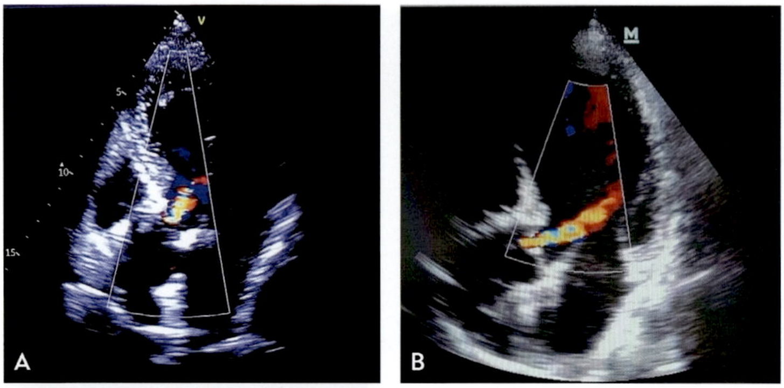

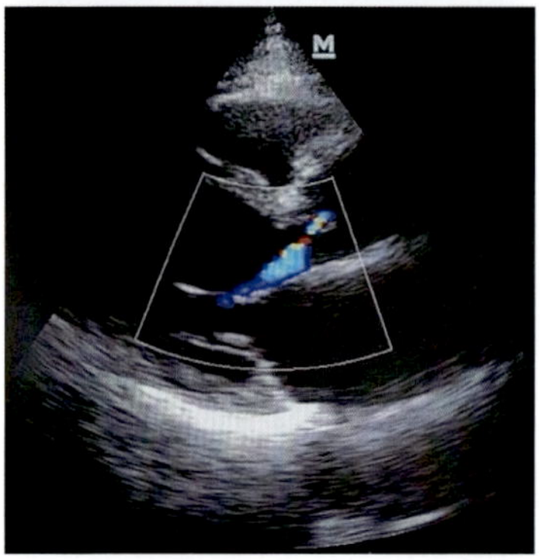

FIGURA 11 A, B: exemplos de insuficiência aórtica leve nas janelas apical de 5 câmaras; C: paraesternal longitudinal. Note como o jato regurgitante praticamente não ultrapassa os limites da via de saída e preenche menos de 25% de seus diâmetros.
Fonte: acervo do autor.

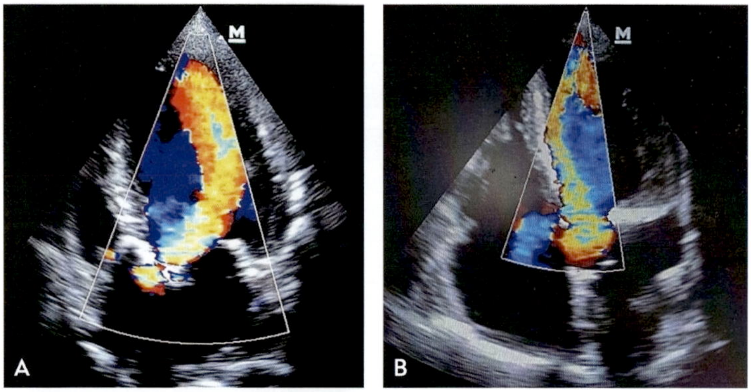

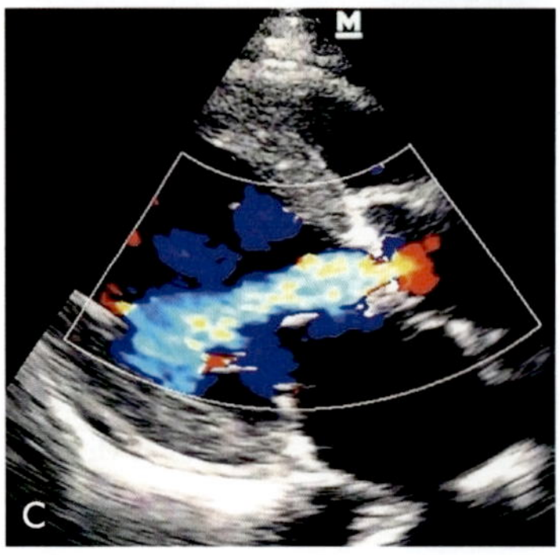

FIGURA 12 Exemplos de insuficiência aórtica grave. Observe como nos 3 casos o jato regurgitante ocupa grande parte da via de saída e atinge a parede lateral do ventrículo esquerdo (C) ou mesmo o ápice ventricular (A e B).
Fonte: acervo do autor.

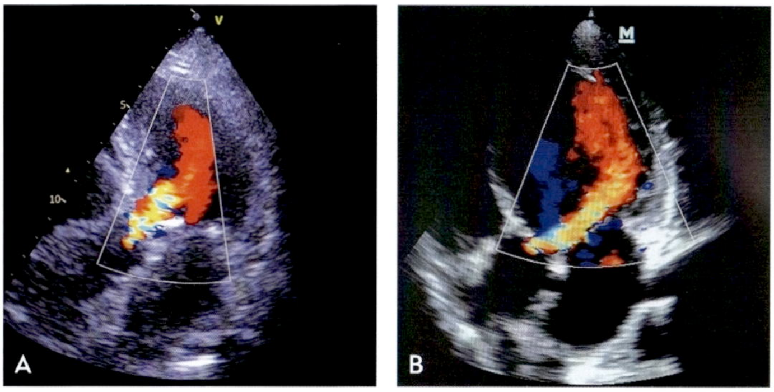

FIGURA 13 Dois exemplos de como é importante ter atenção para não confundir o fluxo do jato regurgitante com o fluxo que entra no ventrículo esquerdo a partir do átrio esquerdo, já que ambos são representados na cor vermelha ao Doppler colorido, como poderá observar no seu equipamento ao realizar o exame.
Fonte: acervo do autor.

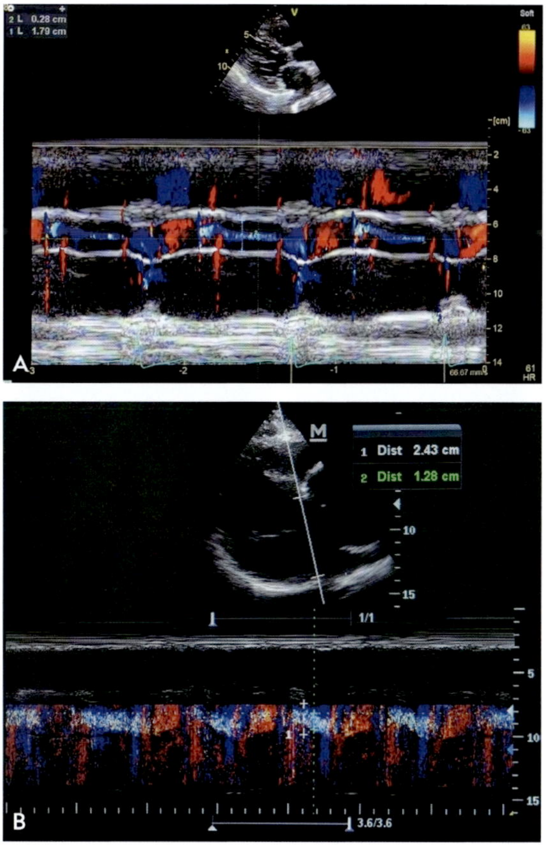

FIGURA 14 Medida da largura do jato regurgitante em comparação com o diâmetro da via de saída do ventrículo esquerdo ao "modo M colorido" em um paciente com insuficiência aórtica leve (A) e significativa (B).
Fonte: acervo do autor.

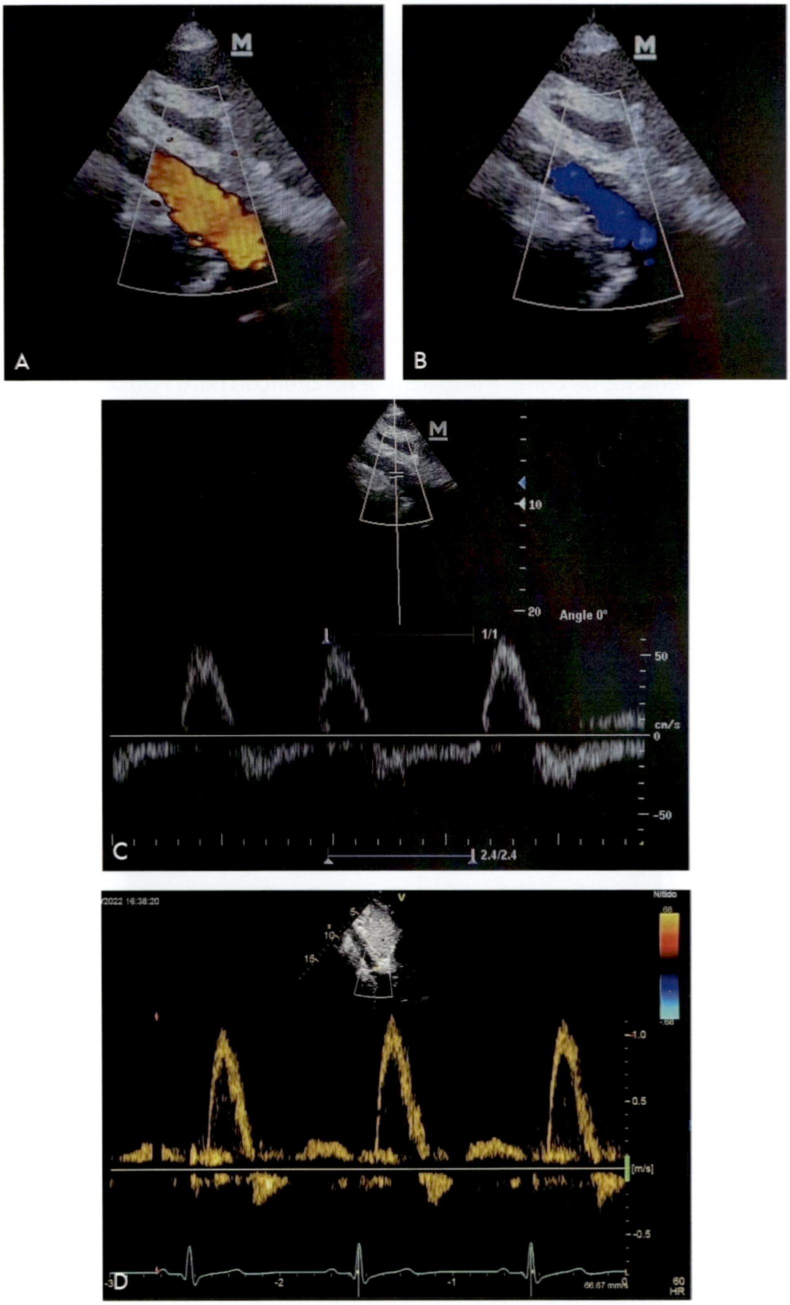

FIGURA 15 Análise do fluxo na aorta descendente abdominal. A: fluxo sistólico anterógrado, preenchendo a aorta na cor vermelha. B: fluxo de cor azul que ocorre durante a diástole, achado de alta especificidade para classificar uma insuficiência aórtica como grave. C: análise do fluxo deste mesmo paciente por meio do Doppler pulsado, onde fica evidente o refluxo holodiastólico. D: exemplo de fluxo em paciente saudável, onde vemos apenas um breve refluxo no início da diástole, de aspecto fisiológico.
Fonte: acervo do autor.

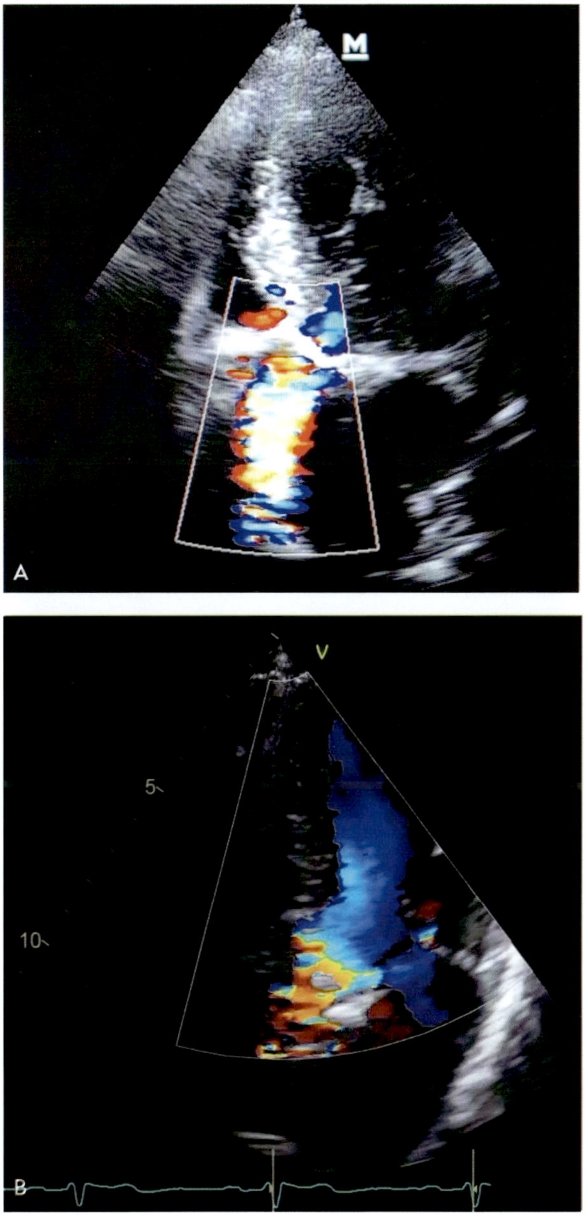

FIGURA 16 Estenose aórtica na análise com o Doppler colorido na janela apical de 5 câmaras. Em ambos os casos pode-se observar um fluxo turbilhonado de alta velocidade que se inicia ao nível da valva aórtica.
Fonte: acervo do autor.

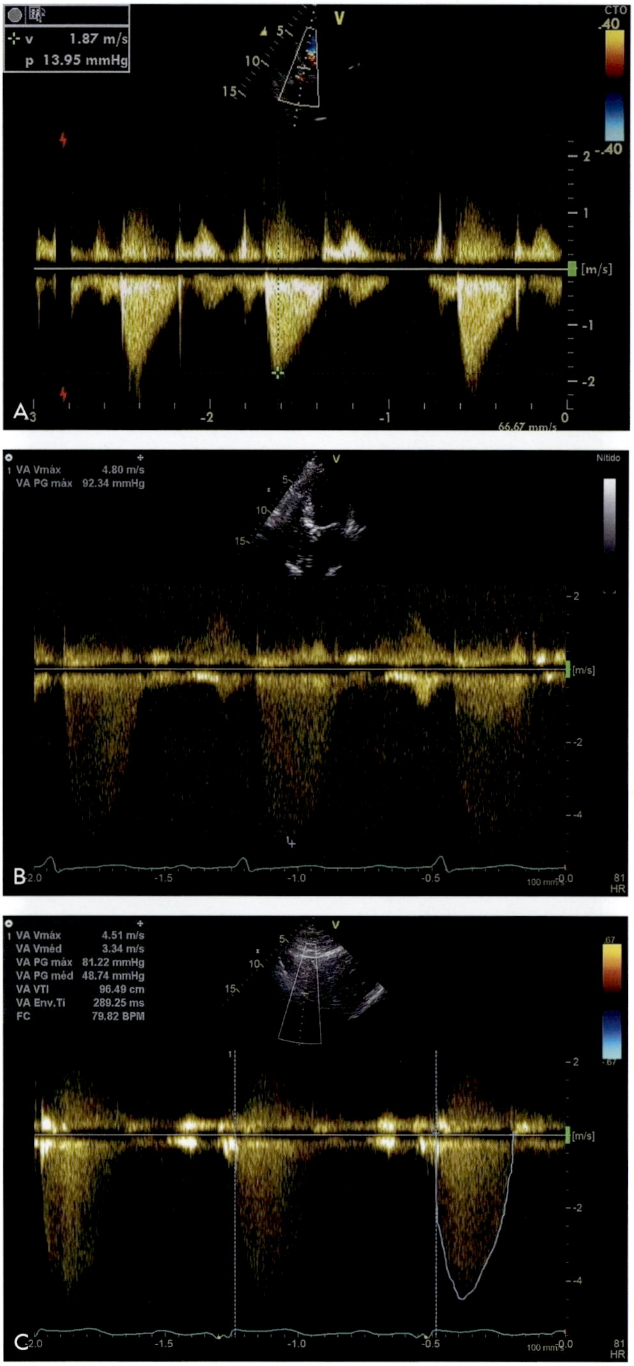

FIGURA 17 Doppler contínuo do fluxo transvalvar aórtico na janela apical de 5 câmaras em um paciente sem estenose aórtica (A: $V_{máx} < 3{,}0$ ms) e com estenose aórtica importante (B e C: $V_{máx} > 3{,}0$ m/s). O DVI pode ser calculado a partir da relação entre a $V_{máx}$ do fluxo na VSVE (obtido com o Doppler pulsado) e a $V_{máx}$ do fluxo aórtico.
Fonte: acervo do autor.

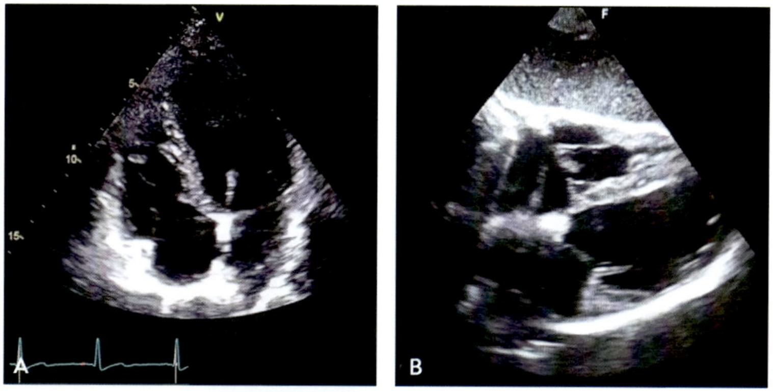

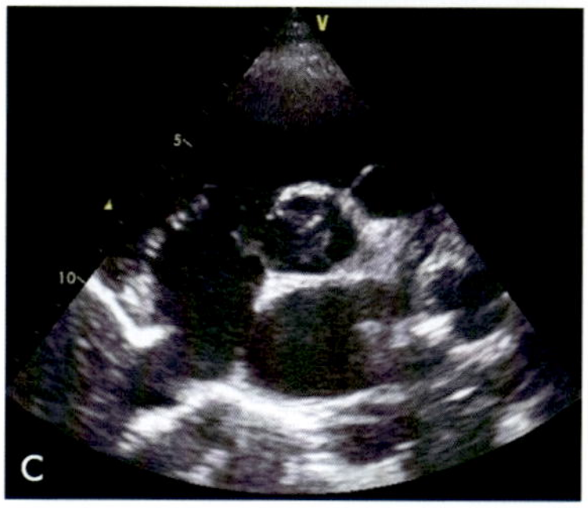

FIGURA 18 imagens de pacientes com coração normal nas janelas apical de 4 câmaras (a), subcostal de 4 câmaras (b) e paraesternal eixo curto ao nível da valva aórtica (c). Esses são os principais cortes utilizados para avaliação morfológica da valva tricúspide.
Fonte: acervo do autor.

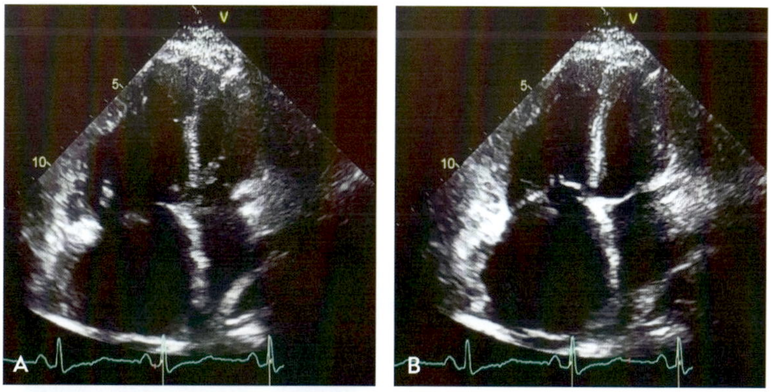

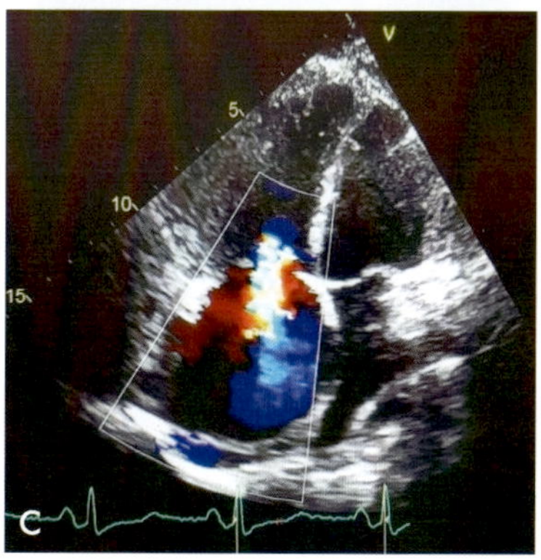

FIGURA 19 Paciente com hipertensão pulmonar crônica grave apresentando dilatação importante das câmaras direitas. Observe o tracionamento apical das cúspides da valva tricúspide tanto na diástole (A) como na sístole (B), provocando afastamento dos folhetos e redução da superfície de coaptação com insuficiência tricúspide significativa (C).
Fonte: acervo do autor.

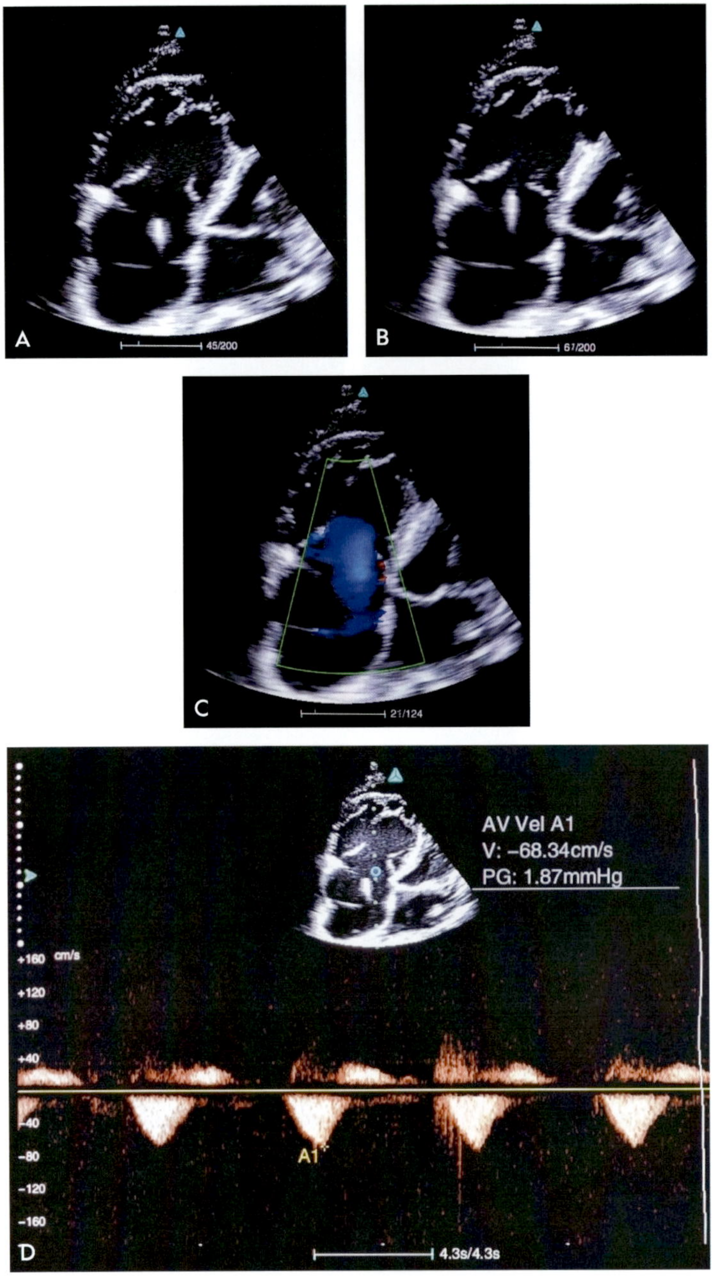

FIGURA 20 Paciente com hipertensão pulmonar grave por tromboembolismo pulmonar com dilatação e disfunção sistólica do ventrículo direito. Observa-se tracionamento apical e afastamento dos folhetos da valva tricúspide tanto na diástole (A) como na sístole (B), com completa falha de coaptação e insuficiência grave (C). Ao Doppler colorido irá observar um sinal na cor azul, sem mosaico ou turbilhonamento de fluxo, por se tratar de um fluxo de baixa velocidade. A análise do Doppler contínuo (D) confirma a baixa velocidade com curva de formato triangular, típica de casos de falha de coaptação valvar.
Fonte: acervo do autor.

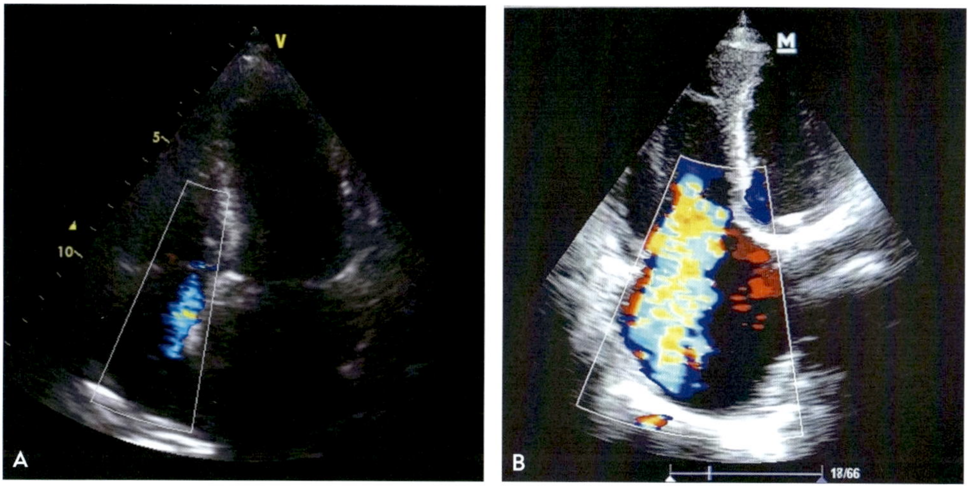

FIGURA 21 Comparativo do Doppler colorido de um paciente com insuficiência tricúspide leve (A) e significativa (B). Note o sinal turbilhonado e em mosaico, denotando alta velocidade, ocupando mais de 40% da área do átrio direito.
Fonte: acervo do autor.

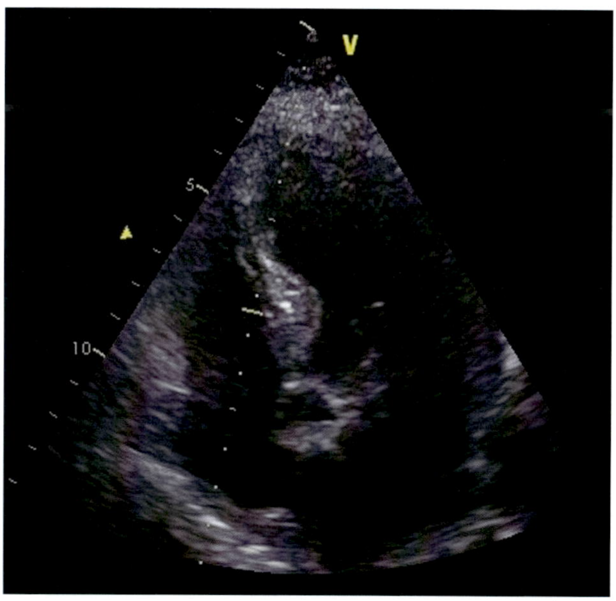

FIGURA 22 Imagem na janela apical 4 câmaras, demonstrando a posição adequada do volume da amostra do Doppler pulsado para a análise do influxo tricúspide, usado para medir a velocidade da Onda E tricúspide.
Fonte: acervo do autor.

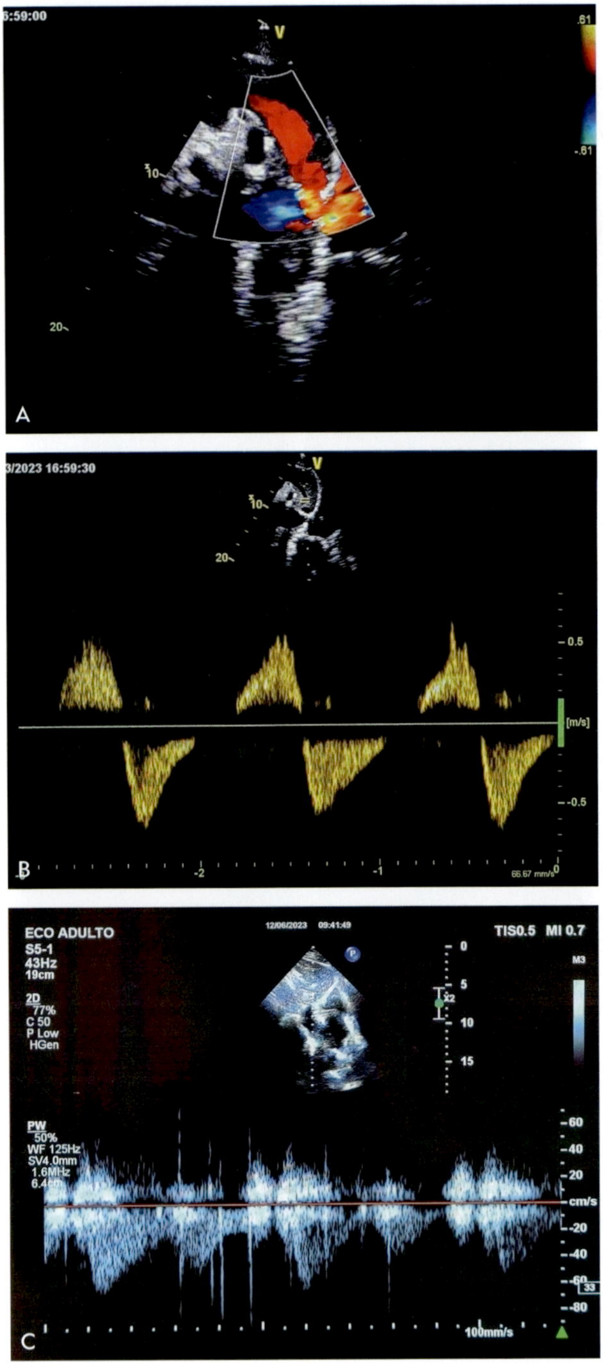

FIGURA 23 Imagens obtidas na janela subcostal de um paciente com insuficiência tricúspide grave mostrando refluxo sistólico em veias hepáticas ao Doppler colorido (A) e pulsado (B). Em (C) temos um exemplo da curva de fluxo na veia hepática de um paciente saudável.
Fonte: acervo do autor.